머리말

인체해부학은 사람 몸의 구조와 그 연관 관계를 연구하는 학문이다. 우리가 여행할 때 준비해야 할 물품 중 가장 중요한 것이 여행지의 지도인 것처럼 인체해부학은 사람 몸을 이해하는 데 있어 지도와 같은 역할을 한다. 의학뿐만 아니라 간호학이나 보건계열 학문, 스포츠, 의상, 미술 등 사람의 몸과 관련된 모든 학문의 뿌리가 인체해부학이라 할 수 있다. 하지만 인체해부학은 그 용어부터 전문적이어서 매우 어렵고 양도 매우 방대하여 의사나 간호사를 비롯한 보건의료계열 전문가를 목표로 하는 학생들이 어렵고 재미없어 하는 과목이기도 하다. 이처럼 어렵고 재미없는 과목의 대표로 간주되는 인체해부학이 나중에는 왜 '좀 더 공부했더라면 좋았을 걸' 하고 후회하게 만들까?

이 모순의 가장 큰 원인은 해부학을 무조건 외우려는 자세에 있다. 여행할 때 경로를 모두 외우면서 가이드북을 읽는다면 어떻게 될까? 얼마나 재미없는 여행이 될지는 쉽게 상상할 수 있다. 인체해부학도 마찬가지이다. 인체해부학을 공부하는 것은 인체를 여행하는 과정이며, 책 역시 그러한 마음으로 읽지 않는다면 '재미'를 느낄 수가 없다.

이 책에서는 일러스트를 풍부하게 삽입하여 인체 여행의 가이드북으로서 쉽게 이해할 수 있게 하였다. 그리고 인체해부학의 방대한 내용 중에서 보건의료계열 전문가를 목표로 하는 학생들에게 필요한 정보를 담았다. 뿐만 아니라 임상에도 흥미를 가질 수 있도록 질병에 관한 임상정보도 다양하게 실었다. 이 책에서 사용한 의학용어는 대한의사협회 의학용어위원회에서 발간한 「의학용어집 제6판」을 반영함으로써 최신 기준에 발맞추어 학습할 수 있도록 하였다.

이 책을 통해 우리 몸의 구조를 잘 파악하고 이해하여 해부학의 즐거움을 느낄 수 있게 된다면 저자들로서는 더없이 기쁠 것이다. 끝으로 이 책이 출판되기까지 많은 도움을 주신 의학교육 출판사 대표님 이하 편집부 여러분께 깊은 감사를 드린다.

저자 일동

목차

Chapter 01 인체의 구분 1

1. 개요 2
2. 인체의 구분 2
   1. 머리와 목 3
   2. 가슴과 배 5
   3. 팔 7
   4. 다리 8
3. 인체의 공간 10
   1. 심장막안 12
   2. 가슴막안 13
   3. 복막강 14
4. 해부학 용어 14
   1. 단면을 표현하는 용어 14
   2. 방향을 표현하는 용어 16
   3. 돌출과 함몰을 표현하는 용어 18
   4. 움직임을 표현하는 용어 19

※ 요점정리 21

Chapter 02 인체의 기본단위 23

1. 개요 24
2. 세포 25
   1. 세포의 내부구조 25
      1) 세포막 26
      2) 세포핵 27
      3) 세포질 27
      4) 세포소기관 27
      5) 세포뼈대 28
3. 유전자 29
   1. 세포핵 내부 29
      1) 염색질 29
      2) 핵소체 29
      3) 염색체 30
   2. 유전자 31
      1) 유전자와 DNA 31
      2) 유전자의 기능과 단백질 합성 32

※ 요점정리 34

[의학용어집 6판] 적용

Atlas Human Anatomy

아틀라스 핵심 인체해부학

제3판

감수 허영범
공저 김은우 · 조광호 · 윤태영 외

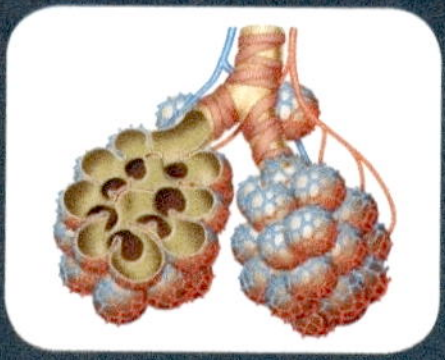

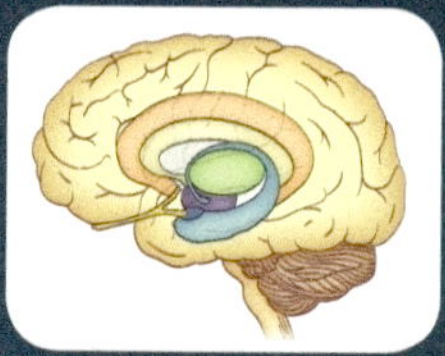

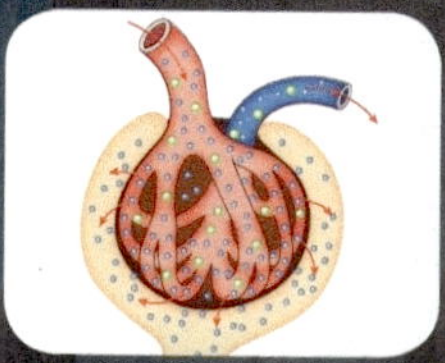

의학교육

Chapter 03 뼈대계통 35

1. 뼈의 개요 36
   1. 뼈의 기능 36
   2. 뼈의 유형 36
   3. 뼈의 구조 37
      1) 골막 39
      2) 치밀뼈 39
      3) 해면뼈 39
      4) 골수 39
      5) 뼈끝선 39
   4. 뼈의 형성 41
      1) 막내골화 42
      2) 연골내골화 42
2. 뼈대의 구성 43
   1. 몸통뼈대 43
   2. 팔다리뼈대 43
3. 머리의 뼈 46
   1. 머리와 머리뼈 46
      1) 뇌머리뼈 47
      2) 얼굴머리뼈 49
   2. 머리뼈바닥 50
      1) 바깥머리뼈바닥 50
      2) 속머리뼈바닥 52
   3. 안와 53
   4. 머리덮개뼈 54
   5. 머리뼈의 공간 55
   6. 태아의 머리 55
      1) 태아의 머리와 숫구멍 55
      2) 머리의 발육 57
4. 가슴의 뼈 58
   1. 복장뼈 58
   2. 갈비뼈 59
5. 척주와 척추(뼈) 59
   1. 척주 59
   2. 목뼈 61
   3. 등뼈 63
   4. 허리뼈 64
   5. 엉치뼈 64
   6. 꼬리뼈 66
6. 팔의 뼈 67
   1. 팔이음뼈 67
      1) 빗장뼈 67
      2) 어깨뼈 69
   2. 팔뼈 69
      1) 위팔뼈 71
      2) 자뼈와 노뼈 71
      3) 손뼈 71
7. 다리의 뼈 73
   1. 다리이음뼈 73
      1) 볼기뼈 73
      2) 골반 76
   2. 다리뼈 77
      1) 넓적다리뼈 77
      2) 무릎뼈 78
      3) 종아리뼈 79
      4) 정강뼈 79
      5) 발뼈 80

※ 요점정리 83

Chapter 04 관절계통 85

1. 뼈의 연결양식 86
1. 부동관절 86
2. 관절 88
2. 부위별 관절의 종류 92
1. 머리뼈의 연결 92
1) 봉합 92
2) 연골결합 92
3) 측두하악관절 93
2. 척추(뼈)의 연결 94
1) 환추후두관절 94
2) 환축관절 94
3) 추간판 95
4) 돌기사이관절 96
3. 팔뼈의 연결 97
1) 봉우리빗장관절 97
2) 복장빗장관절 97
3) 어깨관절 98
4) 팔꿈치관절 99
5) 손목관절 101
6) 손목손허리관절 101
7) 손허리손가락관절 102
8) 손가락뼈사이관절 102
4. 다리뼈의 연결 102
1) 엉치엉덩관절 102
2) 두덩결합 102
3) 엉덩관절 103
4) 무릎관절 104
5) 발목관절 105
6) 발목뼈사이관절 105
7) 발목발허리관절 107
8) 발허리발가락관절 107
9) 발가락뼈사이관절 107
※ 요점정리 108

Chapter 05 근육계통 109

1. 근육의 개요 110
1. 근육의 형태 110
2. 근육의 명칭 112
3. 근육의 분류와 구조 112
1) 뼈대근육 113
2) 심장근육 116
3) 민무늬근육 117
4. 근육의 보조장치 117
1) 힘줄과 근막 118
2) 근육의 기타 부속구조 119
2. 뼈대근육의 구성 121
3. 머리와 목의 근육 124
1. 얼굴근육 124
2. 씹기근육 127
3. 목근육 128
4. 가슴과 배의 근육 132
1. 가슴근육 132
1) 얕은가슴근육 133
2) 깊은가슴근육 134
2. 배근육 136
1) 앞배근육 136
2) 옆구리근육 137
3) 뒤배근육 138
5. 등의 근육 139
1. 얕은등근육 139
2. 깊은등근육 141
6. 팔의 근육 142
1. 어깨근육 142
2. 팔근육 144
1) 위팔의 굽힘근 145

2) 위팔의 폄근 146
3) 아래팔의 굽힘근 148
4) 아래팔의 폄근 150
3. 손근육 153

7. 다리의 근육 155
1. 다리이음뼈근육 156
1) 볼기근육 156
2) 골반근육 158
2. 넓적다리근육 159
1) 넓적다리폄근 159
2) 넓적다리굽힘근 160
3) 넓적다리모음근 162
3. 종아리근육 164
1) 종아리폄근 164
2) 종아리굽힘근 166
3) 종아리 가쪽근육 168
4. 발근육 169
1) 발등근 170
2) 발바닥근 170

※ 요점정리 172

Chapter 06 신경계통 173

1. 신경계통의 개요 174
1. 신경계통의 구성 174
1) 신경의 기능에 따른 분류 174
2) 신호를 전달하는 방향에 따른 분류 174
2. 신경세포의 구조 176
1) 신경세포 176
2) 연접 178
3. 신경세포의 기능 178
1) 신경세포의 흥분발생 178
2) 흥분전도 179
3) 연접전달 180

2. 중추신경계통 180
1. 뇌 180
1) 대뇌반구 181
2) 사이뇌 186
3) 소뇌 187
4) 뇌줄기 188
2. 뇌의 보호구조물 190
1) 뇌의 혈관 190
2) 혈액뇌장벽 192
3) 뇌실과 뇌척수액 192
4) 뇌척수막 194
3. 척수 195
1) 척수의 위치와 형태 195
2) 척수의 내부구조 197
4. 척수신경로 200
1) 오름길 200
2) 내림길 202

3. 말초신경계통 204
1. 뇌신경 204
1) 감각신경 205
2) 운동신경 206
3) 혼합신경 207
2. 척수신경 209
1) 척수신경과 피부분절 211
2) 척수신경얼기 213
3. 자율신경계통 222
1) 교감신경 222
2) 부교감신경 224
3) 교감신경과 부교감신경의 이중지배 224

※ 요점정리 226

Chapter 07 순환계통 227

1. 순환계통의 구성 228
 1. 온몸순환과 폐순환 228
 2. 태아순환 229
 3. 문맥순환 230
 4. 심장순환 230
 5. 뇌순환 231
2. 심장 231
 1. 심장의 위치 231
 2. 심장의 형태 232
 3. 심장의 내부구조 234
 4. 심장의 판막 235
  1) 방실판막 235
  2) 동맥판막 236
 5. 심장의 혈관 236
  1) 심장의 동맥과 정맥 236
  2) 심장혈관과 판막 237
 6. 자극전도계통 238
  1) 심장박동 239
  2) 심전도 240
3. 혈관 241
 1. 혈관의 구조 241
  1) 동맥 241
  2) 정맥 242
  3) 모세혈관 243
 2. 혈관연결 244
4. 혈액 245
 1. 혈액의 조성 245
 2. 혈구의 구조 246
  1) 적혈구 246
  2) 백혈구 246
  3) 혈소판 248
 3. 혈구형성 248
  1) 적혈구의 분화와 성숙 249
  2) 과립(백혈)구의 분화와 성숙 250
  3) 혈소판의 분화와 성숙 250
 4. 지혈기전 250
  1) 일차 지혈 250
  2) 이차 지혈 250
  3) 섬유소용해 251
5. 혈액순환 251
 1. 머리와 목부위 254
  1) 동맥의 흐름 254
  2) 정맥의 흐름 255
 2. 팔부위 257
  1) 동맥의 흐름 257
  2) 정맥의 흐름 259
 3. 다리부위 260
  1) 동맥의 흐름 260
  2) 정맥의 흐름 262
 4. 배부위 263
  1) 동맥의 흐름 263
  2) 정맥의 흐름 266
 5. 태아의 혈액순환 269
  1) 태아 혈액순환의 특징 269
  2) 태반의 구조와 기능 271
※ 요점정리 273

Chapter 08 림프계통 275

1. 림프계통의 구성 276
   1. 림프관 278
      1) 가슴림프관 278
      2) 우림프관 279
      3) 기관지세로칸림프줄기 279
      4) 빗장밑림프줄기 279
      5) 목림프줄기 280
   2. 림프절 280
      1) 목림프절 282
      2) 겨드랑림프절 283
      3) 고샅림프절 284
   3. 가슴샘 286
   4. 비장 287
   5. 편도와 무리림프소절 287
2. 면역 288
   1. 비특이생체방어기전 289
   2. 특이적 생체방어기전 290
      1) 세포면역 291
      2) B세포와 체액면역 292

※ 요점정리 294

Chapter 09 호흡계통 295

1. 호흡계통의 구성 296
   1. 기도 297
      1) 코 297
      2) 인두 298
      3) 후두 299
      4) 기관 302
      5) 기관지 302
   2. 폐 303
      1) 폐의 형태와 구역 304
      2) 폐포 305
      3) 폐의 혈관 306
   3. 가슴막과 세로칸 307
      1) 가슴막 307
      2) 세로칸 307
2. 호흡기전 308
   1. 호흡 308
      1) 호흡운동 308
      2) 들숨 309
      3) 날숨 310
   2. 기체교환 310
      1) 외호흡 310
      2) 내호흡 311

※ 요점정리 312

Chapter 10 소화계통 313

1. 소화계통의 구성과 구조 314
  1. 소화계통의 구성 314
  2. 소화계통의 기본구조 314
    1) 점막 316
    2) 근육층 317
    3) 장막 317

2. 소화관 317
  1. 입안 317
    1) 입술 318
    2) 이 319
    3) 입천장 320
    4) 혀 321
    5) 침샘 322
  2. 인두 324
  3. 식도 326
  4. 위 327
    1) 위의 위치와 형태 327
    2) 위벽의 구조 328
    3) 위샘의 구조 330
    4) 위의 혈관과 신경 331
  5. 소장 332
    1) 소장의 위치와 형태 332
    2) 소장벽의 구조 334
  6. 대장 337
    1) 대장의 위치와 형태 337
    2) 대장벽의 구조 340

3. 소화부속기관 343
  1. 간 343
    1) 간의 위치와 형태 343
    2) 간의 구역 분류 345
    3) 간의 구조 345
    4) 간의 혈관계통 346
  2. 담낭 349
  3. 췌장 351

※ 요점정리 353

Chapter 11 비뇨계통 355

1. 비뇨계통의 구성 356

2. 신장 357
  1. 신장의 위치와 형태 357
  2. 신장의 구조 357
    1) 신장단위 359
    2) 콩팥소체 359
    3) 요세관 360
    4) 집합관 360
  3. 신장의 혈관 360

3. 요관 363

4. 방광 363
  1. 방광의 구조 363
  2. 남녀 방광의 차이 364

5. 요도 366

※ 요점정리 367

Chapter 12 생식계통

Chapter 12 생식계통 369

1. 남성의 생식기관 370
   - 1) 고환 371
   - 2) 부고환 373
   - 3) 정관과 정삭 373
   - 4) 정낭 374
   - 5) 전립샘 374
   - 6) 망울요도샘 374
   - 7) 음경 374
   - 8) 음낭 375

2. 여성의 생식기관 376
   - 1) 난소 376
   - 2) 자궁관 379
   - 3) 자궁 379
   - 4) 질 381
   - 5) 음부 381
   - 6) 유선 382

3. 임신과 출산 385
   - 1. 임신 385
     - 1) 수정 385
     - 2) 착상 386
     - 3) 배아의 성장과 태아의 발달 387
     - 4) 임신기간 388
     - 5) 임신 중의 자궁 변화 389
   - 2. 출산 390

※ 요점정리 391

Chapter 13 내분비계통

Chapter 13 내분비계통 393

1. 내분비계통의 개요 394
   - 1. 호르몬 394
     - 1) 호르몬의 작용 394
     - 2) 호르몬의 분비조절 395
   - 2. 내분비계통의 구성 397

2. 내분비기관 398
   - 1. 시상하부 398
   - 2. 뇌하수체 399
     - 1) 샘뇌하수체 400
     - 2) 신경뇌하수체 401
   - 3. 솔방울샘 402
   - 4. 갑상샘 402
   - 5. 부갑상샘 404
   - 6. 부신 405
     - 1) 부신피질 405
     - 2) 부신수질 406
   - 7. 췌장(랑게르한스섬) 406
   - 8. 난소 408
   - 9. 고환 408

※ 요점정리 410

Chapter 14 감각계통

Chapter 14 감각계통 411

1. 감각계통의 개요 412
2. 눈과 시각 413
   1. 안구의 구조 413
      1) 공막 414
      2) 각막 415
      3) 맥락막 415
      4) 섬모체 415
      5) 홍채 415
      6) 망막 416
      7) 수정체 417
      8) 유리체 417
      9) 앞방과 뒤방 417
   2. 눈의 부속기관 418
      1) 눈물기관 418
      2) 눈꺼풀 419
      3) 안구근육 420
   3. 시각 422
3. 귀와 청각 · 평형각 422
   1. 귀의 구조 422
      1) 외이 423
      2) 중이 424
      3) 내이 424
   2. 청각과 평형각 427
      1) 소리를 감지하는 기전 427
      2) 평형을 감지하는 기전 427
4. 코와 후각 429
   1. 코의 구조 429
   2. 후각 430
5. 혀와 미각 431
   1. 혀의 구조 432
   2. 미각 432
6. 피부와 피부감각 434
   1. 피부의 구조 434
      1) 표피 435
      2) 진피 435
      3) 피부밑조직 435
   2. 피부 부속기(관) 436
      1) 피부샘 436
      2) 털 437
      3) 손발톱 438
   3. 피부감각 439
      1) 촉각, 압각, 진동감각 439
      2) 온도감각 440
      3) 통각 440
   4. 피부의 온도조절기전 440
      1) 열생산 조절 441
      2) 발열 조절 441

※ 요점정리 446

참고문헌 447

찾아보기 448

- 한글 448
- 영문 456

CHAPTER 01

인체의 구분

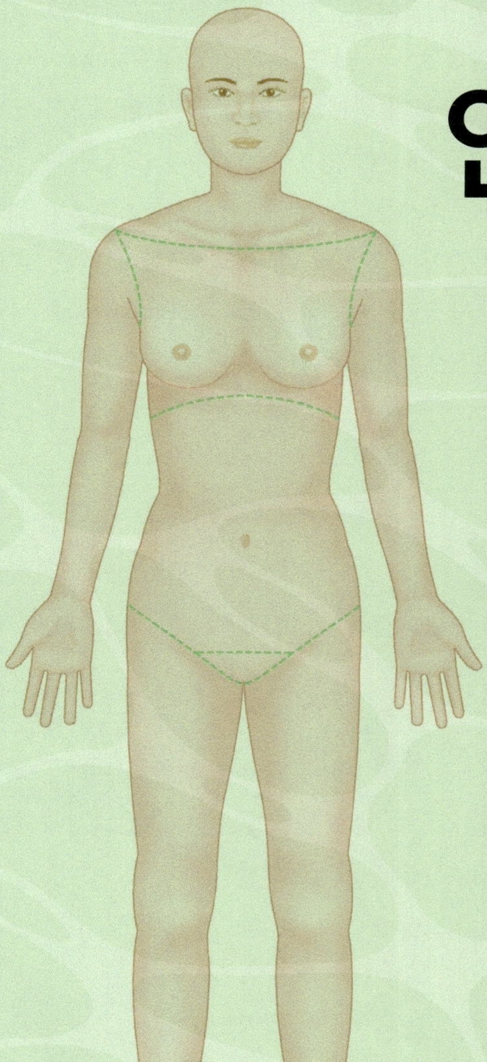

1. 개요
2. 인체의 구분
3. 인체의 공간
4. 해부학 용어

1. 개요

해부학(anatomy)은 구조와 형태를 연구하는 학문이다. 어원은 '해부하다'라는 뜻의 그리스어 *anatome*에서 비롯되었는데, *ana*는 '분리하다', *tomy*는 '자르다'라는 의미가 있다. 해부학은 동물과 식물의 구조나 형태를 연구하는 생물학(biology)의 한 분과이며, 생물학은 신체 기관의 기능을 연구하는 학문이다.

인체해부학(human anatomy)은 복잡한 사람의 구조와 형태 및 그들의 상호 위치를 연구하는 학문이며, 목적에 따라 외과해부학, 병리해부학, 법의해부학, 운동해부학, 방사선해부학 등으로 나뉜다. 또한, 그 형태를 규명하는 수단에 따라 육안해부학, 현미경해부학(조직학), 발생학으로 구분한다. **육안해부학**(macroscopic anatomy)은 위, 심장 등과 같이 육안으로 볼 수 있는 신체 기관의 구조와 관계를 연구한다. 육안해부학은 다시 계통해부학(systematic anatomy)과 국소해부학(regional anatomy)으로 구분하는데, 계통해부학은 인체의 구성 기관들을 연관성 있는 계통별로 분류하여 연구하며, 국소해부학은 인체를 부위별로 나누어 국소적으로 연구한다. **현미경해부학**은 광학현미경이나 전자현미경을 이용하여 기관이나 조직의 미세구조와 형태를 연구하는 학문으로, 세포의 구조를 연구하는 세포학(cytology), 각 조직의 구조를 연구하는 조직학(histology)으로 나눌 수 있다. **발생학**(embryology)은 수정에서 출생에 이르기까지 나타나는 발달상의 변화를 다루는 분야이다.

2. 인체의 구분

해부학에서는 자세에 따라 겉모양이 달라져도 부위를 잘 알 수 있도록 동일한 자세를 취한 상태에서 표현하도록 정해져 있다. 즉, 곧게 서서 두 발끝은 나란히 앞쪽을 향하고 두 팔은 몸통에 붙인 채 손바닥과 얼굴은 앞쪽을 향한 상태에서 표현하며, 이 자세를 **해부학자세**(anatomical position)라고 한다.

인체는 크게 머리, 목, 가슴, 배, 팔, 다리의 여섯 부위로 나뉜다(그림 1–1).

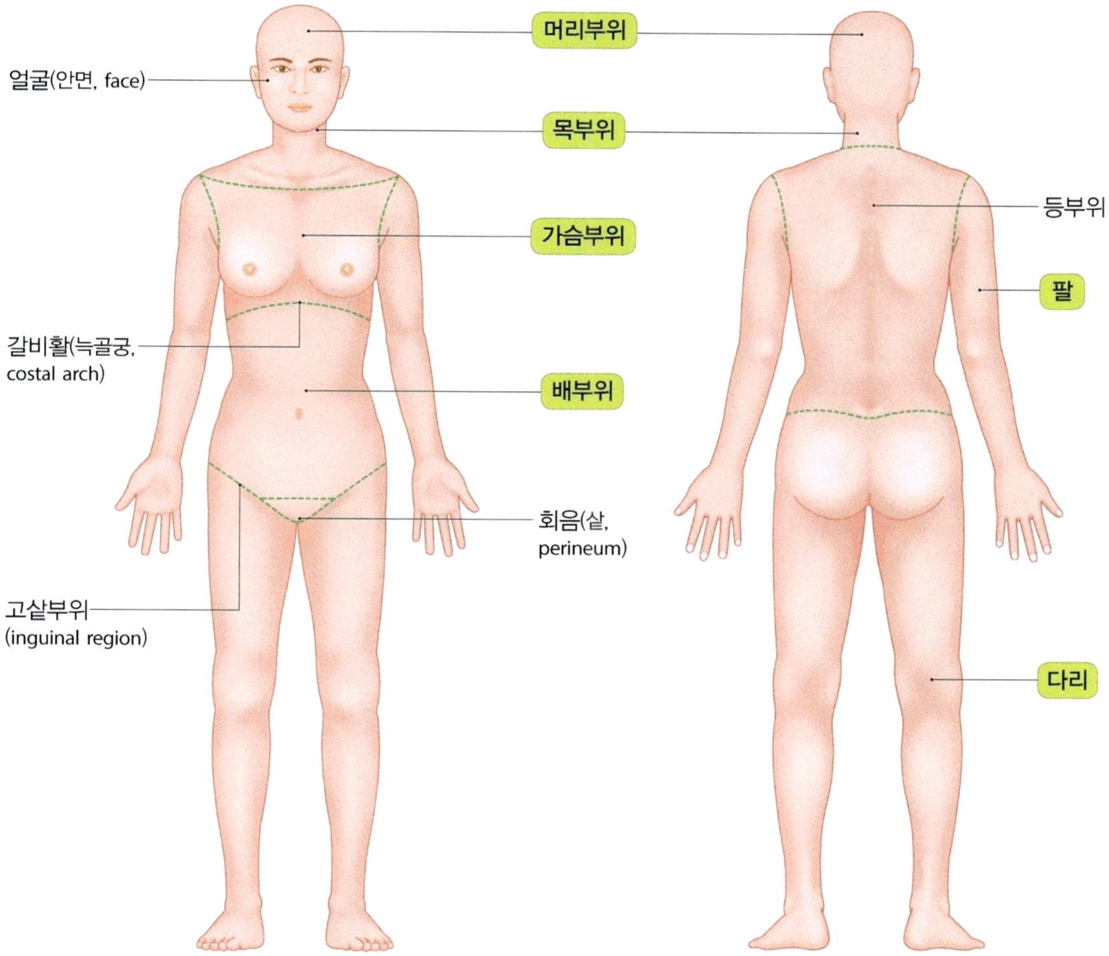

그림 1–1 인체의 구분

1. 머리와 목

머리(head)에는 뇌 이외에 눈, 코, 귀 등의 특수 감각기관이 있다. 이 머리를 몸통과 연결하는 것이 **목**(경부, neck)이며, 머리에 분포하는 혈관이나 신경이 몸통과 팔다리를 향한다.

또한, 머리 앞면에서 눈썹보다 아래 영역을 얼굴(안면, face)이라고 하고, 목 뒷면을 목덜미(nucha)라고 한다(그림 1–2, 1–3).

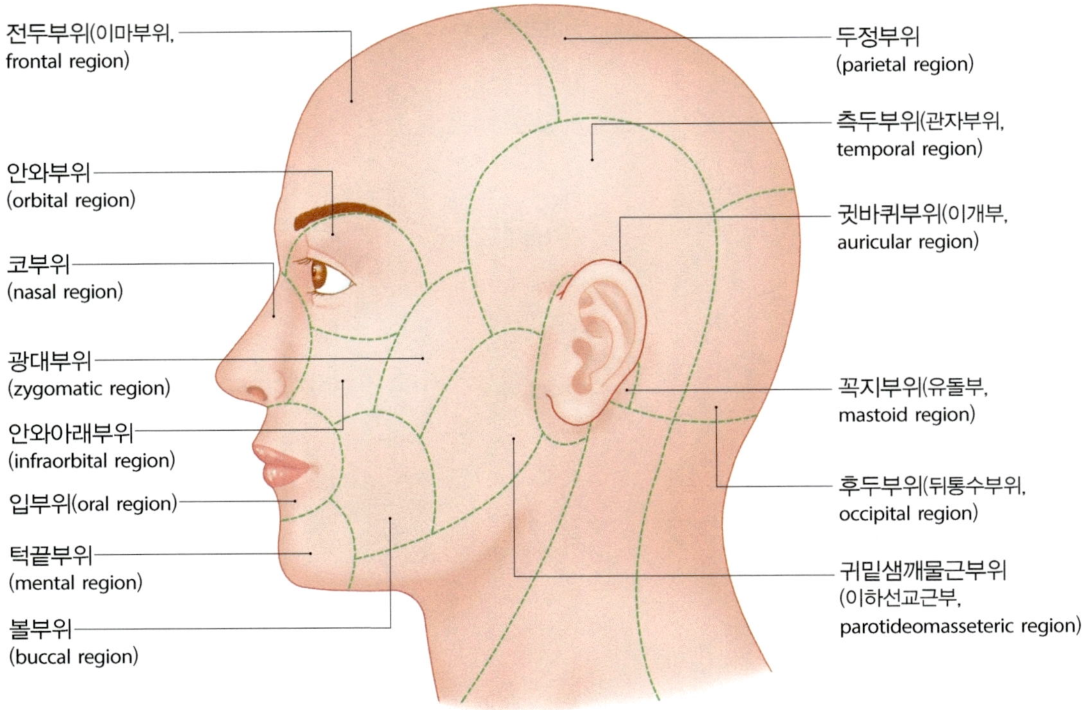

그림 1–2 머리부위

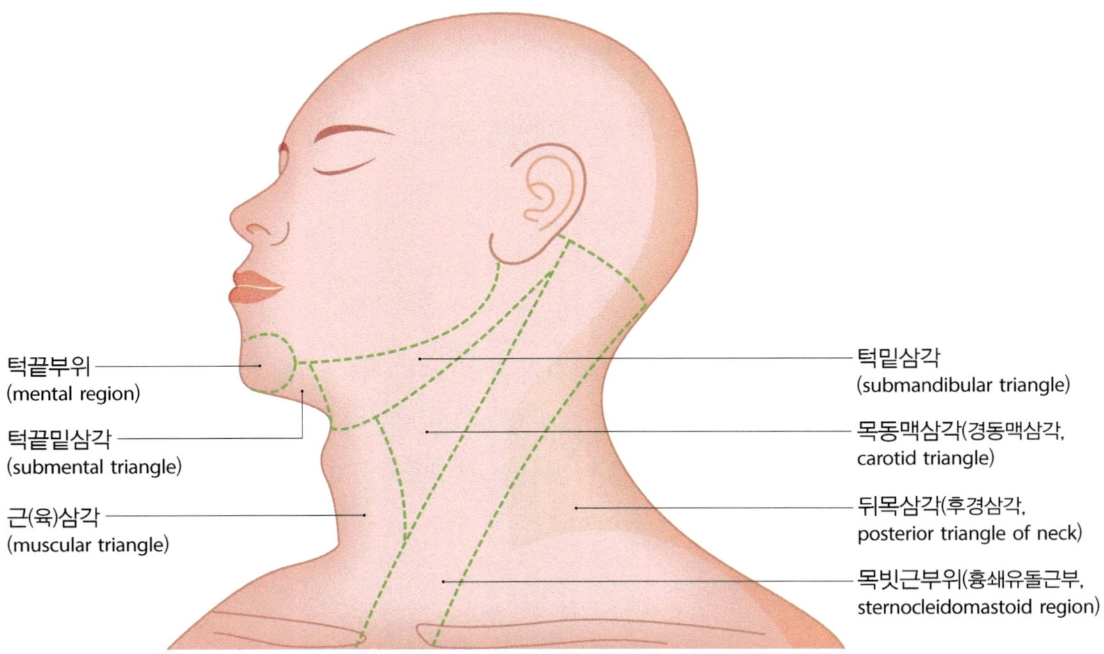

그림 1–3 목부위

2. 가슴과 배

목에서 아래쪽의 중심축을 이루는 부위를 몸통(trunk)이라고 하며, 몸통 앞면은 **가슴**(흉부, chest)과 **복부**(abdomen), 뒷면은 **등**(back)과 **허리**(요부, lumbus)로 나뉜다(그림 1-4~1-6).

인체 표면에서는 갈비활(늑골궁, costal arch; 가슴우리의 아래모서리)을 경계로 가슴에서 복부 및 등에서 허리로 나뉘지만, 인체 내부에서는 가로막(횡격막, diaphragm)이 가슴과 복부의 경계가 된다. 골반이 위치하는 부분을 골반부분(pelvic part)이라고도 하는데, 인체 표면에서는 아랫배(하복부, hypogastrium)에 해당한다.

또한, 배 앞면을 '井자' 모양의 9부위 또는 배꼽을 중심으로 '十자' 모양의 4부위로 나누어 표현하는 경우도 있다(그림 1-7).

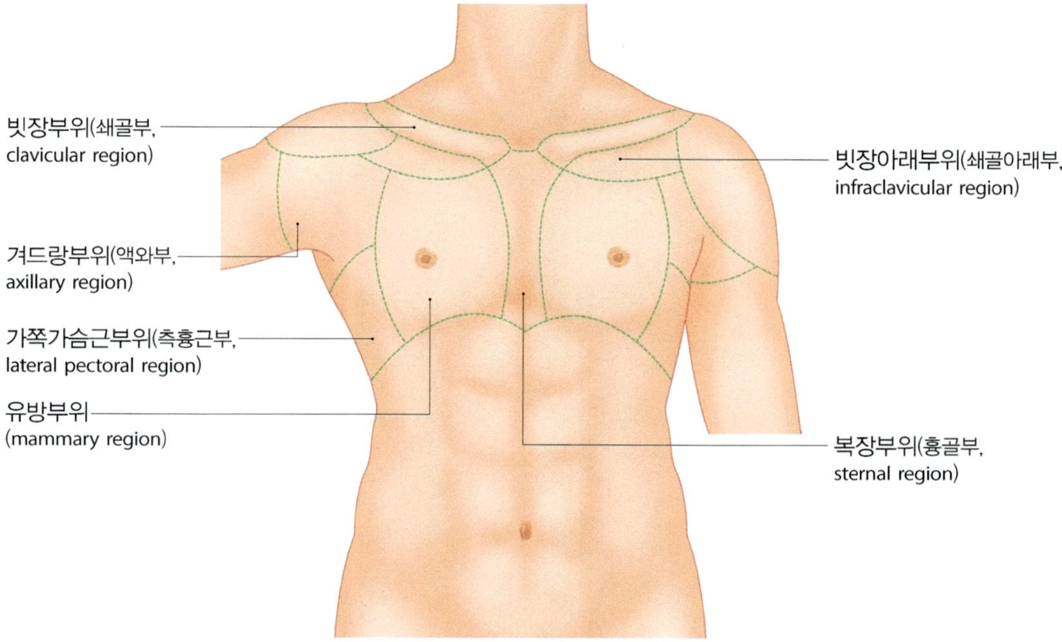

그림 1-4 가슴부위

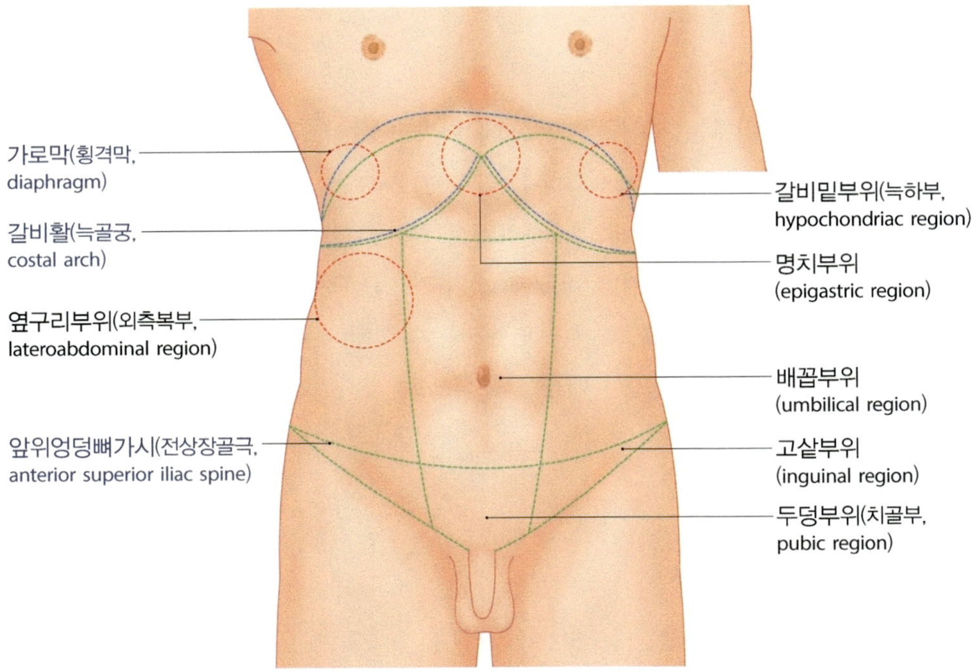

그림 1-5 **복부부위**

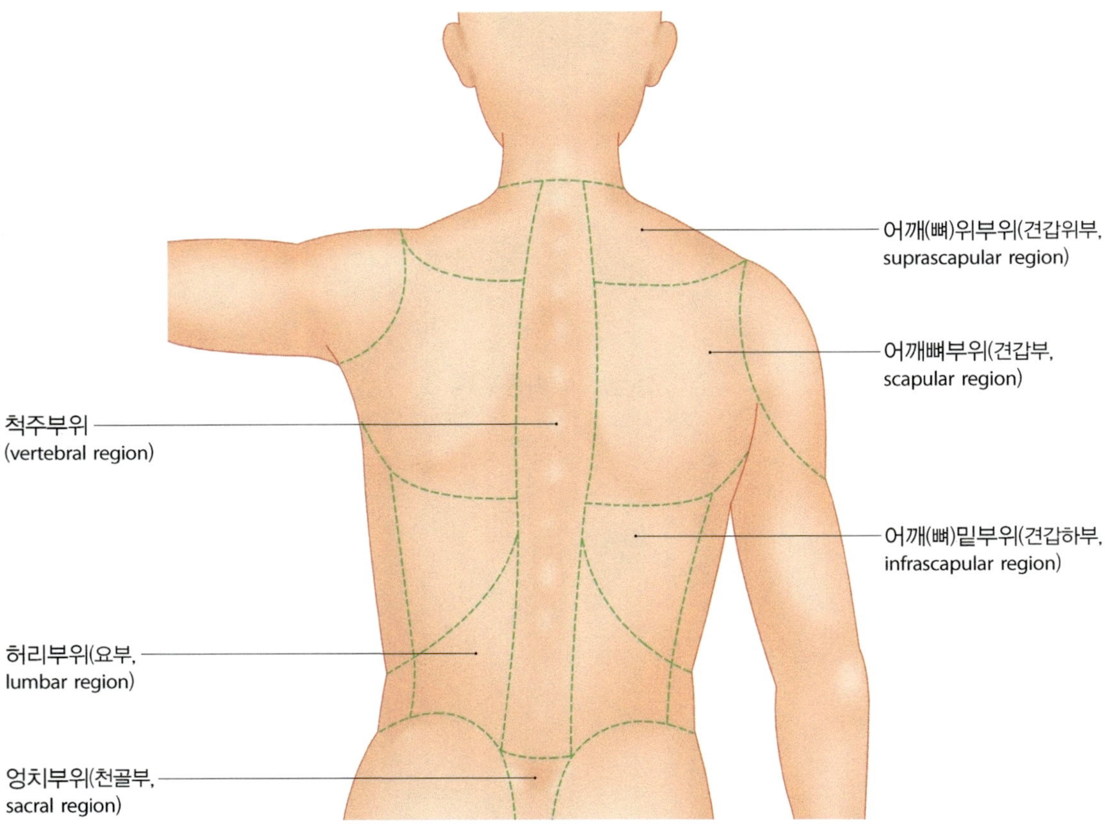

그림 1-6 **등부위**

9부위 구분

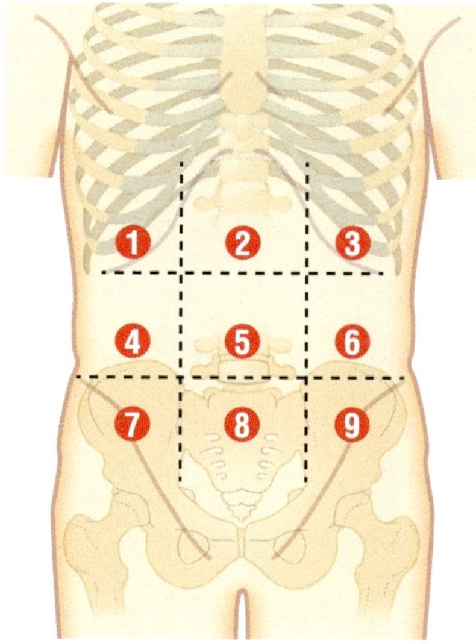

4부위 구분

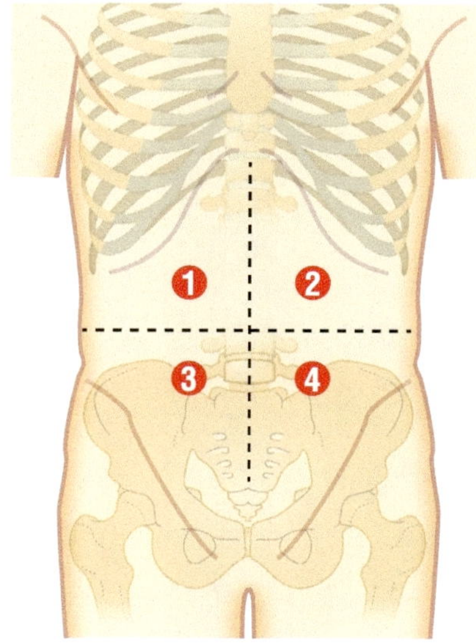

❶ 오른갈비밑부위(우늑하부, right hypochondriac region)
❷ 명치부위(epigastric region)
❸ 왼갈비밑부위(좌늑하부, left hypochondriac region)
❹ 오른옆구리부위(우측복부, right lateroabdominal region)
❺ 배꼽부위(umbilical region)
❻ 왼옆구리부위(좌측복부, left lateroabdominal region)
❼ 오른고샅부위(right inguinal region)
❽ 두덩부위(치골부, pubic region; 아랫배)
❾ 왼고샅부위(left inguinal region)

❶ 우상복부(right upper quadrant, RUQ)
❷ 좌상복부(left upper quadrant, LUQ)
❸ 우하복부(right lower quadrant, RLQ)
❹ 좌하복부(left lower quadrant, LLQ)

그림 1-7 **복부 앞면의 구분**

3. 팔

목에서 가슴으로 넘어가는 부분에서 가쪽으로 나온 부위를 **팔**(상지, upper limb)이라고 한다. 팔은 크게 **위팔**(상완, brachium), **아래팔**(antebrachium), **손**(hand)으로 나뉜다.

위팔이 붙은 부분을 어깨(견갑, shoulder), 위팔에서 아래팔로 넘어가는 부분을 팔꿈치(팔굽, elbow), 아래팔과 손의 연결부분을 손목(wrist)이라고 한다. 손은 손등(dorsum manus), 손바닥(palm), 손가락(수지, finger)으로 구분된다(그림 1-8).

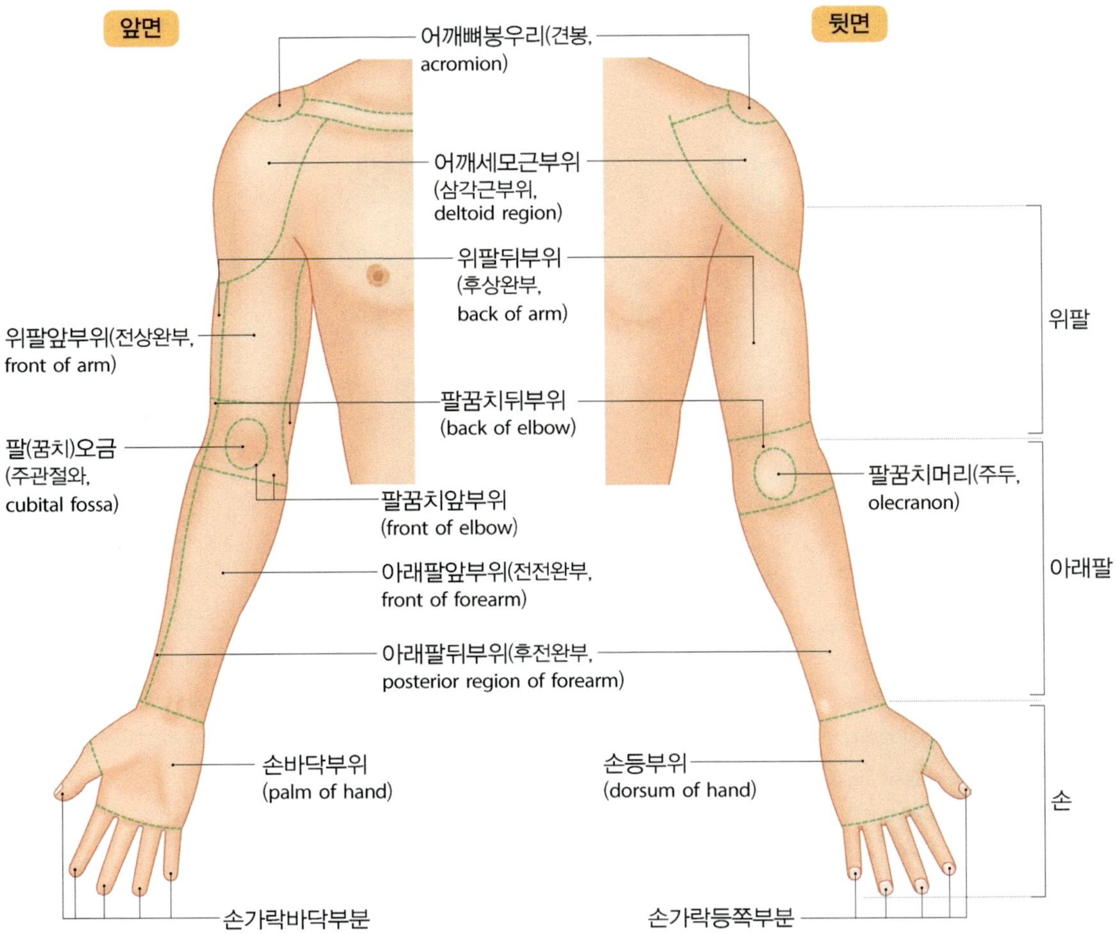

그림 1–8 팔부위

4. 다리

복부(허리)에서 아래로 뻗어 있는 부위를 **다리**(하지, lower limb)라고 한다. 다리는 크게 **넓적다리**(대퇴, thigh), **종아리**(하퇴, leg), **발**(족, foot)로 나뉜다.

넓적다리가 시작되는 앞면은 고샅부위(inguinal region), 뒷면은 엉덩이(둔부, hip)에 해당하며, 넓적다리와 종아리의 경계를 무릎(슬, knee), 종아리와 발의 연결부분을 발목(tarsus)이라고 한다. 발은 발등(instep), 발바닥(sole), 발가락(족지, toe)으로 구분된다(그림 1–9).

또한 양쪽 넓적다리 사이에는 회음부위(샅부위, perineal region)가 있으며, 그 길이는 남자의 경우 5~6cm, 여자의 경우 2~3cm 정도 된다(그림 1–10).

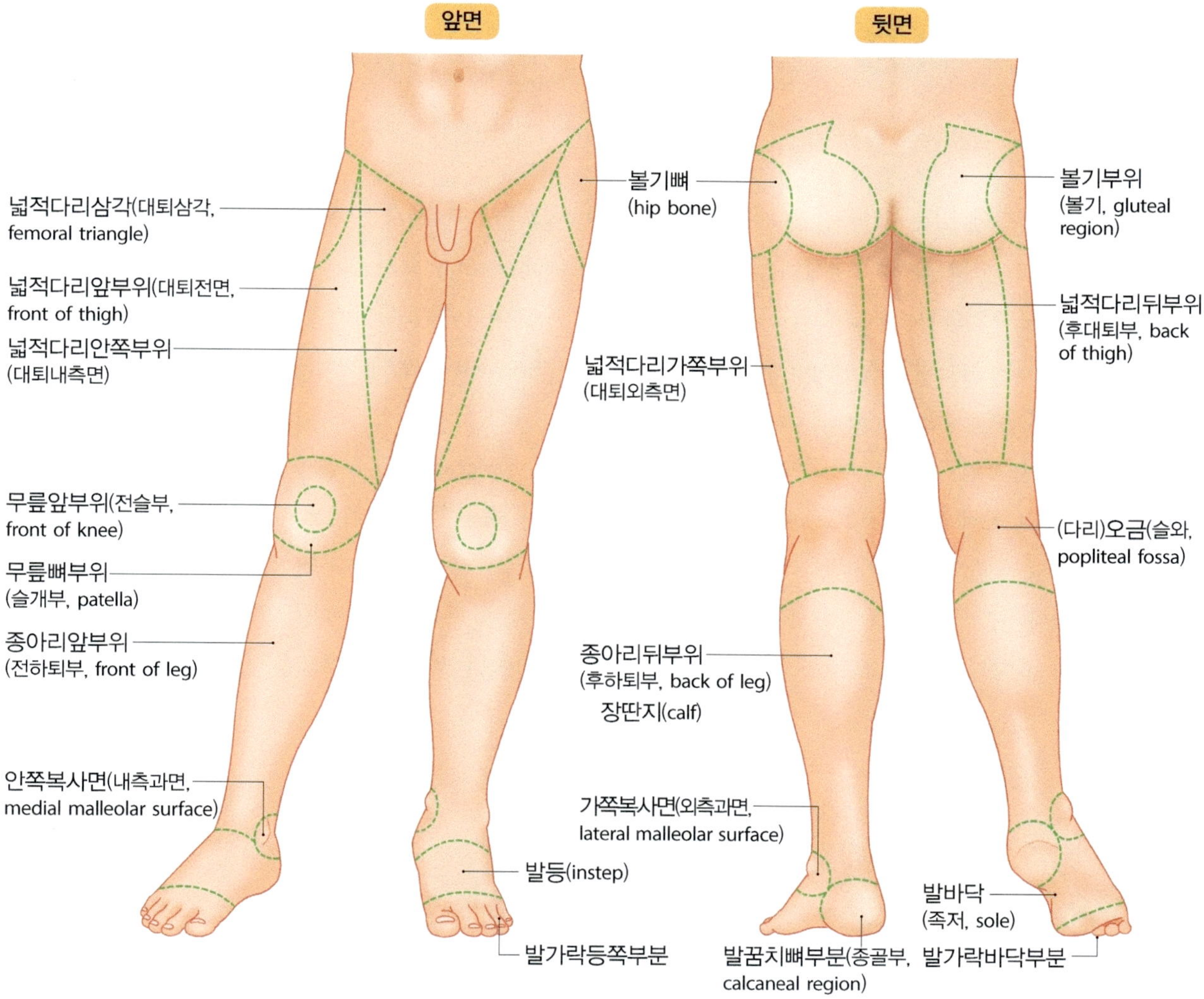

그림 1-9 다리부위

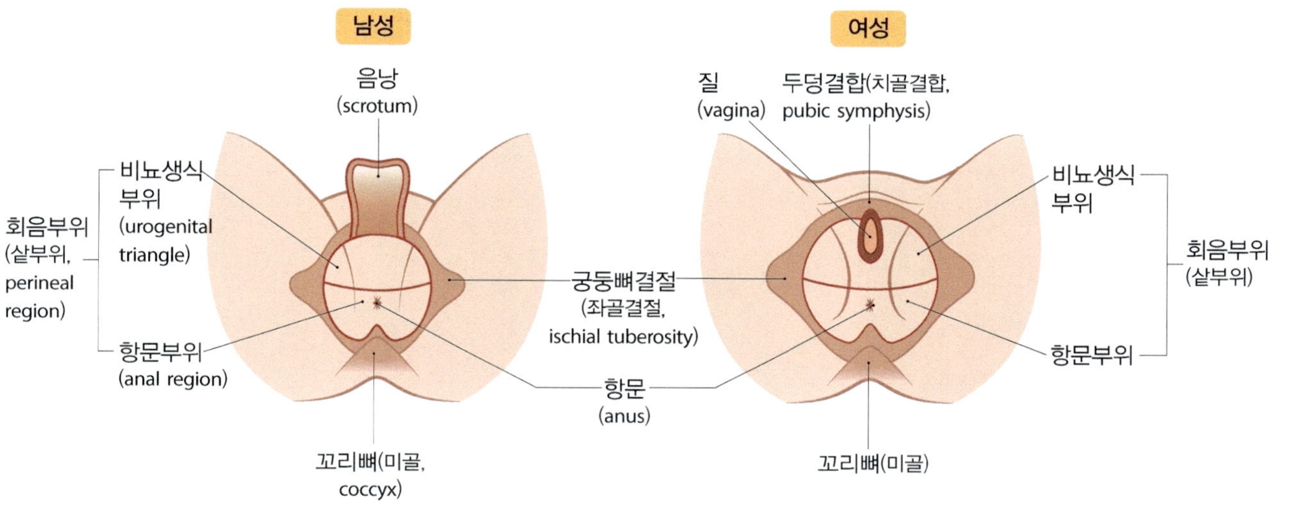

그림 1-10 회음부위

3. 인체의 공간

사람의 몸통 내부에 있는 큰 공간을 **체강**(body cavity)이라고 하는데 체강은 심장이나 폐가 들어 있는 **가슴안**(흉강, thoracic cavity)과 복부의 내장이 들어 있는 **복강**(abdominal cavity)으로 크게 나뉜다(그림 1-11~1-14).

체강은 발생 도중의 원시장(celenteron) 양쪽에서 나타나 속면이 1층의 상피(심장막, 가슴막, 복막)로 덮임으로써 심장을 감싸는 **심장막안**(심낭, pericardial cavity), 폐를 감싸는 **가슴막안**(흉막강, pleural cavity), 복부 내장의 주위 틈새인 **복막강**(배막안, peritoneal cavity)으로 세분된다.

심장막안, 가슴막안, 복막강의 속면은 각각 심장막(심막, pericardium), 가슴막(흉막, pleura), 복막(배막, peritoneum)이라는 중배엽성 장막(serolemma)의 지지를 받으며 속공간에는 소량의 장액이 들어 있다. 장액(serous fluid)은 각 공간의 장기가 마찰저항 없이 운동할 수 있도록 하는 (윤)활액 역할을 하며, 특히 심장막안이나 가슴막안에서는 심장박동이나 호흡운동과 같은 생명유지 활동이 일어난다. 장액이 고이면 내부 장기를 압박하거나 복벽이 부풀어 오르는 원인이 되어 온몸의 순환이나 호흡에도 영향을 미친다.

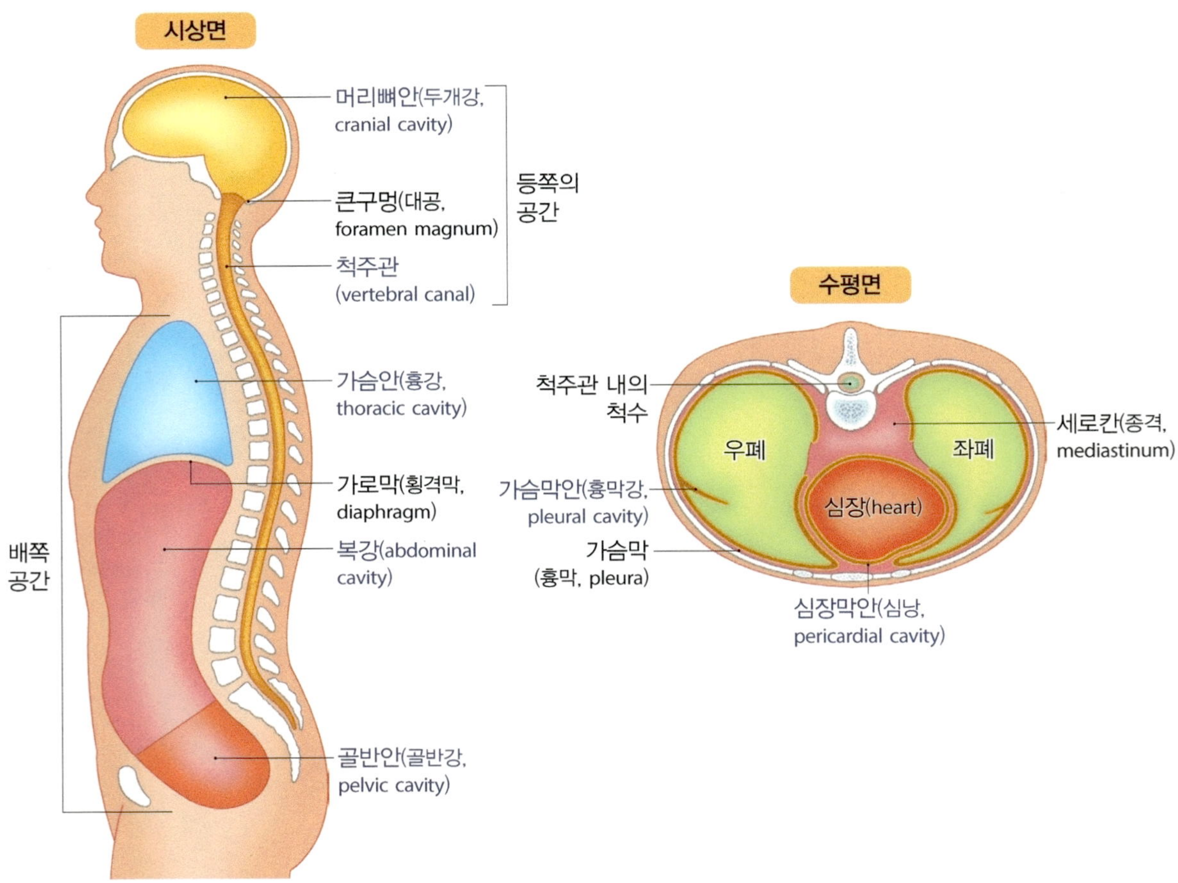

그림 1-11 인체의 공간

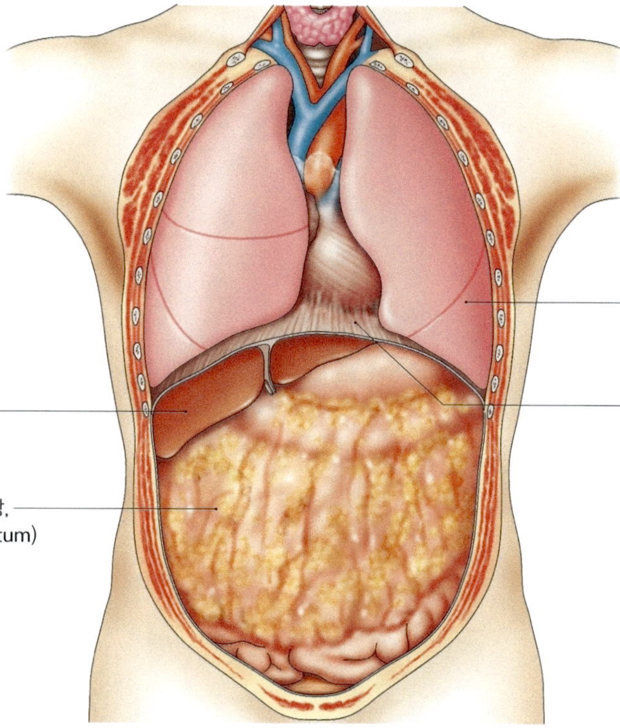

그림 1-12 **가슴복부부분의 내장 모습**

앞가슴과 복부를 절제한 모습이다.

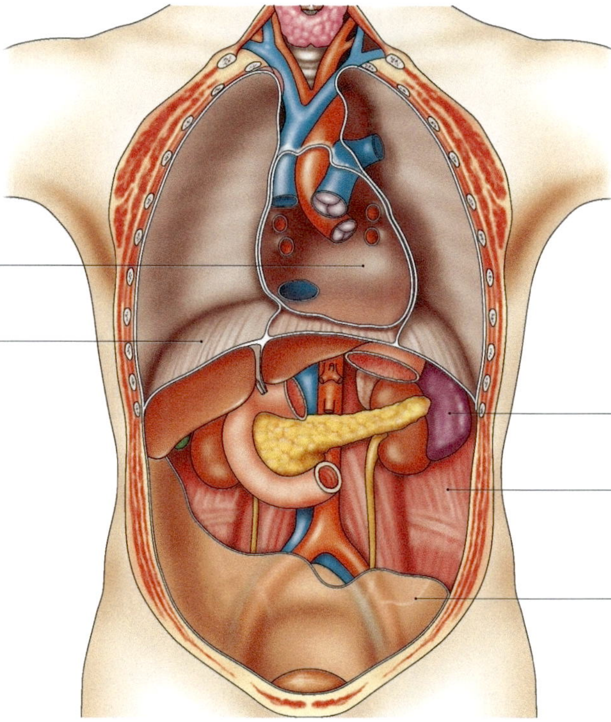

그림 1-13 **가슴복부부분의 내장 모습**

그림 1-12에서 심장을 적출하고 뒤복벽의 복막을 박리하여 췌장, 십이지장, 신장 등을 나타낸 모습이다.

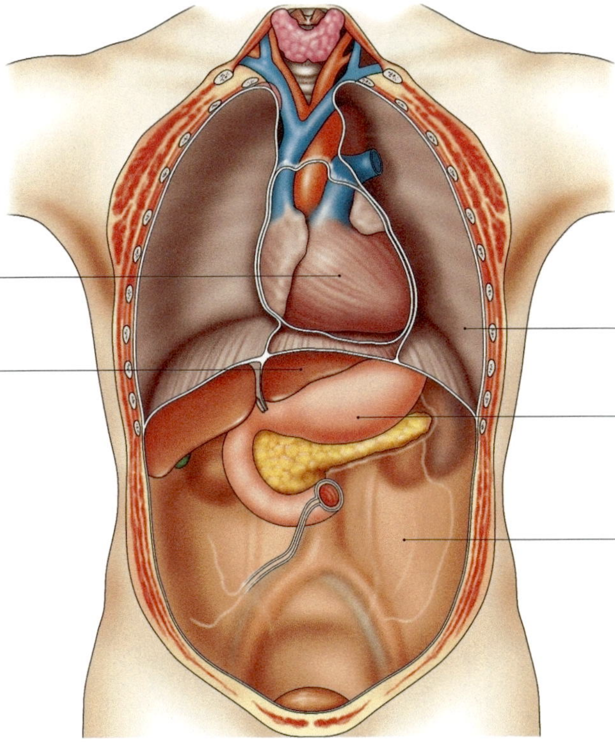

그림 1-14 가슴복부부분의 내장 모습

그림 1-12에서 폐, 간, 대장 대부분을 절제하고 다시 위와 장간막을 절제한 모습이다.

1. 심장막안

심장막(심낭, pericardium)은 심장과 큰 혈관의 뿌리부분을 덮고 있는 폐쇄된 주머니 모양의 구조이며, 2층의 장막으로 구성된다. 바깥은 섬유심장막(fibrous pericardium)이고, 안쪽은 장막심장막(serous pericardium)이다. 섬유심장막에는 장막심장막의 벽층(parietal layer)이 붙어 있으며, 장막심장막이 큰 혈관 쪽에서 접히면서 심장을 덮는 부분을 장막심장막의 내장층(visceral layer)이라고 한다. 장막심장막의 벽층과 내장층 사이의 공간을 **심장막안**(심낭, pericardial cavity)이라고 한다.

심장막안에는 약 20mL의 장액(심장막액)이 들어 있으며 심장박동 시에 마찰저항을 줄이는 역할을 한다(그림 1-15).

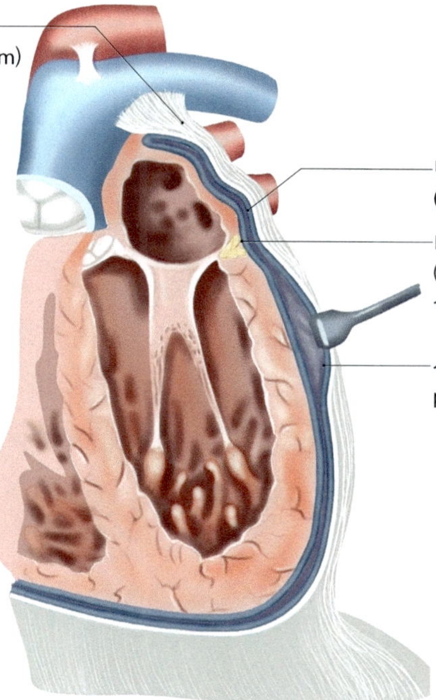

그림 1-15 **심장막안**

2. 가슴막안

폐도 가슴막(흉막, pleura)이 형성하는 폐쇄된 주머니 모양의 구조에 싸여 있다. 폐 표면을 감싸는 이 주머니의 속공간을 **가슴막안**(흉막강, pleural cavity)이라고 하며, 내부는 소량의 장액(가슴막액)이 채워져 있다(그림 1-14). 장액은 단순히 호흡운동 시의 마찰을 줄일 뿐만 아니라 가슴우리(흉곽, thoracic cage)와 폐의 연결장치로서 그 역할을 하며, 가슴우리의 움직임을 원활하게 폐에 전달함으로써 호흡운동을 촉진한다.

가슴막은 폐 표면과 가슴벽 속면의 양쪽에 밀착해 있는데 가슴막안은 항상 작아지려고 하는(음압) 상태에 있다. 그래서 폐와 가슴벽은 마치 줄다리기를 하듯이 가슴벽이 확대되면 폐는 확장되어 들숨(inspiration)이 일어나고, 가슴벽이 작아지면 폐도 축소되어 날숨(expiration)이 일어난다.

3. 복막강

복강 속면은 복막으로 덮여 있으며, 복벽 뒷면에서 받쳐주는 벽복막(parietal peritoneum), 장기 표면을 싸는 내장복막(visceral peritoneum), 이 두 막을 연결하는 중격(사이벽, septum)으로 구분된다. 이들 복막에 둘러싸인 속공간을 **복막강**(배막안, peritoneal cavity)이라고 한다(그림 1-14). 즉, 복막에 의해 형성되는 주머니 내부를 복막강이라고 하며, 엄밀하게는 벽복막과 내장복막으로 둘러싸인 약간의 공간을 가리킨다. 이처럼 복강과 복막강은 본래 다른 것이지만, 일반적으로는 '복막강 = 복강'으로 간주하는 경우가 많다. 또 남성의 복막강은 완전한 폐쇄공간이지만, 여성의 경우는 자궁관, 자궁, 질을 통해 외부와 연결되어 있다.

보통 복막강에는 30~40mL의 체액이 들어 있는데, 어떠한 원인으로 대량(보통 1L 이상)의 액체가 고인 것을 복수(ascites)라고 한다. 복막 아래에는 수많은 혈관이 주행하고 있어, 내압 항진이나 염증 등에 의해 액체 성분이 복막강으로 누출됨으로써 복수가 생긴다.

4. 해부학 용어

1. 단면을 표현하는 용어

인체의 내부 모습을 나타낼 경우 일정한 평면을 가정하여 표현하는 경우가 많다. 예를 들어 바로 선 상태에서 같은 높이에 있는 경우를 '동일한 수평면 상에 위치한다'고 표현한다.

최근에는 X선 외에도 CT나 MRI 등의 의료영상이 발달해서 이러한 의료영상을 판독할 때도 '~을 지나는 평면'이라는 정보가 필수이다. 일반적으로 다음과 같은 기준평면이 많이 사용된다(표 1-1, 그림 1-16).

표 1-1 **인체의 단면을 표현하는 용어**

용어	설명
수평면(horizontal plane)	신체를 지면과 평행한 방향으로 자른 면을 말한다.
관상면(coronal plane)	인체를 앞뒤로 나눈 면을 말하며, 전두면(frontal plane)이라고도 한다. 시상면과 직각을 이루며 몸을 앞쪽과 뒤쪽으로 나눈다.
정중면(median plane)	신체를 좌우 절반으로 나눈 면을 말한다. 시상면은 몇 개가 있을 수 있으나 정중면은 단 하나밖에 없다.
시상면(sagittal section)	신체를 좌우 양쪽으로 나누듯이 세로 방향으로 자른 면을 말한다.

* 비스듬하게 지나가는 경사면(slant plane)이나 특정 장소를 지나가는 프랑크포트수평면(안와외이면, Frankfort horizontal plane) 등도 있다.

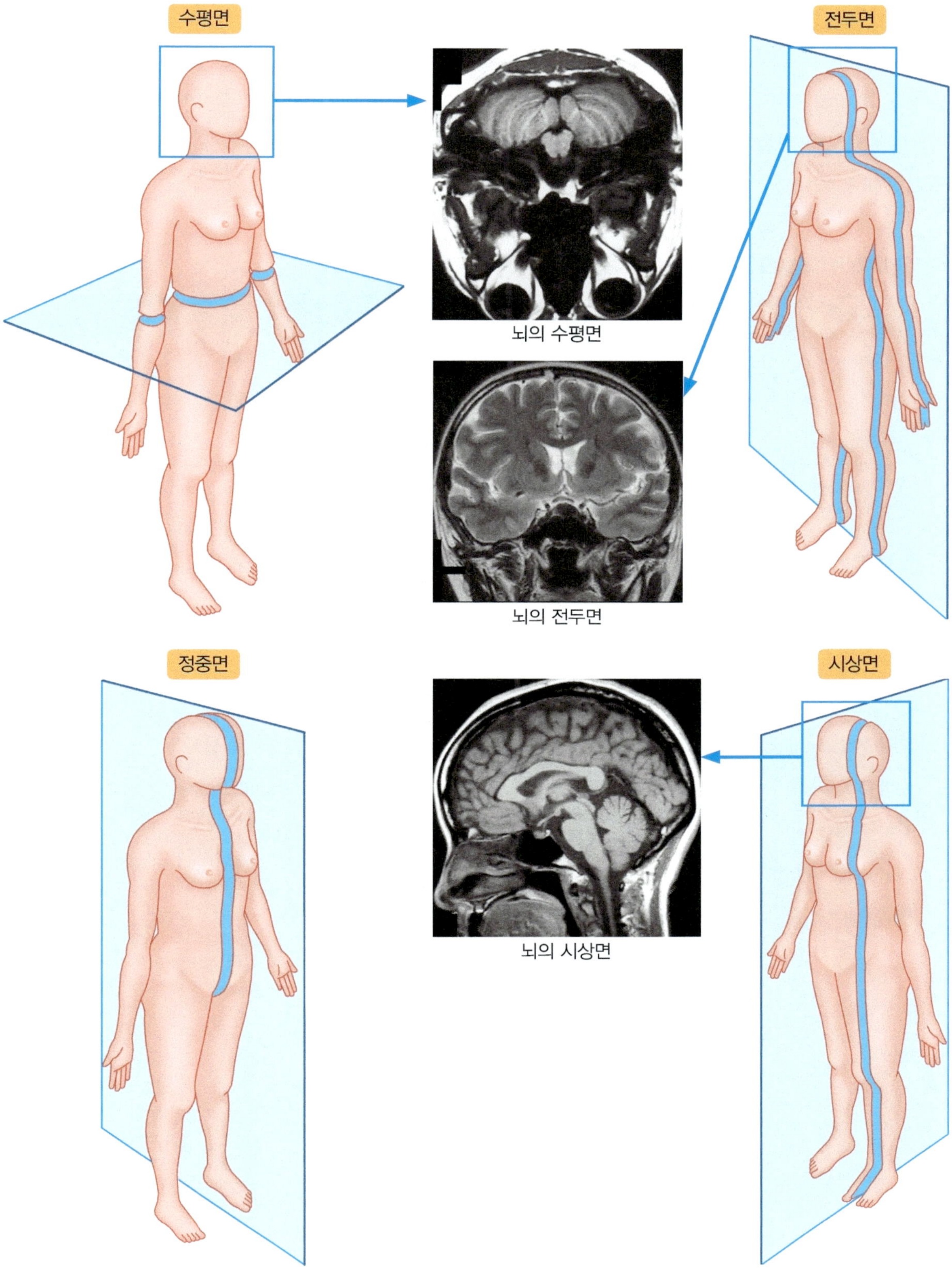

그림 1-16 인체의 단면

2. 방향을 표현하는 용어

장기 등의 위치나 방향을 표현하는 용어에는 일정한 규칙이 있다. 이들 용어는 사람과 동물 모두에 사용되는데, 두 경우의 기본자세가 다르기 때문에 같은 용어라도 의미가 바뀌는 경우가 많다. 사람은 손바닥을 앞으로 향해 똑바로 선 해부학자세로 표현하기로 약속되어 있다(표 1-2, 그림 1-17).

표 1-2 **인체의 방향을 표현하는 용어**

용어	설명
위(상, superior)	머리에 가까운 방향 또는 위치를 말한다. 동물과 비교할 때는 '머리 방향'을 사용한다.
아래(하, inferior)	다리에 가까운 방향 또는 위치를 말한다. 동물과 비교할 때는 '꼬리 방향'을 사용한다.
앞(전, anterior)	인체의 앞면으로, 배 쪽을 의미한다.
뒤(후, posterior)	인체의 뒷면으로, 등 쪽을 의미한다.
안쪽(내측, medial)	정중앙에 더 가까운 위치를 말한다. 팔다리의 경우 기본체위에서는 바로 알 수 있으나 운동 중인 자세에서는 알기 어려우므로 팔에서는 아래팔의 자뼈(척골)가 있는 쪽인 새끼손가락 쪽을 자쪽(척측, ulnar), 다리에서는 정강뼈(경골)가 있는 쪽인 발의 엄지발가락 쪽을 정강쪽(tibial)이라고 하여 안쪽을 표현한다.
가쪽(외측, lateral)	정중앙에서 멀리 떨어진 위치를 말한다. 안쪽과 마찬가지로 팔에서는 노쪽(요측, radial), 다리에서는 종아리쪽(tibial)을 사용한다.
몸쪽(근위, proximal)	팔다리에서 인체 중심에 더 가까운 위치를 말한다.
먼쪽(원위, distal)	팔다리에서 인체 중심보다 먼, 즉 팔다리의 말단에 가까운 위치를 말한다.
손바닥쪽(palmar)	손바닥이 있는 쪽을 말한다. 반대인 손등은 등쪽(배측, dorsal)이라고 한다.
발바닥쪽(plantar)	발바닥이 있는 쪽을 말한다. 반대인 발등은 등쪽이라고 한다.
속(내, internal)	인체 공간의 안을 가리키는 말로, 안쪽과는 의미가 다르다.
바깥(외, external)	인체 공간의 밖을 가리키는 말로, 가쪽과는 의미가 다르다.

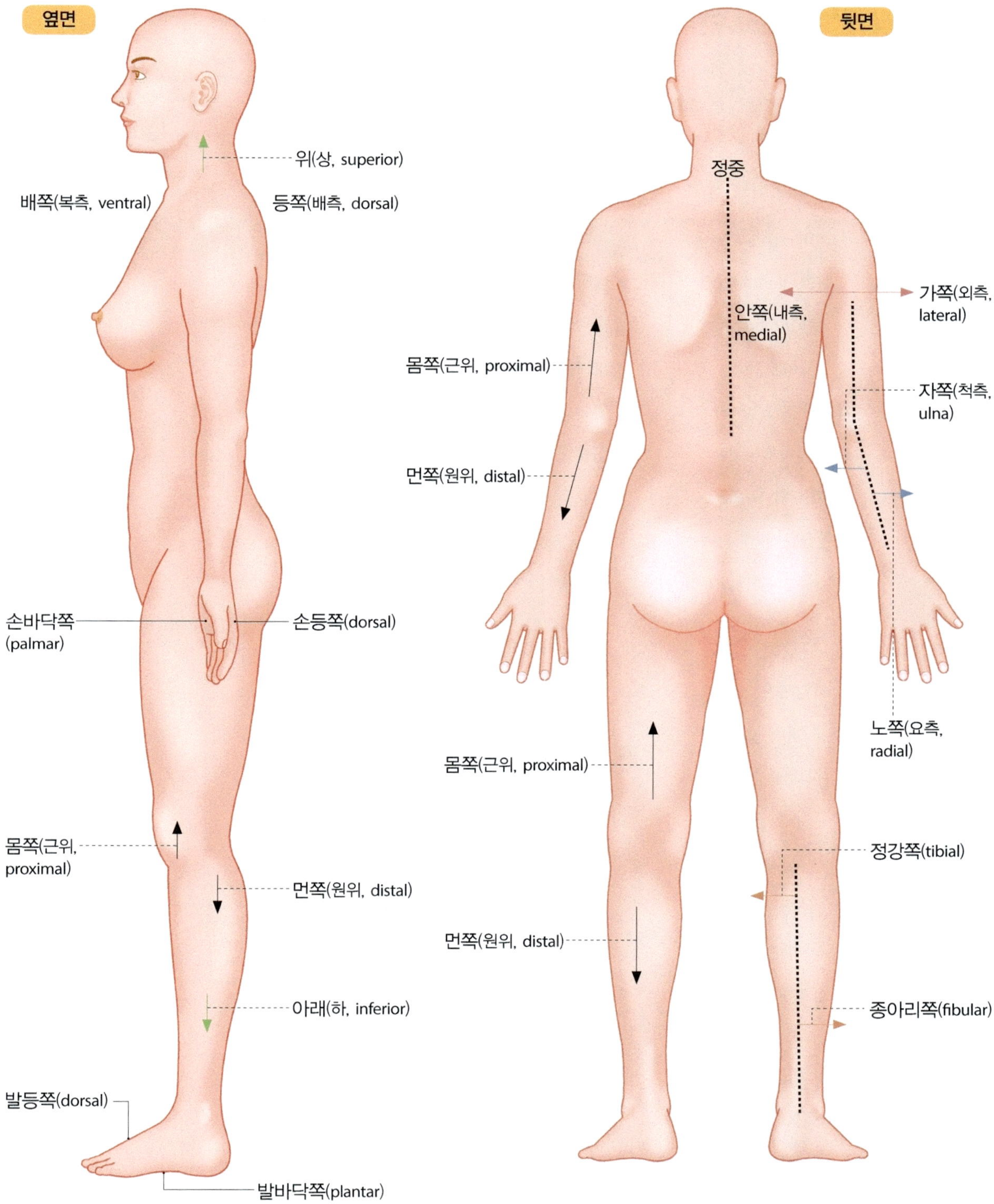
옆면
위(상, superior)
배쪽(복측, ventral)
등쪽(배측, dorsal)
손바닥쪽
(palmar)
손등쪽(dorsal)
몸쪽(근위,
proximal)
먼쪽(원위, distal)
아래(하, inferior)
발등쪽(dorsal)
발바닥쪽(plantar)
뒷면
정중
가쪽(외측,
lateral)
안쪽(내측,
medial)
몸쪽(근위, proximal)
자쪽(척측,
ulna)
먼쪽(원위, distal)
노쪽(요측,
radial)
몸쪽(근위, proximal)
정강쪽(tibial)
먼쪽(원위, distal)
종아리쪽(fibular)

그림 1-17 인체의 방향

3. 돌출과 함몰을 표현하는 용어

인체의 단면과 방향 외에도 돌출과 함몰을 표현하는 용어가 있다(표 1-3).

표 1-3 **돌출과 함몰을 표현하는 용어**

용어		설명
돌출	돌기(process)	많이 튀어나온 부분을 말한다.
	결절(tubercle)	혹처럼 볼록하게 돌출된 부분을 말한다.
	가시(spine)	날카롭게 돌출된 부분을 말한다.
	거친면(조면, tuberosity)	면이 거칠게 나온 부분을 말한다.
	능선(crest)	돌출된 부위가 길게 연결된 부분을 말한다.
	융기(두덩, eminence)	넓고 불룩하게 돌출된 부분을 말한다.
	관절융기(condyle)	관절면을 가진 뼈끝의 뭉툭한 부분을 말한다.
	위관절융기(상과, epicondyle)	관절융기 위쪽 돌출부이다.
함몰	오목 또는 우묵(fossa)	오목 : 오목하게 들어간 곳. fossa보다 좀 더 얕은 오목을 fovea라고 한다. 우묵 : 가운데가 둥그스름하게 푹 패어 들어간 곳이다.
	파임(절흔, notch)	칼로 깎아놓은 것처럼 패인 부분을 말한다.
	고랑(구, groove)	오목한 부분이 길게 연결된 부분을 말한다.
	틈새(열, fissure)	2개 이상 뼈 사이의 틈을 말한다.
	구멍(공, foramen)	면에 뚫린 구멍, 혈관 신경통로를 말한다.
	관(canal)	구멍이 길어진 것을 말한다.
	길(도, meatus)	관이 굵어진 것을 말한다.
	자국(impression)	손가락으로 누른 듯한 부분을 말한다.
	굴(동, sinus)	기관 속의 굴 같이 빈 공간을 말한다.
	안(강, cavity)	몸이나 특정 부분 속의 넓은 공간을 말한다.
	벌집(cellula)	벌집 모양으로 공기가 들어가는 부분을 말한다.
기타	몸통(체, body)	뼈 · 장기의 가운데 부분을 말한다.
	머리(두, head)	뼈 · 장기의 끝이 둥글게 비대해진 부분을 말한다.
	목(경부, neck)	목과 같이 좁은 곳을 가리킨다.
	꼭지(끝, 꼭대기, apex)	뼈 · 장기의 끝(꼭대기) 부분이다.
	바닥(바탕, 기저, base)	뼈 · 장기의 바닥 부분이다.
	면(surface)	장기의 바깥면을 말한다.

표 1-3 돌출과 함몰을 표현하는 용어 (계속)

용어		설명
기타	가장자리 · 모서리(margin · border)	두 면이 마주치는 선을 가리킨다.
	각(angle)	두 선이 마주쳐서 만드는 각을 말한다.
	활(궁, arch)	활처럼 휘어진 모양을 말한다.
	얼기(총, plexus)	다수의 신경이 다발처럼 엉킨 것을 말한다.
	비늘(squama)	면이 비늘같이 생긴 부분을 가리킨다.

4. 움직임을 표현하는 용어

뼈대근육(골격근)과 그 사이에 있는 관절은 자신의 의지에 따라 움직일 수 있으며, 그 움직임을 다양한 명칭으로 표현한다(표 1-4, 그림 1-18).

표 1-4 인체의 움직임을 표현하는 용어

용어	설명
벌림(외전, abduction)	신체의 정중면으로부터 멀어지게 하는 움직임이다.
모음(내전, adduction)	신체의 정중면을 향해 가까워지게 하는 움직임이다.
뒤침(회외, supination)	아래팔에서 손바닥이 앞으로 향하는 움직임이다.
엎침(회내, pronation)	아래팔에서 손바닥이 뒤로 향하는 움직임이다.
올림(상전, elevation)	신체 부위를 올리는 움직임이다.
내림(하제, depression)	신체 부위를 내리는 움직임이다.
굽힘(굴곡, flexion)	관절을 지점으로 뼈대를 구부리는 움직임으로, 뼈와 뼈의 각도를 줄인다.
폄(신전, extension)	관절을 지점으로 뼈대를 펴는 움직임으로, 뼈와 뼈의 각도를 180도에 가깝게 한다.
바깥돌림(외회전, external rotation)	가쪽에 있는 것을 뒤로, 앞쪽에 있는 것을 옆으로 향하게 한다.
안쪽돌림(내회전, internal rotation)	가쪽돌림과 반대방향의 회전운동이다.
휘돌림(circumduction)	폄, 모음, 굽힘, 벌림이 반복적으로 나타나는 운동으로, 운동축이 둘 이상인 관절에서만 가능하다.
가쪽들림(외번, eversion)	발바닥이 바깥으로 향하게 하는 움직임이다.
안쪽들림(내번, inversion)	발바닥이 안쪽으로 향하게 하는 움직임이다.

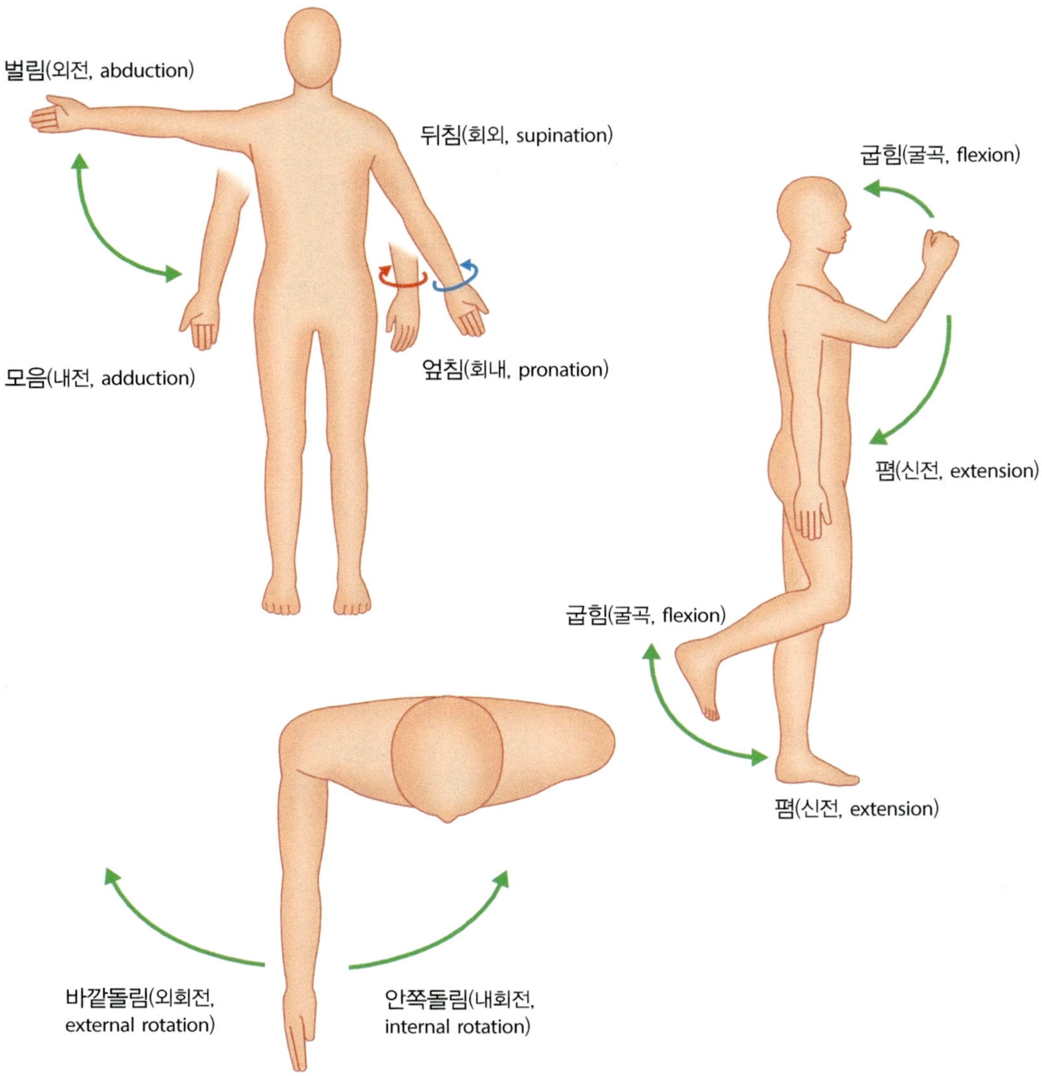

그림 1-18 인체의 움직임

요점정리

- 곧게 서서 두 발끝은 나란히 앞쪽을 향하고 두 팔은 몸통에 붙인 채 손바닥과 얼굴은 앞쪽을 향한 상태에서 표현하며, 이 자세를 해부학자세(anatomical position)라고 한다.
- 인체는 크게 머리, 목, 가슴, 배, 팔, 다리의 여섯 부위로 나뉜다.
- 머리(head)에는 뇌 이외에 눈, 코, 귀 등의 특수 감각기관이 있다. 이 머리를 몸통과 연결하는 것이 목(경부, neck)이며, 머리에 분포하는 혈관이나 신경이 몸통과 팔다리를 향한다.
- 목에서 아래쪽의 중심축을 이루는 부위를 몸통(trunk)이라고 하며, 몸통 앞면은 가슴(흉부, chest)과 복부(abdomen), 뒷면은 등(back)과 허리(요부, lumbus)로 나뉜다.
- 목에서 가슴으로 넘어가는 부분에서 가쪽으로 나온 부위를 팔(상지, upper limb)이라고 한다. 팔은 크게 위팔(상완, brachium), 아래팔(antebrachium), 손(hand)으로 나뉜다.
- 복부(허리)에서 아래로 뻗어 있는 부위를 다리(하지, lower limb)라고 한다. 다리는 크게 넓적다리(대퇴, thigh), 종아리(하퇴, leg), 발(족, foot)로 나뉜다.
- 사람의 몸통 내부에 있는 큰 공간을 체강(body cavity)이라고 하는데 체강은 심장이나 폐가 들어 있는 가슴안(흉강, thoracic cavity)과 복부의 내장이 들어 있는 복강(abdominal cavity)으로 크게 나뉜다.
- 체강은 속면이 1층의 상피(심장막, 가슴막, 복막)로 덮임으로써 심장을 감싸는 심장막안(심낭, pericardial cavity), 폐를 감싸는 가슴막안(흉막강, pleural cavity), 복부 내장의 주위 틈새인 복막강(배막안, peritoneal cavity)으로 세분된다.
- 인체의 내부 모습을 나타낼 때 일정한 평면을 가정하여 표현하는 경우가 많다. 장기 등의 위치나 방향을 표현할 때도 일정한 규칙이 있으며, 그 밖에 돌출과 함몰을 표현하는 해부학 용어도 있다.

CHAPTER 02

인체의 기본단위

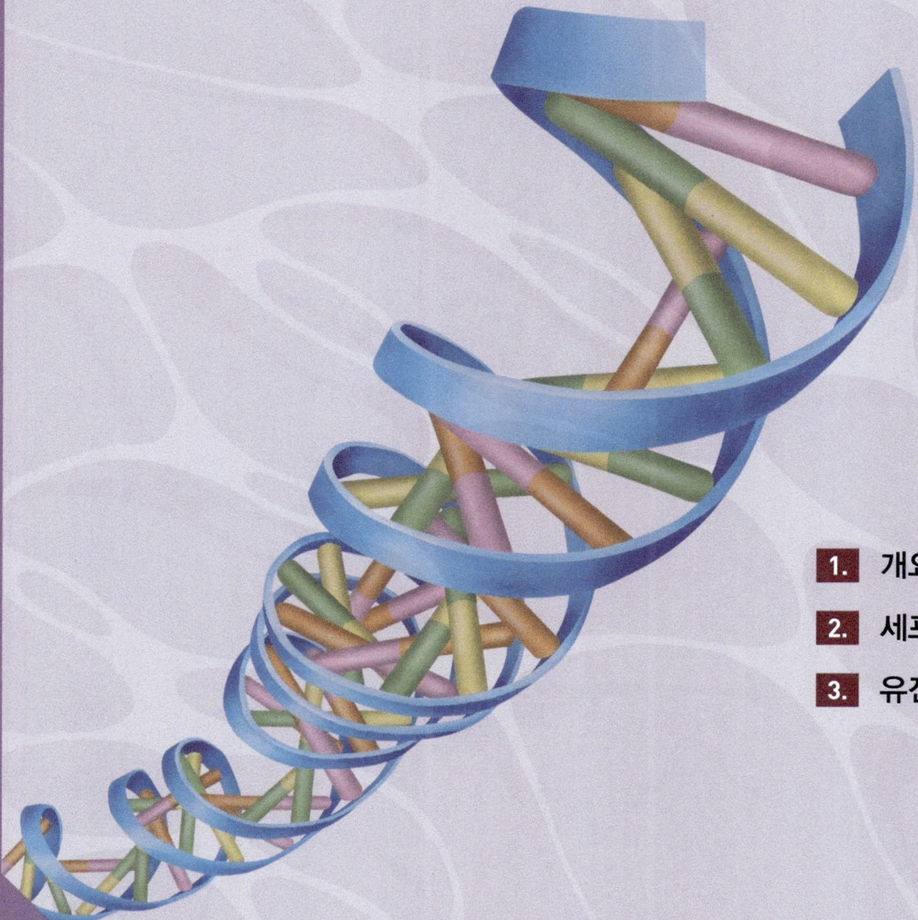

1. 개요
2. 세포
3. 유전자

1. 개요

인체는 많은 **세포**(cell)로 구성되는데, 세포가 단독으로 인체 내에서 기능하는 일은 없으며 보통 유사한 종류의 세포가 모여 **조직**(tissue)을 형성하여 작용한다. 몇 개의 조직이 모여 특수한 기능을 수행하는 **기관**(organ)을 이루고, 몇 개의 기관이 서로 연계하여 동일한 목적을 위해 기능하는 **계통**(system)을 형성한다. 이들 기관과 계통이 협조적으로 작용함으로써 하나의 **개체**(organism)로서 생명현상을 영위할 수 있다(그림 2–1).

세포		조직		기관		계통
인체는 약 60조 개의 세포로 구성된다.	→	상피조직, 결합조직, 근육조직, 신경조직으로 구성된다.	→	뇌, 심장, 폐, 신장, 위, 간, 췌장 등 각각 독자적인 기능을 수행한다.	→	뼈대, 근육, 순환, 호흡, 소화, 비뇨, 생식, 내분비, 신경, 감각 등의 계통으로 구성된다.

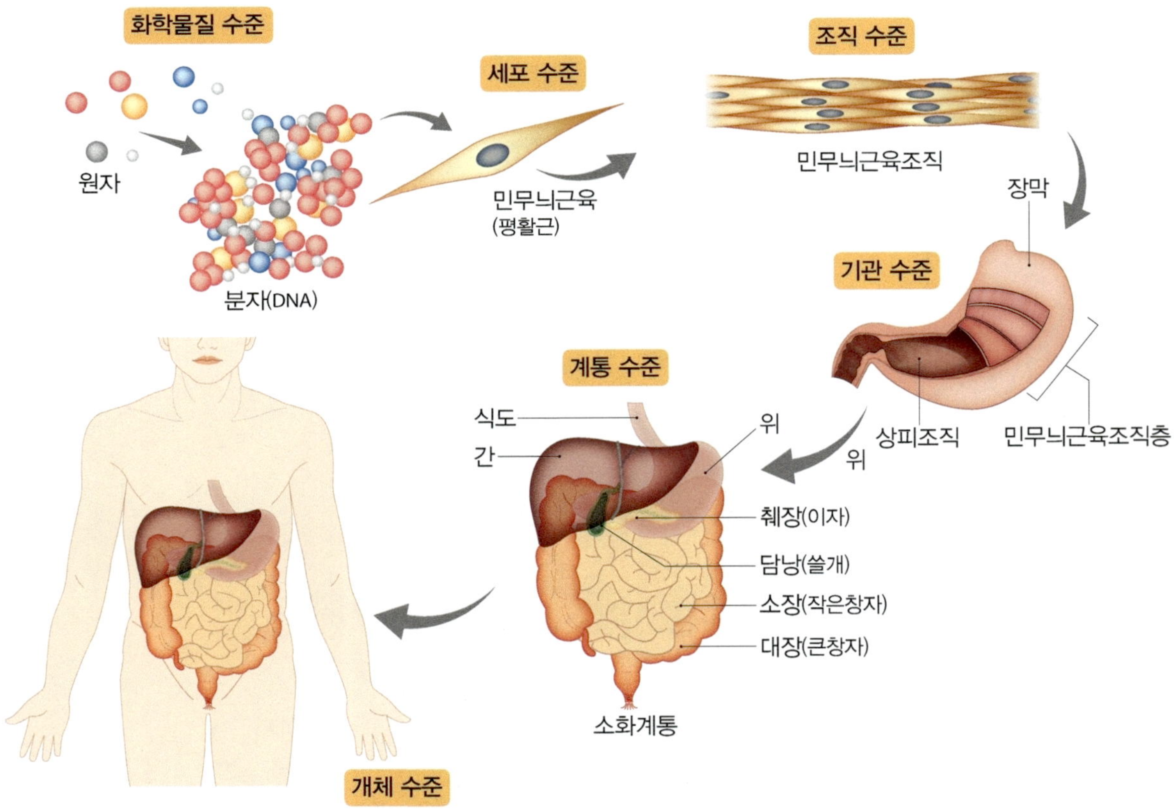

그림 2–1 인체의 구조적 단계

2. 세포

사람은 약 60조 개의 **세포**(cell)로 구성된 다세포생물이며, 이 세포는 약 200종류로 분류된다. 각각의 세포는 크기도 매우 달라 지름이 수 μm(1μm = 10^{-3}mm)인 작은 것에서부터 200μm(0.2mm)나 되는 난자, 수십 cm나 되는 돌기를 가진 신경세포에 이르기까지 다양하다(그림 2-2).

세포는 그 형태와 작용도 제각각이며, 사람의 체내에서도 독특하게 분화된 세포가 관찰된다. 예를 들어 정자는 난자를 향해 이동하기 위한 긴 꼬리(편모)를 가지며, 적혈구에서 관찰되는 원반 모양의 형태는 표면적을 늘려서 기체교환을 효율적으로 하는 역할을 한다. 또 민무늬근육(평활근)세포는 수축 시 짧아지기 쉬운 방추형 모양으로 장이나 혈관의 속공간을 넓히거나 좁히는 데 적절한 형태를 한다. 그리고 소장의 상피세포 표면에는 소화와 흡수 면적을 확대시키기 위한 미세융모가 있다.

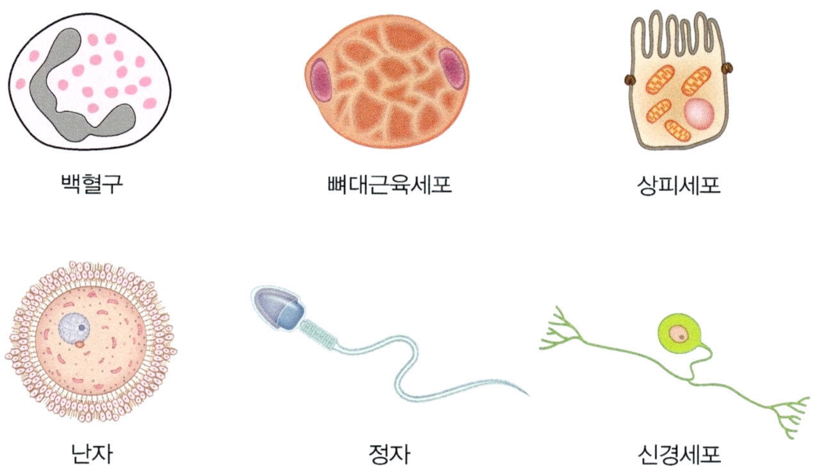

그림 2-2 다양한 종류의 세포

1. 세포의 내부구조

세포막으로 둘러싸인 세포는 세포핵과 세포질로 구성되며 내부에는 다양한 세포소기관과 과립이 있다. 세포의 역할을 한마디로 정의하면 '생명유지'이며, 세포소기관은 생명유지에 필요한 물질을 생성하기 위한 구조물이다(그림 2-3).

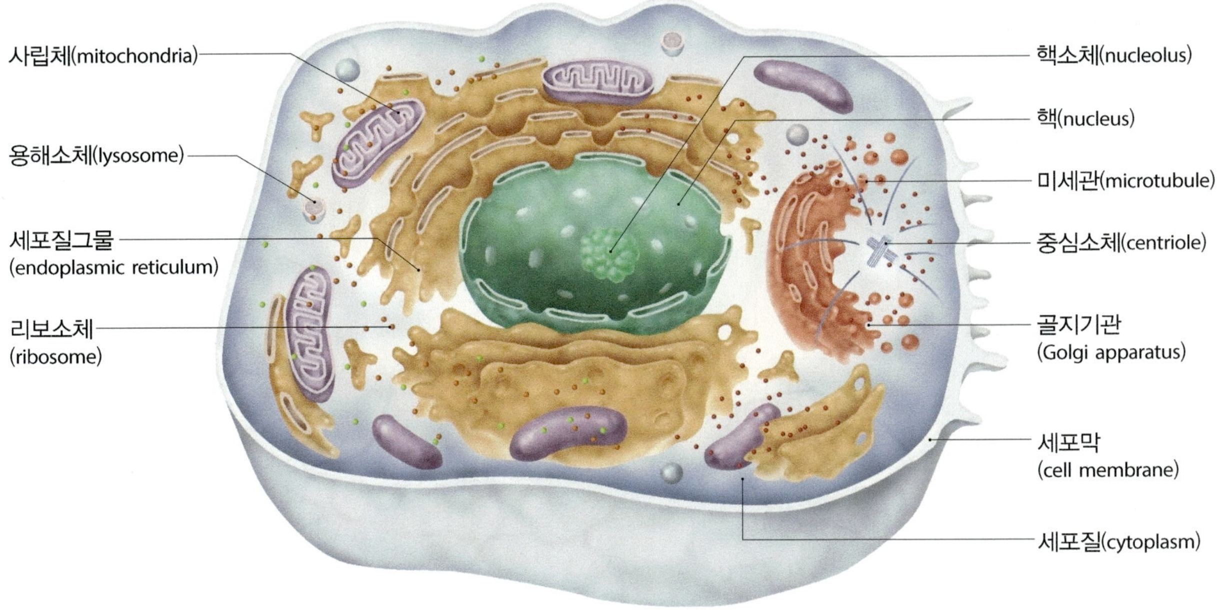

그림 2-3 **세포의 내부구조**

1) 세포막(cell membrane)

세포를 둘러싸는 두께 약 10nm의 막으로, 단백질을 함유하는 **이중의 지질층**으로 구성된다(그림 2-4). 세포막에는 물질의 출입을 조절하는 작용이 있으며, 이에 따라 세포 내의 환경을 유지한다. 또 세포막의 막단백질에는 수용체로서 작용하는 것도 있는데, 호르몬 등이 결합함으로써 세포 안으로 정보가 전달된다. 즉, 세포막은 단순한 칸막이가 아니라 세포 안팎의 물질운반이나 정보전달 기능을 하는 구조물이기도 하다.

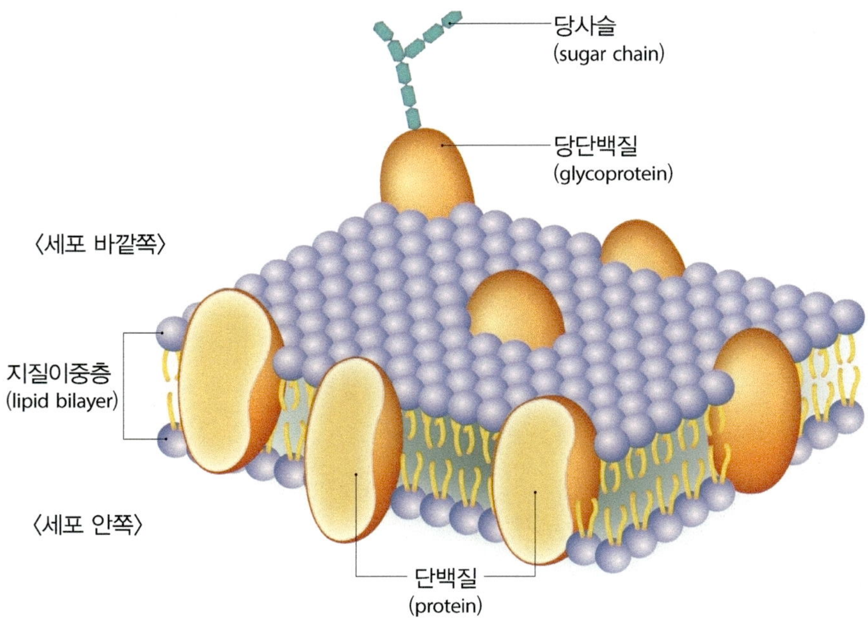

그림 2-4 **세포막의 구조**

2) 세포핵(cell nucleus)

세포 내에 들어 있는 덩어리 모양의 구조로, 전체가 **핵막**(nuclear membrane)으로 덮여 있다. 곳곳에 **핵구멍**(nuclear pore)이 있어 이 구멍을 통해 세포핵과 세포질 사이가 연결된다.

세포핵 안에는 유전정보를 포함한 **염색질**(chromatin)과 리보소체 합성 기능이 있는 **핵소체**(nucleolus)가 있다. 염색질에는 유전정보를 가진 **데옥시리보핵산**(deoxyribonucleic acid, DNA)이 들어 있으며, 세포분열 시 코일 모양으로 모여 염색체(chromosome)의 형태를 만든다(자세한 내용은 '3. 유전자' 항목을 참조).

3) 세포질(cytoplasm)

원형질이라는 교질(colloid)로 이루어져 있다. 세포질에는 사립체, 리보소체, 세포질그물, 골지기관, 용해소체, 중심소체 등의 세포소기관(cell organelle)이라는 다양한 구조물이 있어 세포가 필요로 하는 역할을 분담한다. 또 여러 종류의 잔섬유(필라멘트, filament)도 있는데, 세포의 형태 유지에 작용하기 때문에 세포뼈대(세포골격, cytoskeleton)라고 불린다. 근육세포는 잔섬유의 일부가 독자적으로 발달한 것이다.

4) 세포소기관(cell organelle)

(1) 사립체(mitochondria)

지름 0.5~1μm의 공 모양 또는 타원 모양의 구조물이다. 산소를 이용하여 당이나 지방을 분해(세포호흡)하고, 삼인산아데노신(adenosine triphosphate, ATP)이라는 에너지를 생산한다. 간세포나 근육세포처럼 대사가 활발한 세포에서는 다량의 ATP를 필요로 하기 때문에 사립체의 수도 많다. 참고로 청산가리는 사립체의 세포호흡을 억제하는 독극물이다.

(2) 리보소체(ribosome)

지름 20nm 정도의 과립 모양 구조물이다. 세포핵의 DNA로부터 전령 RNA(mRNA)로 복사된 유전정보에 따라 아미노산을 연결하여 단백질을 합성한다. 핵막이나 세포질그물(endoplasmic reticulum) 표면에 부착된 리보소체에서는 세포막 또는 세포소기관의 단백질이나 세포에서 방출하기 위한 단백질이 합성되고, 세포질 안에 흩어져 있는 리보소체에서는 세포질 내에서 이용되는 단백질이 합성된다.

(3) 세포질그물(endoplasmic reticulum)

세포질 안에 퍼져 있는 주머니 모양의 구조물로, 핵막과도 연결된다. 리보소체가 부착된 **과립세포질그물**(granular endoplasmic reticulum)과 리보소체가 부착되지 않아 매끄러운 **무과립세포질그물**(agranular endoplasmic reticulum)이 있다.

과립세포질그물은 부착된 리보소체에서 합성된 단백질에 당이나 지질을 첨가하여 이들을 운반한다. 무과립세포질그물은 지질을 합성하는 장소이며 스테로이드를 합성하는 부신피질세포 등에서 발달한다.

(4) 골지기관(Golgi apparatus)

편평한 주머니(골지수조)와 소포(골지소체)로 구성되며, 리보소체에서 합성된 단백질을 가공해서 분비소포가 되어 운반된다. 즉, 세포에서 나오는 대부분의 분비물(특히 당단백질)은 이곳에서 생성된다.

특히 골지소체에서는 용해소체 등도 만들어지는데 용해소체에 함유된 효소는 당단백질이며, 분비과립과 동일한 과정을 거쳐 생산된다.

(5) 용해소체(lysosome)

세포 내의 노폐물 처리에 작용하는 세포소기관이다. 전자현미경 수준에서는 막에 둘러싸인 지름 0.2~0.5μm의 소포로서 관찰되며, 내부에 가수분해효소를 함유한다. 이물(질)을 흡수하여 처리하는 포식세포로 발달하며, 용해소체가 이물(질)을 흡수한 주머니와 융합되면 내부의 가수분해효소가 이물(질)을 분해 및 소화한다.

(6) 중심소체(centriole)

종종 쌍을 이루는 원통 모양의 구조물로, 세포핵 가까이에 서로 교차하듯이 위치한다. 각각의 중심소체는 길이 약 0.5μm, 지름 약 0.15μm이며, 그 벽은 3개가 1세트인 미세관 9세트로 구성된다. 세포분열 시에 염색체를 양 끝으로 당기는 역할을 하는 외에도 융모나 편모를 형성한다.

5) 세포뼈대(세포골격, cytoskeleton)

세포가 일정한 형태를 유지하려면 세포뼈대가 필요하다. 세포뼈대는 세포질 내에 있는 단백질 분자가 섬유상으로 배열하여 생긴 섬유로, 세포의 형태를 유지하고 세포의 운동을 일으키는 작용을 한다. 섬유 지름의 굵기에 따라 **미세잔섬유**(microfilament), **중간잔섬유**(intermediate filament), **미세관**(microtubule)으로 분류된다(그림 2-5).

세포뼈대는 세포의 형태와 관련이 있을 뿐만 아니라 리보소체가 단백질을 합성하고 효소가 세포질의 정해진 부분에 위치하도록 하는 지지대 역할도 한다. 또한 특정 효소를 서로 가까이 붙들어 둠으로써 세포소기관과 함께 세포의 활동을 조직화하는 데 관여한다.

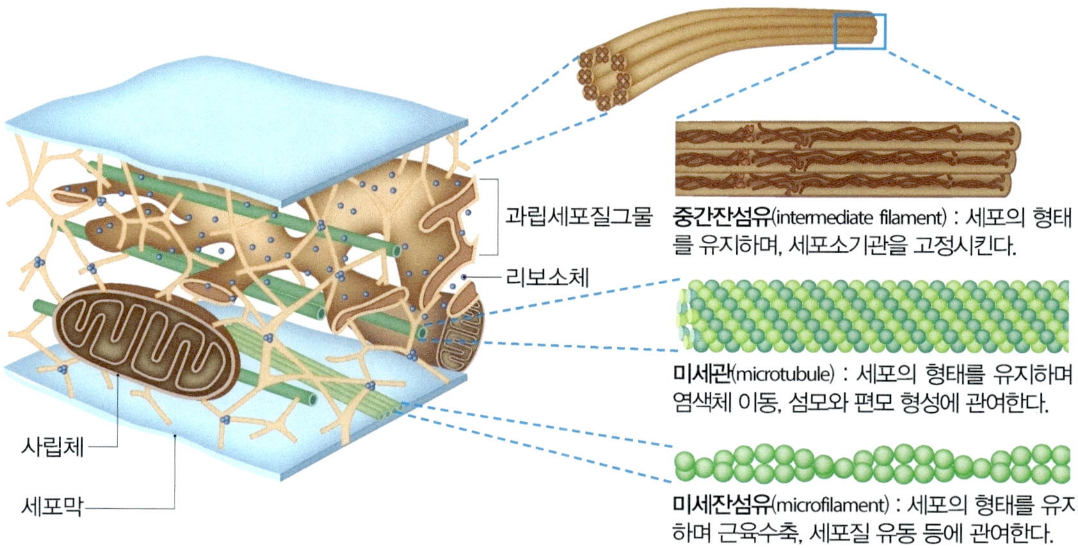

그림 2–5 **세포뼈대**

3. 유전자

1. 세포핵 내부 (그림 2–6)

1) 염색질(chromatin)

세포핵 안에는 특정 색소에 염색되는 **염색질**이 있다. 염색질은 보통 세포핵 안에 과립 모양으로 흩어져 있기 때문에 분명하게 관찰되지 않지만, 세포분열 시에는 압축되고 단단해져 **염색체**(chromosome)라는 구조를 형성한다. 염색질은 인체를 구성하는 단백질의 합성에 필요한 유전자의 저장 부위이며, 세포는 이 유전자를 토대로 각종 단백질을 만든다.

2) 핵소체(nucleolus)

세포핵에는 염색질 외에 **핵소체**도 관찰된다. 핵소체는 리보핵산(ribonucleic acid, RNA)이라는 물질을 주성분으로 하는 구조로, 세포질의 리보소체 형성에 작용한다. 리보소체(ribosome)는 단백질 합성에 작용하는 세포소기관으로, 리보소체가 발달한 기관에서는 큰 핵소체도 관찰된다.

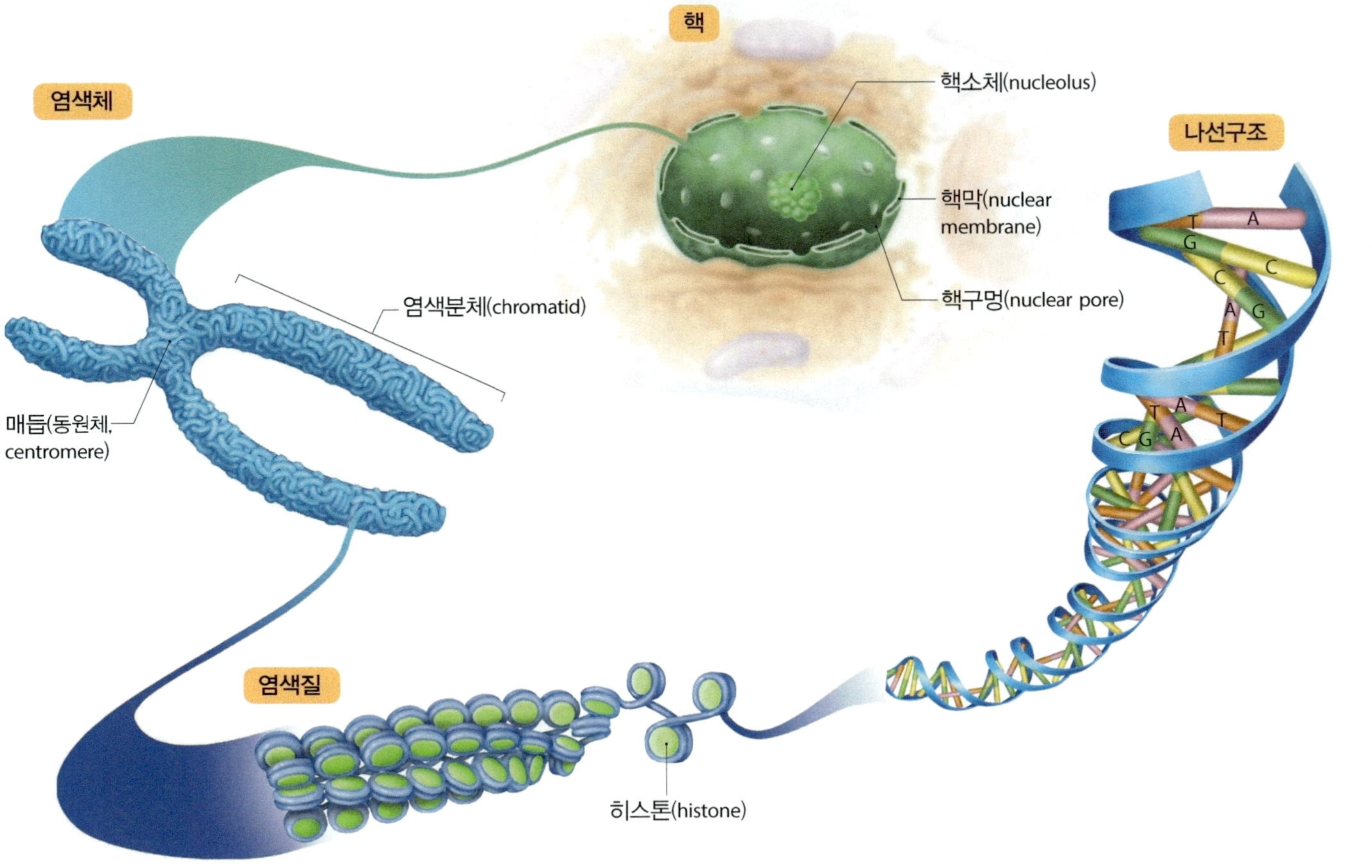

그림 2-6 세포핵 내부

3) 염색체(chromosome)

현대의 분자유전생물학에서 유전체(genome)는 한 생명체의 총체적인 유전정보를 의미한다. 유전체는 단백질 정보를 가진 암호화 부위와 비암호화 부위로 구성된다. 사람의 유전체는 약 32억 염기쌍으로 구성되며, 사람 세포에서는 세포분열이 시작되면 46개의 염색체가 형성된다. 염색체 가운데 44개는 형태와 크기가 모두 같고 또 쌍을 이루기 때문에 **보통염색체**(상염색체, autosomal chromosome)라고 불린다. 보통염색체는 22쌍이 있으며, 각 쌍은 길이 순서대로 1번부터 22번까지 번호가 매겨져 있다. 나머지 2개는 남녀가 각각 다르기 때문에 **성염색체**(sex chromosome)라고 불리며, 남성은 X염색체와 Y염색체, 여성은 X염색체 2개를 가진다. 즉, 성염색체는 남성은 XY, 여성은 XX가 된다(그림 2-7). 이처럼 1개의 세포에 들어 있는 염색체가 쌍을 이루는 이유는 수정 시 정자와 난자가 가진 염색체(1쌍 23개)가 합쳐져 세포핵을 형성하기 때문이다. 즉, 염색체의 절반은 부친에게, 나머지 절반은 모친에게 물려받는다.

한편 분열하지 않는 세포는 염색질이 확산된 상태에 있으며, 전자현미경에서는 끈에 구슬을 단 염주 모양의 구조물(염색질섬유)로서 관찰된다. 염색질섬유를 구성하는 각각의 구슬을 염색질단위(nucleosome)라고 하며, **히스톤**(histone)이라는 단백질에 데옥시리보핵산(DNA)의 이중사슬이 감겨 있다. 이 상태에서는 염색질섬유가 전체적으로 물결 모양으로 뻗어 있지만, 곳곳에 많이 감겨 있는 부분이 있는데 현미경에서는 이 부분만 관찰된다. 그래서 분열하지 않는 세포에서는 세포핵의 염색질이 과립 모양으로 관찰되며, 세포분열이 시작되면 염색질섬유가 응집하여 염색체가 나타난다.

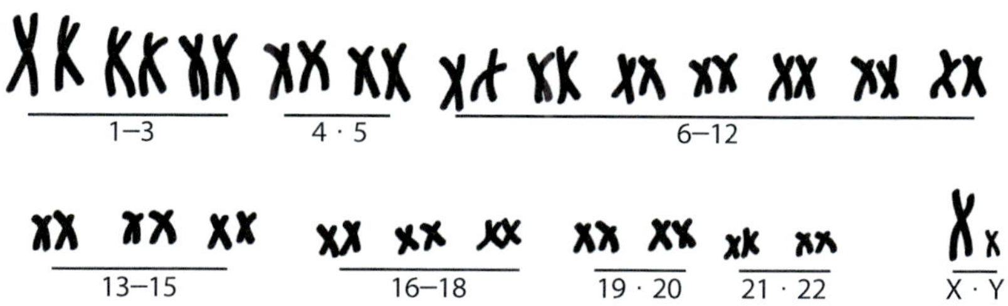

그림 2-7 사람의 염색체(남성)

2. 유전자

1) 유전자와 DNA

세포핵의 염색질에는 인체를 구성하는 1만 종류의 단백질을 합성하기 위한 유전정보가 저장되어 있다. 이 유전정보(**유전자**, gene) 세트를 유전체(genome)라고 하며, 인체를 구성하는 세포의 핵에는 이 유전체가 각각 2세트씩 갖추어져 있다.

유전자의 본질은 **데옥시리보핵산**(deoxyribonucleic acid, DNA)이라는 핵산의 일종이다. 세포핵에서 발견되었기 때문에 핵산이라고 명명되었지만, 실제로는 세포질이나 사립체에서도 관찰되며 당, 인산, 핵산염기로 구성된 **뉴클레오타이드**(nucleotide)가 연결된 것이다(그림 2-8).

DNA의 경우 디옥시리보스(deoxyribose)라는 당과 인산으로 이루어진 2개의 기둥에 4종류의 핵산염기인 **아데닌**(adenine, A), **구아닌**(guanine, G), **시토신**(cytosine, C), **티민**(thymine, T)이 쌍을 이루어 사다리 모양으로 결합되어 있으며, 이 사다리는 나선 모양으로 꼬인 독특한 이중나선구조를 나타낸다. DNA의 이중나선구조는 한쪽이 5′→ 3′으로 염기 방향성을 나타내면 반대쪽은 3′→ 5′로 염기 방향성을 나타내어 유전정보를 보호할 수 있는 완벽한 구조를 갖추고 있다(그림 2-9).

DNA는 염색체 안에 히스톤(histone)이라는 단백질에 감긴 형태로 들어 있는데, 이 DNA를 모두 풀어서 연결하면 세포 1개 분량이 약 2m에 달하며 염기쌍(base pair)의 수로 말하면 약 30억 쌍에 이른다. 즉, 세포의 유전정보는 2m에 이르는 이 DNA 안에 보존되어 있다(그림 2-6 참조).

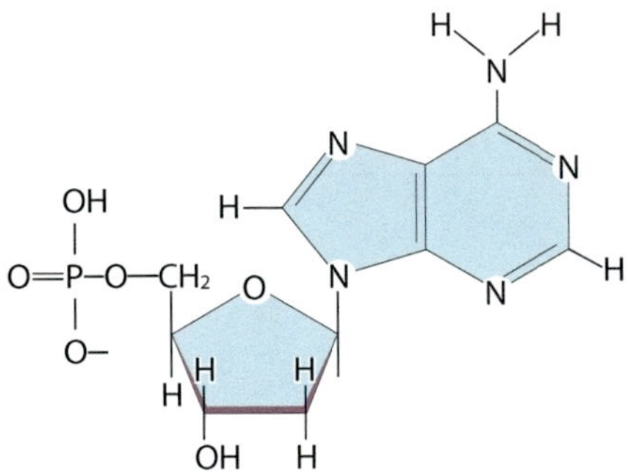

그림 2-8 뉴클레오타이드의 기본구조

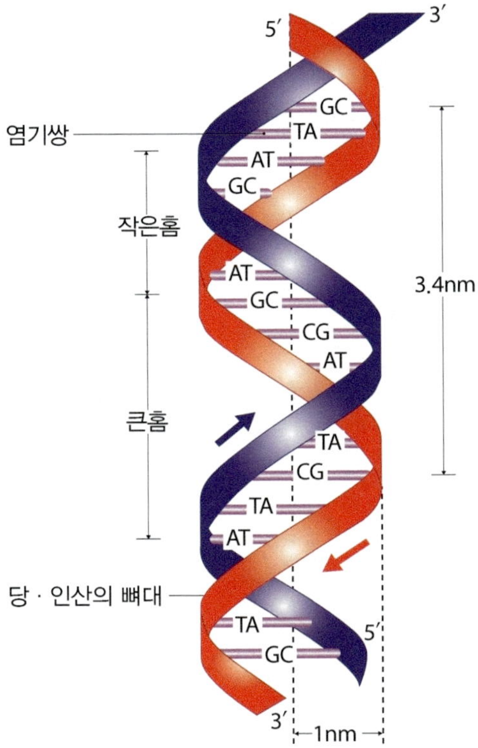

그림 2-9 DNA의 구조

2) 유전자의 기능과 단백질 합성

염색질을 구성하는 DNA가 모두 유전자로 작용하는 것은 아니다. 사람의 DNA에서 유전자 부분은 전체의 5% 정도이고, 유전자 수도 기껏해야 5만 개로 추정된다.

유전자란 '세포가 단백질을 합성할 때 그 아미노산의 순서를 지정하는 DNA'인데, 그 근본이 되는 것이 유전자 부분의 DNA가 가진 염기배열이며, 이것이 단백질 합성 시의 설계도 역할을 한다.

세포에서 이루어지는 단백질 합성 과정을 **중심가설이론**(central dogma)으로 설명하면, 우선 핵 내에서 유전자 부분의 DNA(염기배열)가 복제되고 필요한 부분만 정보(mRNA)로서 세포질의 리보소체로 보내진다. 한편 세포질 내의 아미노산은 이 복제를 바탕으로 배열되며, 이것이 tRNA에 의해 리보소체로 운반되어 이곳에서 지정된 단백질이 합성된다(그림 2-10).

이때 합성되는 단백질에 따라 유전자의 길이가 다르다. 발견된 유전자 중에서 가장 긴 것은 근육세포의 지지작용을 하는 디스트로핀(dystrophin) 합성 유전자로 약 250만 염기쌍이다. 이 유전자에 이상이 생겨 디스트로핀 합성이 억제되면 뒤셴느근디스트로피(Duchenne muscular dystrophy)를 일으킨다.

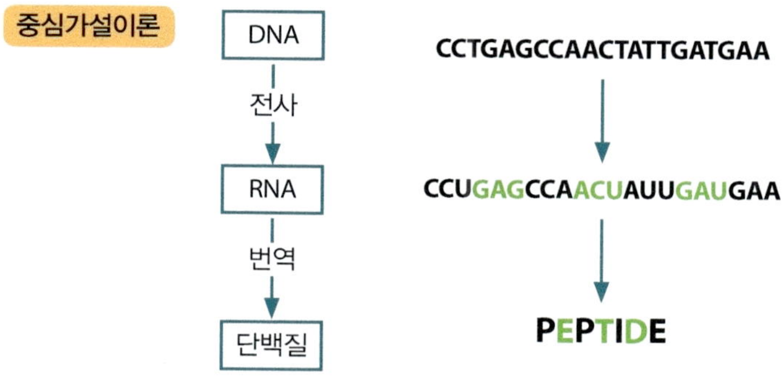

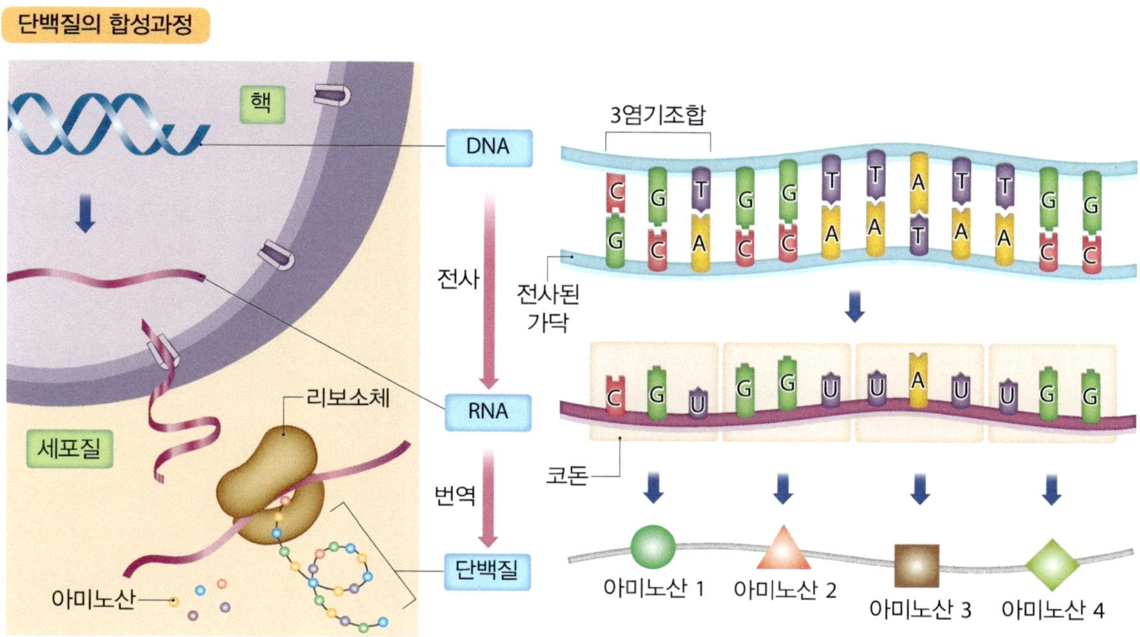

① 핵 내에서 DNA의 이중나선 일부가 풀려 DNA가 노출된다. 그곳에 RNA 중합효소(RNA polymerase)가 작용하여 DNA의 염기배열을 복사한 mRNA가 합성된다(전사).
② mRNA는 핵에서 세포질로 나와 과립세포질그물에 있는 리보소체와 결합한다.
③ 리보소체 위에서 전사된 유전정보를 바탕으로 아미노산 배열을 명령한다.
④ tRNA는 세포질 내에 있는 20종류의 아미노산 1개씩과 결합해서 아미노산을 리보소체 위로 운반하며, 아미노산은 서로 연결되어 명령대로 단백질이 합성된다(번역).

그림 2-10 중심가설이론과 단백질의 합성과정

요점정리

- 인체는 많은 세포(cell)로 구성되는데, 세포가 단독으로 인체 내에서 기능하는 일은 없으며 보통 유사한 종류의 세포가 모여 조직(tissue)을 형성하여 작용한다.
- 몇 개의 조직이 모여 특수한 기능을 수행하는 기관(organ)을 이루고, 몇 개의 기관이 서로 연계하여 동일한 목적을 위해 기능하는 계통(system)을 형성한다.
- 이들 기관과 계통이 협조적으로 작용함으로써 하나의 개체(organism)로서 생명현상을 영위할 수 있다.
- 세포막(cell membrane)으로 둘러싸인 세포는 세포핵(cell nucleus)과 세포질(cytoplasm)로 구성되며 내부에는 다양한 세포소기관(cell organelle)과 과립이 있다.
- 세포소기관에는 산소를 이용하여 당이나 지방을 분해(세포호흡)하고, ATP라는 에너지를 생산하는 사립체(mitochondria), 세포핵의 DNA로부터 전령 RNA(mRNA)로 복사된 유전정보에 따라 아미노산을 연결하여 단백질을 합성하는 리보소체(ribosome), 세포질 안에 퍼져 있는 주머니 모양의 세포질그물(endoplasmic reticulum), 세포에서 나오는 대부분의 분비물(특히 당단백질)이 생성되는 골지기관(Golgi apparatus), 세포 내의 노폐물 처리에 작용하는 용해소체(lysosome), 세포분열 시 염색체를 양끝으로 당기는 역할을 하는 중심소체(centriole) 등이 있다.
- 사람의 유전체는 약 32억 염기쌍으로 구성되며, 사람 세포에서는 세포분열이 시작되면 46개의 염색체가 형성된다(44개의 보통염색체와 2개의 성염색체).
- 유전자의 본질은 데옥시리보핵산(deoxyribonucleic acid, DNA)이라는 핵산의 일종으로, 당, 인산, 핵산염기로 구성된 뉴클레오타이드(nucleotide)가 연결된 것이다.

CHAPTER 03

뼈대계통

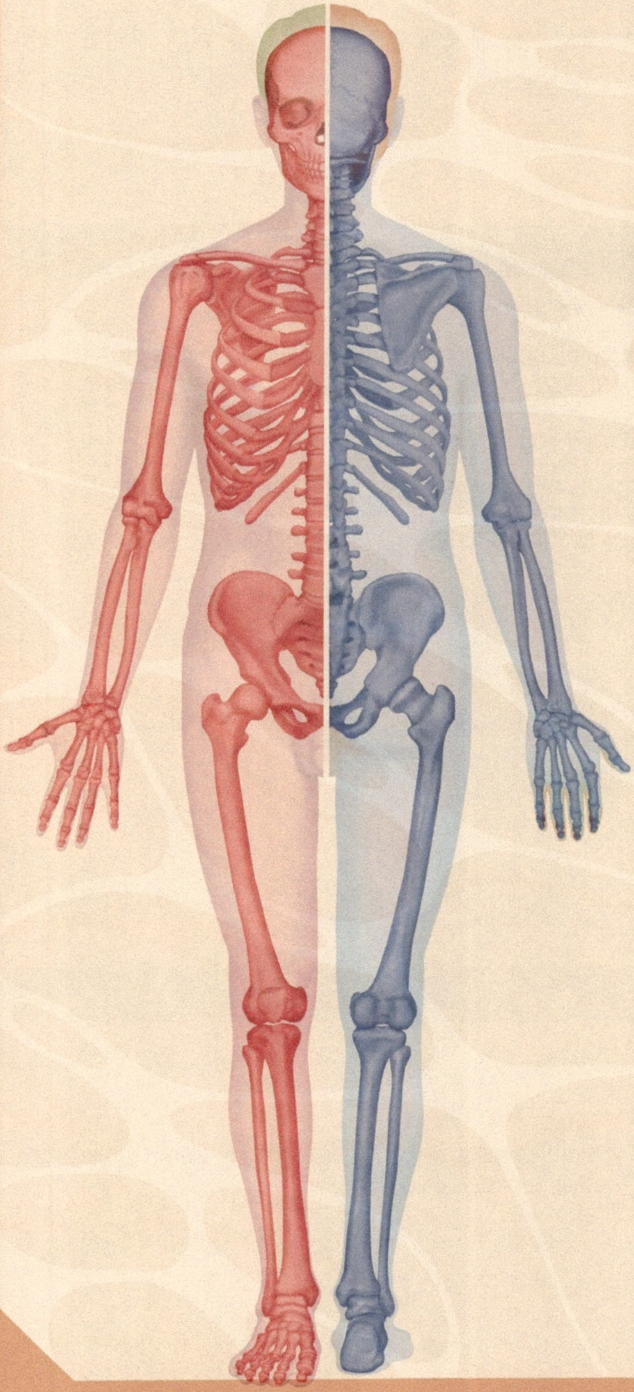

1. 뼈의 개요
2. 뼈대의 구성
3. 머리의 뼈
4. 가슴의 뼈
5. 척주와 척추(뼈)
6. 팔의 뼈
7. 다리의 뼈

1. 뼈의 개요

1. 뼈의 기능

기능적인 측면으로 보면 뼈는 근육과 함께 넓은 의미에서 운동계통에 속한다. 이 경우 뼈의 역할은 수동적이며, 주로 지지작용을 한다. 뼈의 구체적인 기능은 표 3-1과 같다.

표 3-1 **뼈의 기능**

기능	설명
지지작용	운동의 축으로서 몸의 구조와 형태를 지탱하여 신체의 지주가 된다.
보호작용	몇 개의 뼈가 모여서 뼈대(골격)를 형성하며, 머리뼈안(두개강), 가슴안(흉강), 척주관, 골반안(골반강) 등의 공간(cavity)을 만들어 뇌나 내장 등의 중요한 기관을 담고 보호한다.
수동적 운동작용	뼈에 부착된 근육의 수축에 의해 가동성이 있는 관절을 기점으로 운동이 이루어진다.
조혈작용	뼈 안의 조혈기능이 있는 적색골수로부터 적혈구, 백혈구, 혈소판이 끊임없이 새로 만들어진다.
전해질 저장작용	칼슘, 인, 소듐, 포타슘 등의 전해질은 뼈 속에 저장되었다가 필요에 따라 뼈에서 인출되어 혈류를 통해 필요한 곳으로 보내진다.

2. 뼈의 유형

뼈는 형태에 따라 표 3-2와 같이 나뉜다.

표 3-2 **뼈의 유형**

유형	설명
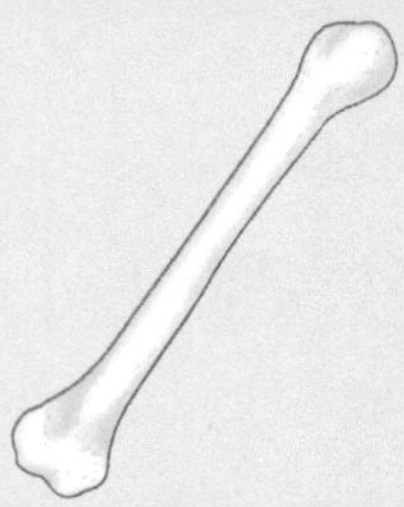 긴뼈(long bone)	관 모양의 긴 뼈로, 넙적다리뼈(대퇴골, femur), 위팔뼈(상완골, humerus), 빗장뼈(쇄골, clavicle), 정강뼈(경골, cnemis), 노뼈(요골, radius) 등이 있다.

표 3-2 **뼈의 유형 (계속)**

유형	설명
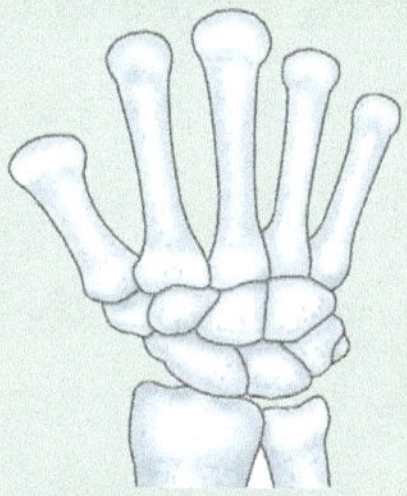 **짧은뼈**(short bone)	짧고 불규칙한 형태의 뼈로, 손목뼈(수근골, carpal bone), 발목뼈(족근골, tarsal bone) 등이 있다.
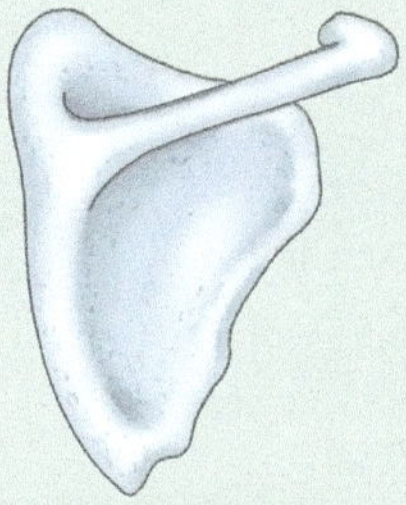 **납작뼈**(flat bone)	판 모양의 납작한 형태의 뼈로, 두정골(마루뼈, parietal bone), 복장뼈(흉골, sternum), 갈비뼈(늑골, rib), 어깨뼈(견갑골, scapula) 등이 있다.
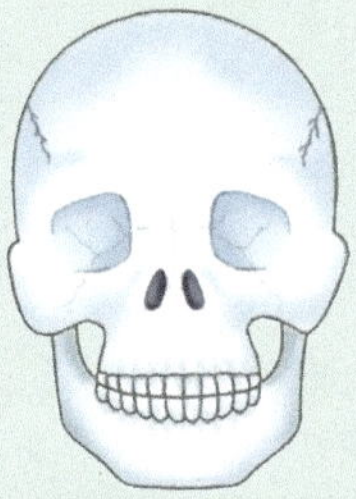 **공기뼈**(pneumatic bone)	뼈 내부에 공기를 함유한 공동(공간, cavitas)을 가진 뼈로, 전두골(이마뼈, frontal bone), 위턱뼈(상악골, maxilla), 벌집뼈(사골, ethmoid bone), 나비뼈(접형골, sphenoid bone) 등이 있다.
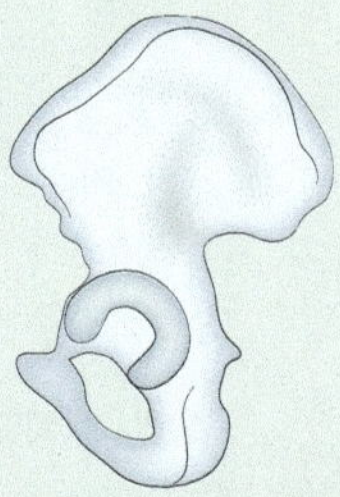 **불규칙뼈**(irregular bone)	위의 모든 유형에 포함되지 않으며 일정한 모양이 아닌 복합적인 형태의 뼈로, 척추뼈(척추골, vertebra), 볼기뼈(hip bone), 광대뼈(zygomatic bone) 등이 있다.

3. 뼈의 구조

뼈는 조직학적으로 결합조직이며, **골세포**(뼈세포, osteocyte)와 그 주위를 채우는 사이질인 **뼈바탕질**(bone matrix)로 구성된다. 뼈바탕질은 아교질원섬유와 그 주위에 침착한 칼슘 성분으로 이루어지며 뼈의 단단함은 뼈바탕질의 물리적 성질을 반영한다. 즉, 뼈는 칼슘의 체내 저장부위로서 역할을 하며 파골세포(뼈파괴세포,

osteoclast)에 의한 칼슘 동원(뼈흡수)과 골모세포(뼈모세포, osteoblast)에 의한 칼슘 저장(뼈형성)의 균형을 통해 유지된다.

뼈는 관절면을 제외하고 **골막**(뼈막, periosteum)으로 둘러싸이며, 표층의 **치밀뼈**(치밀골, compact bone)와 심층의 **해면뼈**(해면골, cancellous bone)로 구성된다. 머리덮개뼈(두개관) 같은 납작뼈(flat bone)에서는 2층의 치밀뼈(속판, 바깥판)가 내부의 해면뼈(판사이층)를 사이에 끼운 샌드위치 구조를 하지만, 긴뼈(long bone)에서는 통 모양의 치밀뼈가 해면뼈를 둘러싸고 있고, 그 중심부에는 넓은 **골수공간**(marrow cavity)이 있다(그림 3-1).

뼈는 혈관으로부터 영양을 공급받으며, 그 표면에서는 영양 혈관이 진입하는 영양구멍(영양공, nutrient foramen)이 확인된다. 한편, 연골에는 혈관이 거의 분포하지 않기 때문에 손상되면 재생과 회복이 어렵다.

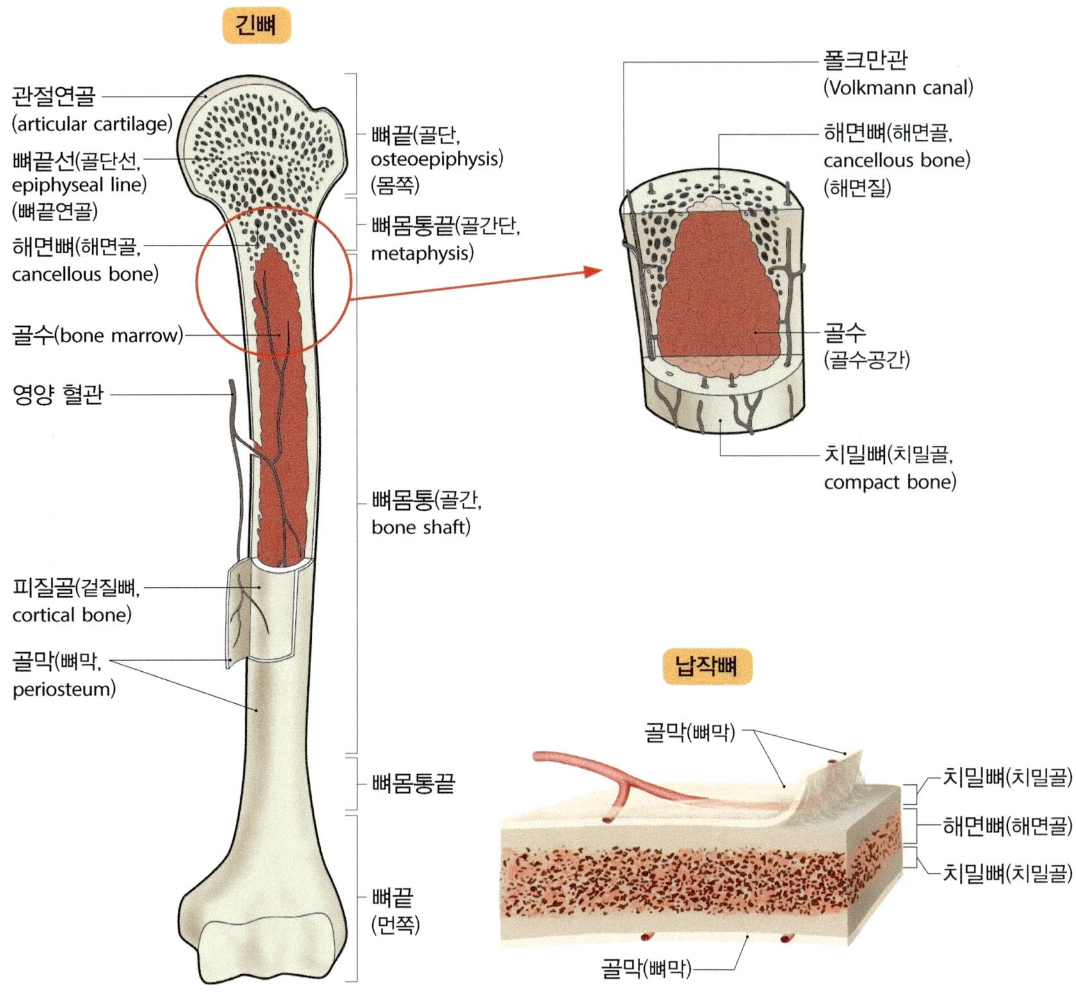

그림 3-1 뼈의 구조

1) 골막(뼈막, periosteum)

관절연골로 덮인 관절면을 제외하고, 뼈를 둘러싸는 섬유 결합조직의 막으로 **샤피섬유**(Sharpey fiber)를 통해 뼈 표면에 고착되어 있다. 혈관과 신경이 풍부하고 뼈를 보호함과 동시에 뼈의 성장과 재생에 도움을 준다.

골막에는 골모세포(뼈모세포, osteoblast)로 분화하여 뼈를 형성하는 세포가 있는데, 긴뼈의 경우 이처럼 골막에서 **골화**(뼈형성, ossification)가 일어나 그 두께가 증가한다. 골화(뼈형성)는 태생기의 뼈 발생 시에도 관찰되는데, 이때는 연골을 감싸는 연골막에서 일어난다.

2) 치밀뼈(치밀골, compact bone)

뼈 표층의 단단한 부분을 이루는 **겉질뼈**(피질골, cortical bone)는 치밀뼈라고도 하며, 혈관을 중심으로 지름 약 0.2mm의 원기둥 구조(뼈단위)의 집합체로 형성된다.

뼈단위(골원, osteon)는 혈관을 포함한 하버스관(haversian canal)을 중심으로 뼈아교질(골질, ossein; 둘레층판)과 골세포(뼈세포, osteocyte)가 동심원상으로 배열되어 나이테 모양의 구조를 이루며 견고한 아교질로 형성되어 있다(그림 3-2). 골세포는 뼈아교질에 둘러싸인 골세포방(뼈세포방, osteocyte lacuna) 내에 있으며 가는 세포질돌기를 통해 서로 연결된다(그림 3-3). 그 밖에 뼈 표면과 하버스관 또는 하버스관 사이를 혈관에 의해 서로 연결되는 폴크만관(Volkmann canal)도 관찰된다.

3) 해면뼈(해면골, cancellous bone)

뼈잔기둥(골소주)이라는 들보 모양의 뼈아교질에 의해 형성되는 입체 그물구조 부분으로, 전체적으로 스펀지 모양을 나타낸다(그림 3-2). 뼈잔기둥 사이의 공간은 골수세포로 채워져 있으며, 특히 긴뼈의 중심부는 넓은 골수공간을 형성한다.

4) 골수(bone marrow)

그물조직(reticular tissue)으로 이루어져 있으며 적색골수(red marrow)와 황색골수(yellow marrow)로 나뉜다. 적색골수는 조혈작용이 활발하고 적홍색을 띠며, 황색골수는 노화와 함께 조혈기능이 감소하고 지방세포가 증가하여 황색을 나타낸다. 젊을 때에는 적색골수가 많다.

5) 뼈끝선(골단선, epiphyseal line)

뼈몸통과 뼈끝 사이에 나타나는 선 모양의 골조직으로, 본래는 이 부분이 연골조직(뼈끝연골)으로 되어 있다. 약 18~21세 사이 뼈의 성장이 멈추면 뼈끝연골이 뼈로 대체되면서 선 모양으로 나타나게 된다. 뼈끝선이 나타나면 뼈의 성장은 멈추게 된다.

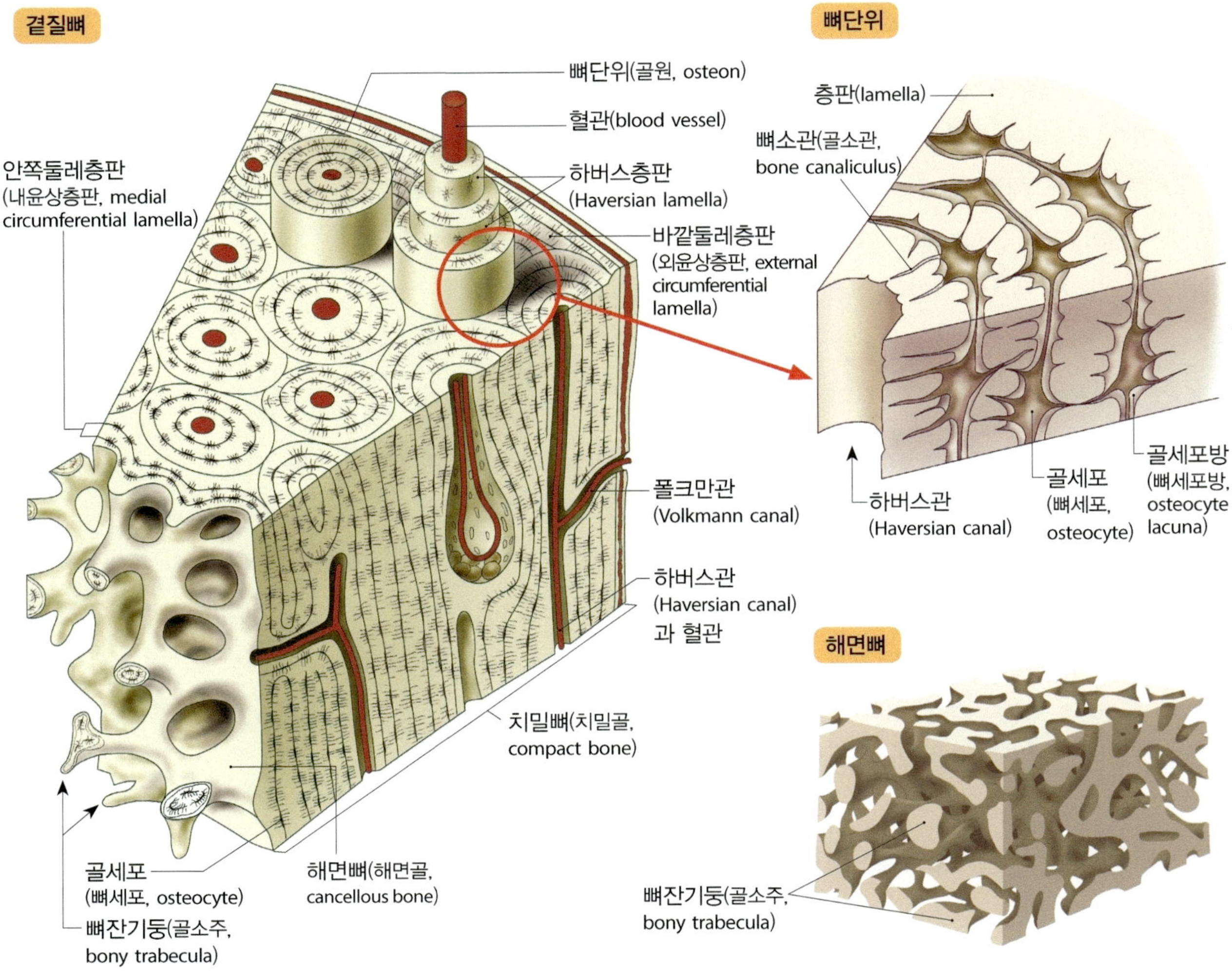

그림 3-2 **뼈의 구조**

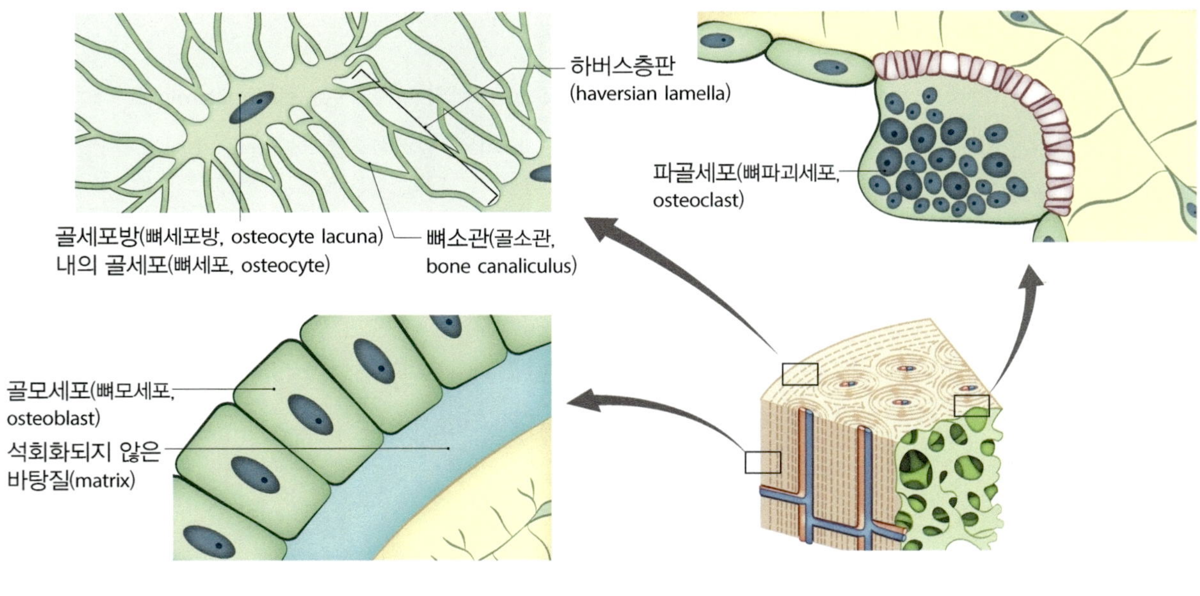

그림 3-3 **골세포**

4. 뼈의 형성

뼈가 형성되는 과정을 **골형성**(뼈형성, osteogenesis)이라고 하며(그림 3-4), 다음과 같은 경우에 일어난다.

- 배아 및 태아의 최초 뼈 발생
- 성인의 크기에 도달할 때까지 신생아, 유아, 청소년기의 뼈의 성장
- 뼈의 재형성(일생을 통하여 오래된 뼈를 새로운 뼈조직이 대체할 때)
- 골절 회복 시

또한 뼈는 태아기의 미분화된 결합조직에서 두 가지 방식으로 형성된다. 이는 뼈구조의 차이보다는 단순히 뼈가 발달하는 방법의 차이이다.

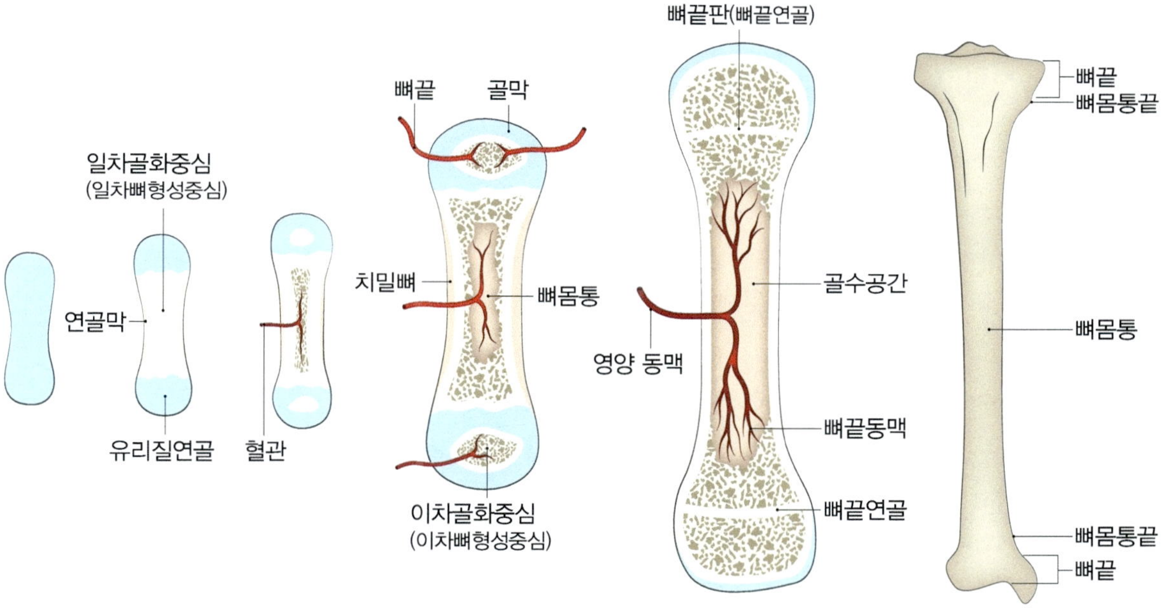

그림 3-4 **뼈의 형성**

1) 막내골화(막속뼈형성, intramembranous ossification)

막뼈의 발생은 연골내골화보다 더 단순한 방법으로 머리뼈나 턱뼈 등의 납작뼈에서 진행된다. 태아의 머리뼈가 산도를 지날 때 나오기 쉽도록 부드러웠다가 후에 딱딱해지는 방식이다. 결합조직으로부터 직접 뼈가 형성된다. 뼈형성세포에서 골모세포로 분화되면서 칼슘과 무기염류가 쌓이는 석회화와 해면뼈를 형성하기 위한 뼈잔기둥 사이의 틈에 혈관이 생기면서 골막이 발달하여 뼈가 만들어지는데, 이 뼈를 **막뼈**(membrane bone)라고 하며 머리덮개뼈(두개관)의 대부분과 빗장뼈(쇄골)가 여기에 해당한다.

2) 연골내골화(연골속뼈형성, endochondral ossification)

먼저 작은 연고모형이 생기고 그것이 뼈로 바뀐다. 이러한 양식은 연골모형이 발달 및 성장하여 일차골화중심(일차뼈형성중심, primary ossification center)을 형성하고, 골수공간에서 외부 표면 바깥으로 이차골화중심(이차뼈형성중심, secondary ossification center)을 형성하여 골화가 진행된다. 이렇게 만들어진 **연골뼈**(cartilage bone)라고 하며 머리덮개 중심부의 뼈와 목에서부터 아래로 이어지는 대부분의 뼈가 여기에 해당한다.

Clinical Information

▶ **골다공증**(osteoporosis)

뼈바탕질의 골밀도 감소와 골조직의 미세구조 열화로 인해 뼈가 물러져 골절을 일으키기 쉬운 병태를 말한다. 정상 상태에서는 뼈흡수와 뼈형성이 균형을 유지하지만, 이 균형이 무너져 뼈형성보다 뼈흡수가 더 활발해지면 골다공증을 일으키게 된다.

▶ **골연화증**(osteomalacia, halisteresis)

뼈바탕질로 칼슘이 침착되지 않아 발생하는 질환으로, 성인의 골연화증과 소아의 구루병(rickets)이 있다. 뼈형성은 아교질원섬유 등으로 구성된 뼈바탕질에 칼슘이 침착되어 일어나는데, 이 칼슘 침착에 장애가 생기면 석회화되지 않은 뼈바탕질이 증가함으로써 발생한다.

2. 뼈대의 구성

인체가 형태를 유지할 수 있는 이유는 다양한 형태의 뼈들이 뼈대를 형성하기 때문이다.

뼈대(골격, skeleton)는 여러 개의 뼈와 연골이 연결되어 형성되는 '뼈의 짜임새'를 말한다. 인체의 뼈 수는 신생아가 약 350개, 성인이 약 206개인데, 신생아와 성인의 뼈 수가 다른 이유는 성장과정에서 뼈가 융합되기 때문이다. 대부분의 경우 남성은 18세, 여성은 15~16세까지 뼈의 융합이 완료된다.

이처럼 인체의 뼈대는 약 206개의 뼈들이 서로 결합해서 형성되며, 크게 **몸통뼈대**(축골격, axial skeleton)와 **팔다리뼈대**(사지골격, appendicular skeleton)로 나뉜다(그림 3-5).

1. 몸통뼈대

몸통에는 많은 내장이 있는데, 몸통의 뼈대는 이들 내장을 담아 보호하는 역할을 한다. 또 몸통 등쪽에는 몸의 기둥이 되는 척주가 있다.

몸통뼈대는 23개의 머리뼈(두개골, skull), 1개의 목뿔뼈(설골, hyoid bone), 26개의 척추(뼈)(척추골, vertebrae), 25개의 가슴우리뼈(흉곽골, bones of thorax)로 구성된다.

2. 팔다리뼈대

팔과 다리는 중심에 축이 되는 뼈가 있고 주위에 근육이 부착되어 있어 근육의 수축에 따라 팔과 다리가 운동을 할 수 있다.

양쪽 팔의 뼈대는 4개의 팔이음뼈(어깨이음구조, pectoral girdle)와 60개의 팔뼈(상지골, bone of upper limb)로 구성되며, 한쪽 팔에는 32개의 뼈가 있다. 양쪽 다리의 뼈대는 2개의 다리이음뼈(골반이음구조, pelvic girdle)와 60개의 다리뼈(하지골, bone of lower limb)로 구성되며, 한쪽 다리에는 31개의 뼈가 있다.

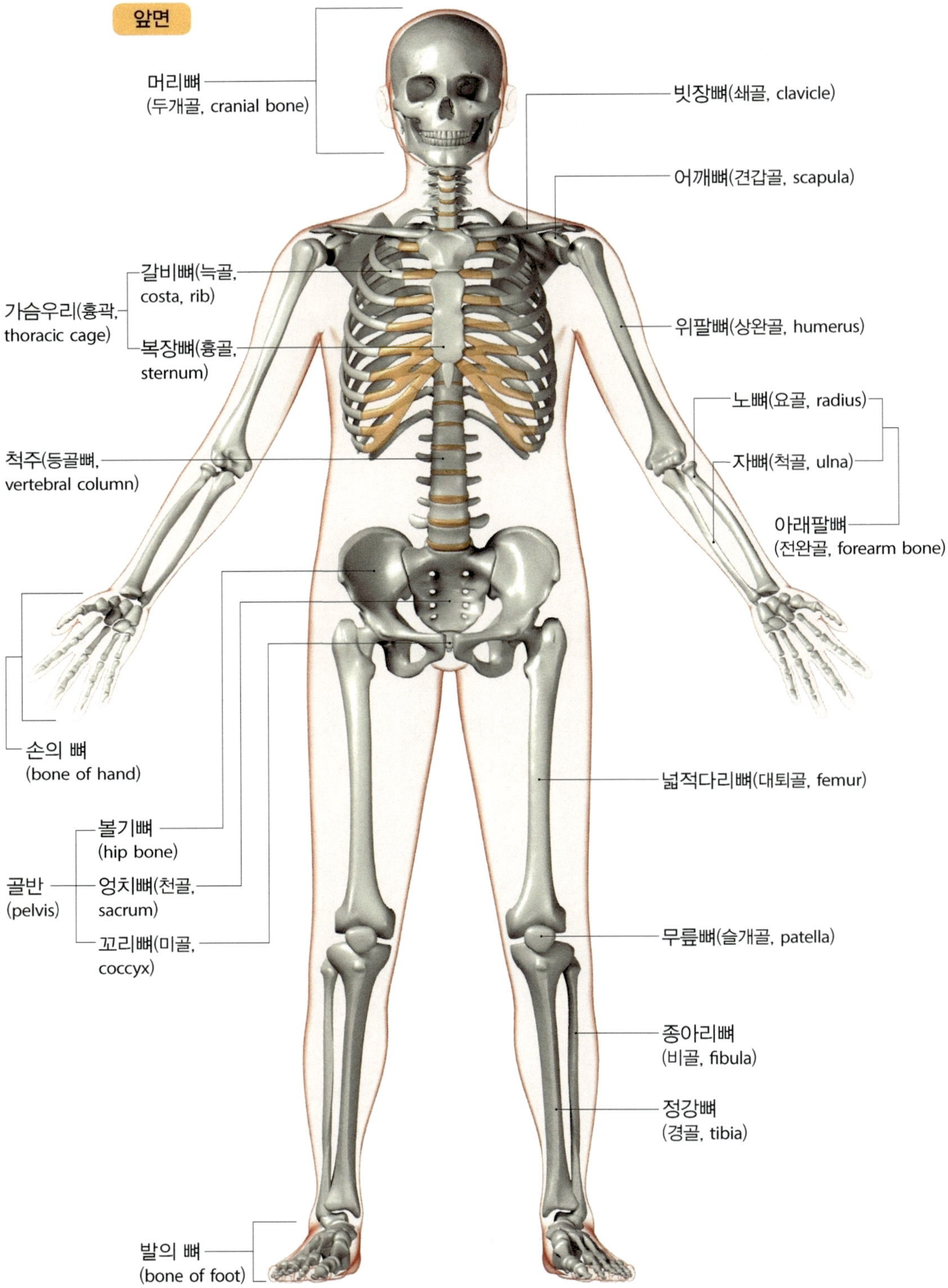

앞면
머리뼈
(두개골, cranial bone)
빗장뼈(쇄골, clavicle)
어깨뼈(견갑골, scapula)
갈비뼈(늑골,
costa, rib)
가슴우리(흉곽,
thoracic cage)
복장뼈(흉골,
sternum)
위팔뼈(상완골, humerus)
노뼈(요골, radius)
자뼈(척골, ulna)
아래팔뼈
(전완골, forearm bone)
척주(등골뼈,
vertebral column)
손의 뼈
(bone of hand)
넓적다리뼈(대퇴골, femur)
볼기뼈
(hip bone)
골반
(pelvis)
엉치뼈(천골,
sacrum)
꼬리뼈(미골,
coccyx)
무릎뼈(슬개골, patella)
종아리뼈
(비골, fibula)
정강뼈
(경골, tibia)
발의 뼈
(bone of foot)

그림 3-5 온몸의 뼈대

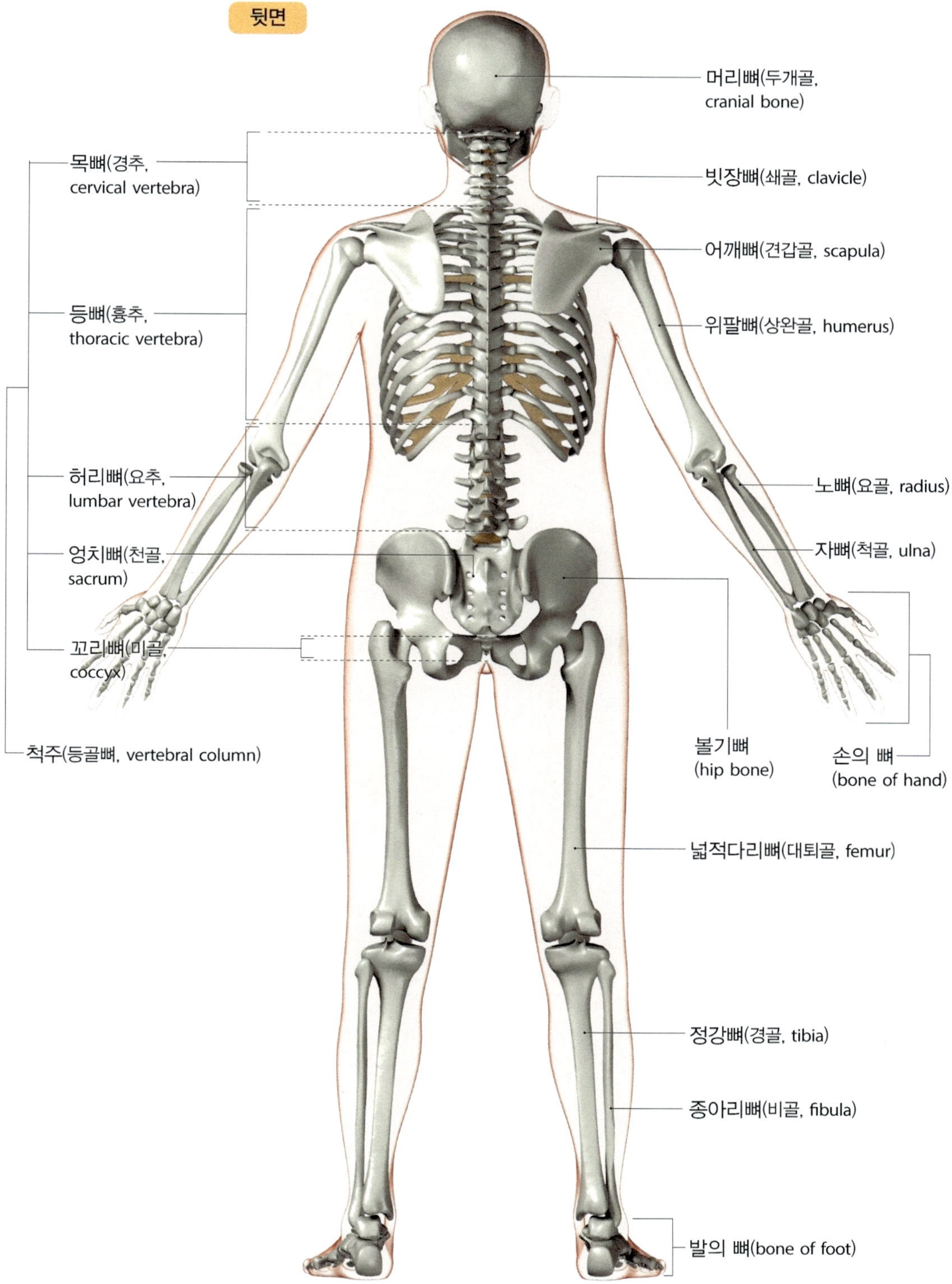

그림 3-5 온몸의 뼈대 (계속)

3. 머리의 뼈

1. 머리와 머리뼈

흔히 말하는 해골을 의학영역에서는 머리(두개)라고 하며, 머리를 구성하는 각각의 뼈를 **머리뼈**(두개골, cranial bone)(그림 3-6)라고 한다. 머리는 크게 뇌를 담는 뇌머리(뇌두개)와 얼굴의 뼈대를 이루는 얼굴머리(안면두개)로 나뉘며, 머리뼈도 마찬가지로 뇌머리를 구성하는 좁은 의미의 **뇌머리뼈**(뇌두개골, cerebral cranium)와 얼굴머리를 구성하는 **얼굴머리뼈**(안면두개골, facial cranium)로 나뉜다. 머리는 15종류 23개의 뼈로 구성된다(이소골 제외)(표 3-3).

뇌머리는 돔 모양의 천장부분을 형성하는 머리덮개뼈(두개관, calvaria)와 바닥부분의 머리뼈바닥(두개저, base of skull)으로 구분되며, 이 두 구조에 의해 둘러싸인 내부 공간(머리뼈안)에 뇌가 들어 있다. 그리고 청각과 평형감각의 구조물, 조롱박구멍(뼈콧구멍), 안와(눈확) 부분이 있다. 일부 머리뼈(전두골, 측두골, 벌집뼈, 나비뼈)는 안에 공기가 차 있어서 뼈의 무게를 가볍게 해주며 부비동(코결굴)을 형성한다. 아래턱와 측두골 사이의 턱관절은 움직일 수 있지만, 대부분의 머리뼈는 봉합(suture)으로 이루어져 움직임이 없다.

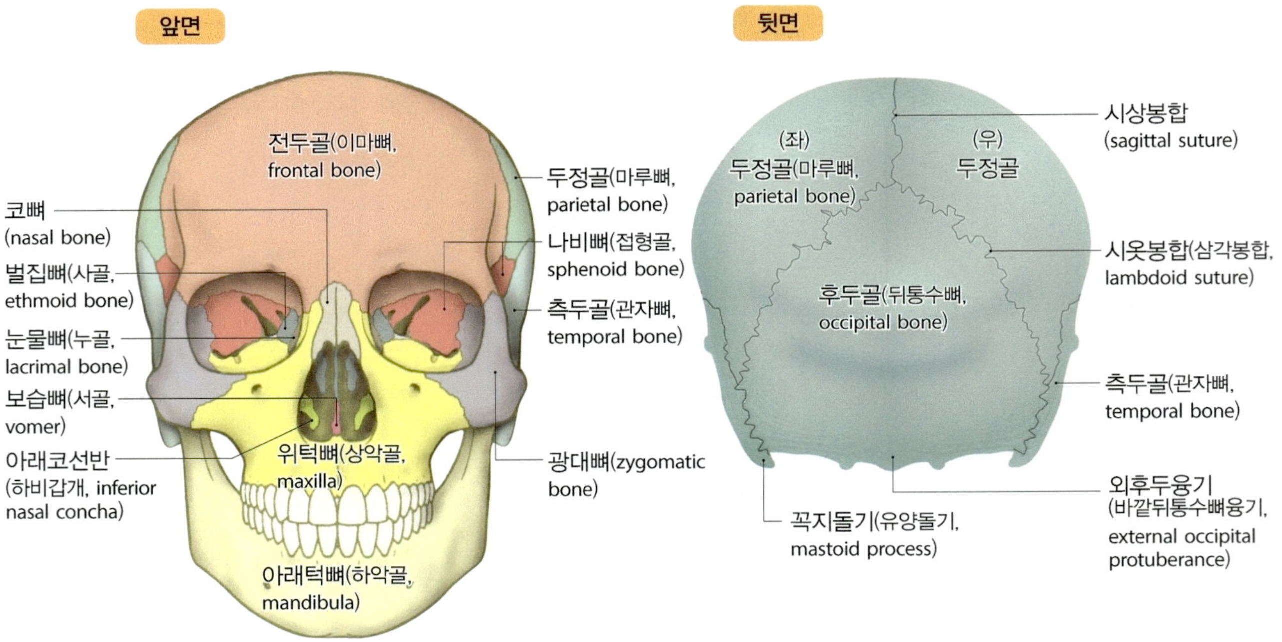

그림 3-6 머리뼈

표 3-3 머리뼈의 구성

뇌머리뼈(뇌두개골) 6종 8개	① 전두골(이마뼈, frontal bone; 1개) ② 두정골(마루뼈, parietal bone; 2개) ③ 후두골(뒤통수뼈, occipital bone; 1개) ④ 나비뼈(접형골, sphenoid bone; 1개) ⑤ 측두골(관자뼈, temporal bone; 2개) ⑥ 벌집뼈(사골, ethmoid bone; 1개)
얼굴머리뼈(안면두개골) 9종 15개	① 위턱뼈(상악골, maxilla; 2개) ② 광대뼈(zygomatic bone; 2개) ③ 입천장뼈(구개골, palatine bone; 2개) ④ 아래턱뼈(하악골, mandibula; 1개) ⑤ 목뿔뼈(설골, hyoid bone; 1개) ⑥ 코뼈(nasal bone; 2개) ⑦ 보습뼈(서골, vomer; 1개) ⑧ 눈물뼈(누골, lacrimal bone; 2개) ⑨ 아래코선반(하비갑개, inferior nasal concha; 2개)

1) 뇌머리뼈(뇌두개골, cerebral cranium)

뇌머리를 만드는 6종류 8개의 전두골, 두정골, 측두골, 후두골, 나비뼈, 벌집뼈를 뇌머리뼈라고 한다(그림 3-7).

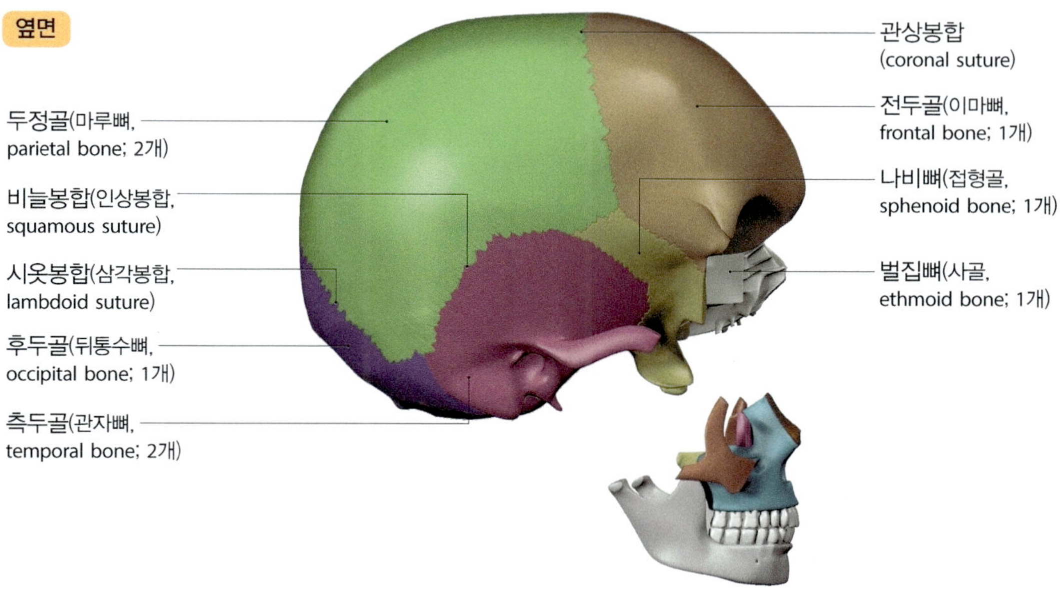

그림 3-7 뇌머리뼈

(1) 전두골(이마뼈, frontal bone)

이마에 있는 뼈로, 안와(눈확, eye socket)의 위모서리 부분과 머리뼈바닥 앞부분인 앞머리뼈오목(전두개와, anterior cranial fossa)을 형성한다. 코부분은 코뼈(nasal bone)와 위턱뼈(상악골, maxilla)의 전두돌기(이마돌기, frontal process)와 관절을 이룬다.

(2) 두정골(마루뼈, parietal bone)

좌우 1쌍이 있으며, 머리덮개뼈의 천장부분을 구성한다. 좌우의 두정골은 시상봉합(sagittal suture)에 의해 정중앙에서 연결된다(그림 3-6 참조). 안쪽면에는 뇌를 감싸는 경막(dura mater)에 분포하는 혈관의 고랑이 파여 있다.

(3) 측두골(관자뼈, temporal bone)

좌우 양쪽의 귀 및 측두부(관자부위, temporal region)를 형성하는 뼈로, 내부에는 중이와 내이가 있다. 뇌신경(VII, VIII)이 들어가는 속귓구멍과 뇌신경(IX, X, XI)이 지나는 목정맥구멍이 있고, 속목동맥(내경동맥, internal carotid artery)이 지나는 목동맥관(경동맥관, carotid canal)이 있다.

(4) 후두골(뒤통수뼈, occipital bone)

목덜미부터 머리뼈바닥 뒷부분인 뒤머리뼈오목(후두개와, posterior cranial fossa)을 형성하는 뼈로, 바닥의 앞쪽 중앙에는 척수가 지나는 큰구멍(대공, foramen magnum)이 있다. 뒤쪽에 삼각형으로 뒷머리뼈오목을 형성하여 소뇌를 감싸고, 아래쪽은 두껍고 뇌와 척수의 연결부위를 에워싼다.

(5) 나비뼈(접형골, sphenoid bone)

안와 안쪽에서 머리뼈바닥 중간부분인 중간머리뼈오목(중두개와, middle cranial fossa)을 형성하는 뼈이다. 윗면 중앙에 뇌하수체가 들어가는 안장(터키안장, sella turcica)이 있으며 그 밖에 안와와의 연결구멍인 시신경관, 상안와열(위눈확틈새, superior orbital fissure) 등이 있다.

(6) 벌집뼈(사골, ethmoid bone)

코안(비강, nasal cavity)을 둘러싸고 위치한다. 그 안에 부비동(코곁굴, paranasal sinus)이 있으며, 코안의 천장부분(앞머리뼈오목의 정중앙)은 후각신경의 통로 역할을 한다.

2) 얼굴머리뼈(안면두개골, facial cranium)

얼굴머리를 만드는 9종류 15개의 위턱뼈, 입천장뼈, 광대뼈, 눈물뼈, 코뼈, 아래코선반, 보습뼈, 아래턱뼈, 목뿔뼈를 얼굴머리뼈라고 한다(그림 3-8).

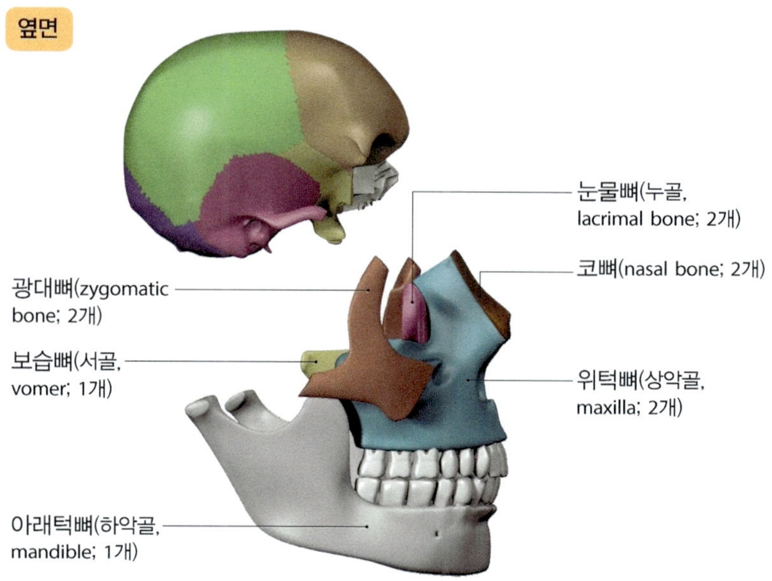

그림 3-8 얼굴머리뼈

(1) 위턱뼈(상악골, maxilla)

좌우 1쌍이 합쳐져 안와 바닥부분, 코안 가쪽 및 아래벽, 단단입천장 앞부분, 위턱의 이틀(치조, alveolus)을 형성한다.

(2) 입천장뼈(구개골, palatine bone)

입천장부터 코안 가쪽벽 뒷부분을 형성하는 1쌍의 L자 모양 뼈이다. 주위 6개의 뼈(반대쪽 입천장뼈, 나비뼈, 벌집뼈, 위턱뼈, 아래코선반뼈, 보습뼈)와 관절을 이룬다.

(3) 광대뼈(zygomatic bone)

볼에 있는 뼈로, 안와 가쪽벽부터 볼부분에 좌우 1쌍이 있으며 피부에서 만져진다. 얼굴 가쪽에서 전두골, 위턱뼈, 나비뼈, 측두골과 관절을 이룬다.

(4) 아래턱뼈(하악골, mandible)

U자형으로 이틀(치조)이 배열된 턱뼈몸통(하악체, body of mandible)과 뒤쪽 위로 뻗는 턱뼈가지(하악지, ramus of mandible)로 구성된 턱의 뼈이다. 턱뼈가지의 위끝에는 측두골과의 사이에 턱관절을 만드는 관절돌기(articular process)와 씹기근육의 하나인 측두근(관자근)이 부착하는 근육돌기(muscular process)가 있다.

(5) 목뿔뼈(설골, hyoid bone)

후두 위쪽의 체표에서 만져지는 U자형 뼈이다. 머리뼈 중에서 다른 뼈와 접하지 않는 유일한 뼈이다(그림 3-9). 목뿔뼈는 인대와 근육에 의해 관자뼈의 붓돌기에 매달려 있으며, 이 근육은 혀를 지지하고 삼킴작용에 관여한다.

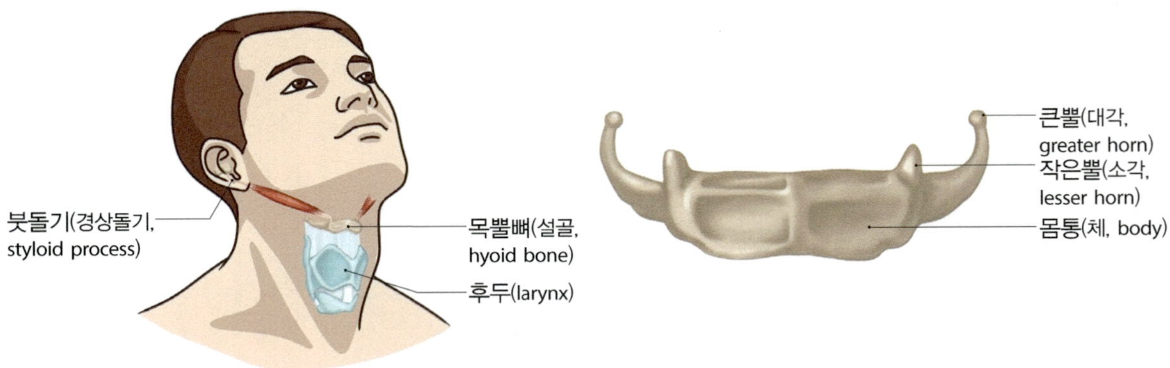

그림 3-9 목뿔뼈

그 밖에도 얼굴머리뼈에는 콧등을 만드는 코뼈(nasal bone), 안와 안쪽의 앞모서리를 이루는 눈물뼈(누골, lacrimal bone), 코안 가쪽벽 아랫부분의 아래코선반(하비갑개, inferior nasal concha), 코중격을 형성하는 보습뼈(서골, vomer)가 있다.

2. 머리뼈바닥

1) 바깥머리뼈바닥(머리뼈바닥 바깥면)

본래 바깥머리뼈바닥은 '뇌머리 아래면'을 가리키지만, 일반적으로 아래턱뼈(하악골)와 목뿔뼈(설골)를 제외한 머리 전체의 바닥면을 말하며 앞쪽 얼굴머리 부분도 포함한다. 바깥머리뼈바닥을 구성하는 뼈에는 후두골(뒤통수뼈), 측두골(관자뼈), 나비뼈(접형골)와 함께 앞쪽 얼굴머리를 구성하는 위턱뼈(상악골), 입천장뼈(구개골), 광대뼈 등이 있다(그림 3-10). 또한, 바깥머리뼈바닥에는 뇌신경과 혈관이 통과하는 여러 개의 구멍이 있다(표 3-4).

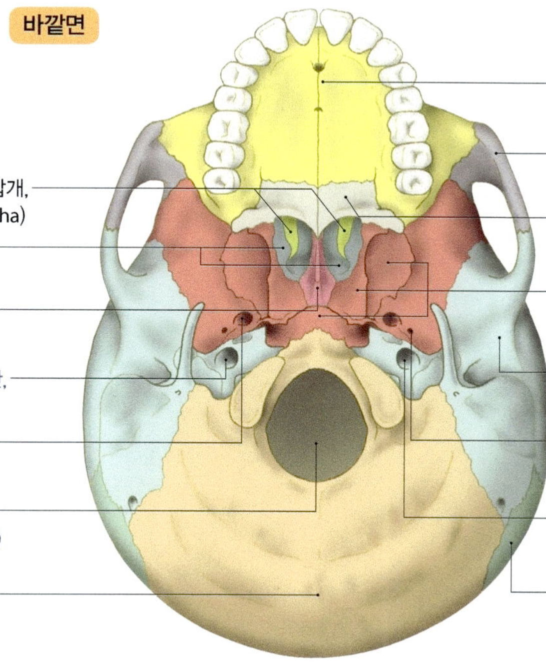

그림 3-10 머리뼈바닥

표 3-4 바깥머리뼈바닥의 구멍

종류	설명
큰구멍(대공, foramen magnum)	척수나 척추동맥(vertebral artery; 소뇌 등에 분포)이 통과한다.
타원구멍(타원공, foramen ovale)	아래턱신경(하악신경, mandibular nerve; 아래턱의 감각이나 씹기근육을 지배)이 통과한다.
가시구멍 (foramen spinosum)	중수막동맥(middle meningeal artery; 경막을 향하는 바깥목동맥의 가지)이 통과한다.
붓꼭지구멍(경유돌공, stylomastoid foramen)	얼굴신경(안면신경, facial nerve; 표정근 등으로 향함)이 나온다.
목동맥관(경동맥관, carotid canal)	속목동맥(내경동맥, internal carotid artery; 뇌에 분포)이 통과하여 머리뼈안으로 들어간다.

2) 속머리뼈바닥(머리뼈바닥 속면)

속머리뼈바닥은 **앞 · 중간 · 뒤머리뼈오목**(전 · 중 · 후두개와)으로 구분되며 각 머리뼈오목(두개와, cranial fossa)에는 뇌신경과 혈관의 통로가 되는 많은 구멍이 뚫려 있다(그림 3-11).

앞머리뼈오목(전두개와, anterior cranial fossa)은 전두엽(이마엽)이 위치하는 곳으로, 대부분은 전두골(이마뼈)로 구성되지만 정중앙 부분은 벌집뼈(사골)로 이루어지며, 후각신경의 통로가 된다. 또 앞머리뼈오목의 뒤모서리는 나비뼈(접형골)로 이루어진다.

한편, 중간머리뼈오목(중두개와, middle cranial fossa)은 측두엽(관자엽)이 위치하는 곳으로, 주로 나비뼈와 측두골로 구성된다. 중심부분에는 말안장과 유사한 안장이라는 구조가 있으며, 패인 곳에는 뇌하수체가 들어 있다. 또 시신경관(시각신경의 통로)이나 상안와열(위눈확틈새, superior orbital fissure; 눈근육을 지배하는 뇌신경의 통로), 원형구멍(원형공, foramen rotundum; 위턱신경의 통로), 속귓구멍(내이공, internal acoustic pore; 속귀신경이나 얼굴신경의 통로) 등이 있다(그림 3-12 참조).

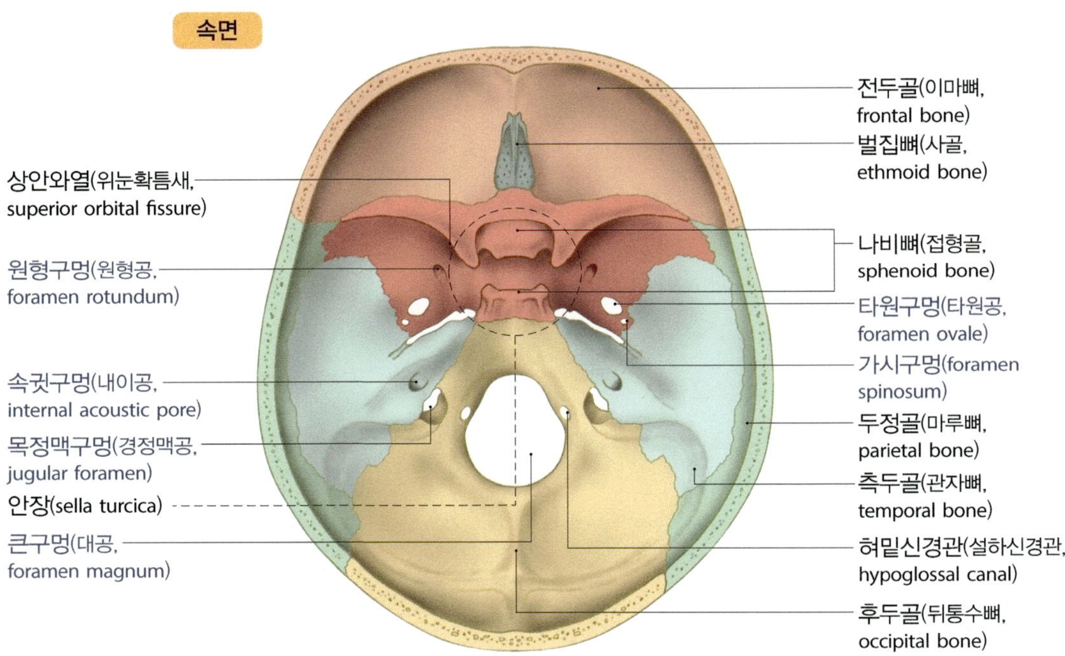

그림 3-11 **머리뼈바닥**

3. 안와

안구와 부속기관이 들어가는 뼈성 오목(함요)을 **안와**(눈확, eye socket)라고 한다. 안와는 7종류의 뼈인 나비뼈, 위턱뼈, 광대뼈, 전두골, 벌집뼈, 입천장뼈, 눈물뼈로 구성된다(그림 3-12).

안와 위벽은 전두골, 가쪽벽은 광대뼈, 안쪽벽은 벌집뼈, 아래벽은 위턱뼈, 뒷부분은 나비뼈가 중심이 된다. 이들 벽 가운데 안쪽벽을 구성하는 벌집뼈는 인체에서 가장 얇지만, 내부에 벌집 구조가 갖추어져 있어서 압력에 대한 저항성은 비교적 강하다.

안구와 부속기관에는 많은 신경과 혈관이 분포하기 때문에 안와에는 이들의 통로가 다수 관찰된다. 뒷부분에는 시신경관(optic canal)이 있어 시각정보를 뇌로 보내는 시(각)신경이 이곳을 통과한다. 또 가쪽벽과 위벽, 아래벽의 경계에는 상안와열(위눈확틈새, superior orbital fissure)과 하안와열(아래눈확틈새, inferior orbital fissure)이 있어 눈돌림신경(동안신경), 도르래신경(활차신경), 갓돌림신경(외전신경; 눈근육의 지배 신경), 삼차신경(얼굴부분의 감각을 지배)의 가지가 이곳을 통과한다.

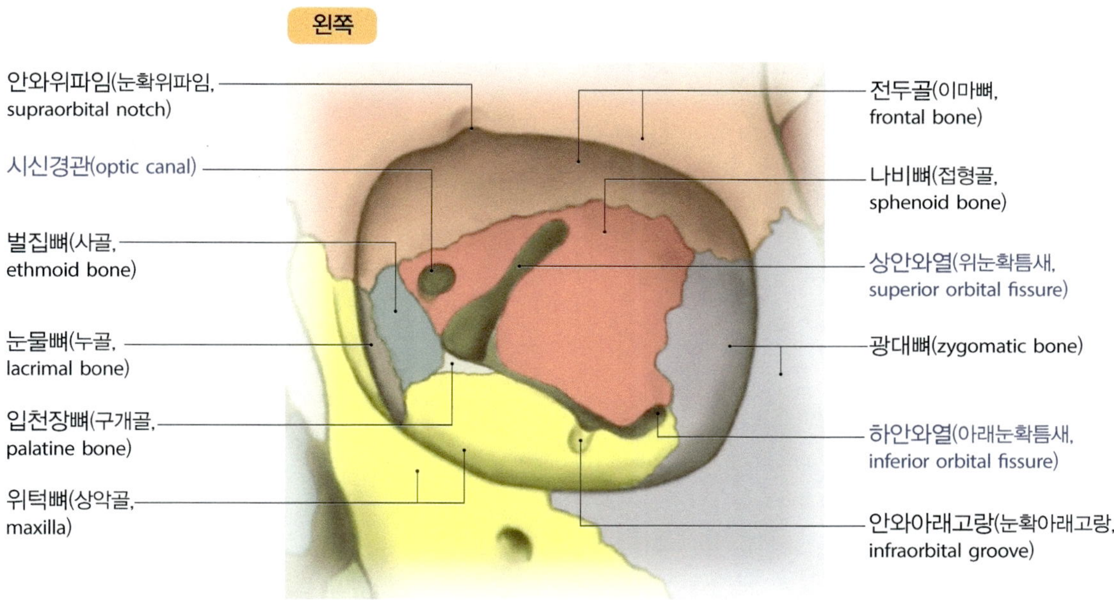

그림 3-12 안와

4. 머리덮개뼈

머리뼈안(두개강, cranial cavity)을 덮는 돔 모양의 부분을 **머리덮개뼈**(두개관, calvaria)라고 한다(그림 3-13). 머리덮개뼈는 전두골(비늘), 두정골, 후두골(비늘)에 측두골비늘(squama of temporal bone)이 일부 더해져 형성된다. 머리덮개뼈를 형성하는 이들 뼈는 납작뼈에 속하며, 단면으로 보면 해면질(판사이층)이 안팎 2층의 치밀질(속판, 바깥판) 사이에 끼인 구조이다.

뇌경막(cranial dura mater)은 머리덮개뼈 속면에 접하기 때문에 골면에는 경막 내 구조에 의한 압박흔이 관찰된다. 특히 눈에 띄는 부분은 위시상정맥굴고랑(상시상정맥동구, groove for superior sagittal sinus)인데, 이것은 경막의 위시상정맥굴(상시상정맥동)이 만든 파임이다. 그 주변으로 정맥굴로 뇌척수액을 배출하는 거미막과립에 의한 작은 함몰(과립오목)을 볼 수 있으며, 측두골비늘에서 두정골 속면에 걸쳐 수막동맥에 의한 파임도 확인된다.

머리덮개뼈를 구성하는 뼈는 막성 결합조직 내에서 직접 골화(뼈형성, ossification)를 하여 형성된다(막뼈라고도 함). 그래서 각각의 뼈 사이도 결합조직으로 채워져 있으며 발생 후의 뼈 사이도 섬유에 의해 연결된다. 머리덮개뼈에서 관찰되는 이러한 섬유성 연결을 **봉합**(suture)이라고 하는데 이는 접합면이 서로 섬유에 의해 강하게 연결되는 형태의 부동결합이다(그림 4-5 참조).

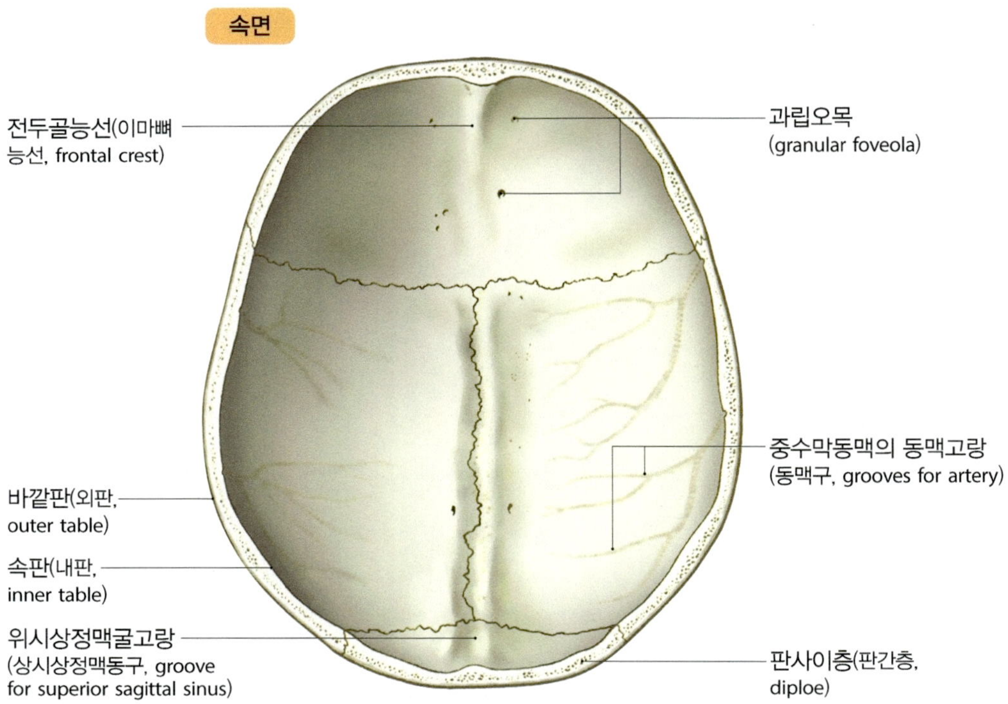

그림 3-13 머리덮개뼈

5. 머리뼈의 공간

머리뼈에는 머리뼈안(두개강, cranial cavity), 안와(눈확, orbit), 코안(비강, nasal cavity)과 부비동(코곁굴, paranasal sinus), 입안(구강, oral cavity) 등의 공간으로 가득 차 있으며, 이들 공간은 섬세한 구조물을 보호하는 역할을 한다. 가장 큰 공간인 머리뼈안은 뇌를 담고, 안와에는 안구가 위치한다. 코안에는 후각의 감각수용기가 있으며, 입안은 이와 혀를 둘러싸고 있다(그림 3-14).

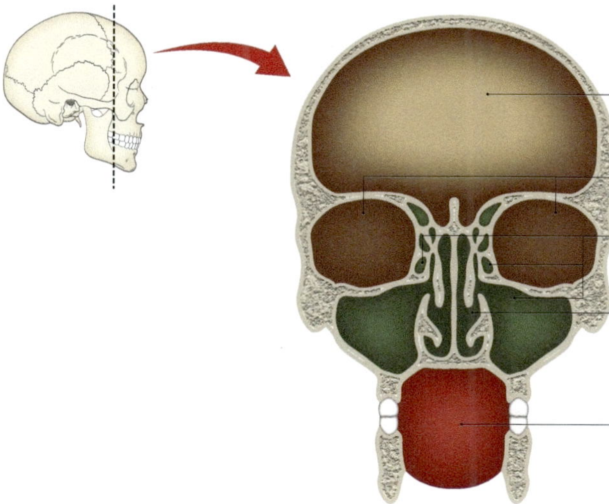

그림 3-14 머리뼈의 공간

6. 태아의 머리

1) 태아의 머리와 숫구멍

태아의 머리 형성은 아직 완성되지 않은 상태이며, 골형성도 머리 전체를 완전히 뒤덮는 단계까지는 진행되지 않았다. 따라서 뼈와 뼈 사이의 틈새가 관찰되는데 머리덮개뼈는 막성 결합조직에 의해, 머리뼈바닥은 연골에 의해 메워져 있다. 이러한 머리의 미완성 상태는 산도를 통과할 때 태아의 머리가 변형되기 쉬워 산통을 줄이는 데에도 도움이 된다.

태아나 신생아의 머리덮개뼈에서는 봉합이 아직 형성되어 있지 않고 3개 이상의 뼈가 접하는 부분에는 막으로 덮인 틈새가 관찰된다. 이 틈새를 **숫구멍**(천문, fontanel)이라고 하는데 깊은층의 동맥 박동이 전달되어 샘이 솟는 것처럼 보여서 이러한 이름이 붙여졌다(그림 3-15).

신생아에게서 관찰되는 주요 숫구멍에는 전두골과 좌우 두정골 사이의 **앞숫구멍**(대천문, anterior fontanelle), 좌우 두정골과 후두골 사이의 **뒤숫구멍**(후천문, fonticulus minor), 측두골비늘부분 앞뒤의 **앞 · 뒤가쪽숫구멍**(전 · 후측두천문, sphenoidal · mastoid fontanelle)이 있다. 성인의 머리에서 앞숫구멍은 정수리점(bregma; 시상봉합과 관상봉합의 교점), 뒤숫구멍은 시옷점(lambda; 시상봉합과 시옷봉합의 교점)을 형성한다.

보통 앞숫구멍은 출생 후 1년 반~2년, 뒤숫구멍은 출생 후 1년 정도 되면 닫히지만, 구루병 등으로 골형성이 늦어지면 숫구멍도 늦게 닫힌다. 또 숫구멍은 신생아 진찰 시의 중요한 정보원이 되기도 하는데, 숫구멍이 볼록해지면 두개내압(머리속압력) 항진, 오목해지면 탈수의 지표로 이용된다.

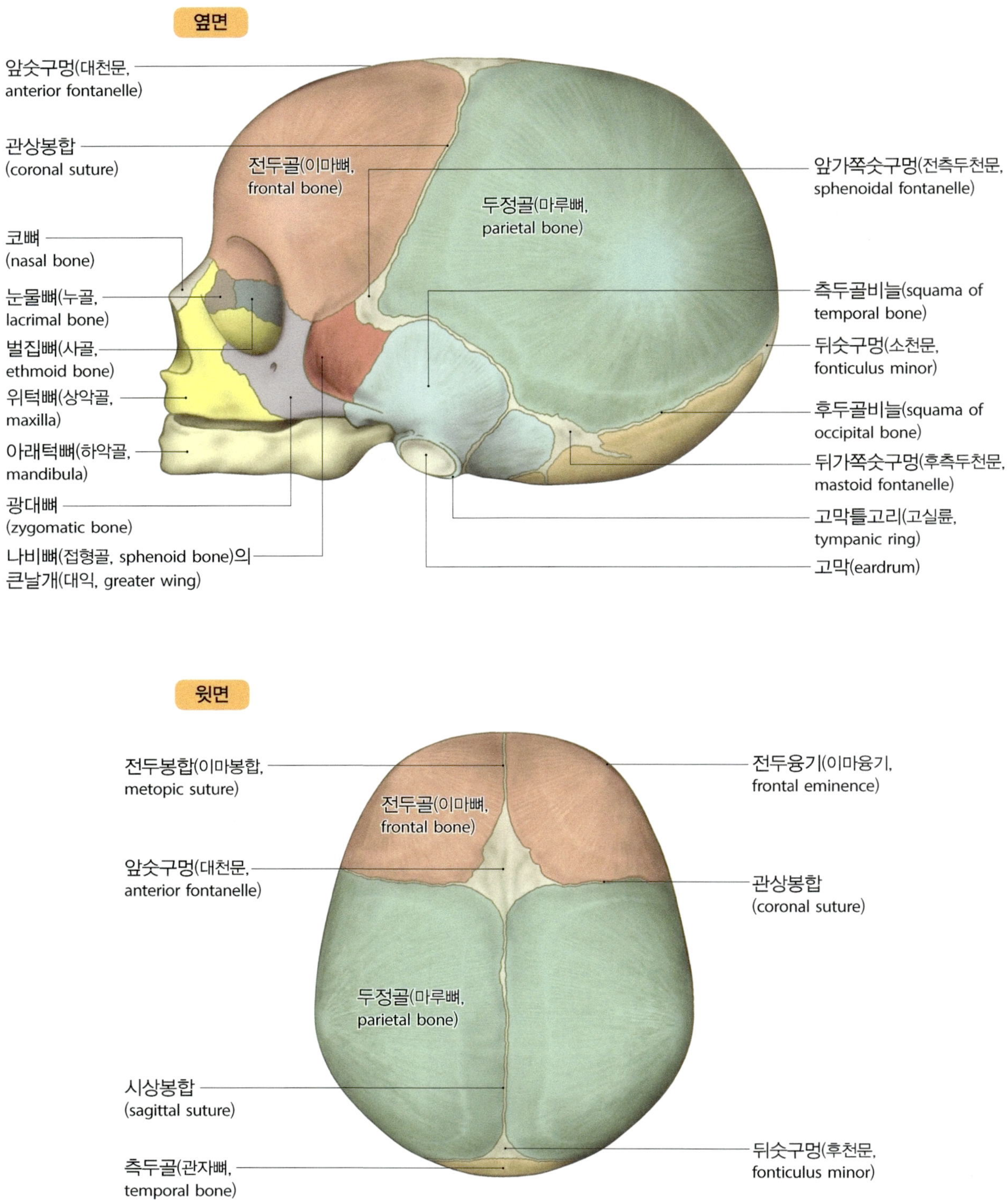

그림 3-15 **태아의 머리뼈**

2) 머리의 발육

머리는 전체가 같은 속도로 발육하지는 않는다. 그래서 머리의 형태나 각 부분의 크기를 보면 그 균형은 연령에 따라 매우 차이가 난다.

(1) 뇌머리의 발육

뇌머리는 뇌의 발달과 함께 머리뼈안을 확장시키듯이 발육한다. 특히 신생아기에 현저한데, 출생 후부터 1년 반 무렵까지 빠르게 발육했다가 그 후에는 서서히 발육한다. 머리뼈안의 용적은 7세 무렵에 성인 머리의 90%까지 증가하고, 사춘기 무렵에 성인과 거의 같아진다. 또한 납작뼈는 가장자리가 확대되듯이 발육하기 때문에 이 시기의 봉합은 미완성 상태이다. 봉합이 조기에 완성되면 뼈의 발육이 억제되어 머리덮개뼈가 변형되기도 한다. 속판(내판, inner table) 쪽은 골흡수에 의해 공간이 확대되고 바깥판(외판, outer table) 쪽은 뼈형성에 의해 뼈 자체가 증가되는 기전으로 머리뼈안이 확대된다.

(2) 얼굴머리의 발육

얼굴머리는 출생 후 얼굴 내장(호흡기관이나 소화기관)의 발달에 동반해서 발육한다. 특히 이의 이돋이(맹출, eruption)와 씹기(저작, mastication)에 의한 턱의 성장은 출생 후 급격하게 일어나 신생아기부터 유아기에 걸쳐 얼굴의 길이가 증가하기 때문에 얼굴은 신생아기보다 길어진다. 코인두(비인두)와 중이(고실)의 연결로인 이관(귀관)을 보더라도 얼굴머리가 발달한 성인은 코인두가 중이보다 낮아 이관이 경사져서 지나가는 데 비해 신생아는 고실과 코인두가 거의 같은 높이에 있기 때문에 이관이 거의 수평으로 지나간다. 이 차이는 유아의 감기나 인두염이 중이염(otitismedia)으로 진행되기 쉬운 이유 중 하나이다. 부비동(코곁굴, paranasal sinus)은 코안 근처 머리뼈에 공기로 차 있는 공간으로, 태어날 때는 보이지 않지만 사춘기 동안 후각점막이 자람에 따라 생긴다. 끈끈한 점막으로 덮여 있으며 여기서 나온 분비물은 코안으로 흘러들어 간다. 전두골, 나비뼈, 벌집뼈, 위턱뼈 속에 있으며 머리뼈의 시상면 절단면에서 쉽게 관찰할 수 있다. 부비동은 머리뼈의 무게를 최소화하고, 코점막의 표면적을 넓혀 공기를 촉촉하고 깨끗하게 하며 소리를 더 크게, 길게 늘이는 공명기관의 역할도 한다(그림 13-14 참조).

4. 가슴의 뼈

가슴에는 내장이 들어가는 공간을 만들기 위해 12개의 등뼈(흉추, thoracic vertebra), 12쌍의 갈비뼈(늑골, costa)와 1개의 복장뼈(흉골, sternum)가 바구니 모양으로 뼈대를 형성하고 있으며, 이를 **가슴우리**(흉곽, thoracic cage)라고 한다(그림 3-16). 그 내부를 가슴안(흉강, thoraciccavity)이라고 하는데 여기에는 심장, 허파, 기관 등의 내장이 들어 있으며, 남성은 원뿔 모양, 여성은 아랫부분이 약간 좁아진 맥주통 모양이다.

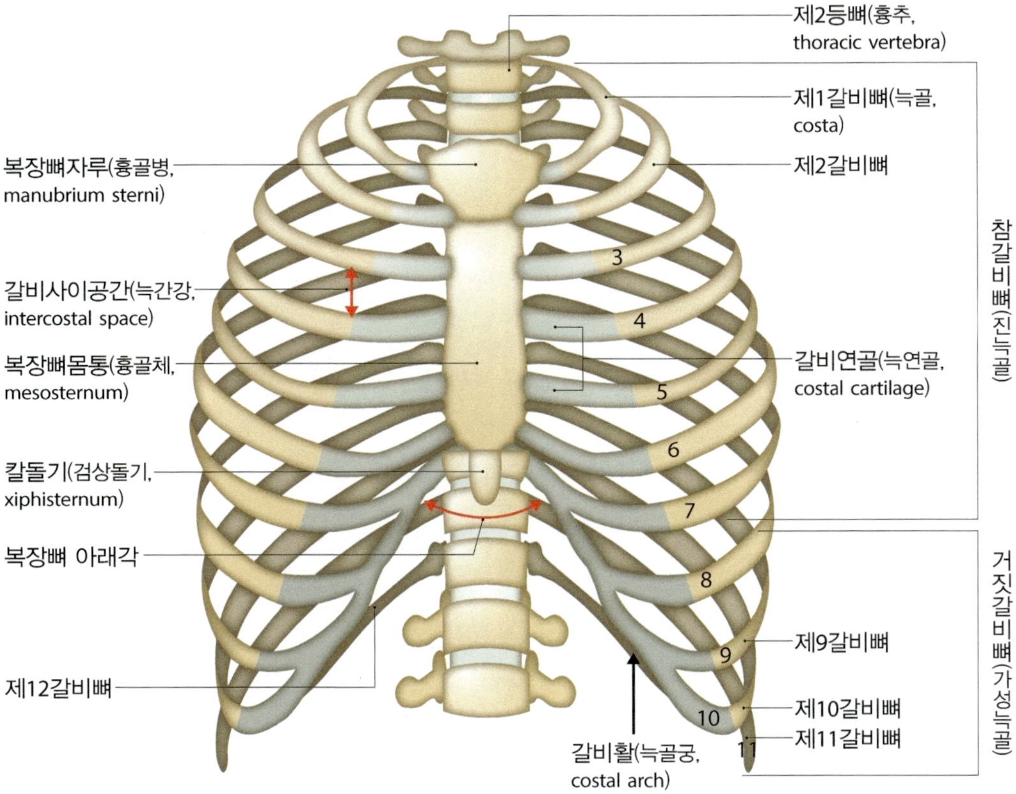

* 제8~제12갈비뼈 → 거짓갈비뼈(가성늑골)
* 제11~제12갈비뼈 → 뜬갈비뼈(부유늑골)

그림 3-16 **가슴우리**

1. 복장뼈

복장뼈(흉골, sternum)는 가슴우리 앞면의 정중앙에 있는 가늘고 긴 납작뼈로, 좌우의 빗장뼈(쇄골, clavicle)와 제1~7갈비뼈(늑골, costa)와 관절을 형성한다. 복장뼈는 윗부분의 복장뼈자루(흉골병), 복장뼈몸통(흉골체), 칼돌기(검상돌기)의 세 부분으로 구성되며, 복장뼈의 윗부분 양쪽에는 각각 빗장뼈가 연결된다.

복장뼈자루(흉골병, manubrium sterni)는 윗부분이 넓고 아랫부분이 좁다. **복장뼈몸통**(흉골체, mesosternum)은 긴 활모양을 하고 가쪽모서리에 제2~7갈비뼈와 관절을 이루는 파인 부분이 있다. **칼돌기**(검상돌기, xiphisternum)는 복장뼈몸통 아래끝에 있는 작은 뼛조각이다. 복장뼈자루와 복장뼈몸통의 결합부분은 약간 앞쪽으로 돌출되어 있어 이 사이에 각도가 생기는데 이것을 **복장뼈각**(흉골각, sternal angle)이라고 한다.

2. 갈비뼈

갈비뼈(늑골, costa, rib)는 좌우 12쌍이 있다. 위 7쌍은 **참갈비뼈**(진성늑골, true rib)라고 하여 복장뼈에 직접 연결되어 있고, 아래 5쌍은 갈비활(늑골궁, costal arch)을 만들며 **거짓갈비뼈**(가성늑골, false rib)라고 한다. 그중에서 제8~10갈비뼈는 위쪽 갈비뼈에 부착하는데, 제11갈비뼈와 제12갈비뼈의 2쌍은 끝이 떨어져 있어 **뜬갈비뼈**(부유늑골, floating rib)라고 한다.

또 갈비뼈는 경골부위인 갈비뼈(늑경골, costal bone)와 연골부위인 갈비연골(늑연골, costal cartilage)로 나뉘는데, 갈비연골은 복장뼈와 가까운 부분으로 유리질연골(초자연골, hyaline cartilage)이라고도 한다.

5. 척주와 척추(뼈)

1. 척주

척주(vertebral column)는 길이 약 70cm의 기둥 모양 뼈대로, **척추(뼈)**(척추(골), vertebra)가 세로로 연결되어 형성된다. 척주는 몸의 중심축을 이루는 뼈대로, 위쪽은 머리와 연결되어 머리를 지지하고, 아래쪽은 그 하단부분(엉치뼈, 꼬리뼈)이 골반 뒷면을 형성한다.

일반적으로 척주는 목부분, 가슴부분, 허리부분, 엉치 · 꼬리부분으로 구분되며 각각 7개의 **목뼈**(경추, cervical vertebra; C_1~C_7), 12개의 **등뼈**(흉추, thoracic vertebra; T_1~T_{12}), 5개의 **허리뼈**(요추, lumbar vertebra; L_1~L_5)와 **엉치뼈**(천골, sacrum) 및 **꼬리뼈**(미골, coccyx)로 구성된다. 유 · 소아기의 엉치뼈(천골)는 5개의 엉치뼈(천추, sacral vertebra)에 의해, 꼬리뼈(미골)는 3~5개의 꼬리뼈(미추, coccygeal vertebra)에 의해 형성되지만, 성인기가 되면 융합되어 1개의 뼈가 된다(그림 3-17).

사람의 척주에서는 2개의 S자를 이어놓은 듯한 앞뒤의 **굽이**(만곡, curvature)가 확인된다. 이것은 사람이 직립보행을 하게 됨으로써 생긴 변화이며 네발 동물의 척주가 뒤쪽으로 불룩한 굽이를 나타내는 것과는 대조

적이다. 일반적으로 앞쪽에 내장을 보호하는 뼈대를 형성하는 부분에서 척주는 뒤쪽으로 구부러져 있다. 그리고 척주의 등쪽에서 이를 지지하는 고유등근육(intrinsic back muscle)은 앞쪽으로 구부러진 목뼈 및 허리뼈에서 발달한다.

신생아의 척주는 전체적으로 뒤쪽으로 구부러져 있지만, 목을 가누게 되는 출생 후 100일 무렵부터는 목뼈에서, 걷기 시작하게 되는 출생 후 1년 무렵부터는 허리뼈에서 각각 앞쪽으로 굽이가 나타난다. 이때 태아기부터 관찰되는 굽이를 일차 굽이, 출생 후 발육과 함께 나타나는 굽이를 이차 굽이라고 한다.

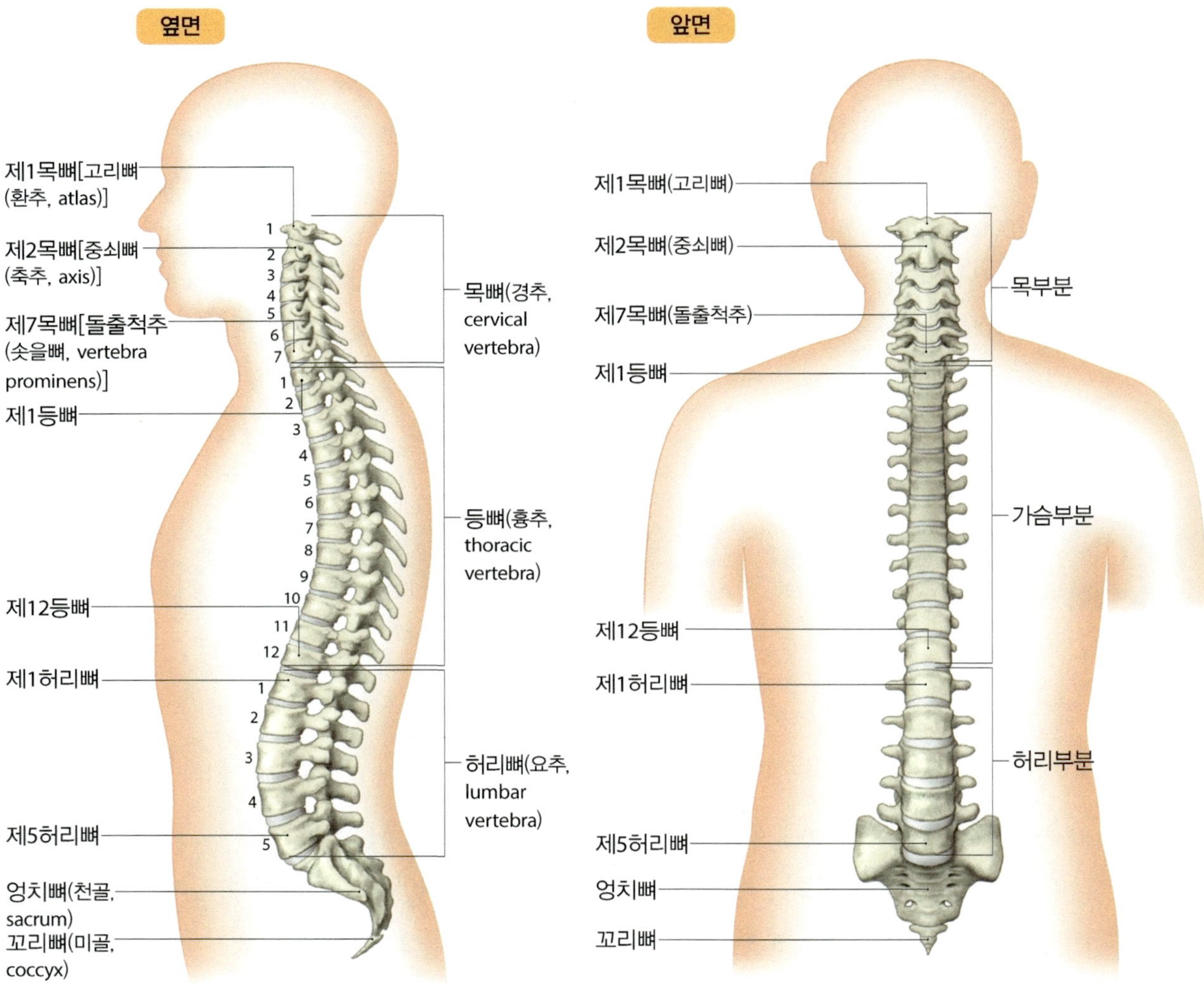

그림 3-17 **척주의 구조**

척추(뼈)는 부위에 따라 크기, 형태, 구성요소가 다르지만 대체적으로 구조와 기능이 비슷한 면이 있다. 전형적인 척추(뼈)는 몸통, 고리와 여러 개의 돌기로 구성된다. 척추(뼈)의 몸통과 고리는 척추(뼈)구멍(척추공, vertebral foramen)이라는 구멍을 둘러싸고 있다(그림 3-18).

척추(뼈)몸통(척추체, vertebral body)은 척추(뼈)에서 가장 크며 원통 모양으로 앞부분을 형성한다. 위에서 아래로 한 줄로 늘어선 몸통은 기둥 모양의 뼈대를 형성한다. 척추(뼈)몸통은 척주에서 무게를 지탱하는 중요한 구성요소이다. 섬유관절 성분의 추간판(척추(사이)원반)이 몸통 사이에 위치하기 때문에 몸통의 위아래 표면은 추간판이 붙을 수 있게 거칠다.

척추(뼈)고리(척추궁, vertebral arch)는 척추(뼈)몸통 뒤쪽에서 가시돌기(극돌기, spinous process) 쪽으로 아치 형태로 뻗어 있으며, 고리뿌리(추궁근, pedicle of vertebral arch)와 고리판(추궁판, lamina of vertebral arch)으로 이루어진다. 몸통과 고리에 생긴 척추(뼈)구멍이 서로 연결된 상태를 **척주관**(vertebral canal)이라 하며 척수를 감싸서 보호한다. 고리뿌리 위아래에는 척추(뼈)파임(추골파임, vertebral notch)이 서로 연결되며 양쪽에 추간공이 있으며 척수신경이 지난다.

전형적인 척추(뼈)에는 3종류와 7개의 **돌기**(process)가 있다. **가시돌기**(극돌기, spinous process)는 척추(뼈)고리에서 뒤로 뻗어 있다. **가로돌기**(횡돌기, transverse process)는 고리뿌리와 고리판이 만나는 부분에서 양옆으로 각각 뻗어 있다. 가시돌기와 2개의 가로돌기는 근육의 부착점이 된다. **관절돌기**(condyar process)는 4개이며 위관절돌기와 아래관절돌기가 양쪽으로 있다. 2개의 위관절돌기는 위쪽 척추(뼈)의 2개의 아래관절돌기와 연결되어 척주가 비틀어지는 것을 방지한다.

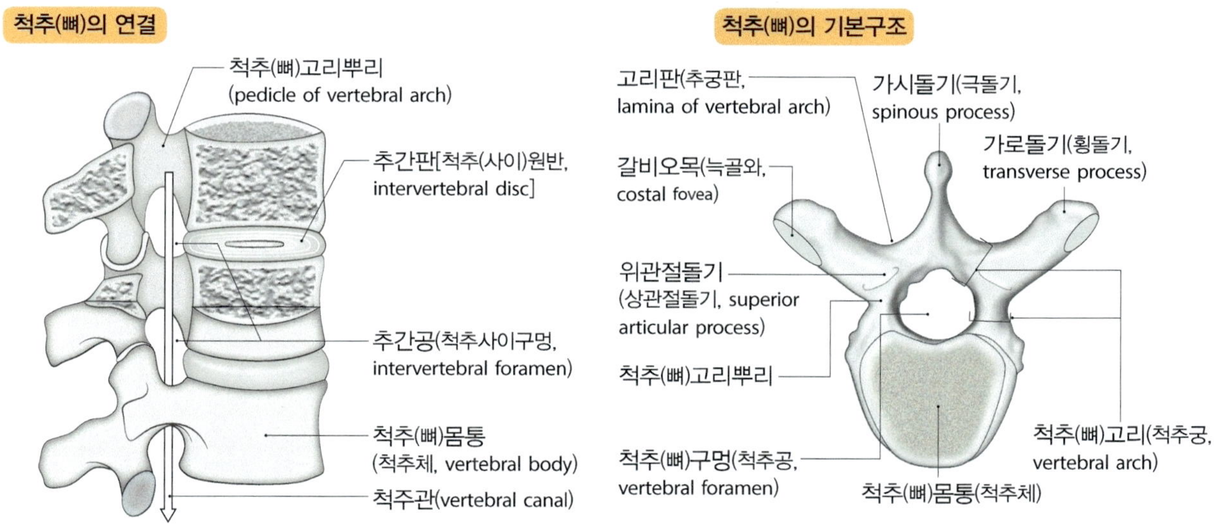

그림 3-18 **척주(뼈)**

2. 목뼈

목을 구성하는 7개의 척추(뼈)를 **목뼈**(경추, cervical vertebra)라고 한다. 목뼈는 그 연결양식에 따라 전체적으로 앞굽이(전만)를 나타내는 척주의 목부분을 구성한다. 이 부분은 머리를 밑에서부터 지탱함과 동시에 강한 운동성을 가지고 있어 비교적 자유롭게 머리를 움직일 수 있다.

목뼈의 고리부분은 큰 편으로 척추(뼈)구멍은 모든 척추(뼈) 중에서 가장 크다. 이는 척수의 목팽대(경수팽대, cervical enlargement)가 위치하기 때문이며 그 모양은 끝이 무딘 삼각형을 나타낸다. 목뼈에는 가로구멍(횡돌기공, transverse foramen; 뇌에 분포하는 척추동맥이 지나감)과 가시돌기(극돌기, spinous process)의 끝이 둘로 나뉘어 있는데, 이는 다른 척추에서는 관찰되지 않는 특징이다. 특히 제1, 2목뼈는 특별한 형태를 하고 있다(그림 3-19).

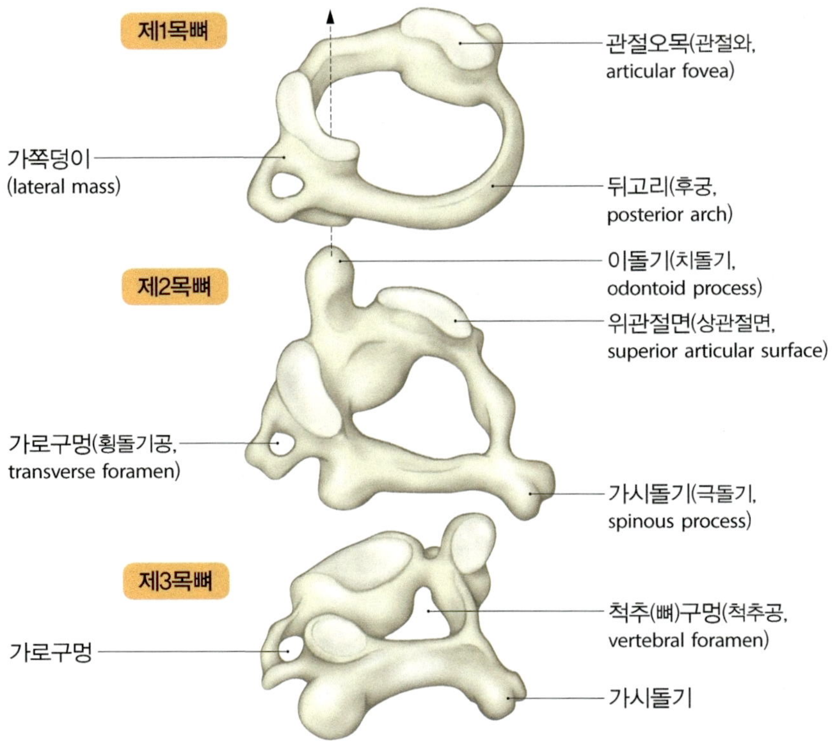

그림 3-19 목뼈

(1) 제1목뼈(제1경추, first cervical vertebra)

제1목뼈는 가시돌기가 없고 전체적으로 고리 모양을 나타내기 때문에 **고리뼈**(환추, atlas)라고 불린다. 고리뼈의 척추(뼈)몸통은 발생단계에서 분리되고 제2목뼈와 융합해서 이돌기(치돌기, odontoid process)를 형성한다. 머리 바로 아래에서 머리를 받치고 있는 모양이 그리스 신화의 거신에 비유되어 '아틀라스'라고도 불린다.

(2) 제2목뼈(제2경추, second cervical vertebra)

제2목뼈는 고리뼈의 척추(뼈)몸통이 분리 및 융합해서 생긴 이돌기를 가지고 있어 **중쇠뼈**(축추, axis)라고도 불린다. 이돌기는 고리뼈와의 사이에 정중고리중쇠관절(정중환축관절, median atlantoaxial articulation)을 이루어 목의 회전축으로 작용한다.

(3) 제7목뼈(제7경추, seventh cervical vertebra)

제7목뼈는 발달된 가시돌기를 가지고 있기 때문에 **솟을뼈**(융추, vertebra prominens)라고 하며, 표면에서 잘 관찰되기 때문에 척추(뼈)의 위치를 확인하는 지표로 쓰인다.

3. 등뼈

등뼈(흉추, thoracic vertebra)는 가슴우리(흉곽)의 뒷부분을 형성하는 12개의 척추(뼈)로, 전체적으로 뒤굽이(후만)를 나타내듯이 배열된다. 등뼈는 척추의 기본을 이루며 척추(뼈)몸통과 척추(뼈)고리, 4종류의 돌기(가시돌기, 가로돌기, 위관절돌기, 아래관절돌기)로 구성된다(그림 3-20). 척추(뼈)몸통은 아래쪽으로 갈수록 크고 그 형태도 원주형에 가까워진다.

등뼈의 가장 큰 특징은 갈비뼈와 연결되는 것인데, 척추(뼈)몸통의 뒤가쪽면과 가로돌기 끝에는 갈비뼈와의 관절면이 있다. 즉, 척추(뼈)몸통의 가쪽면 뒤에는 반원형 또는 원형의 얕은 함몰인 갈비오목(늑골와, costal fovea)이 있어서 이곳에서 갈비뼈머리(늑골두, head of rib)와의 사이에 관절을 형성한다. 또 가로돌기 끝에도 원형의 관절면인 가로갈비오목(횡늑골와, costal facet of transverse process)이 있어 갈비뼈결절과의 사이에 관절을 형성한다.

갈비오목의 수와 형태는 등뼈에 따라 다른데, 제1~9등뼈의 경우 척추(뼈)몸통 위모서리에 1개씩 관찰되는 데에 비해 제10~12갈비뼈의 경우에는 1개만 있다. 그리고 가로갈비오목은 제11, 12등뼈에서는 관찰되지 않는데 이것은 제11, 12갈비뼈가 짧아 가로돌기와의 사이에 관절을 형성하지 않기 때문이다.

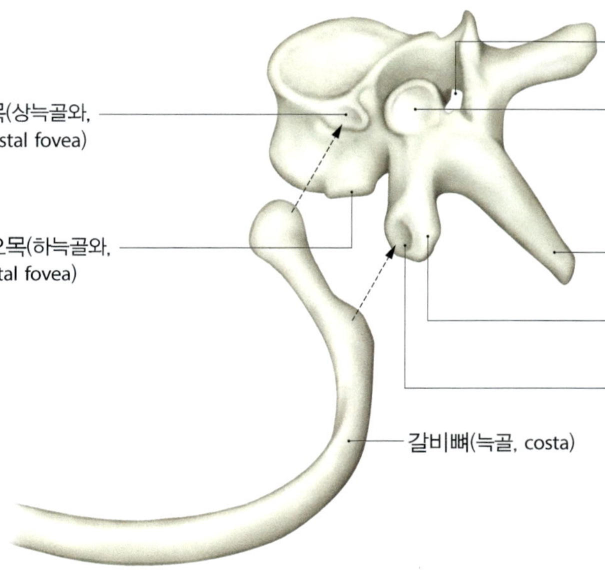

그림 3-20 등뼈

4. 허리뼈

허리뼈(요추, lumbar vertebra)는 등뼈 아래로 이어지는 5개의 척추(뼈)로, 직립보행에 적합하도록 앞굽이(전만)를 형성하며 엉치뼈(천골, sacrum)와의 연결부분은 특히 앞쪽으로 더 돌출되어 있다. 허리뼈는 체중을 지지하는 큰 척추(뼈)몸통을 가지며, 갈비뼈가 척추(뼈)에 융합해서 가로돌기와 같은 모습을 나타낸다. 즉, 가로돌기처럼 보이는 돌기는 갈비뼈에 상당하는 것으로 갈비돌기(늑골돌기, costal process)라고 불린다.

허리뼈의 가로돌기는 덧돌기(accessory process)라고 하는데 갈비돌기의 뿌리부분에서 아래쪽으로 향하는 짧은 융기로서 관찰된다. 또 위관절돌기(상관절돌기, superior articular process) 바로 바깥쪽에는 작은 꼭지돌기(유두돌기, mammillary process)가 관찰되는데 이것도 가로돌기의 일부로 본다(그림 3-21).

임상에서 허리천자나 허리마취 시 보통 L_3~L_4의 가시돌기 사이로 바늘을 삽입한다. 허리뼈의 가시돌기 중에서도 L_3과 L_4는 특히 수평에 가깝고, 대부분의 예에서 척수 끝이 거의 L_2 위치에서 끝나기 때문이다. 그러나 영유아나 고령자는 L_3보다 아래에 척수가 내려와 있는 경우도 있으므로 주의가 필요하다.

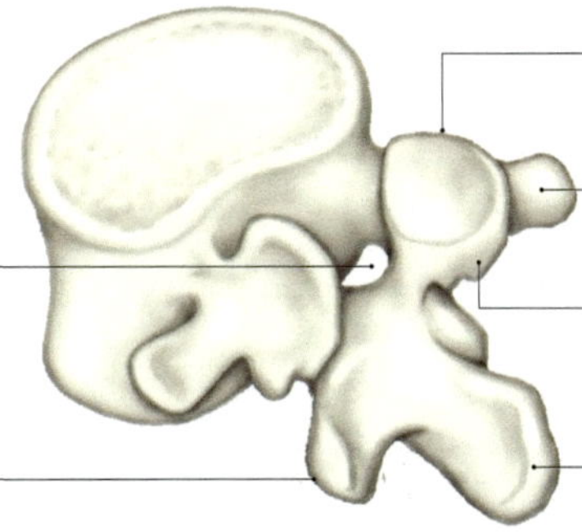

그림 3-21 **허리뼈**

5. 엉치뼈

엉치뼈(천골, sacrum)는 좌우 볼기뼈(hip bone)와 아래쪽 꼬리뼈가 연결되어 **골반**(pelvis)을 형성하는 뼈이다. 유 · 소아기에는 4개의 엉치뼈가 연골(추간판에 상당)에 의해 연결되지만, 성인기에 이르면 골화(뼈형성, ossification)를 하여 1개의 엉치뼈를 형성한다.

엉치뼈는 앞면이 오목한 역삼각형의 납작뼈로, 전체적으로 뒤로 살짝 구부러져 있다(그림 3-22). 가쪽면 윗부분에는 구부러진 옥돌 모양의 귀모양면(이상면, auricular surface)이 있는데, 이곳에서 볼기뼈와의 사이에 엉치엉덩관절(천장관절, sacroiliac articulation)을 형성한다. 엉치엉덩관절은 가동성이 낮은 평면관절에 속하며 주위가 여러 개의 인대로 보강되어 있다.

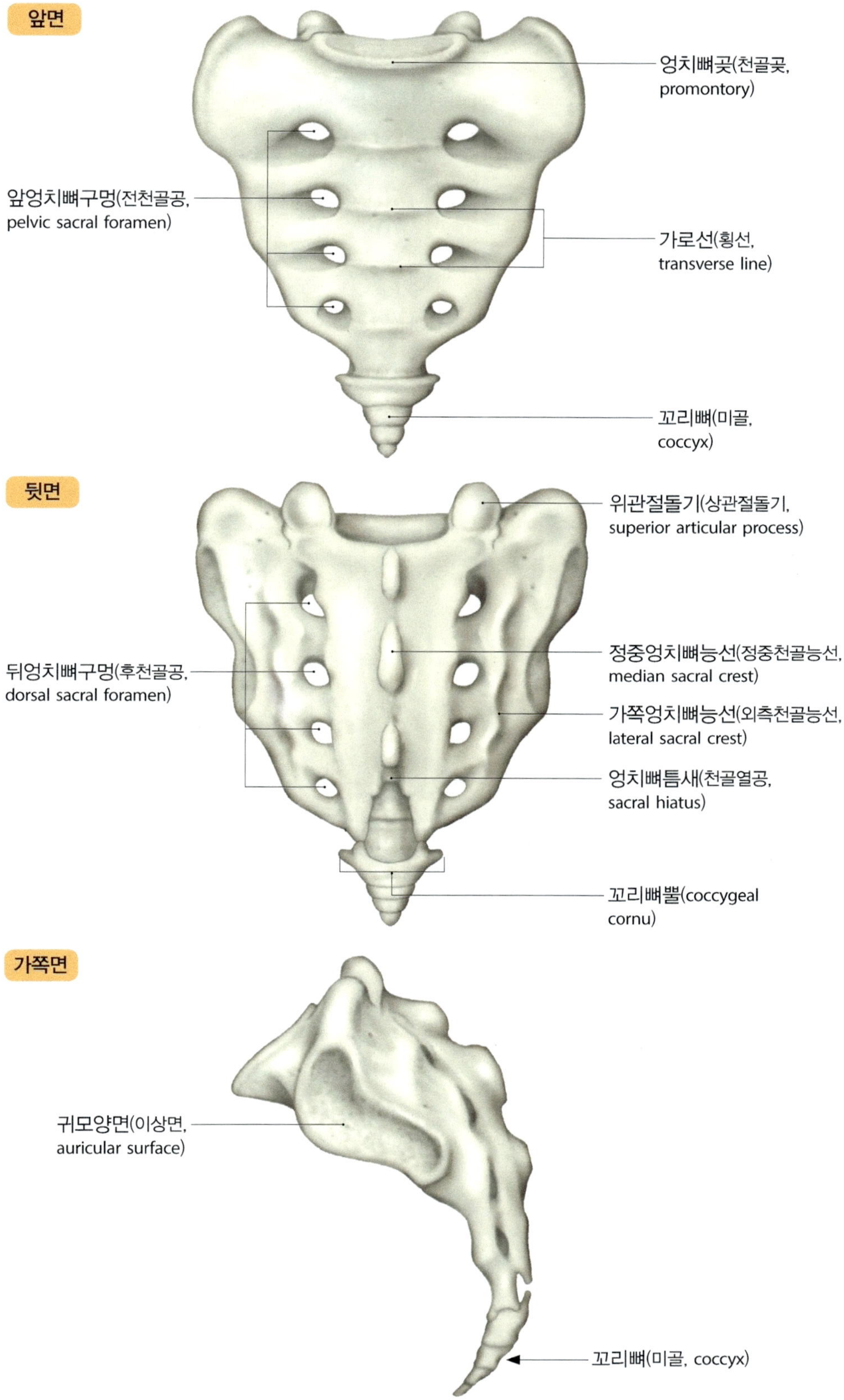

그림 3-22 엉치뼈와 꼬리뼈

골반안(골반강, pelvic cavity)을 향하는 엉치뼈 앞면은 비교적 매끄러우며 5개의 엉치뼈가 융합한 흔적인 가로선(횡선, transverse line; 4개)과 추간공(척추사이구멍, intervertebral foramen)의 흔적인 앞엉치뼈구멍(전천골공, pelvic sacral foramen; 4쌍)이 있다. 앞엉치뼈구멍은 내부에서 척주관(spinal canal)으로부터 이어지는 엉치뼈관(천골관, sacral canal)의 출입구로 엉치신경 앞가지가 이곳을 통과한다. 또 엉치뼈 위끝(엉치뼈바닥)은 앞쪽으로 튀어나와 있으며 그 앞모서리의 정중앙에는 골반의 지름 측정 시 기준이 되는 엉치뼈곶(천골곶, promontory)이 위치한다.

한편, 엉치뼈 뒷면에는 가시돌기가 융합하여 생긴 정중엉치뼈능선(정중천골능선, median sacral crest), 관절돌기에서 유래한 중간엉치뼈능선(중간천골능선, intermediate sacral crest), 가로돌기가 융합하여 생긴 가쪽엉치뼈능선(외측천골능선, lateral sacral crest) 등의 물결 모양 융기가 있다. 그리고 추간공 뒤쪽부분에 해당하는 뒤엉치뼈구멍(후천골공, dorsal sacral foramen; 4쌍)은 엉치신경 뒤가지가 통과한다. 엉치뼈 아래끝(엉치뼈끝)의 뒷면에는 척주관에서 이어지는 엉치뼈관이 엉치뼈틈새(천골열공, sacral hiatus)가 되어 열린다.

엉치뼈의 형태는 남녀 차이가 있다. 일반적으로 여성의 엉치뼈는 높이가 낮고 폭이 넓지만, 남성의 엉치뼈는 좁고 세로로 긴 경향이 있으며 이러한 차이는 남녀의 골반에도 나타난다.

6. 꼬리뼈

꼬리뼈(미골, coccyx)는 3~5개의 꼬리뼈(미추)가 융합하여 생긴 뼈로, 형태상으로는 동물의 꼬리와 같지만 사람의 경우 거의 퇴화되어 흔적만 남아 있는 것에 불과하다. 그래도 가장 위쪽의 제1꼬리뼈는 척추(뼈)의 형태가 약간 남아 있어 짧은 가로돌기나 위관절돌기[꼬리뼈뿔(coccygeal cornu)이라고도 함]가 확인된다. 다만, 제1꼬리뼈도 엉치뼈 아래끝에서 융합되는 경우가 많다(꼬리뼈의 엉치뼈화)(그림 3-22).

6. 팔의 뼈

팔의 뼈대는 **팔이음뼈**(어깨이음구조, shoulder girdle)와 **팔뼈**(상지골, bones of upper limb)로 이루어진다. 팔과 몸통을 연결시키는 팔이음뼈에는 빗장뼈와 어깨뼈가 있고, 팔뼈에는 위팔뼈(상완골, humerus), 노뼈(요골, radius), 자뼈(척골, ulna), 손목과 손의 뼈들이 있다. 팔뼈는 좌우 각각 32개, 총 64개로 이루어진다(표 3-5).

표 3-5 팔뼈의 구성

구분		
팔이음뼈(어깨이음구조, shoulder girdle)	빗장뼈(쇄골, clavicle; 2개)	
	어깨뼈(견갑골, scapula; 2개)	
팔뼈(상지골, bone of upper limb)	**위팔(상완)의 뼈**	위팔뼈(상완골, humerus; 2개)
	아래팔(전완)의 뼈	노뼈(요골, radius; 2개)
		자뼈(척골, ulna; 2개)
	손의 뼈	손목뼈(수근골, carpal bone; 16개)
		손허리뼈(중수골, metacarpal bone; 10개)
		손가락뼈(지골, phalanx; 28개)

1. 팔이음뼈

몸통과 팔뼈를 연결하며, 빗장뼈와 어깨뼈로 구성된다.

1) 빗장뼈(쇄골, clavicle)

빗장뼈는 제1갈비뼈 위쪽에 수평으로 있으며 S자 모양으로 약간 구부러진 긴뼈이다. 어깨관절(견관절)을 지탱하는 팔이음뼈의 앞쪽 지지대 역할을 한다. 빗장뼈는 크레인처럼 어깨뼈와 팔 전체를 몸통에서 떨어진 위치에서 이어준다. 이로 인해 몸통에 붙어 있는 팔은 매우 자유롭게 움직일 수 있다. 한편 팔의 혈관과 신경은 목부위로부터 겨드랑이를 통해 팔로 들어온다. 빗장뼈는 그 경로(목겨드랑관)의 앞벽을 만들어서 그곳을 통과하는 혈관과 신경을 보호한다(그림 3-23).

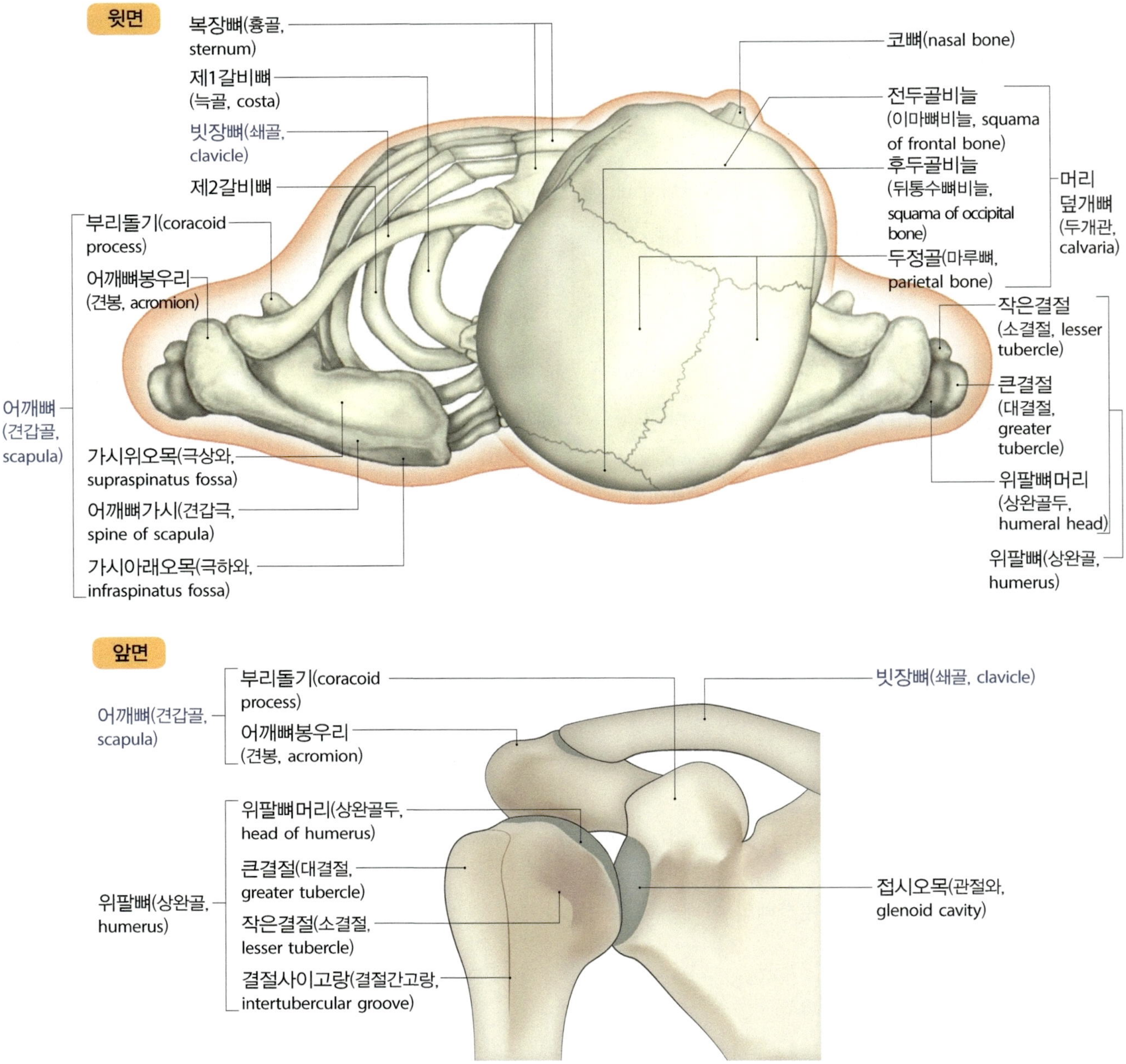
윗면
복장뼈(흉골, sternum)
제1갈비뼈 (늑골, costa)
빗장뼈(쇄골, clavicle)
제2갈비뼈
부리돌기(coracoid process)
어깨뼈봉우리 (견봉, acromion)
어깨뼈 (견갑골, scapula)
가시위오목(극상와, supraspinatus fossa)
어깨뼈가시(견갑극, spine of scapula)
가시아래오목(극하와, infraspinatus fossa)
코뼈(nasal bone)
전두골비늘 (이마뼈비늘, squama of frontal bone)
후두골비늘 (뒤통수뼈비늘, squama of occipital bone)
두정골(마루뼈, parietal bone)
머리덮개뼈 (두개관, calvaria)
작은결절 (소결절, lesser tubercle)
큰결절 (대결절, greater tubercle)
위팔뼈머리 (상완골두, humeral head)
위팔뼈(상완골, humerus)
앞면
어깨뼈(견갑골, scapula)
부리돌기(coracoid process)
어깨뼈봉우리 (견봉, acromion)
빗장뼈(쇄골, clavicle)
위팔뼈(상완골, humerus)
위팔뼈머리(상완골두, head of humerus)
큰결절(대결절, greater tubercle)
작은결절(소결절, lesser tubercle)
결절사이고랑(결절간고랑, intertubercular groove)
접시오목(관절와, glenoid cavity)

그림 3-23 팔이음뼈

2) 어깨뼈(견갑골, scapula)

어깨뼈는 등 윗부분에 위치하며 척주와 어깨 사이에 있는 삼각형 모양의 납작뼈이다(그림 3-23, 3-24). 어깨관절을 통해 위팔뼈와 관절을 이루며 팔 전체를 지탱한다. 어깨뼈는 빗장뼈 양쪽 끝부분의 2개 관절(복장빗장관절, 봉우리빗장관절)을 통해 몸통뼈대와 연결된다. 뼈대에 의한 지지는 불안정하지만 얕은가슴부위와 깊은가슴부위의 근육에 의해 위치가 유지된다.

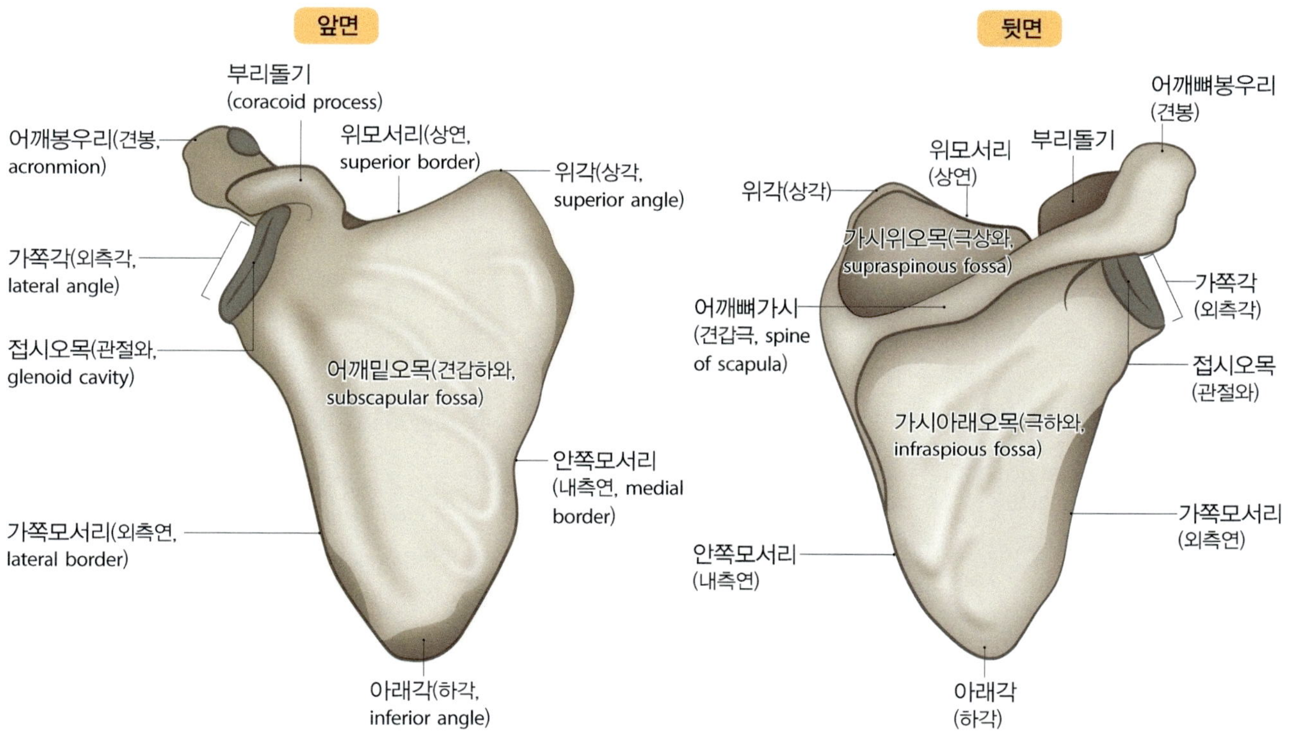

그림 3-24 **어깨뼈**

2. 팔뼈

어깨관절부터 먼쪽(말초 쪽)까지의 부분을 팔(상지, upper limb)이라고 하고, 그 뼈대는 **위팔뼈**(상완골, humerus)에서 **손가락뼈**(지골, phalanges)에 이르는 약 30개의 **팔뼈**(상지골, bone of upper limb)로 구성된다(그림 3-25).

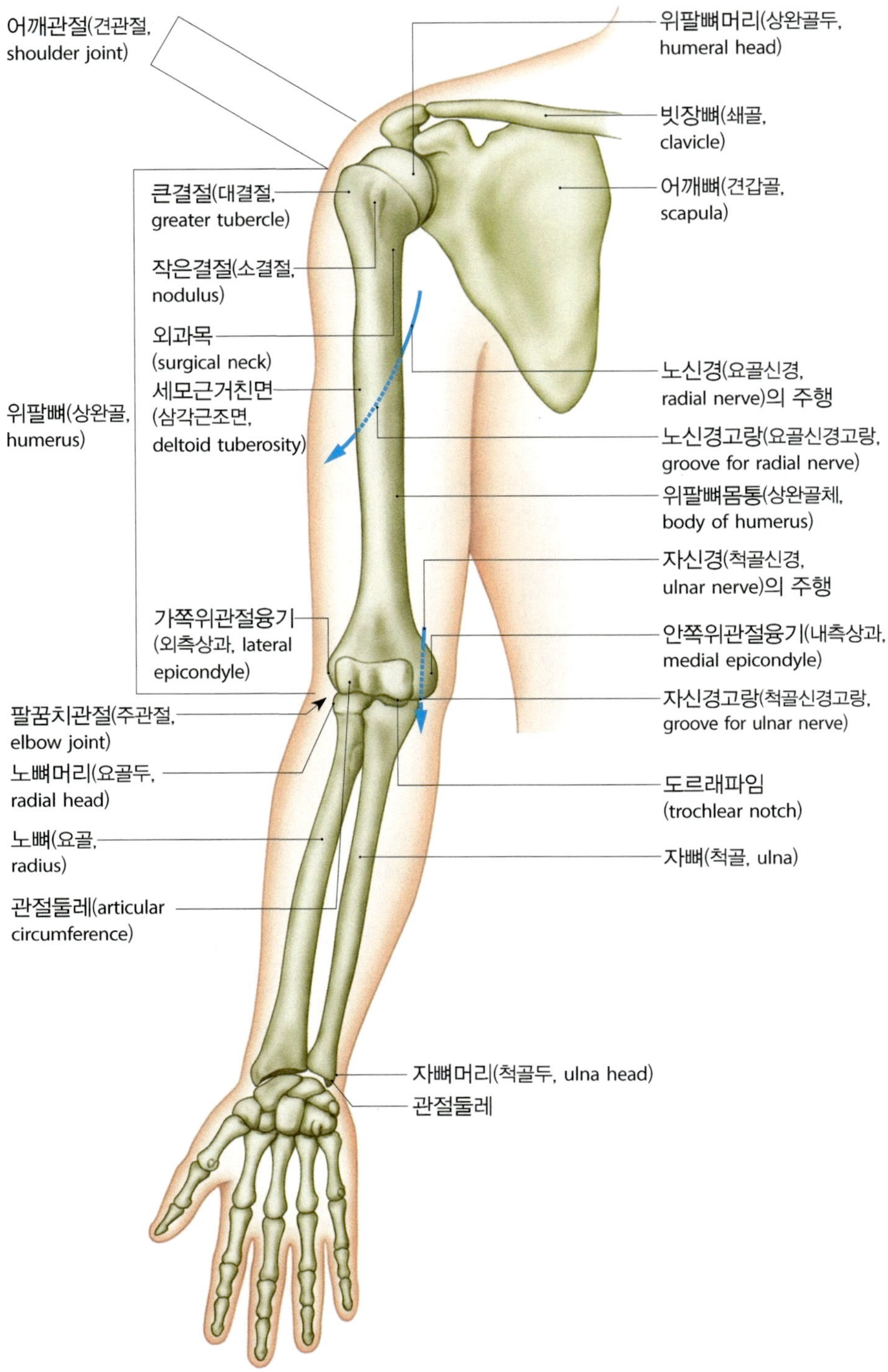

어깨관절(견관절, shoulder joint)
위팔뼈머리(상완골두, humeral head)
빗장뼈(쇄골, clavicle)
어깨뼈(견갑골, scapula)
큰결절(대결절, greater tubercle)
작은결절(소결절, nodulus)
외과목 (surgical neck)
세모근거친면 (삼각근조면, deltoid tuberosity)
위팔뼈(상완골, humerus)
노신경(요골신경, radial nerve)의 주행
노신경고랑(요골신경고랑, groove for radial nerve)
위팔뼈몸통(상완골체, body of humerus)
자신경(척골신경, ulnar nerve)의 주행
가쪽위관절융기 (외측상과, lateral epicondyle)
안쪽위관절융기(내측상과, medial epicondyle)
자신경고랑(척골신경고랑, groove for ulnar nerve)
팔꿈치관절(주관절, elbow joint)
노뼈머리(요골두, radial head)
도르래파임 (trochlear notch)
노뼈(요골, radius)
자뼈(척골, ulna)
관절둘레(articular circumference)
자뼈머리(척골두, ulna head)
관절둘레

그림 3-25 팔의 뼈

1) 위팔뼈(상완골, humerus)

팔뼈 중에서 가장 긴뼈이다. 위끝은 안쪽을 향해 공 모양의 위팔뼈머리가 형성되어 있어 어깨뼈와 함께 어깨관절(견관절, shoulder joint)을 형성하고, 아래끝은 위관절융기(상과, epicondyle)라고 하며, 팔꿈치관절(주관절, elbow joint)의 관절머리를 형성한다.

위팔뼈의 머리부위에는 외과목(surgical neck)이 있고 몸통부위에는 노신경고랑(요골신경고랑, groove for radial nerve)이 있으며 아래끝부위에는 자신경고랑(척골신경고랑, groove for ulnar nerve)이 위치한다(그림 3-25).

2) 자뼈(척골, ulna)와 노뼈(요골, rasius)

자뼈는 아래팔 안쪽에 있는 긴뼈로, 위끝이 굵고 아래끝이 가늘다. 위끝의 뒷부분은 팔꿈치머리(주두, olecranon)라는 위쪽을 향한 큰 돌기가 있고, 앞끝은 앞쪽으로 돌출된 갈고리돌기(coronoid process)가 있다. 팔꿈치머리와 갈고리돌기 사이에 큰 도르래파임(trochlear notch)이 만들어져 팔꿈치관절의 관절오목(관절와, articular fovea)이 형성된다.

노뼈는 아래팔 가쪽에 위치하는 긴뼈로, 자뼈와는 반대로 아래끝으로 갈수록 굵다. 위끝부위를 노뼈머리(요골두, radial head), 그 주위를 관절둘레(articular circumference)라고 하며, 자뼈 가쪽면과 관절을 이룬다.

3) 손뼈(bone of hand)

손의 뼈대는 **손목뼈**(수근골, carpal bone) 8개, **손허리뼈**(중수골, metacarpal bone) 5개, **손가락뼈**(지골, phalanges) 14개의 총 27개 뼈로 구성되며, 뼈 사이에 형성된 관절을 통해 복잡한 운동이 가능하다(그림 3-26). 주요 관절에는 손목의 관절과 손가락의 관절이 있는데, 엄지손가락은 그 시작부분(손목손허리관절)의 운동성이 높기 때문에 다른 손가락과 다르다(그림 4-14 참조).

손목뼈의 콩알뼈(두상골, pisiform bone)와 갈고리뼈(hamate bone; 자쪽), 손배뼈(주상골, scaphoid bone)와 큰마름뼈(대능형골, trapezium bone; 노쪽)에서 바닥쪽으로 움푹 파인 공간을 만들고 그 위를 굽힘근지지띠(flexor retinaculum)가 지붕처럼 덮고 있는 부위를 **손목굴**(수근관, carpal tunnel)이라고 한다(그림 3-27). 이 손목굴이 좁아지면 손목굴증후군(수근간증후군, carpal tunnel syndrome)이 생길 가능성 크다.

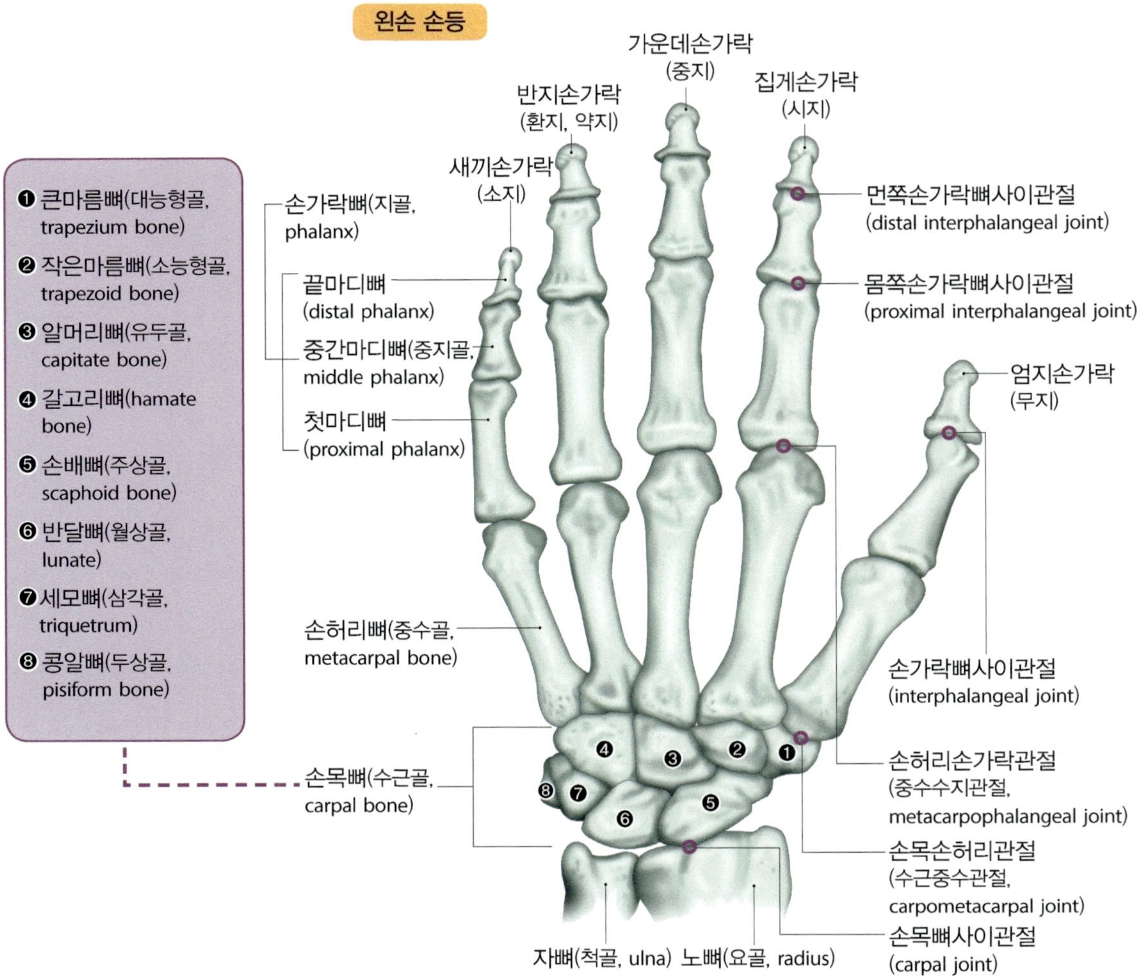

그림 3-26 손의 뼈

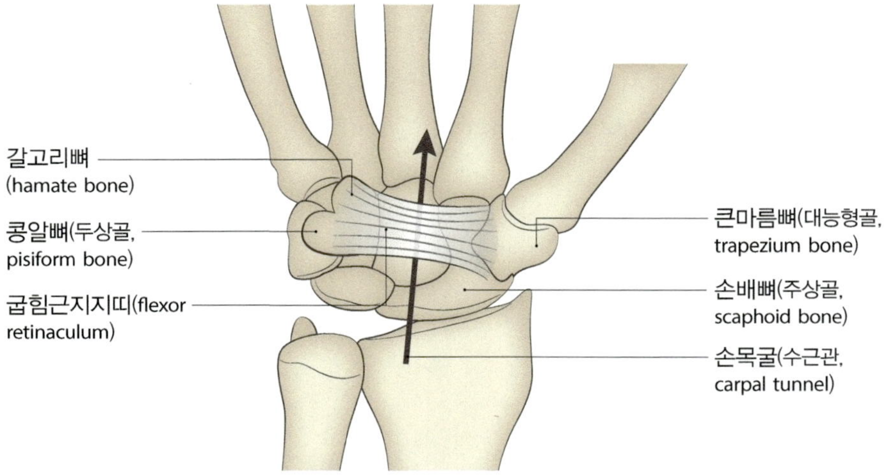

그림 3-27 손목굴

7. 다리의 뼈

다리를 형성하는 뼈대는 **다리이음뼈**(골반이음구조, pelvic girdle)와 **다리뼈**(하지골, bone of lower limb)로 이루어지며, 한쪽이 31개의 뼈로 구성된다(표 3-6, 그림 3-28). 다리는 체중을 지지하는 역할 외에 이동(보행)기관으로서의 역할도 있기 때문에 팔처럼 미세하고 치밀한 운동성은 없지만, 튼튼한 뼈로 구성되며 각 뼈를 연결하는 관절도 안정성이 높은 구조를 나타낸다.

표 3-6 다리뼈의 구성

다리이음뼈(골반이음구조, pelvic girdle)	볼기뼈(hip bone; 2개)	
다리뼈(하지골, bone of lower limb)	넓적다리뼈(대퇴골, femur; 2개)	
	종아리의 뼈	무릎뼈(슬개골, patella; 2개)
		정강뼈(경골, tibia; 2개)
		종아리뼈(비골, fibula; 2개)
	발의 뼈	발목뼈(족근골, tarsal bone; 14개)
		발허리뼈(중족골, metatarsal bone; 10개)
		발가락뼈(지골, phalanx; 28개)

1. 다리이음뼈

1) 볼기뼈(관골, hip bone)

몸통과 다리의 연결에는 좌우의 **볼기뼈**가 관여한다. 볼기뼈는 사춘기 무렵까지는 엉덩뼈(장골), 두덩뼈(치골), 궁둥뼈(좌골)가 Y자형 연골로 연결된 상태이지만, 성인이 되면 연골이 뼈로 치환되면서 1개의 볼기뼈를 형성한다. 3개의 뼈가 만나는 부분(Y자 연골의 중심부)은 가쪽면의 절구(비구, acetabulum)라는 오목 내에 있으며 이 절구에서 넓적다리뼈머리와의 사이에 엉덩관절이 형성된다(그림 3-29).

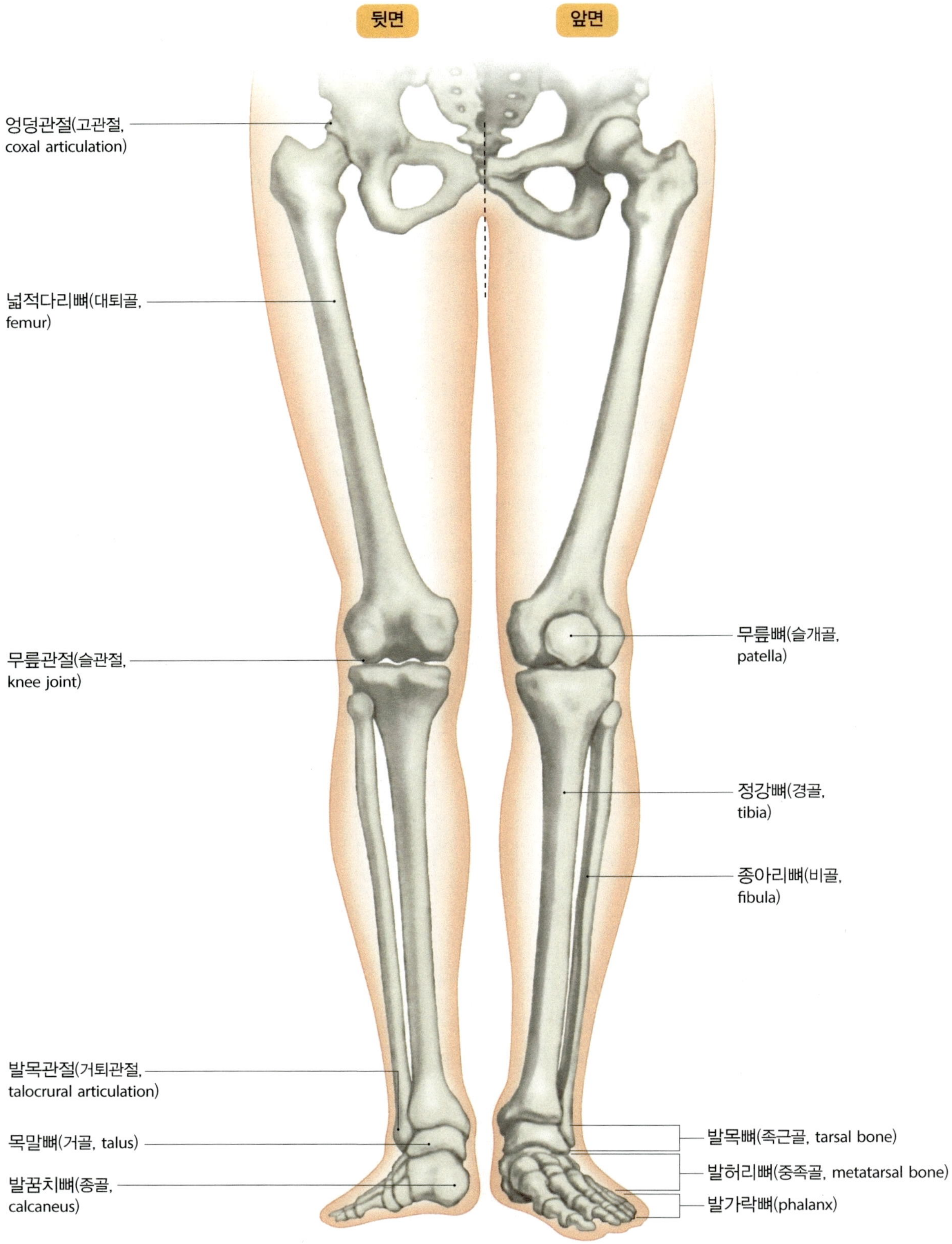
뒷면
앞면
엉덩관절(고관절,
coxal articulation)
넓적다리뼈(대퇴골,
femur)
무릎관절(슬관절,
knee joint)
발목관절(거퇴관절,
talocrural articulation)
목말뼈(거골, talus)
발꿈치뼈(종골,
calcaneus)
무릎뼈(슬개골,
patella)
정강뼈(경골,
tibia)
종아리뼈(비골,
fibula)
발목뼈(족근골, tarsal bone)
발허리뼈(중족골, metatarsal bone)
발가락뼈(phalanx)

그림 3-28 다리의 뼈

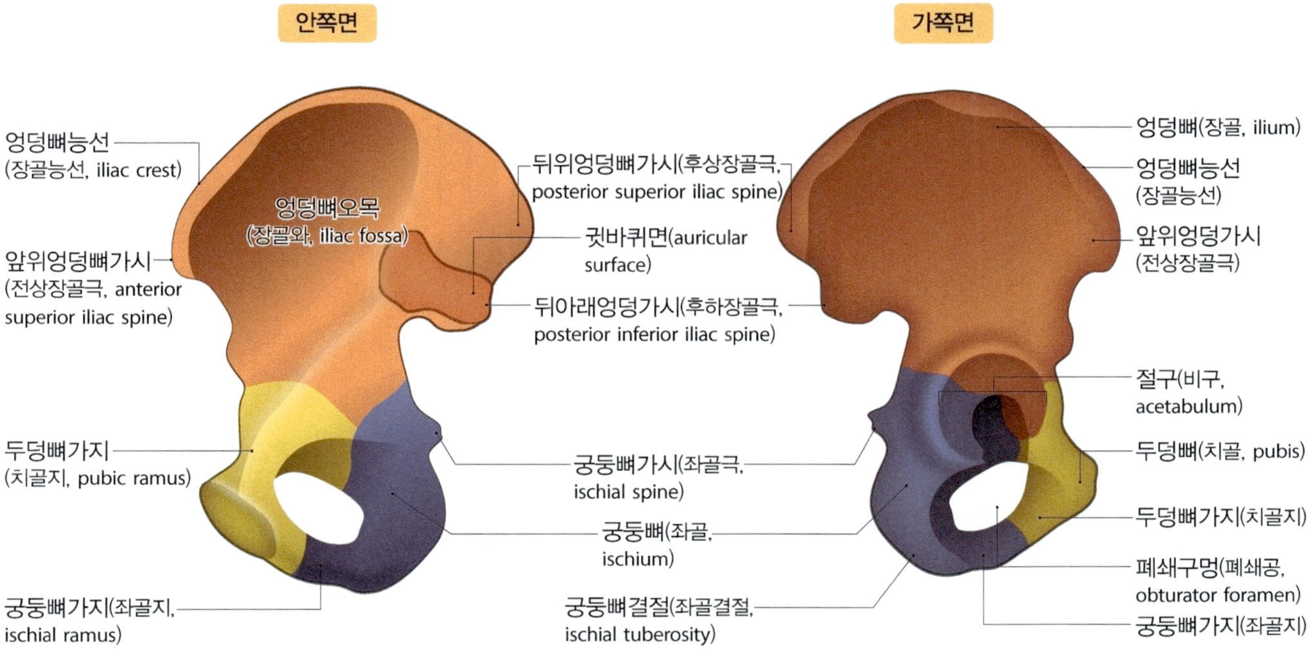

그림 3-29 오른쪽 볼기뼈

(1) 엉덩뼈(장골, ilium)

볼기뼈 윗부분을 차지하는 뼈로, 부채처럼 펼쳐진 부분을 엉덩날개(장골익, iliac wing)라고 한다. 엉덩날개 속면은 얕게 패여 엉덩뼈오목(장골와, iliac fossa)을 이루며, 뒤모서리 안쪽에는 엉치뼈와 엉치엉덩관절을 형성하는 귓바퀴면(auricular surface)이 있다. 또 엉덩날개 앞모서리의 위끝에는 체표에서도 만져지는 앞위엉덩뼈가시(상전장골극, anterior superior iliac spine)라는 돌기가 있고 두덩뼈 위모서리와의 사이에는 고샅인대(inguinal ligament)가 있다.

(2) 궁둥뼈(좌골, ischium)

볼기뼈 뒤쪽 아래를 차지하는 뼈이다. 윗부분은 절구, 아랫부분은 폐쇄구멍(폐쇄공, obturator foramen)을 형성하고, 아래끝은 궁둥뼈결절이라는 돌출부분을 형성한다. 앉은 상태에서 체중을 지지하는 역할을 하며 넓적다리 뒷면에 있는 근육(hamstring muscle)의 이는곳이 된다.

(3) 두덩뼈(치골, pubic bone)

볼기뼈의 앞쪽 아래를 차지하는 L자 모양 뼈이다. 궁둥뼈와 연결되어 폐쇄구멍을 형성하고 이와 함께 윗부분은 엉덩뼈, 궁둥뼈와 함께 절구의 일부를 이룬다.

2) 골반(pelvis)

엉치뼈(꼬리뼈)와 좌우 볼기뼈로 구성된 '바닥이 없는 양동이' 형태의 뼈대를 **골반**이라고 한다(그림 3-30). 골반 앞쪽은 두덩결합(치골결합, pubic symphysis), 뒤쪽은 두 곳의 엉치엉덩관절(천장관절, sacroiliac articulation)로 연결된다. 또 복부와 골반의 내장을 지지하고 보호함과 동시에 엉덩관절(고관절, coxal articulation)을 형성함으로써 다리를 연결하는 부분(다리이음뼈)으로도 작용한다.

골반은 엉치뼈 앞 위모서리의 정중점인 엉치뼈곶(천골곶, promontory)에서 볼기뼈 속면을 지나 두덩결합 위모서리에 이르는 분계선(terminal line)에 의해 위쪽의 **큰골반**(greater pelvis)과 아래쪽의 **작은골반**(lesser pelvis)으로 나뉜다. 작은골반에 둘러싸인 공간은 **골반안**(골반강, pelvic cavity)이고 분계선에 둘러싸인 입구는 골반입구(위골반문, pelvic inlet), 골반 아래면의 입구는 골반출구(아래골반문, pelvic outlet)이다. 골반출구는 뼈대에서는 불규칙한 형태를 나타내지만, 생체에서는 항문이나 질 및 요도 등의 통로를 제외하고 근육이나 인대에 의해 덮여 있다.

골반은 다리이음뼈로서 기능할 뿐만 아니라 방광, 직장, 자궁(여), 난소(여), 전립샘(남) 등의 골반 내장을 둘러싸며 이를 보호하는 역할을 한다. 특히 여성은 이곳에 자궁과 난소가 있어 임신 중에는 이를 지지하는 뼈대로서도 작용한다. 이 때문에 골반은 남녀 차이가 현저하게 나타나며, 그 형태를 통해 비교적 쉽게 남녀를 구분할 수 있다(그림 3-21, 표 3-7).

여성의 골반은 높이가 낮고 속공간이 넓으며, 두덩결합 아래에 만들어지는 두덩밑각(subpubic angle)도 남성 약 60°, 여성 약 90°로 분명한 차이가 나타난다.

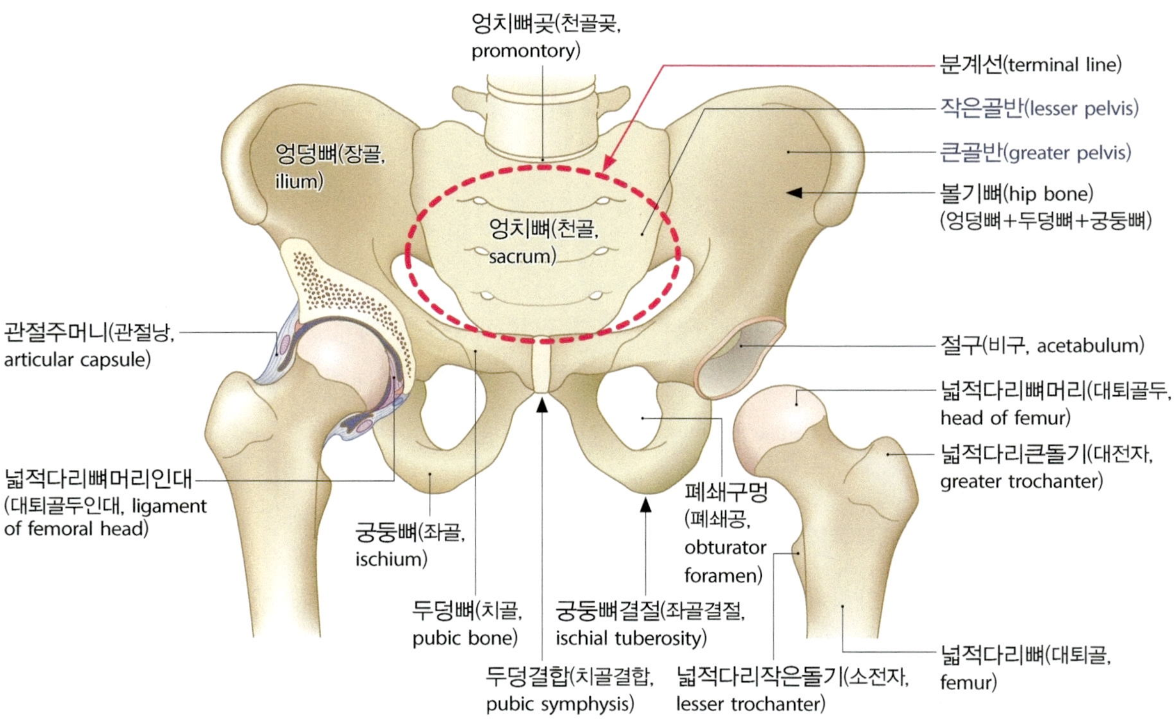

그림 3-30 골반

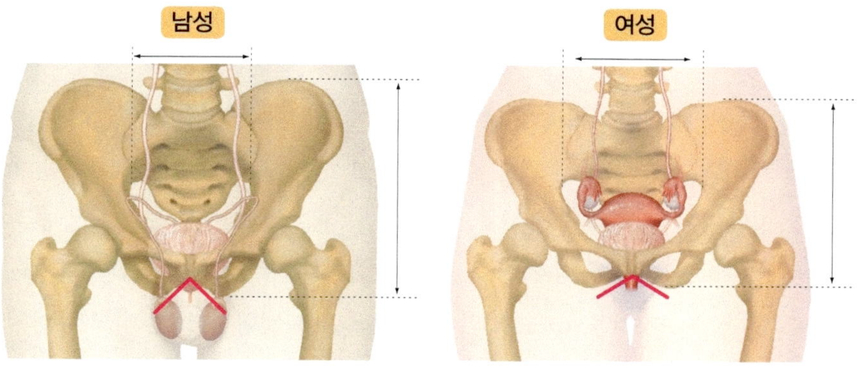

그림 3-31 남녀의 골반

표 3-7 남녀의 골반 비교

	남성	여성
일반적인 형태	무겁고 두꺼움	가볍고 얇음
큰골반	깊음	얕음
작은골반	좁고 깊음	넓고 얕음
골반입구	좁고 하트모양	넓고 둥근모양
골반출구	작음	큼
두덩밑각	70°보다 작음	70°보다 큼
폐쇄구멍	원형	타원형

2. 다리뼈

다리는 넓적다리, 다리, 발로 이루어지며, 그 뼈대는 넓적다리뼈(대퇴골, femur)에서 발가락뼈(phalanx)에 이르는 31개의 다리뼈(하지골, bone of lower limb)로 구성된다(그림 3-28 참조).

1) 넓적다리뼈(대퇴골, femur)

넓적다리의 뼈로, 머리에서 골반까지의 상체를 지지하기 때문에 인체에서 가장 튼튼하다. 길이는 약 40cm, 굵기는 가장 가는 부분이 약 3cm에 달한다. 엉덩관절을 형성하는 넓적다리뼈머리의 이는곳은 좁은 목부분을 이루는데 그 말초 쪽에는 엉덩관절의 운동에 작용하는 근육이 부착하는 융기인 넓적다리큰돌기(대전자, greater trochanter)와 넓적다리작은돌기(소전자, lesser trochanter) 등이 있다(그림 3-28 참조, 그림 3-32). 목부분은 엉덩관절의 운동을 방해하지 않도록 가늘어 골절되기 쉽다(넓적다리뼈경부골절). 넓적다리뼈경부골절은 골다공증

(osteoporosis) 때문에 뼈가 약해진 고령자에게서 많이 발생하며, 넓적다리뼈머리로 가는 혈류에 장애를 일으키기도 한다(허혈괴사).

넓적다리뼈는 목부분이 넓적다리뼈머리에서 바깥쪽으로 뻗은 후 뼈몸통은 안쪽 아래를 향해 무릎에 이른다. 넓적다리뼈목과 뼈 사이의 각도를 경사각(tilt angle)이라고 하는데 이 경사각은 평균 130°로, 남성에 비해 여성이 작다. 여성의 넓적다리가 무릎을 향해 V자 모양의 실루엣을 나타내는 것은 이 때문이다.

넓적다리뼈 아래끝에는 안쪽관절융기(내측과, medial condyle)와 가쪽관절융기(외측과, lateral condyle)라는 1쌍의 융기가 있으며 수평한 정강뼈(경골, cnemis) 위에서 무릎관절을 형성한다. 이 때문에 무릎은 체중을 거의 수직으로 받아들이는 형태가 된다.

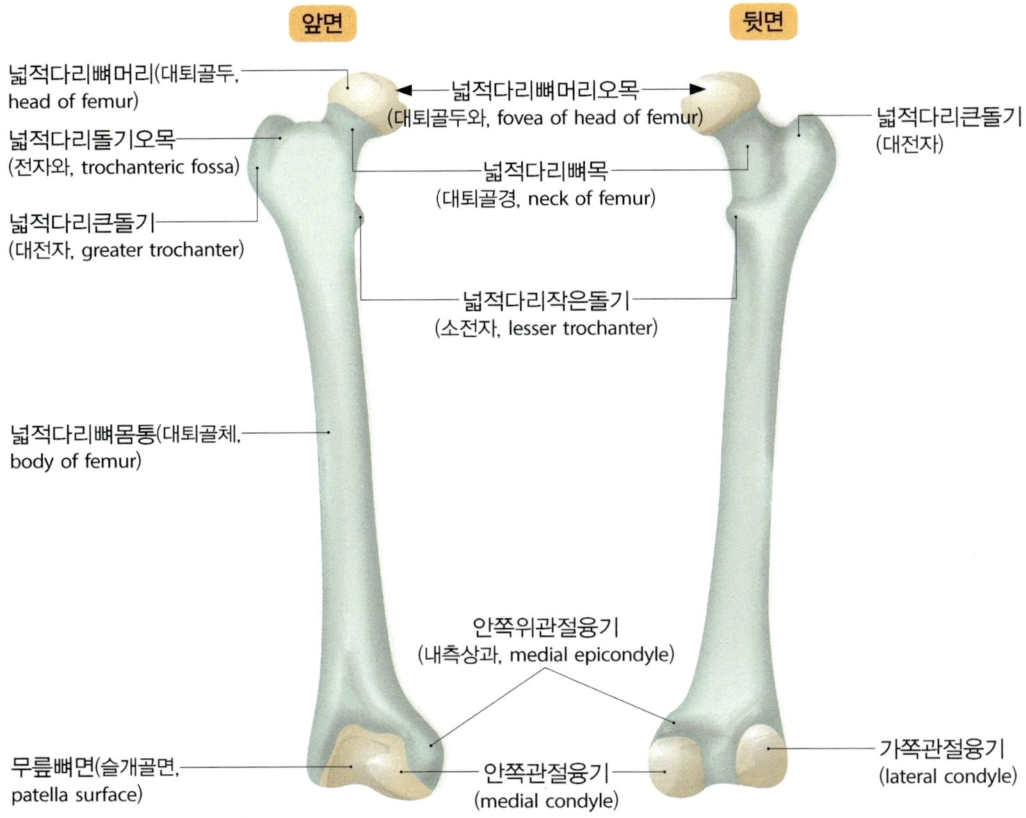

그림 3-32 오른다리 넓적다리뼈

2) 무릎뼈(슬개골, patella)

무릎 앞면에 있는 편평한 밤톨 모양의 납작뼈로 무릎관절(슬관절, knee joint) 앞벽의 일부를 이루며 무릎을 보호한다(그림 3-28 참조).

3) 종아리뼈(비골, fibula)

종아리 가쪽에 있는 정강뼈에 평행한 가는 삼각기둥 모양의 뼈로, 아래끝이 약간 굵어져 가쪽복사(외측과, lateral malleolus)가 형성된다. 정강뼈에 비해 가늘고 길이는 더 짧다. 위끝은 뭉툭하게 부풀어 있고 아래끝은 뾰족하게 부풀어 있다. 종아리뼈는 정강뼈와는 달리 넓적다리뼈와 관절을 이루지 않으며 체중을 지탱하지 않는다. 대신 발목관절에 안정감을 더한다(그림 3-28 참조, 그림 3-33).

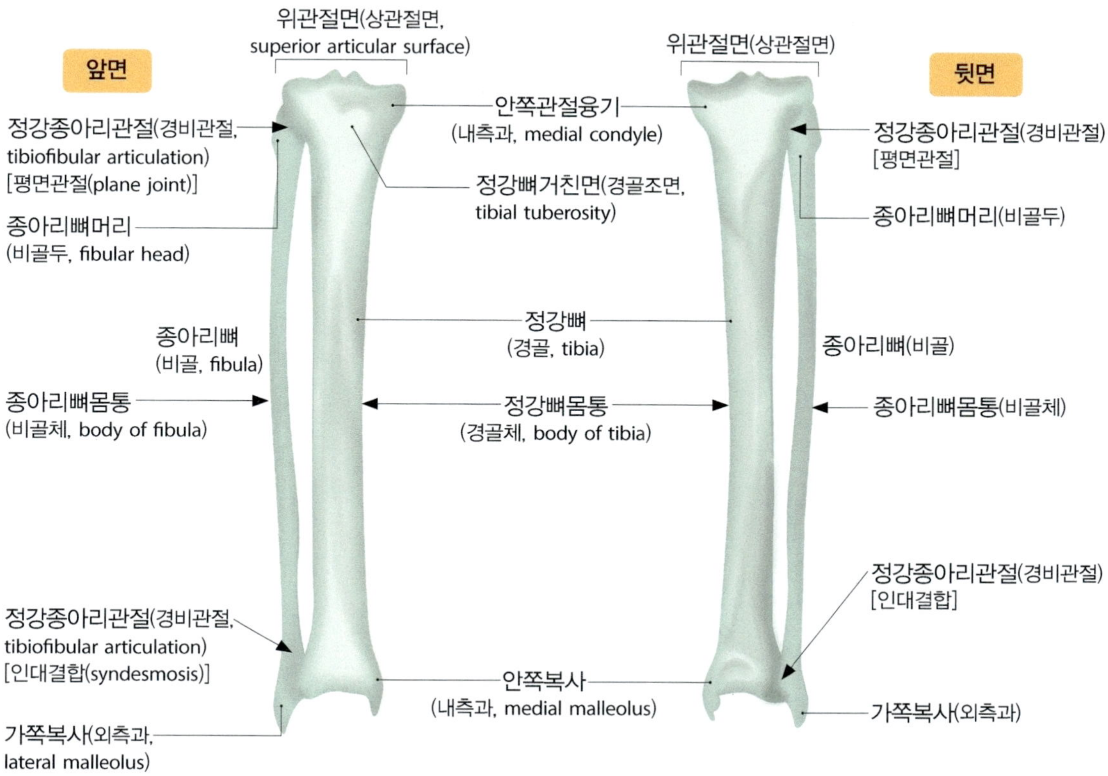

그림 3-33 오른다리의 종아리뼈와 정강뼈

4) 정강뼈(경골, tibia)

종아리 앞쪽에 있는 삼각기둥 모양의 뼈로, 종아리뼈의 중심을 이룬다. 체중을 지탱하는 안쪽에 있으며 넓적다리뼈 다음으로 길다. 위끝에는 넓적다리뼈 아래끝에 대응하는 안쪽관절융기(내측과, medial condyle)와 가쪽관절융기(외측과, lateral condyle)가 있고, 앞면에는 정강뼈거친면(경골조면, tibial tuberosity; 넓적다리네갈래근의 무릎힘줄이 부착)이 있으며, 아래끝은 약간 굵어지며 안쪽에 안쪽복사(내측과, medial malleolus)가 돌출해 있다(그림 3-33).

5) 발뼈(bone of foot)

발의 뼈대는 **발목뼈**(족근골, tarsal bone; 7개), **발허리뼈**(중족골, metatarsal bone; 5개), **발가락뼈**(phalanx; 14개)로 구성되는데, 체중을 지탱하고 신체 이동에 작용한다.

발의 뼈는 가로 세로의 아치 모양으로 연결되어 이를 인대와 발바닥의 힘줄이 보강함으로써 탄력을 받게 된다(그림 3-34). 발에서 관찰되는 이 아치 구조(발바닥활)는 체중을 지탱하고 땅에 닿았을 때의 충격을 완화시키는 역할을 하며, 원활한 두발보행을 가능하게 하는 사람 특유의 구조이다. 이 아치 구조가 약하거나 없는 경우를 (편)평발(편평족, talipes planus)이라고 한다.

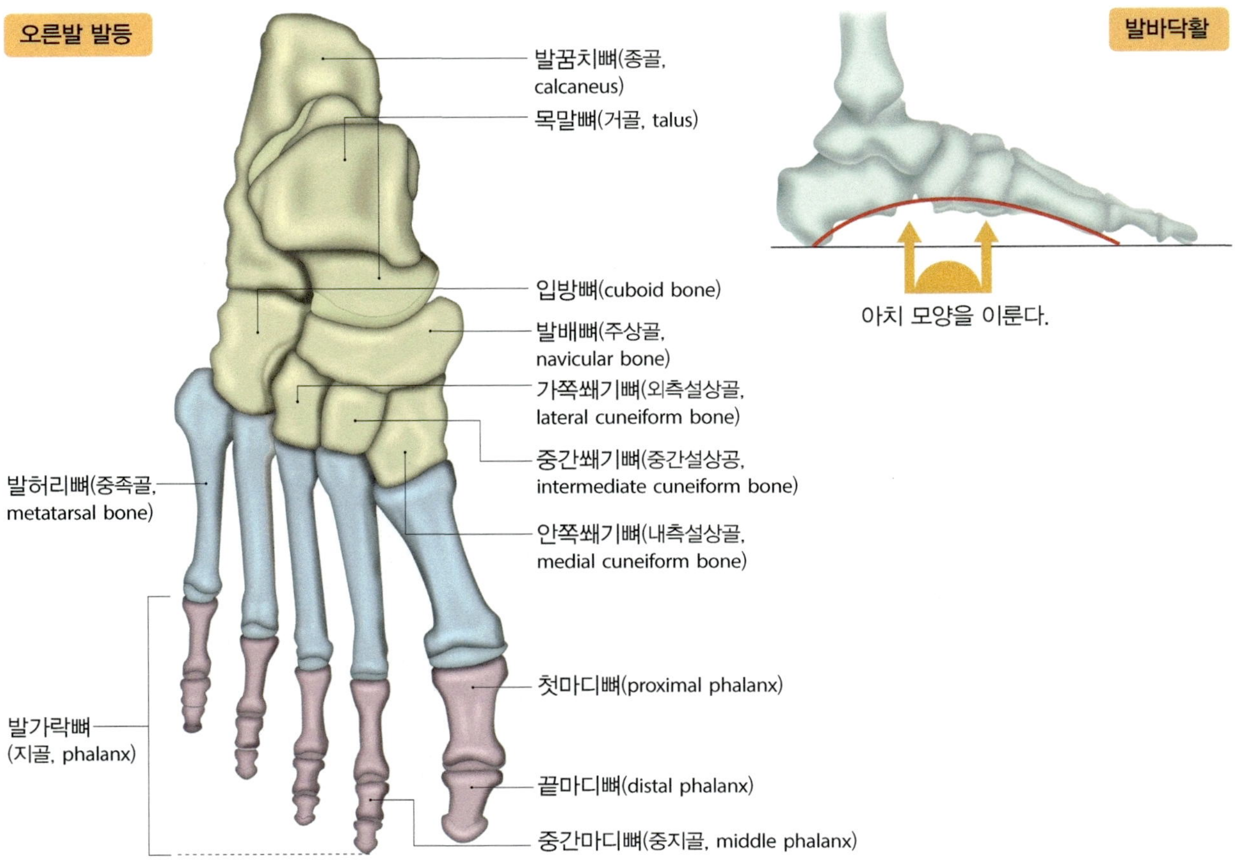

그림 3-34 **발의 뼈대**

(1) 발목뼈(족근골, tarsal bone)

발 뒤쪽에 있으며 종아리에서 가해지는 하중의 대부분을 받는 몸쪽부분인 목말뼈(거골, talus), 발꿈치뼈(종골, calcaneus)와 앞쪽에서 발허리뼈를 연결하는 먼쪽부분인 손배뼈(주상골, scaphoid bone), 안쪽쐐기뼈(내측설상골, medial cuneiform bone), 중간쐐기뼈(중간설상골, intermediate cuneiform bone), 가쪽쐐기뼈(외측설상골, lateral cuneiform bone)가 있다. 발목뼈는 '발꿈치'를 구성함과 동시에 발 아치의 후반부를 구성한다.

(2) 발허리뼈(중족골, metatarsal bone)

발등을 구성하는 5개의 긴뼈로, 발바닥에서는 아치의 전반부를 형성한다. 발허리뼈는 끝에서 각 발가락의 발가락뼈와 관절을 이룬다.

(3) 발목과 발꿈치

발꿈치는 종아리(정강뼈, 종아리뼈)의 아래끝과 7개의 발목뼈로 형성된다(그림 3-35). 주로 발목관절에 의해 발목의 발바닥쪽굽힘과 등쪽굽힘 운동이 이루어지는데, 다른 발목뼈와의 연결도 추가되기 때문에 발꿈치의 뒤틀림 운동인 안쪽휨(발바닥의 안쪽으로 향함)이나 가쪽휨(발바닥의 가쪽으로 향함)이 일어난다.

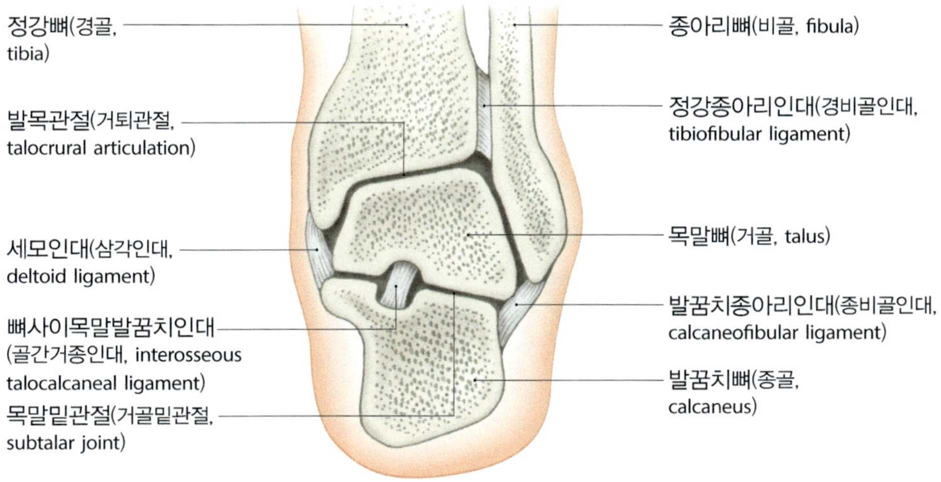

그림 3-35 발꿈치의 뼈

Clinical Information

▶ (편)평발(편평족, talipes planus)

발의 아치(발바닥활)는 발목뼈와 발허리뼈에 의해 형성되며 인대나 힘줄[발바닥널힘줄, 바닥쪽발꿈치발배인대, 발바닥인대 등]에 의해 고정된다. 이들 인대나 힘줄이 약해지면 발바닥활, 특히 세로발바닥활 안쪽부분이 내려가 (편)평발을 유발한다. 더욱이 목말뼈머리가 내려가면 발에 변형이 오게 된다. 주로 체중의 부하에 기인한다고 보지만, 원인은 밝혀지지 않았으며 유전적 요소도 관여하는 것으로 판단된다.

▶ 엄지발가락가쪽휨증(무지외반증, hallux valgus)

엄지발가락의 정중앙이 바깥으로 휘듯이 변형된 것을 말하며, 엄지발가락의 제1발허리뼈는 안쪽, 첫마디뼈는 바깥쪽을 향해 휜다. 여성에게 압도적으로 많고 사춘기에 발병하는 유형과 중년기에 발병하는 유형이 있는데, 특히 전자의 경우 높은 빈도로 가족성으로 발병한다. 증상으로는 발허리발가락관절(중족지관절, metatarsophalangeal joint)의 안쪽 부분이 현저하게 돌출되고 이 부위의 윤활액주머니가 부어올라 통증이 생긴다.

요점정리

- 뼈는 형태에 따라 긴뼈(long bone), 짧은뼈(short bone), 납작뼈(flat bone), 공기뼈(pneumatic bone), 불규칙뼈(irregular bone)로 나뉜다.
- 뼈는 칼슘의 체내 저장부위로서 역할을 하며 파골세포(뼈파괴세포, osteoclast)에 의한 칼슘 동원(뼈흡수)과 골모세포(뼈모세포, osteoblast)에 의한 칼슘 저장(뼈형성)의 균형을 통해 유지된다.
- 뼈는 관절면을 제외하고 골막(뼈막, periosteum)으로 둘러싸이며, 표층의 치밀뼈(치밀골, compact bone)와 심층의 해면뼈(해면골, cancellous bone)로 구성된다.
- 뼈가 형성되는 과정을 골형성(뼈형성, osteogenesis)이라고 하며 태아기의 미분화된 결합조직에서 막내골화(막속뼈형성, intramembranous ossification)와 연골내골화(연골속뼈형성, endochondral ossification)의 두 가지 방식으로 형성된다.
- 뼈대(골격, skeleton)는 여러 개의 뼈와 연골이 연결되어 형성되는 '뼈의 짜임새'를 말한다. 크게 몸통뼈대(축골격, axial skeleton)와 팔다리뼈대(사지골격, appendicular skeleton)로 나뉜다.
- 몸통뼈대는 23개의 머리뼈(두개골, skull), 1개의 목뿔뼈(설골, hyoid bone), 26개의 척추뼈(척추골, vertebrae), 25개의 가슴우리뼈(흉곽골, bone of thorax)로 구성된다. 몸통의 내장을 담아 보호하는 역할을 하며, 몸통 등쪽에는 몸의 기둥이 되는 척주가 있다.
- 팔뼈대는 4개의 팔이음뼈(어깨이음구조, pectoral girdle)와 60개의 팔뼈(상지골, bone of upper limb)로 구성되고 다리뼈대는 2개의 다리이음뼈(골반이음구조, pelvic girdle)와 60개의 다리뼈(하지골, bone of lower limb)로 구성된다. 주위에 근육이 부착되어 있어 근육의 수축에 따라 팔과 다리가 운동을 할 수 있다.

CHAPTER 04

관절계통

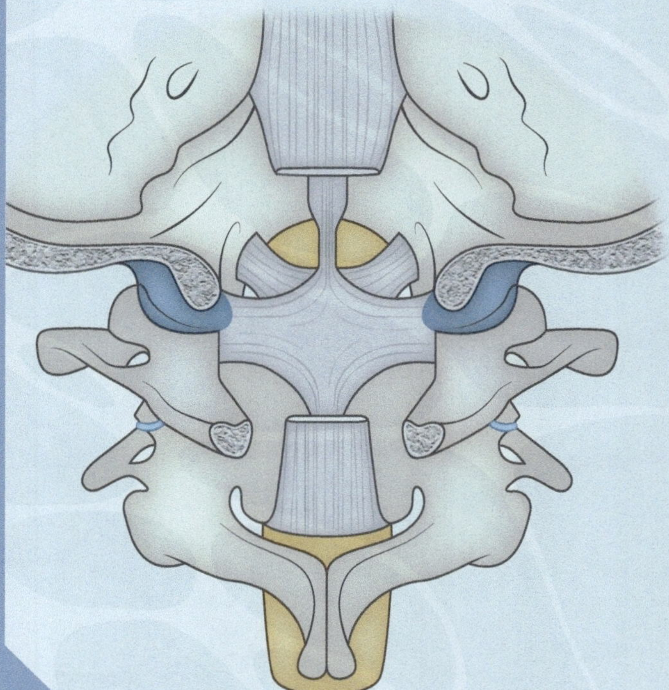

1. 뼈의 연결양식
2. 부위별 관절의 종류

1. 뼈의 연결양식

뼈대를 형성하려면 각각의 뼈가 연결될 필요가 있다. 뼈의 연결에는 가동성이 거의 없는 **부동관절**(못움직관절, synarthrosis)과 비교적 자유롭게 움직일 수 있는 **관절**(articulation, joint)이 있다. 부동관절은 운동기관으로서의 의미가 없고, 신체운동에 크게 관여하는 것은 관절이다. 움직임의 범위나 방향과 각 관절의 형태에는 밀접한 연관성이 있다(그림 4-1). 예외적으로 목뿔뼈(설골, hyoid bone)처럼 다른 뼈에서 다소 떨어져 인대로 연결되는 것도 있다.

1. 부동관절

부동관절(못움직관절, synarthrosis)은 뼈와 뼈 사이가 다양한 조직으로 결합되어 있기 때문에 움직임이 없다. 조직의 종류에 따라 **섬유관절**(fibrous joint), **연골관절**(cartilaginous joint), **골유합**(뼈붙음, synostosis)으로 구분한다(표 4-1, 그림 4-2).

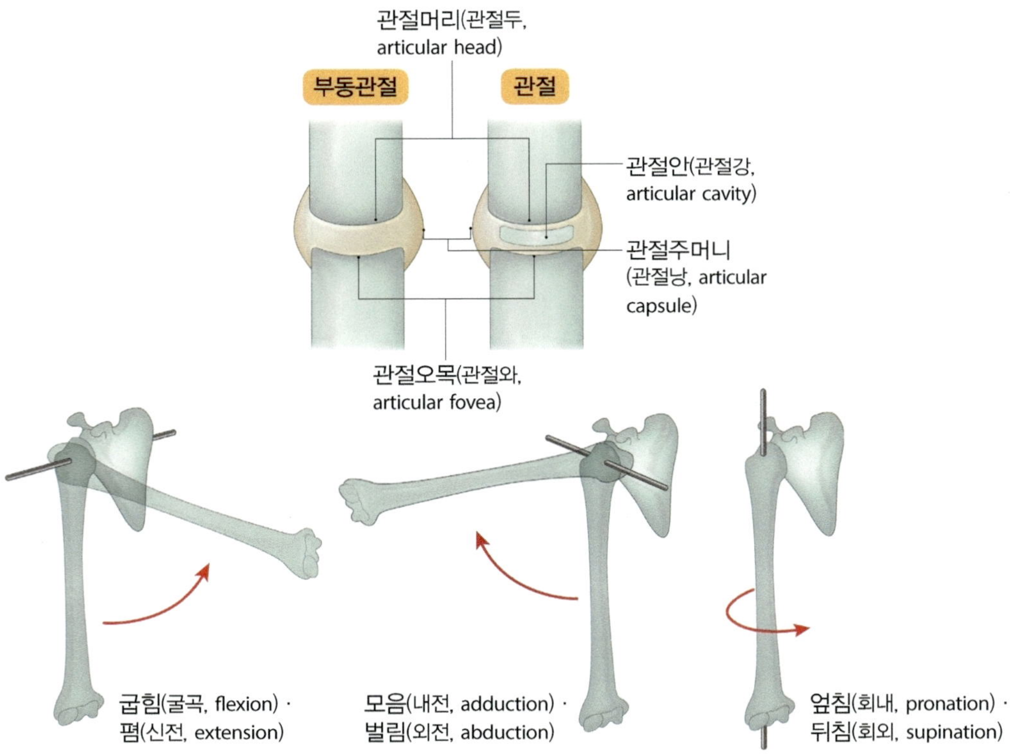

그림 4-1 뼈의 연결

표 4-1 부동관절의 종류

종류		설명
섬유관절(fibrous joint)		관절을 이루는 뼈들이 불규칙하며 단단한 섬유성 결합조직에 의해 연결된다.
	인대결합 (syndesmosis)	뼈 사이가 인대에 의해 결합된다. 앞과 뒤의 정강종아리인대에 의해 정강뼈와 종아리뼈가 결합되며, 척추(뼈)의 관절돌기 사이에서도 관찰된다.
	못박이관절(정식관절, gomphosis)	이뿌리와 위턱, 아래턱 사이에서 관찰된다. 이뿌리는 치주인대에 의해 뼈가 고정되어 있어 부동관절이다.
	뼈사이막(골간막, interosseous membrane)	2개의 뼈 사이에 있는 섬유결합조직막이며 아래팔뼈사이막과 종아리뼈사이막이 있다.
	봉합 (suture)	머리덮개뼈에 있는 톱니 모양의 연결이며 뼈 사이에 치밀하게 섬유결합조직으로 결합된다.
연골관절(cartilaginous joint)		뼈와 뼈 사이가 연골로 채워져 연결된다.
	연골결합 (synchondrosis)	유리질연골로 결합되어 있어서 유연성이 크다. 가슴의 갈비연골과 성장기 어린아이의 뼈끝연골이 있다.
	섬유연골결합 (symphysis)	아교질이 풍부한 섬유연골로 강하게 연결된다. 두덩결합, 추간판 등에서 관찰된다. 이 관절은 반부동관절로, 특히 척추 사이 각각에 움직임을 주어 전체적으로 큰 척주의 운동을 가능하게 한다.
골유합(뼈붙음, synostosis)		뼈와 뼈가 융합하여 외견상 1개의 뼈가 된다. 엉덩뼈, 두덩뼈, 궁둥뼈 사이, 5개의 엉치뼈 사이, 좌우 전두골 사이 등에서 관찰된다.

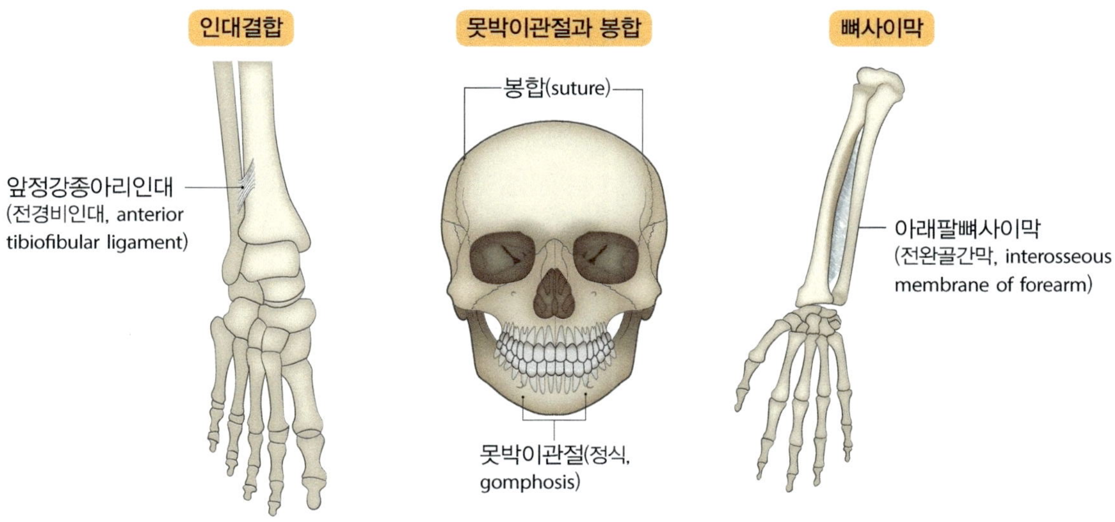

그림 4-2 부동관절의 종류

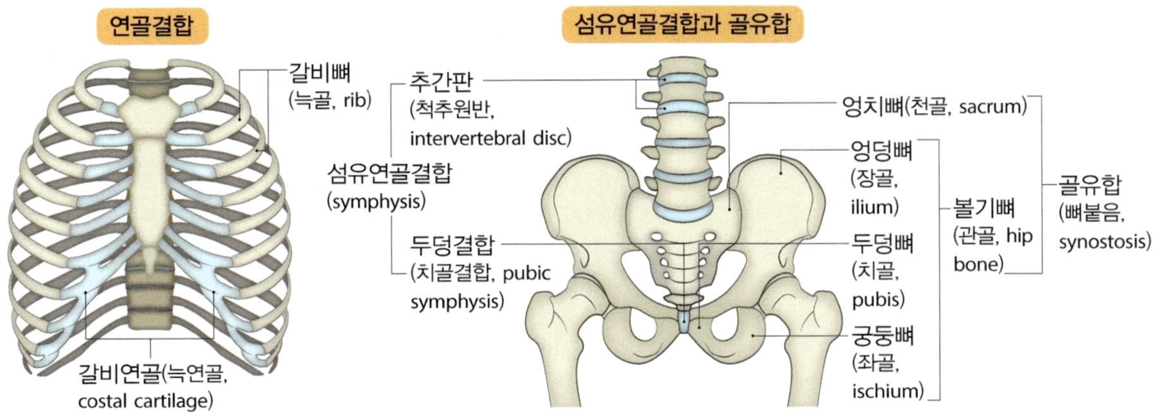

그림 4-2 부동관절의 종류 (계속)

2. 관절

관절(articulation, joint)은 약간의 틈새를 사이에 두고 접하는 뼈와, 이것을 둘러싼 주머니 모양의 막인 **관절주머니**(관절낭, articular capsule)로 구성된다. 좁은 틈새를 **관절안**(관절강, articular cavity)이라고 하는데 그 속공간은 소량의 (윤)활액으로 채워져 있다. 서로 접하는 골면 가운데 볼록한 부분을 **관절머리**(관절두, articular head), 오목한 곳을 **관절오목**(관절와, articular fovea)이라고 한다. 두 면은 모두 유리질연골로 덮여 있어 매끄러우며 (윤)활액과 함께 운동 시 마찰을 감소시키는 역할을 한다. 따라서 이 매끄러움이 없어지면 관절운동에 장애가 발생하는데 염증이나 외상으로 인해 관절연골이 변성되어 발생하는 변형관절염이 그 예이다. 일반적으로 연골은 혈관이 분포하지 않아서 새로운 세포가 보충되지 않기 때문에 관절연골이 손상되면 자연치유는 기대할 수 없다.

관절주머니의 속층은 (윤)활액을 생산하고 분비하는 **(윤)활막**(synovial membrane)이고, 바깥층은 강인한 섬유막으로 이루어지며, 섬유막은 샤피섬유(Sharpey fiber)로서 뼈에 부착되어 관절주머니와 뼈를 연결하는 역할을 한다. 또 관절에는 **인대**(ligament)라는 결합조직성 띠구조가 있는데, 관절의 보강에 작용한다. 인대 대부분은 관절주머니 바깥쪽에 있지만, 엉덩관절의 넓적다리뼈머리인대나 무릎관절의 무릎십자인대처럼 관절안(관절강)을 지나가는 것도 있으며, 이를 통틀어서 관절주머니속인대(관절낭내인대, intracapsular ligament)라고 한다. 또한 턱관절, 복장빗장관절, 무릎관절 등의 일부 관절은 내부에 연골성 관절원반이나 관절반달이 있어 관절의 적합성을 높이는 기능을 한다(그림 4-3). 관절은 그 형태에 따라 표 4-2로 나뉘며 온몸의 주요 관절을 그림 4-4에 나타내었다.

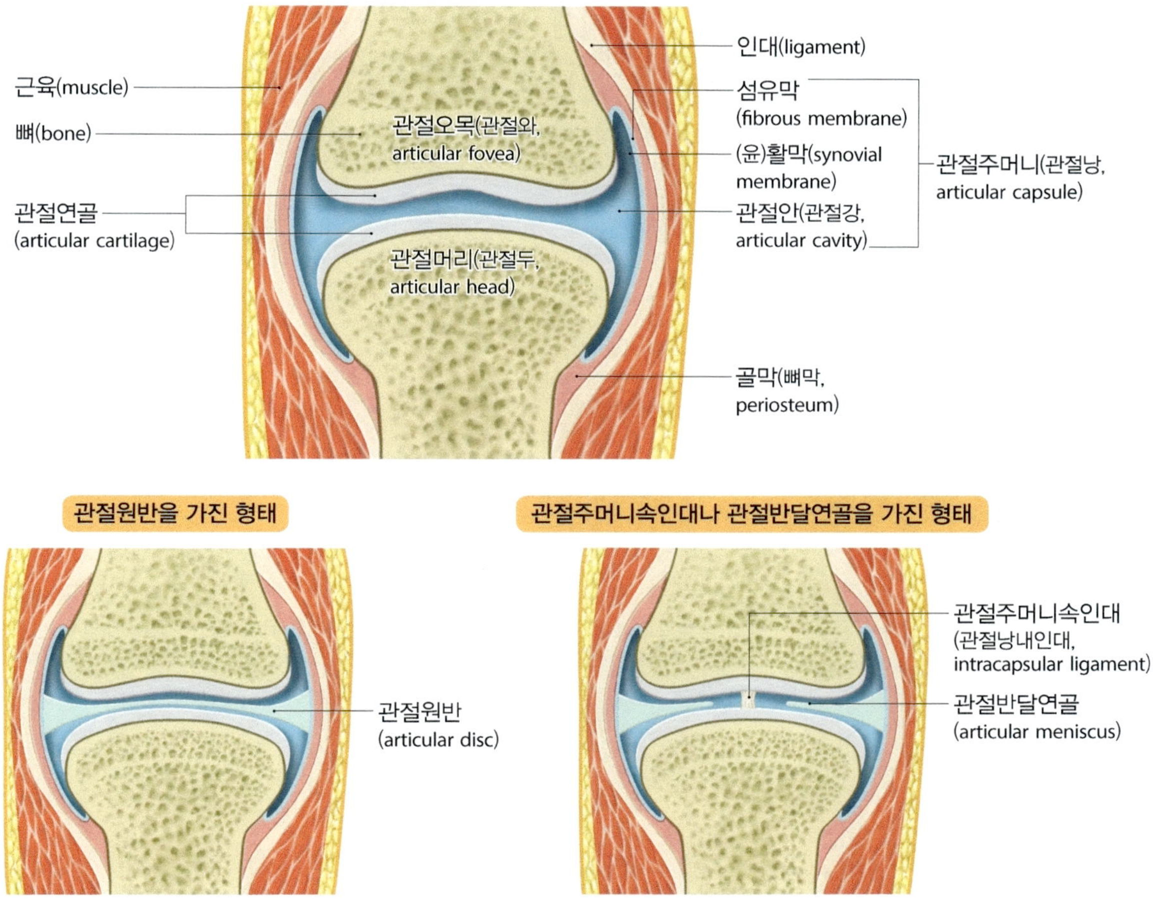

그림 4-3 관절의 구조

표 4-2 관절의 종류

종류	설명
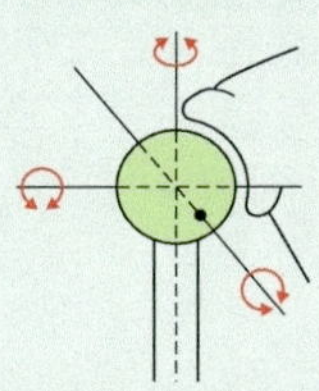 절구관절(cotyloid joint)	반구 모양의 관절머리와 그릇 모양의 둥근 오목으로 구성된다(예 : 어깨관절). 가장 운동성이 높은 관절에 속하며 세 방향으로 움직이기 때문에 다축관절로 분류된다. 특히 관절오목이 깊은 것도 있는데(예 : 엉덩관절) 일반적인 절구관절보다 운동성은 떨어지지만 안정성은 뛰어나다.
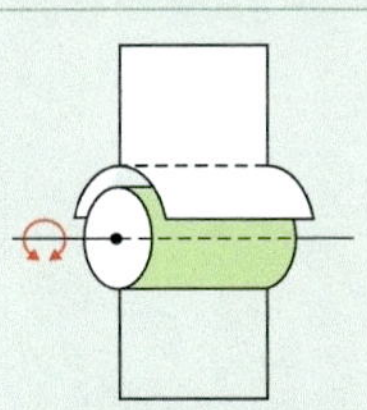 경첩관절(hinge joint)	경첩 모양의 관절이다. 팔꿈치관절인 위팔자관절에서 볼 수 있듯이 운동방향은 굽힘과 폄에 한정되지만(일축관절), 안정성은 비교적 높다.

표 4-2 **관절의 종류 (계속)**

종류	설명
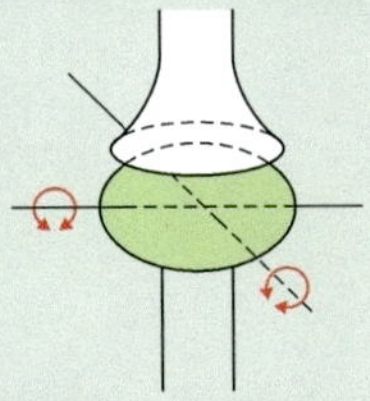 타원관절(ellipsoidal joint)	관절머리가 럭비공처럼 타원형인 관절이다. 손목관절에서 볼 수 있듯이 굽힘과 폄, 옆으로 굽힘이 가능한 이축관절이며, 관절면이 타원형이기 때문에 회전운동은 할 수 없다.
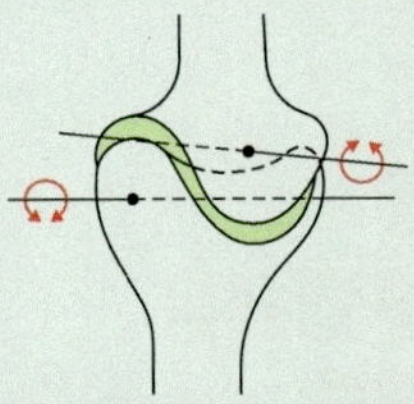 안장관절(saddle joint)	서로 마주보는 관절면이 안장과 같은 형태의 관절이다. 엄지손가락의 손목손허리관절이 대표적인 안장관절이며, 비교적 자유로운 운동이 가능한 이축관절이다.
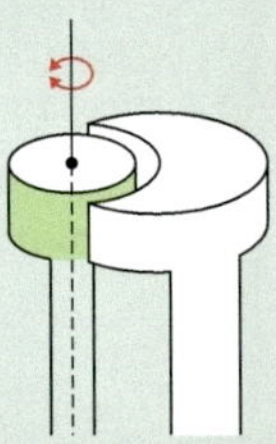 중쇠관절(차축관절, pivot joint)	축을 중심으로 회전운동을 일으키는 일축관절이다. 목의 회전운동에 작용하는 정중환축관절(정중고리중쇠관절)이나 아래팔의 몸쪽 · 먼쪽노자관절(상 · 하요척관절) 등이 해당된다.
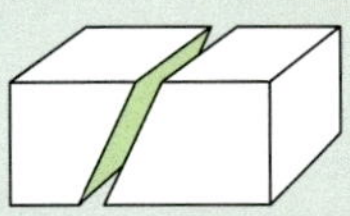 평면관절(plane joint)	관절면이 평면인 관절로, 척추의 돌기사이관절이나 손목뼈사이관절의 일부가 해당된다. 각각의 운동범위는 좁지만 여러 개가 모여 운동성을 높인다. 그리고 관절주머니나 인대가 느슨한 경우에는 어느 정도의 운동이 가능하다.
두융기관절 (bicondylar joint)	흔들의자의 다리처럼 쌍을 이루는 관절면을 가진 관절로, 턱관절이나 무릎관절이 여기에 해당한다. 경첩관절과도 비슷하지만, 옆쪽으로도 운동성을 나타내는 점에서 차이가 있다.
다축관절 (여러축관절, multiaxial joint)	평면관절과 유사하지만 관절면에 요철이 있는 관절로, 엉치엉덩관절 등이 해당된다. 일반적으로 관절주머니와 인대에 의해 강하게 연결되어 있으며 운동성은 낮은 편이다.

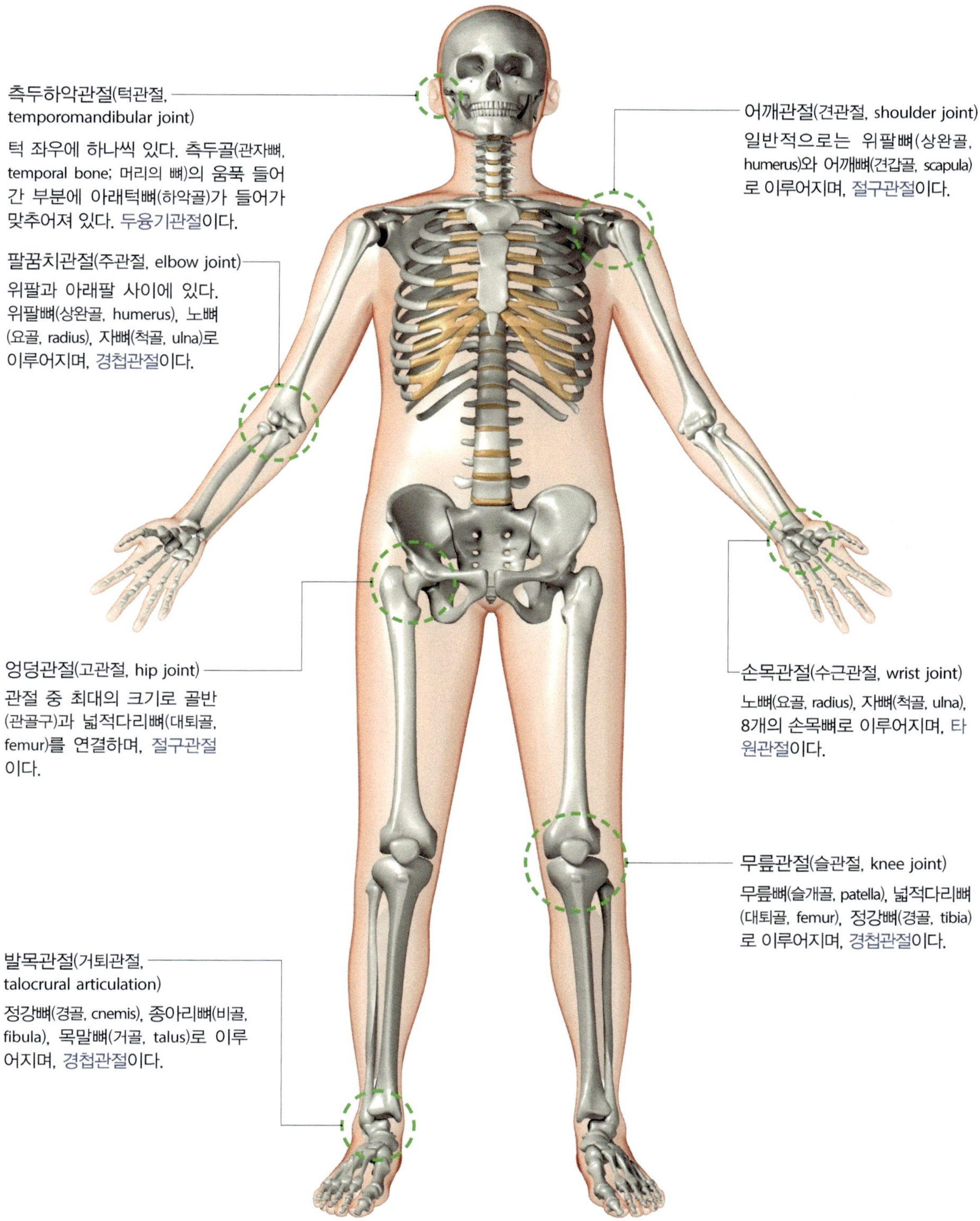

그림 4-4 온몸의 주요 관절

Clinical Information

▶ **변형관절염**(arthritis deformans)

관절연골에 변성과 마모가 발생하면 관절면은 그 매끄러움을 잃으며 (윤)활막은 염증을 일으켜 비후된다. 이러한 변화에 반응해서 관절 가장자리 부분에서는 가시 모양의 뼈증식(뼈돌기 형성)이 일어나 관절 전체에 변형이 생긴다. 이처럼 변형에 의해 관절 기능에 지장이 발생한 것이 변형관절염이다. 일반적으로는 류마티스관절염 등을 제외하고 노화에 의해 발생하는 관절 증상을 가리키며 75세 이상에서는 80% 정도 나타난다.

2. 부위별 관절의 종류

1. 머리뼈의 연결

1) 봉합(suture)

머리안을 덮는 돔 모양의 머리덮개뼈(두개관, calvaria)에서 관찰되는 섬유관절을 말하며, 접합면이 서로 섬유에 의해 강하게 연결되는 형태의 부동관절이다(그림 4-5).

머리덮개뼈의 대표적 봉합에는 전두골비늘(squama of frontal bone)과 좌우 두정골 사이의 **관상봉합**(coronal suture), 좌우 두정골 사이의 **시상봉합**(sagittal suture), 좌우 두정골과 후두골비늘(squama of occipital bone) 사이의 **시옷봉합**(삼각봉합, lambdoid suture)을 들 수 있다. 한편, 봉합은 연령 증가와 함께 속판에서 유합되어 사라지기 때문에 봉합의 유합 정도가 연령 추정에도 이용된다.

2) 연골결합(synchondrosis)

머리뼈바닥의 뼈는 유리질연골(hyaline cartilage)에 의해 연결되기 때문에 **연골결합**으로 분류된다. 머리뼈바닥의 뼈는 태생기의 연골이 골화(뼈형성)를 함으로써 형성되는 형태의 뼈로, 이러한 발생양식의 뼈를 연골뼈라고 한다. 즉, 머리뼈바닥을 구성하는 뼈 사이에는 연골이 매립되어 있으며 발생 후의 뼈 사이도 연골에 의해 연결된다. 이처럼 머리덮개뼈가 섬유성 연결을 나타내고, 머리뼈바닥이 연골성 연결을 나타내는 것은 뼈와 그 연결물질이 공통된 발생기원에서 유래하기 때문이다.

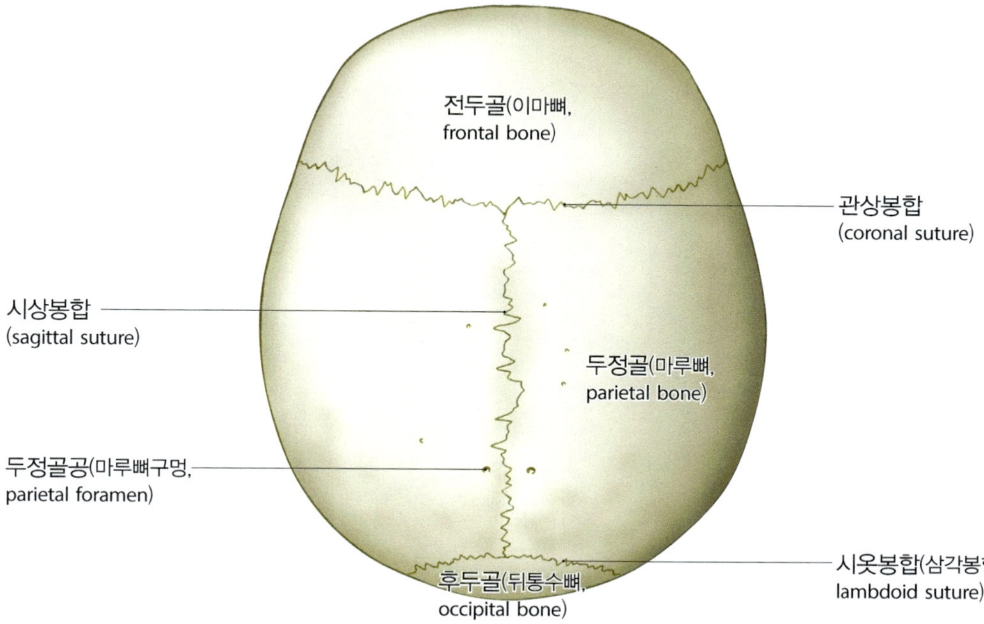

그림 4-5 **머리뼈의 봉합**

3) 측두하악관절(턱관절, temporomandibular joint)

아래턱뼈는 머리에서 관자뼈와의 사이에 유일하게 관절(측두하악관절)을 형성한다. 좌우에 1쌍이 있으며, 거꾸로 놓은 흔들의자와 같은 구조인 두융기관절(bicondylar joint)이다(그림 4-6).

측두하악관절의 구조

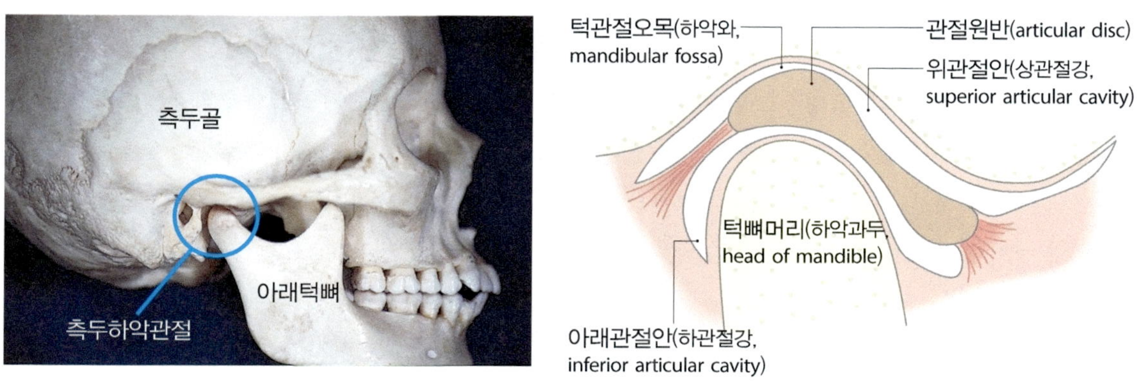

그림 4-6 **측두하악관절**

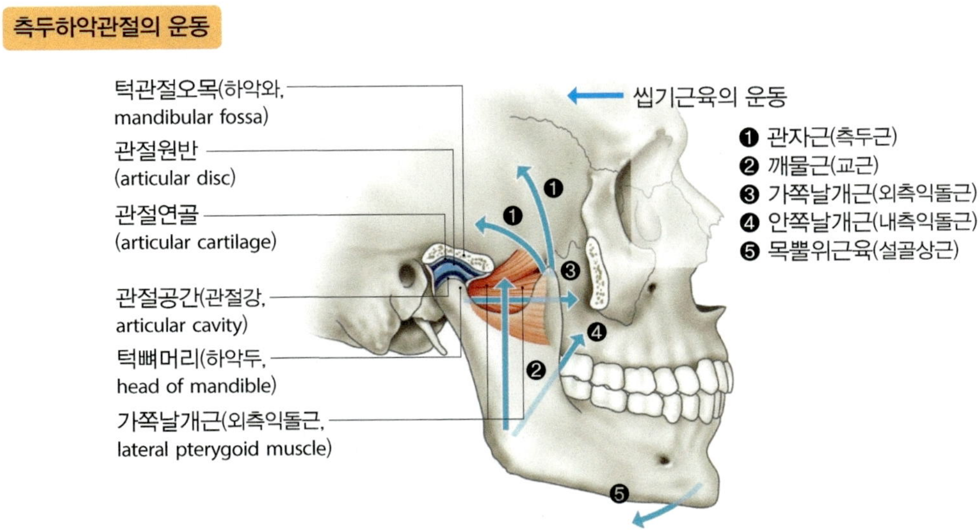

그림 4-6 **측두하악관절 (계속)**

2. 척추(뼈)의 연결

1) 환추후두관절(고리뒤통수관절, atlantooccipital joint)

제1목뼈인 고리뼈(atlas, C_1)의 위관절면과 후두골의 후두과(뒤통수뼈관절융기, occipital condyle)가 형성하는 타원관절이다(그림 4-7). 굽힘과 폄 작용으로 고개를 끄덕이는 운동을 할 수 있으며 약간의 가쪽굽힘도 가능하다.

2) 환축관절(고리중쇠관절, atlantoaxial joint)

환축관절에는 정중환축관절(정중고리중쇠관절, median atlantoaxial joint)과 외측환축관절(가쪽고리중쇠관절, lateral atlantoaxial joint)이 있다. 정중환축관절은 고리뼈 앞고리(전궁, anterior arch)와 중쇠뼈 치돌기(dens) 사이에 형성되는 중쇠관절로, 머리의 돌림이 일어난다. 가쪽환축관절은 고리뼈 아래관절돌기와 중쇠뼈 위관절돌기 사이에 형성되는 평면관절이다(그림 4-7).

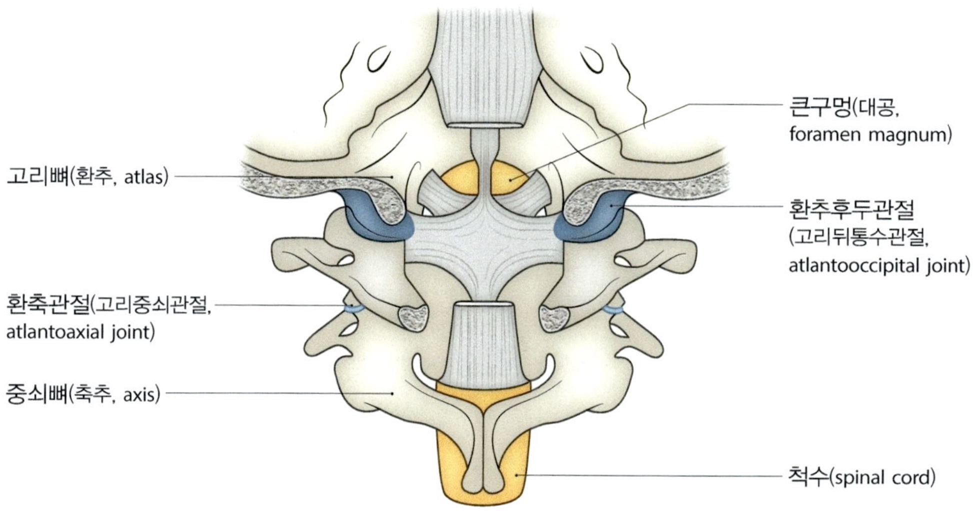

그림 4-7 **환추후두관절과 환축관절**

3) 추간판(척추원반, intervertebral disc)

위아래의 척추(뼈)는 추간판과 1쌍의 돌기사이관절에 의해 연결되며, 이것이 이어져 척주가 형성된다. 이 가운데 위아래의 척추(뼈)몸통을 연결하는 추간판은 중심에 있는 겔상의 속질핵(nucleus pulposus)과 이를 감싸는 섬유테(섬유륜, anulus fibrosus)로 된 연골성 구조인데(그림 4-8), 그 탄력성에 의해 상체에서 가해지는 하중을 흡수하는 쿠션 역할을 한다. 추간판은 뼈 연결의 분류에서는 섬유성 연골결합에 속하지만 관절안(관절강)이 없어 관절에는 포함되지 않는다. 하지만 실제 척주운동에서는 중심축 역할을 한다.

척추(뼈)몸통과 추간판은 척주의 전체 길이에 걸쳐 앞쪽과 뒤쪽에서 인대를 통해 보강된다. 앞세로인대(전종인대, anterior longitudinal ligament)는 척추(뼈)몸통과의 앞쪽을 폭넓게 덮고 있고, 머리뼈에서 엉치뼈까지 세로로 뻗어서 몸통에 강하게 붙어 있다. 뒤세로인대(후종인대, posterior longitudinal ligament)는 척추(뼈)구멍 앞쪽에 세로로 뻗어있는 좁은 인대로 경사대(clivus)에서 엉치뼈관까지 추간판에 강하게 붙어 있다.

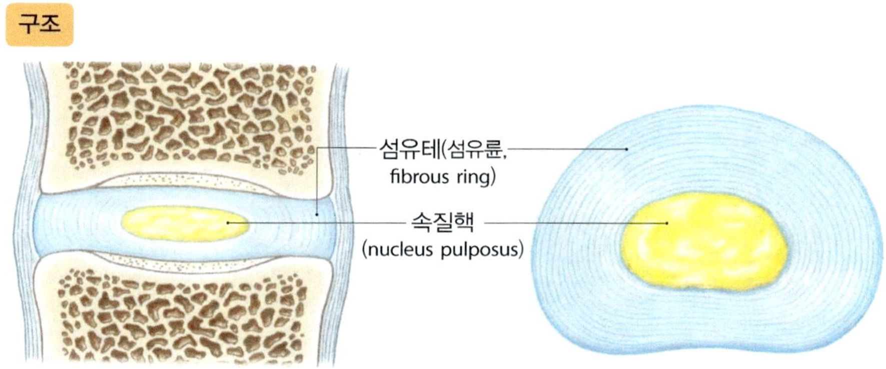

그림 4-8 **추간판**

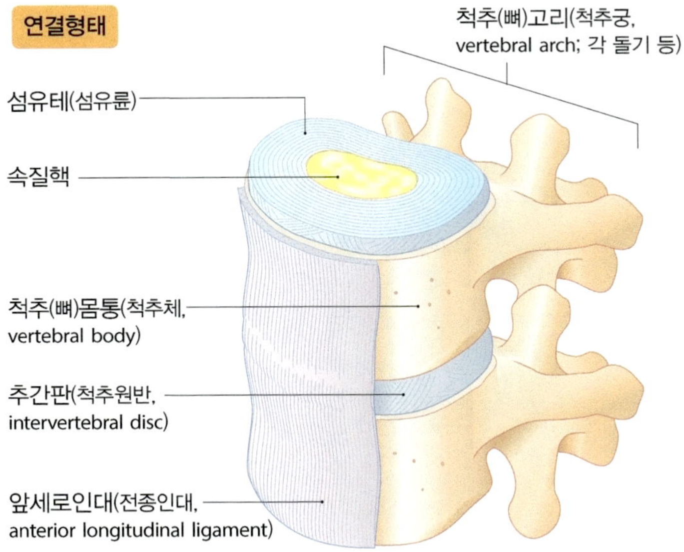

그림 4-8 추간판 (계속)

4) 돌기사이관절(추간관절, zygapophysial joint)

'척주의 관절'이라고도 하며 상위 척추(뼈)의 아래관절돌기(하관절돌기, inferior articular process)와 하위 척추(뼈)의 위관절돌기(상관절돌기, superior articular process) 사이에 형성된다. 형태로 볼 때 평면관절에 속하며, 목뼈 및 허리뼈에서는 비교적 높은 운동성을 나타내지만 등뼈에서는 운동성이 낮다. 돌기사이관절에는 풍부한 감각신경종말이 분포해 있으며 일반적으로 같은 위치 또는 한 분절 위의 척수신경 뒤가지의 지배를 받는다. 예전에는 급성 허리통증의 원인으로 원반탈출(추간판탈출)을 의심하였으나 최근에는 그 원인의 대부분을 돌기사이관절의 통증으로 보고 있다.

척추(뼈)고리와 그곳에서 나오는 가시돌기는 인접해 있는 척추(뼈) 사이에서 4종류의 인대에 의해 연결된다(그림 4-9, 표 4-3).

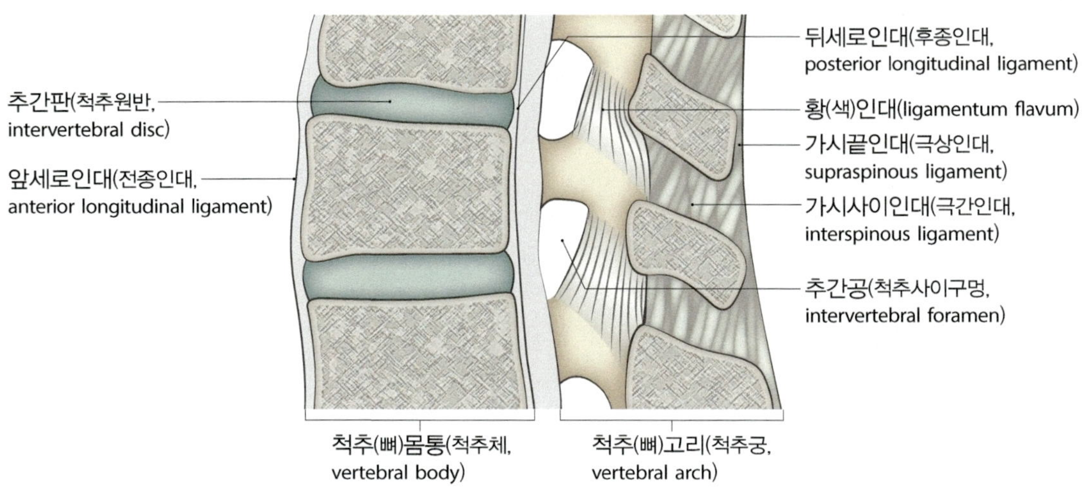

그림 4-9 돌기사이관절과 인대

표 4-3 척추(뼈) 사이의 인대

종류	설명
황(색)인대 (ligamentum flavum)	위아래 척추(뼈)의 고리판 사이를 연결해서 척주관의 뒤벽을 이룬다. 탄력섬유를 풍부하게 함유하고 있어서 황색으로 보인다. 척주를 굽히고 펴는 운동에 따라 고리판을 연결하는 황(색)인대가 늘어나고 수축하면서 대응한다.
가시사이인대(극간인대, interspinous ligament)	위아래 척추(뼈)의 가시돌기 사이를 연결한다.
가시끝인대(극상인대, supraspinous ligament)	가시돌기의 뒤끝을 위아래로 연결하며 세로로 뻗어 있다.
가로사이인대(횡돌간인대, intertransversal ligament)	위아래 척추(뼈)의 가로돌기 끝부분을 연결해서 척추(뼈)가 가로로 움직이는 것을 제한한다.

Clinical Information

▶ **추간판탈출**(disc extrusion)

추간판에 노화와 변성이 발생하여 섬유테가 부풀거나 속질핵이 탈출하여 척주관(spinal canal) 내에 협착을 일으킨 병태를 말한다. 협착에 의해 척수나 신경뿌리가 압박을 받으면 이와 관련된 영역에 통증이나 운동마비가 나타난다. 하중 부담이 가해지기 쉬운 척주의 굽이 이행부분, 특히 앞굽이(전만)에서 뒤굽이(후만)로 넘어가는 영역에서 추간판탈출이 일어나기 쉬워 하부 허리뼈나 하부 목뼈에서 많이 발생한다.

3. 팔뼈의 연결

1) 봉우리빗장관절(견봉쇄골관절, acromioclavicular joint)

빗장뼈 가쪽(봉우리끝)과 어깨뼈봉우리 안쪽모서리 사이에서 형성되는 평면관절로, 수평면의 돌림운동만 가능하다(그림 4-10).

2) 복장빗장관절(흉쇄관절, sternoclavicular joint)

몸통과 팔을 연결하는 유일한 관절로, 이곳을 지점으로 하는 원뿔운동을 통해 어깨뼈의 위치를 바꾸는 역할을 한다. 이에 따라 어깨뼈 바깥쪽의 어깨관절(견관절)도 그 위치를 광범위하게 바꾸어 팔의 운동성을 높이는 데 기여한다(그림 4-10).

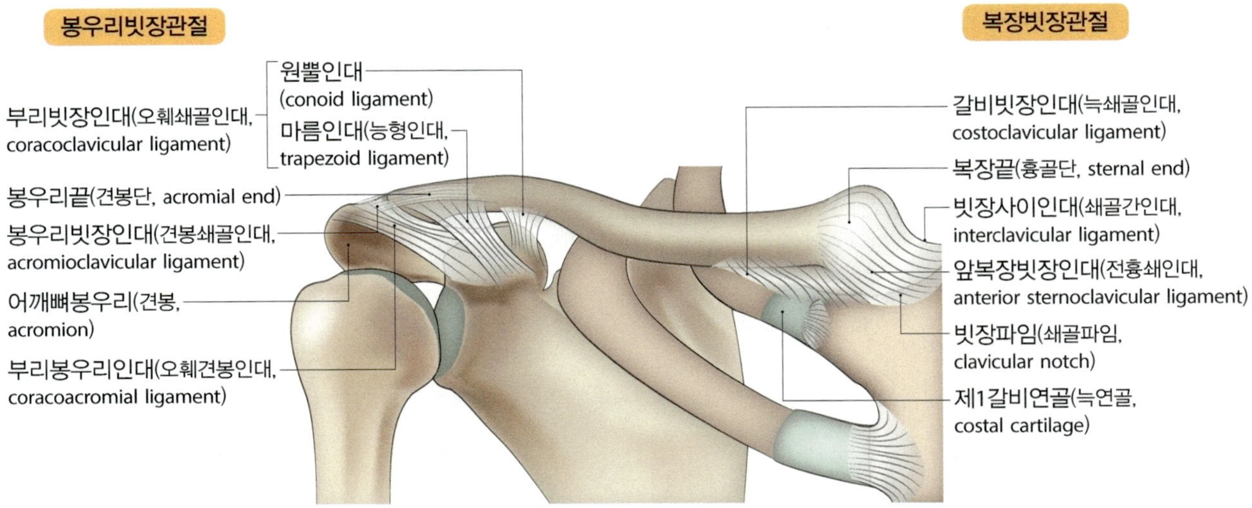

그림 4-10 봉우리빗장관절과 복장빗장관절

3) 어깨관절(견관절, shoulder joint)

어깨뼈의 관절오목(관절와, articular fovea)과 위팔뼈머리(상완골두, humeral head) 사이에 형성되는 절구관절이다(그림 4-11). 굽힘(앞쪽 올림), 폄(뒤쪽 올림), 벌림(옆쪽 올림), 모음(겨드랑이 모으기), 바깥돌림(외회전, external rotation; 위팔을 앞에서 바깥쪽으로 회전), 안쪽돌림(내회전, internal rotation; 위팔을 앞에서 안쪽으로 회전)을 조합하여 운동을 일으킨다.

어깨관절의 관절오목은 매우 얕아서 팔의 자유로운 운동성을 확보할 수 있는 반면, 그만큼 불안정하기 때문에 탈구(dislocation)를 일으키기 쉽다. 실제로 정형외과를 찾는 외상성 탈구 환자의 50% 이상이 어깨관절에서 일어난다고 한다.

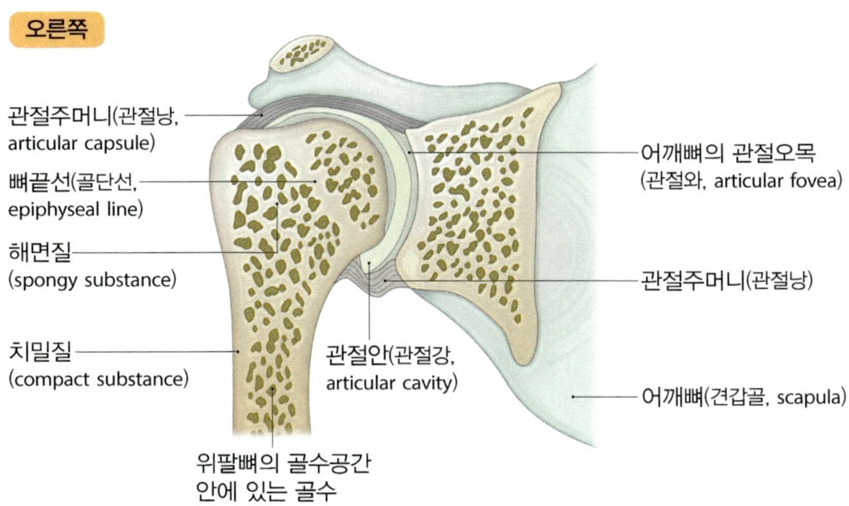

그림 4-11 어깨관절

Clinical Information

▶ **어깨관절탈구**

어깨관절은 외부로부터 힘이 가해지면 비교적 쉽게 탈구를 일으킨다. 어깨관절탈구는 위팔뼈머리가 어긋나는 방향에 따라 전방탈구, 후방탈구, 하방탈구, 상방탈구로 분류되는데, 외상성 탈구의 경우 전방탈구가 가장 많고 반복적으로 발생하는 반복탈구로 진행되어 '습관성이 되는' 경향도 강하다. 또한 어깨관절 바로 아래에는 삼각근 등을 지배하는 겨드랑신경(액와신경)이 지나가는데, 탈구로 인해 앞쪽 아래방향으로 이동된 위팔뼈머리에 걸려서 손상되기도 한다.

4) 팔꿈치관절(주관절, elbow joint)

위팔뼈와 아래팔뼈(노뼈, 자뼈) 사이에 형성되는 관절로, **위팔자관절**(상완척관절, humeroulnar joint; 위팔뼈와 자뼈와의 관절), **위팔노관절**(상완요골관절, humeroradial joint; 위팔뼈와 노뼈와의 관절), **몸쪽노자관절**(상요척관절, proximal radioulnar joint)로 구성된다(그림 4-12). 이 세 관절은 동일한 관절주머니에 둘러싸여 있다.

표면상 팔꿈치관절은 주로 팔꿈치를 구부리고 펴는 데(굽힘과 폄) 작용하기 때문에 팔꿈치관절을 단순한 관절이라고 생각하기 쉽지만, 실제로 아래팔의 엎침과 뒤침을 포함한 복잡한 운동에 관여하며 손의 방향을 바꾸는 중요한 관절이다. 문을 열 때의 팔 움직임을 떠올려 보면 손잡이로 손을 뻗는 단계부터 손잡이를 돌려 문을 열 때까지 팔꿈치관절은 계속 운동에 관여하고 있음을 알 수 있다(그림 4-13).

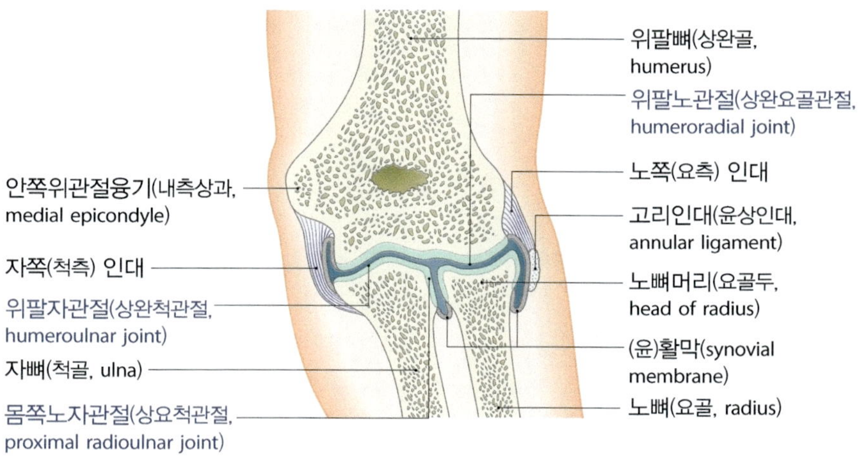

그림 4-12 팔꿈치관절

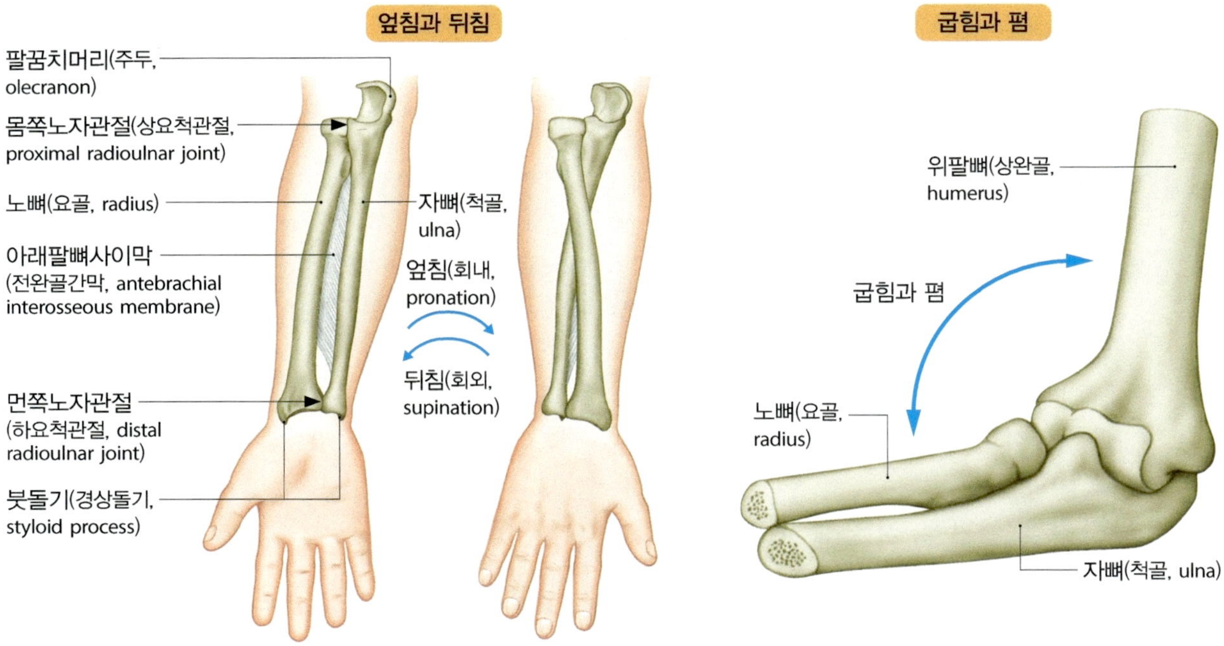

그림 4-13 아래팔의 운동

Clinical Information

▶ 위팔뼈 관절융기위골절

위팔뼈 먼쪽 끝에서 일어난 골절로 5~10세 전후의 초등학생에게 많이 발생하는데, 대부분은 놀이기구에서 떨어지는 등 팔꿈치를 편 상태에서 넘어져 손을 짚은 경우이다. 대부분 심한 통증이 있고 스스로 팔꿈치를 움직일 수 없다.

▶ 팔꿈치탈구

유아의 손을 갑자기 당겨 발생하는 노뼈머리(요골두)의 아탈구를 말한다. 대부분은 부모가 아이의 움직임을 멈추게 하려고 손을 잡아당길 때 발생하며, 특히 아이의 아래팔이 엎침(회내) 위치에 있을 때 잘 일어난다. 병태는 확실히 밝혀지지 않았지만 노뼈머리를 둘러싸고 있는 고리인대가 부분적으로 찢어져 일어나는 것으로 본다. 유아는 노뼈머리의 발달이 미숙하고 고리인대 아랫부분도 약하기 때문에 손을 세게 당기면 인대가 쉽게 찢어지며, 아래쪽으로 당겨진 노뼈머리는 끊긴 고리인대에서 부분적으로 나온다. 통증은 고리인대가 노뼈머리와 위팔뼈 사이에 끼어서 발생하는 것으로 보인다.

5) 손목관절(요골수근관절, wrist joint)

아래팔에 있는 노뼈와 손목뼈[손배뼈(주상골, scaphoid bone), 반달뼈(월상골, lunate), 세모뼈(삼각골, triquetrum)] 사이에 형성되기 때문에 손목관절이라고 하며, 가로가 긴 형태를 하고 있어서 타원관절로 분류된다. 손바닥의 굽힘, 손등의 폄, 엄지손가락 쪽의 굽힘, 새끼손가락 쪽의 굽힘을 조합하여 운동을 일으킨다(그림 4-14).

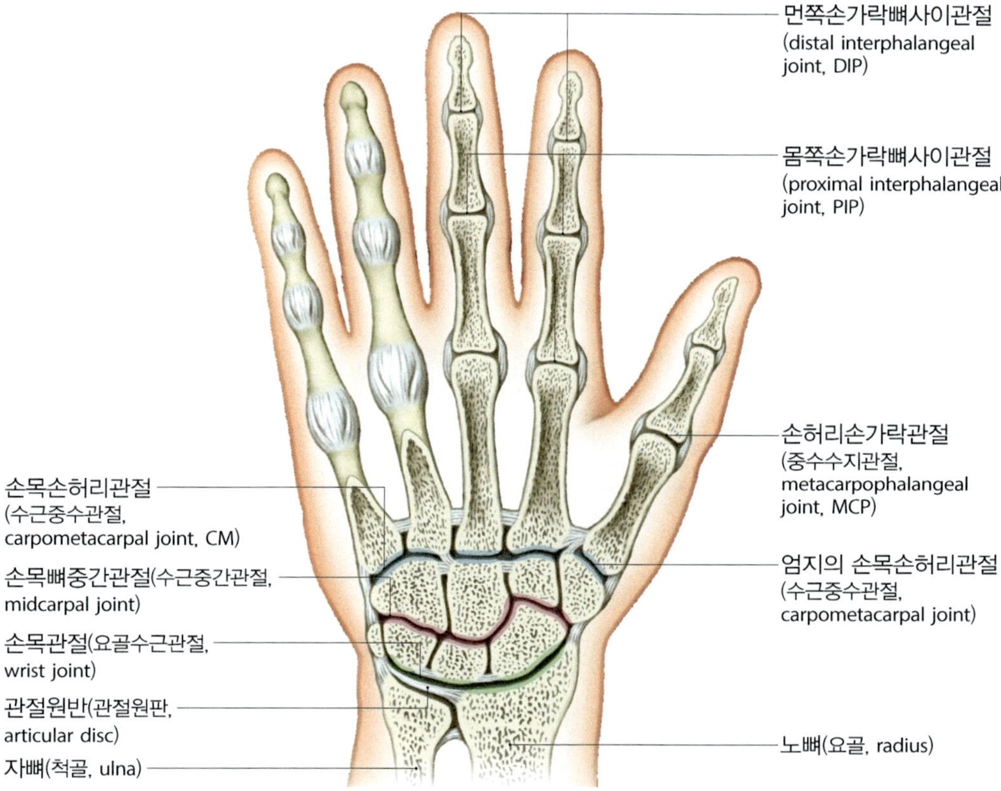

그림 4-14 손목과 손의 관절

6) 손목손허리관절(수근중수관절, carpometacarpal joint)

손목뼈와 손허리뼈(중수골)의 관절로, 엄지손가락 이외에는 운동성이 떨어진다. 엄지손가락의 손목손허리관절은 큰마름뼈(대능형골, trapezium)와 손허리뼈에 의해 형성되는 관절로, 마주보는 관절면이 말안장과 유사한 형태를 하고 있어서 안장관절로 분류된다.

엄지손가락의 손목손허리관절에서는 벌림(외전, abduction; 엄지손가락을 손바닥에서 떨어뜨림), 모음(내전, adduction; 엄지를 손바닥에 가까이 붙임), 굽힘(굴곡, flexion; 손바닥면 위에서 구부림), 폄(신전, extension; 손바닥면 위에서 폄) 운동과 함께 회전(rotation; 엄지를 손바닥쪽으로 비틂) 운동이 가능하며, 실제로 이들을 조합하여 운동을 일으킨다(그림 4-15).

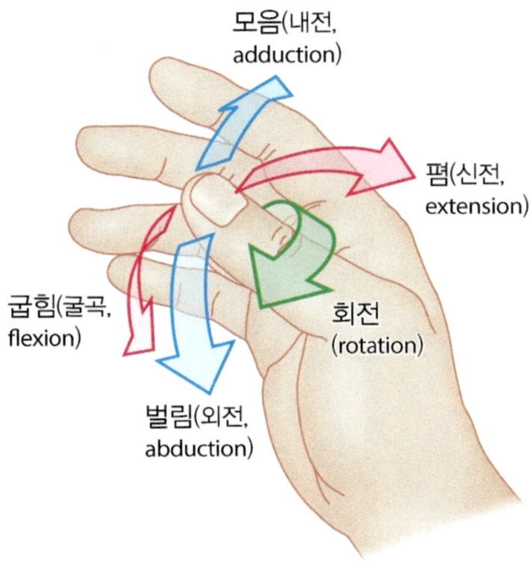

그림 4-15 엄지의 운동

7) 손허리손가락관절(중수수지관절, metacarpophalangeal joint)

손허리뼈와 첫마디뼈 사이의 관절로, 굽힘과 폄 이외에 검지에서 새끼손가락까지는 벌림(손을 벌림)이나 모음(손가락을 오므림)에도 관여한다. 손을 벌릴 때 엄지손가락은 펴진다.

8) 손가락뼈사이관절(interphalangeal joint)

손가락을 구성하는 뼈인 첫마디뼈, 중간마디뼈(중지골), 끝마디뼈의 관절 가운데 첫마디뼈와 중간마디뼈 사이의 관절을 **몸쪽손가락뼈사이관절**(proximal interphalangeal joint, PIP), 중간마디뼈와 끝마디뼈 사이의 관절을 **먼쪽손가락뼈사이관절**(distal interphalangeal joint, DIP)이라고 한다. 모두 주로 굽힘과 폄 동작에 작용한다.

4. 다리뼈의 연결

1) 엉치엉덩관절(천장관절, sacroiliac joint)

엉치뼈와 엉덩뼈의 귓바퀴면(auticular surface)(그림 3-29 참조)이 형성하는 평면관절로, 몸무게를 지탱하기에 적합하며 운동은 제한적이다. 노화되면 섬유유착과 골유합이 일어나 관절안이 좁아지거나 없어지게 된다.

2) 두덩결합(치골결합, pubic symphysis)

양쪽 두덩뼈가 섬유연골에 의해 연결된 섬유연골결합이다(그림 4-2 참조). 두덩결합 주변에는 위두덩인대(상치골인대, superior pubic ligament)와 두덩활꼴인대(치골궁인대, arcuate pubic ligament)가 보강하고 있다. 여성의 경우 임신 시 릴렉신(relaxin)이 분비되어 두덩결합 주변의 인대를 느슨하게 한다.

3) 엉덩관절(고관절, hip joint)

골반과 넓적다리뼈를 연결하는 관절이다. 엉덩관절은 그릇 모양의 절구(비구, acetabulum)와 공 모양의 넓적다리뼈머리(대퇴골두, head of femur)로 형성되는 절구관절로 분류된다.

엉덩관절 주위는 견고한 인대와 많은 근육에 의해 보호된다. 또한 관절안에는 넓적다리뼈머리인대(대퇴골두인대, ligament of femoral head)라는 관절내인대가 부착되어 있는데 넓적다리뼈머리와 절구를 연결함으로써 탈구를 일으키지 않도록 보강한다(그림 4-16). 이처럼 엉덩관절은 안정성이 높기 때문에 어깨관절(견관절)처럼 탈구를 일으키는 일은 많지 않다. 그러나 일단 탈구가 일어나면 깊은 관절오목이 손상을 입게 되어 손으로 정복하기는 어렵다.

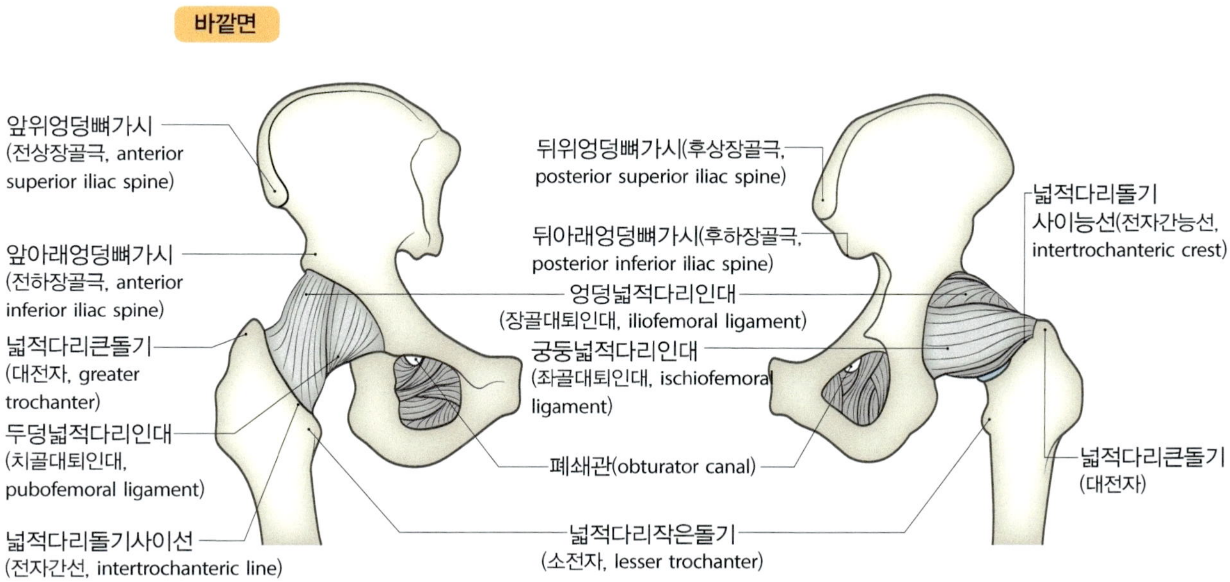

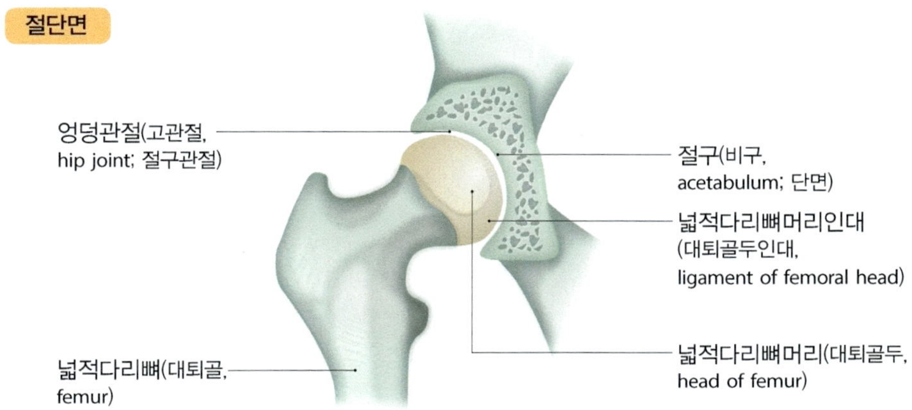

그림 4-16 엉덩관절

Clinical Information

▶ 발육성 엉덩관절탈구

신생아기~영아기에 관찰되는 엉덩관절탈구(고관절탈구)로, 선천엉덩관절탈구 중에서 기형에 의한 탈구를 제외한 것을 의미한다. 여기에는 엉덩관절의 발육과정에 발병하는 탈구 외에 확실한 탈구가 아닌 절구의 깊이가 불충분한 상태 등도 포함된다. 발생률은 0.2% 정도로 남아보다 여아에게서 5~6배 많이 관찰되며, 병인으로는 유전적 소인 이외에 임신 말기의 모체에서 분비되는 관절인대 이완호르몬의 영향이나 자궁 내 또는 분만 시의 태아자세나 출생 후의 환경요인(배내옷, 귀저기 등)이 있다.

4) 무릎관절(슬관절, knee joint)

넓적다리뼈 아래끝(안쪽관절융기, 가쪽관절융기)과 정강뼈 위끝(이곳도 안쪽관절융기와 가쪽관절융기라고 불림) 사이에 형성되는 관절이다(그림 4-17). 넓적다리뼈는 무릎뼈와도 관절을 이루기 때문에 해부학적으로는 이를 포함하여 무릎관절이라고 한다.

넓적다리뼈 아래끝의 안쪽관절융기와 가쪽관절융기는 흔들의자의 다리처럼 앞뒤로 곡선을 이루는 관절면에 의해 정강뼈 위면에 접한다. 정강뼈 위면은 거의 수평을 이루기 때문에 넓적다리뼈 아래끝과의 적합성은 불충분하지만, 생체에는 관절반달연골이 있기 때문에 안정성을 높인다.

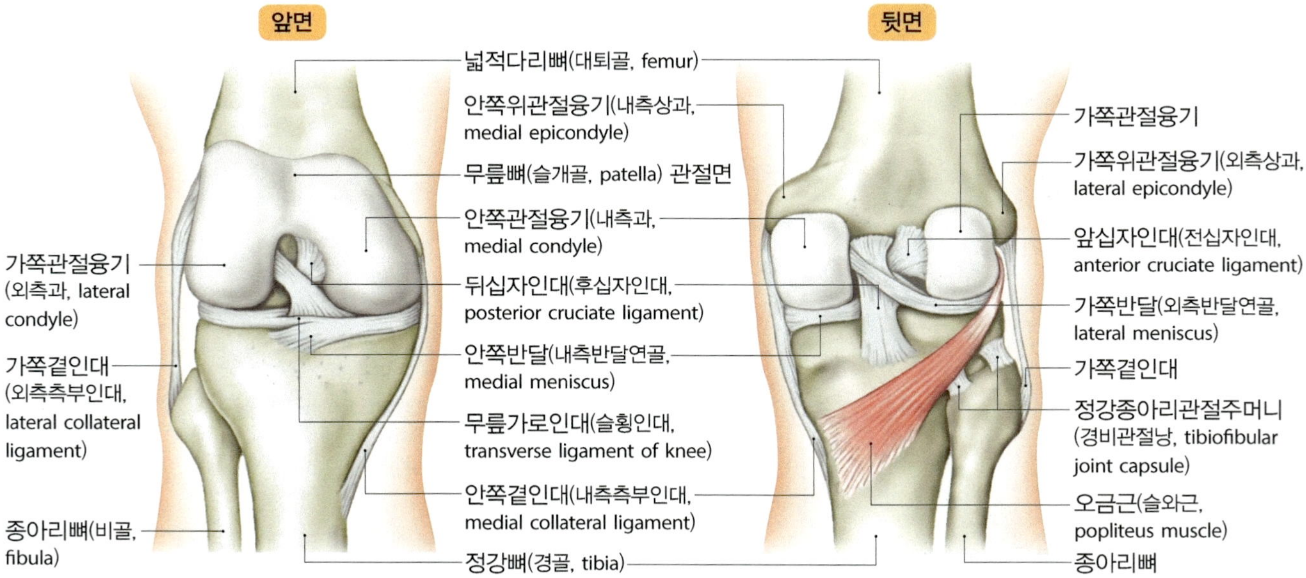

그림 4-17 **무릎관절(무릎뼈를 제거한 모습)**

(1) 관절반달연골(articular meniscus)

섬유연골성 판 모양의 구조로, C자형의 **안쪽반달**(내측반달연골, medial meniscus)과 O자형 **가쪽반달**(외측반달연골, lateral meniscus)이 있으며 정강뼈 위면의 가장자리를 따라 위치한다. 관절반달연골은 혈관이 분포하지 않기 때문에 회복능력이 없어 손상되면 자연치유는 기대할 수 없다.

(2) 무릎관절의 인대

무릎관절은 그 불안정성을 보강하는 다양한 인대가 있다. 그중에서도 관절안(관절강, articular cavity)에는 X 모양으로 교차하는 **무릎십자인대**[앞십자인대(전십자인대, anterior cruciate ligament), 뒤십자인대(후십자인대, posterior cruciate ligament)]가 있다. 앞십자인대는 정강뼈가 앞쪽으로 어긋나지 않도록, 뒤십자인대는 뒤쪽으로 어긋나지 않도록 방지하는 역할을 한다.

한편, 무릎관절 양쪽은 **안쪽곁인대**(내측측부인대, medial collateral ligament) 및 **가쪽곁인대**(외측측부인대, lateral collateral ligament)에 의해 보강된다. 이들 인대는 무릎이 펴졌을 때는 긴장하여 무릎을 고정시키지만, 무릎이 구부러져 있을 때는 느슨해진다. 또한, 무릎관절 뒷면에는 관절이 과도하게 늘어나는 것을 방지하는 **빗오금인대**(경사슬와인대, oblique popliteal ligament)가 있다.

5) 발목관절(거퇴관절, talocrural articulation)

종아리(정강뼈, 종아리뼈) 아래끝이 만드는 오목한 곳에 목말뼈(거골, talus)가 끼어 들어간 형태로 형성되는 관절이다(그림 4-18). 경첩관절로 분류되며 발바닥쪽굽힘(plantar flexion)과 등쪽굽힘(dorsal flexion)을 합쳐서 약 55°의 가동 범위를 가진다. 등쪽굽힘 자세에서는 목말뼈가 정강뼈와 종아리뼈에 끼어 고정되지만, 발바닥쪽굽힘 자세에서는 느슨해지기 때문에 가쪽으로 움직일 수 있다.

6) 발목뼈사이관절(족근골간관절, intertarsal joint)

발목의 운동에는 발목관절 외에 발목뼈 사이의 연결인 발목뼈사이관절이 관여한다. 이 관절은 인대로 보강되기 때문에 각각의 관절가동 영역은 작지만, 전체적으로 비틀림 운동 등에 작용하며 발바닥쪽굽힘 시에는 발의 안쪽휨(내반), 등쪽굽힘 시에는 가쪽휨(외반)을 일으킨다. 특히 맨발로 보행할 경우 현저하게 나타난다. 대표적인 발목뼈사이관절은 다음과 같다.

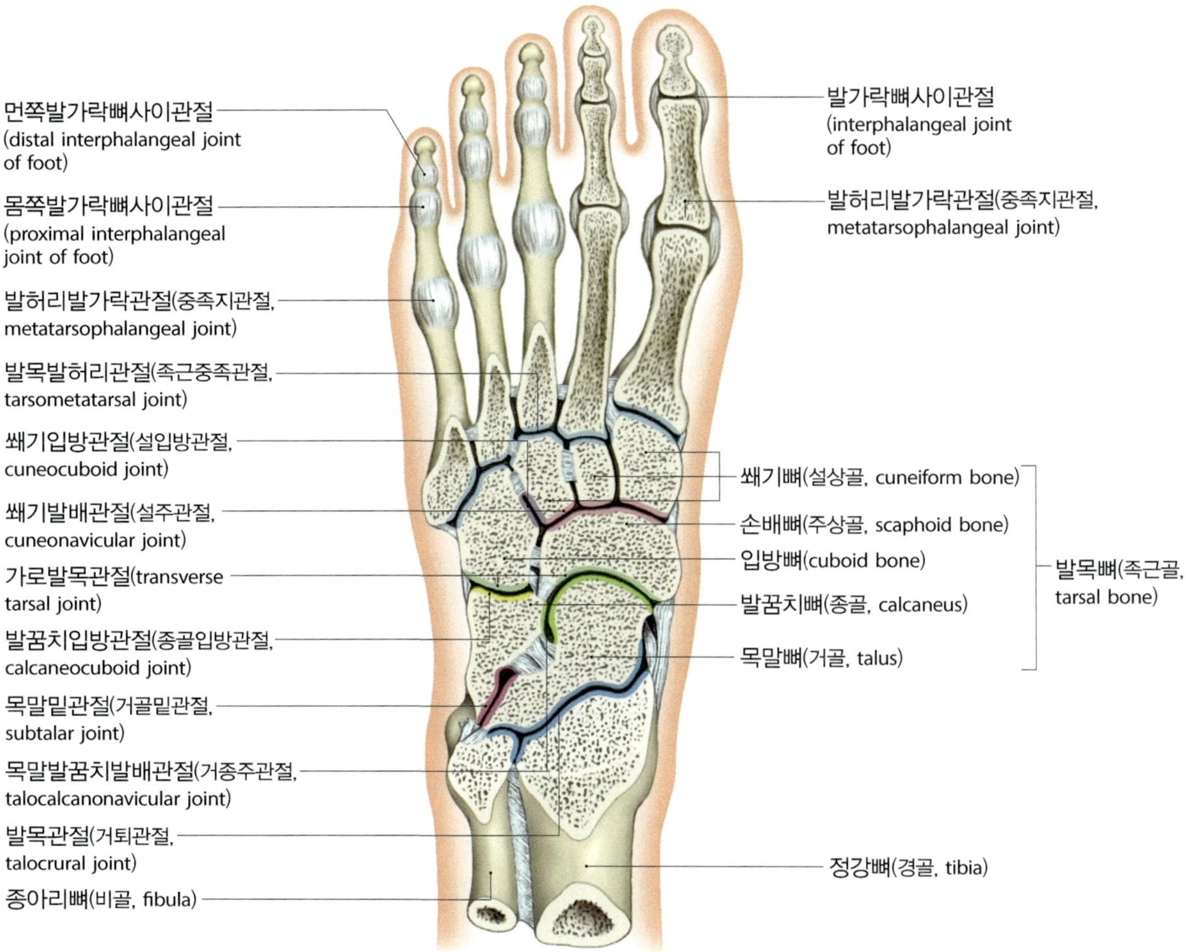

그림 4-18 **발의 관절**

(1) 목말밑관절(거골밑관절, subtalar joint)

발꿈치뼈 위에 목말뼈가 위치한 형태로 형성되는 관절이다(그림 4-18). 안쪽과 바깥쪽이 모두 인대로 보강되고, 다시 두 뼈 사이를 뼈사이목말발꿈치인대(골간거종인대, interosseous talocalcaneal ligament)가 연결한다.

(2) 목말발꿈치발배관절(거종주관절, talocalcanonavicular joint)

목말뼈, 발꿈치뼈, 발배뼈 사이의 관절로(그림 4-18), 발꿈치뼈와 발배뼈가 만드는 관절오목에 목말뼈 머리가 관절머리가 되어 들어간다. 보강하는 바닥쪽발꿈치발배인대(척측종주인대, plantar calcaneonavicular ligament)가 느슨해지면 목말뼈머리가 아래로 처져 편평발이 된다.

(3) 발꿈치입방관절(종골입방관절, calcaneocuboid joint)

발꿈치뼈와 입방뼈가 이루는 관절로(그림 4-18), 위면의 갈린인대(이분인대, bifurcate ligament)와 아래면의 바닥쪽발꿈치입방인대(척측종입방인대, plantar calcaneocuboid ligament)로 보강된다. 바닥쪽발꿈치입방인대 표층에는 긴발바닥인대(장족저인대, long plantar ligament)가 있어 발바닥활의 유지에 작용한다. 또한 목말발꿈치발배관절과 발꿈치입방관절은 옆으로 나란히 협동해서 기능하기 때문에 이 관절을 합쳐서 가로발목관절(transverse tarsal joint)이라고도 한다.

7) 발목발허리관절(족근중족관절, tarsometatarsal joint)

먼쪽발목뼈(원위족근골)와 발허리뼈바닥(중족골저) 사이에 있는 평면관절이다.

8) 발허리발가락관절(중족지관절, metatarsophalangeal joint, M-P joint)

발허리뼈머리와 발가락 첫마디뼈바닥 사이에 있는 타원관절이다.

9) 발가락뼈사이관절(interphalangeal joint of foot, I-P joint)

손가락의 경우와 거의 비슷한데, **몸쪽발가락뼈사이관절**(proximal interphalangeal joint of foot)은 첫마디뼈와 중간마디뼈 사이의 관절이고, **먼쪽발가락뼈사이관절**(distal interphalangeal joint of foot)은 중간마디와 끝마디뼈 사이에 있는 경첩관절이다.

요점정리

- 뼈의 연결에는 가동성이 거의 없는 부동관절(못움직관절, synarthrosis)과 비교적 자유롭게 움직일 수 있는 관절(abarticulation, joint)이 있다. 부동관절은 운동기관으로서의 의미가 없고, 신체운동에 크게 관여하는 것은 관절이다.
- 부동관절은 뼈와 뼈 사이가 다양한 조직으로 결합되어 있기 때문에 움직임이 없으며, 조직의 종류에 따라 섬유관절(fibrous joint), 연골관절(cartilaginous joint), 골유합(뼈붙음, synostosis)으로 구분한다.
- 관절은 약간의 틈새를 사이에 두고 접하는 뼈와, 이것을 둘러싼 주머니 모양의 막인 관절주머니(관절낭, articular capsule)로 구성된다.
- 관절의 좁은 틈새를 관절안(관절강, articular cavity)이라고 하는데 그 속공간은 소량의 (윤)활액으로 채워져 있다.
- 관절의 서로 접하는 골면 가운데 볼록한 부분을 관절머리(관절두, articular head), 오목한 곳을 관절오목(관절와, articular fovea)이라고 한다. 두 면은 모두 유리질연골로 덮여 있어 매끄러우며 (윤)활액과 함께 운동 시 마찰을 감소시키는 역할을 한다.
- 관절의 종류에는 절구관절(cotyloid joint), 경첩관절(hinge joint), 타원관절(ellipsoidal joint), 안장관절(saddle joint), 중쇠관절(차축관절, pivot joint), 평면관절(plane joint), 두융기관절(bicondylar joint), 다축관절(여러축관절, multiaxial joint) 등이 있다.

CHAPTER 05

근육계통

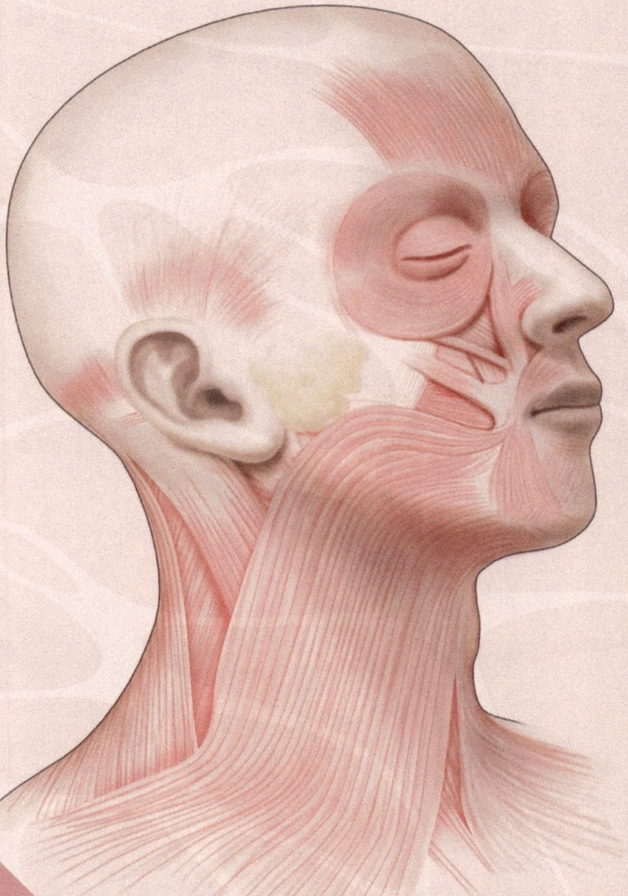

1. 근육의 개요
2. 뼈대근육의 구성
3. 머리와 목의 근육
4. 가슴과 배의 근육
5. 등의 근육
6. 팔의 근육
7. 다리의 근육

1. 근육의 개요

근육(muscle)은 체중의 40~45%를 차지하며 수축과 이완을 통해 인체에서 일어나는 모든 움직임을 담당한다. 근육은 신체의 움직임뿐만 아니라 호흡, 심장박동, 혈관과 림프관의 수축, 소화계통, 호흡계통, 비뇨계통 등의 운동, 샘분비작용의 기능도 담당한다.

1. 근육의 형태

근육은 기본적으로 하나의 뼈에서 일어나 다른 뼈에 부착하는데, 같은 뼈에 부착하게 되면 운동이 발생하지 않는다. 일부 근육은 피부에서 일어나 피부에서 끝나거나 뼈에서 일어나 피부에서 끝나는데, 이를 피부근육이라고 하며, 얼굴의 표정근육이 여기에 속한다.

근육은 여러 가지 모양을 하고 있으나 가장 전형적인 형태는 방추 모양(fusiform)이다. 근육의 중앙부분은 근(육)조직이 많아 **힘살**(belly)이라고 부르며, 힘살의 양 끝은 **힘줄**(건, tendon)이라는 강한 결합조직으로 이행하여 뼈에 부착한다. 근육이 뼈대에 부착된 양 끝 중 운동범위가 작은 몸쪽을 **이는곳**(origin)이라 하고, 운동범위가 큰 먼쪽을 **닿는곳**(insertion)이라 한다. 즉, 근육이 수축할 때 위치가 고정되는 부위가 이는곳이고, 움직이는 부위가 닿는곳이다(그림 5-1).

근육 끝에는 대부분 힘줄이 있어 뼈에 부착된다. 힘줄은 아교질원섬유(collagenous fibril)가 정연하게 배열된 강인한 결합조직으로, 근육 내부에 상당히 파고 들어가 뼈의 바탕질인 아교질원섬유와 연결됨으로써 힘줄을 뼈에 고정시킨다.

근(육)섬유의 배열상태와 힘줄에 붙는 방향에 따라 근육을 방추근(육)(fusiform muscle), 두힘살근(이복근, digastric muscle), 네모근육(사각근, quadriangular muscle), 둘레근(윤근, orbicular muscle), 편평근(flat muscle), 반깃근육(반우상근, unipennate muscle), 깃근육(우상근, bipennate muscle), 여러깃근육(다우상근, multipennate muscle) 등으로 분류할 수 있다(그림 5-2).

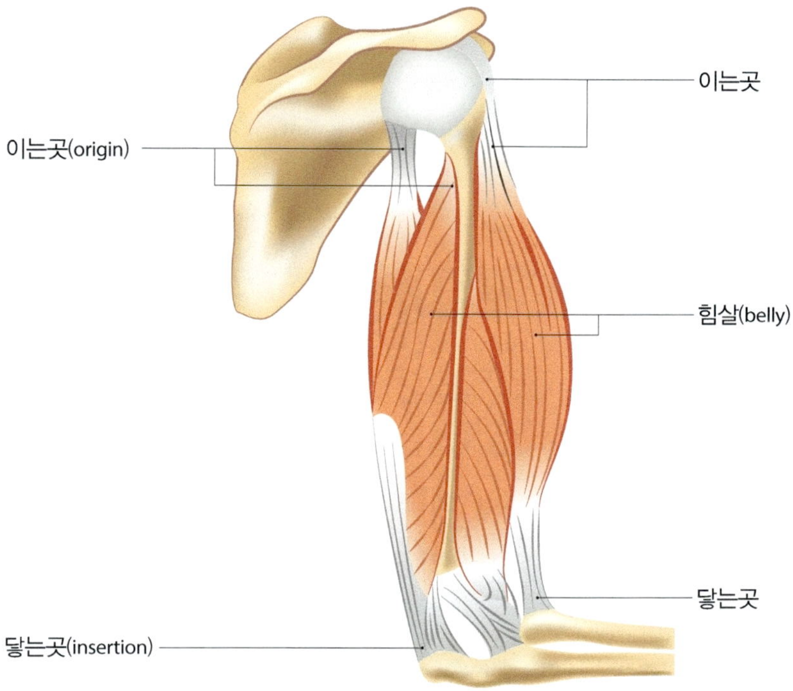

그림 5-1 근육의 형태

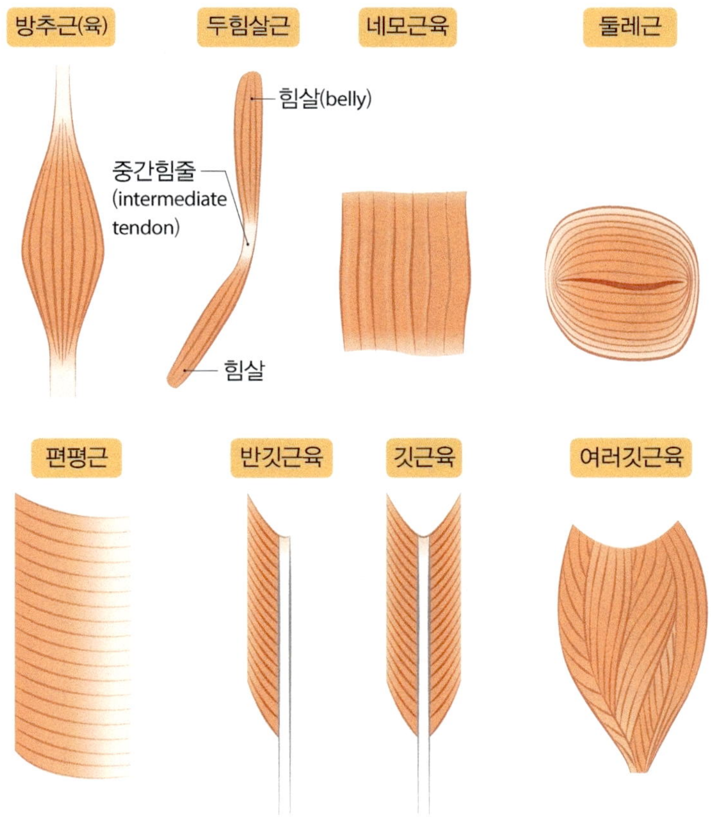

그림 5-2 다양한 형태의 근육

2. 근육의 명칭

인체의 각 근육은 여러 가지 기준에 따라 이름을 붙인다(표 5-1).

표 5-1 **기준에 따른 근육의 명칭**

기준	근육의 예
위치	전두힘살(이마힘살, frontal belly), 후두힘살(뒤통수힘살, occipital belly) 등
모양	세모근육(삼각근, triangular muscle), 네모근육(사각근, quadriangular muscle) 등
이는곳과 닿는곳의 명칭	목빗근(흉쇄유돌근, sternocleidomastoid muscle), 복장목뿔근(흉골설골근, sternohyoid muscle) 등
주행	곧은근(직근, rectus muscle), 빗근(경사근, oblique muscle), 가로근(횡근, transverse muscle) 등
힘살 수	위팔두갈래근(상완이두근, biceps brachii muscle), 위팔세갈래근(상완삼두근, triceps brachii muscle) 등
작용	굽힘근(굴근, flexor), 폄근(신근, extensor), 모음근(내전근, adductor) 등

3. 근육의 분류와 구조

근육조직은 기능적 특성에 따라 운동신경의 지배를 받아 자신의 의지대로 움직일 수 있는 **맘대로근육**(수의근, voluntary muscle)과 자율신경의 지배를 받아 자신의 의지대로 움직일 수 없는 **제대로근육**(불수의근, involuntary muscle)으로 구분할 수 있다.

형태학적 특성에 따라서는 가로무늬(횡문)가 있는 **가로무늬근육**(횡문근, striated muscle)과 가로무늬가 없는 **민무늬근육**(평활근, smooth muscle)으로 구분할 수 있으며, 더 구체적으로 분류하면 표 5-2와 같다.

표 5-2 **근육의 분류**

<table>
<tr><th>형태에 따른 분류</th><th>부위에 따른 분류</th><th>운동성에 따른 분류</th></tr>
<tr><td rowspan="2">가로무늬근육(횡문근)</td><td>뼈대근육(골격근, skeletal muscle)</td><td>맘대로근육(수의근)</td></tr>
<tr><td>심장근육(심근, cardiac muscle)</td><td rowspan="4">제대로근육(불수의근)</td></tr>
<tr><td rowspan="3">민무늬근육(평활근)</td><td>내장근육</td></tr>
<tr><td>혈관근육</td></tr>
<tr><td>동공근육</td></tr>
</table>

1) 뼈대근육(골격근, skeletal muscle)

뼈대에 부착해 있는 근육으로, 몸에 존재하는 근육의 대부분을 차지한다. 근(육)섬유는 평행한 다발 모양을 하고 있으며 가로무늬를 가진 다핵세포이다(그림 5-3). 근육은 근육 주위를 결합조직성 근막이 싸고 있는데, 그 위치에 따라 뼈대근육섬유를 감싸는 **근육내막**(근육속막, endomysium), 근(육)섬유의 작은 다발을 감싸는 **근육다발막**(perimysium), 뼈대근육 전체를 감싸는 **근육외막**(근육바깥막, epimysium)이 있다. 근막은 수축 시 근(육)섬유를 보호하고 근육의 수축을 힘줄에 전달함으로써 뼈를 움직여 운동을 일으킨다.

뼈대근육은 그 수축을 의도적으로 일으킬 수 있기 때문에 맘대로근육(수의근, voluntary muscle)이라고 한다. 뼈대근육은 몸운동신경의 지배를 받으며, 근육외막이나 근육다발막의 결합조직 안에는 이들 신경이나 혈관이 주행한다. 신경은 근육다발막에서 갈라져 근육내막으로 진입한 후 각각의 근(육)섬유에 분포한다.

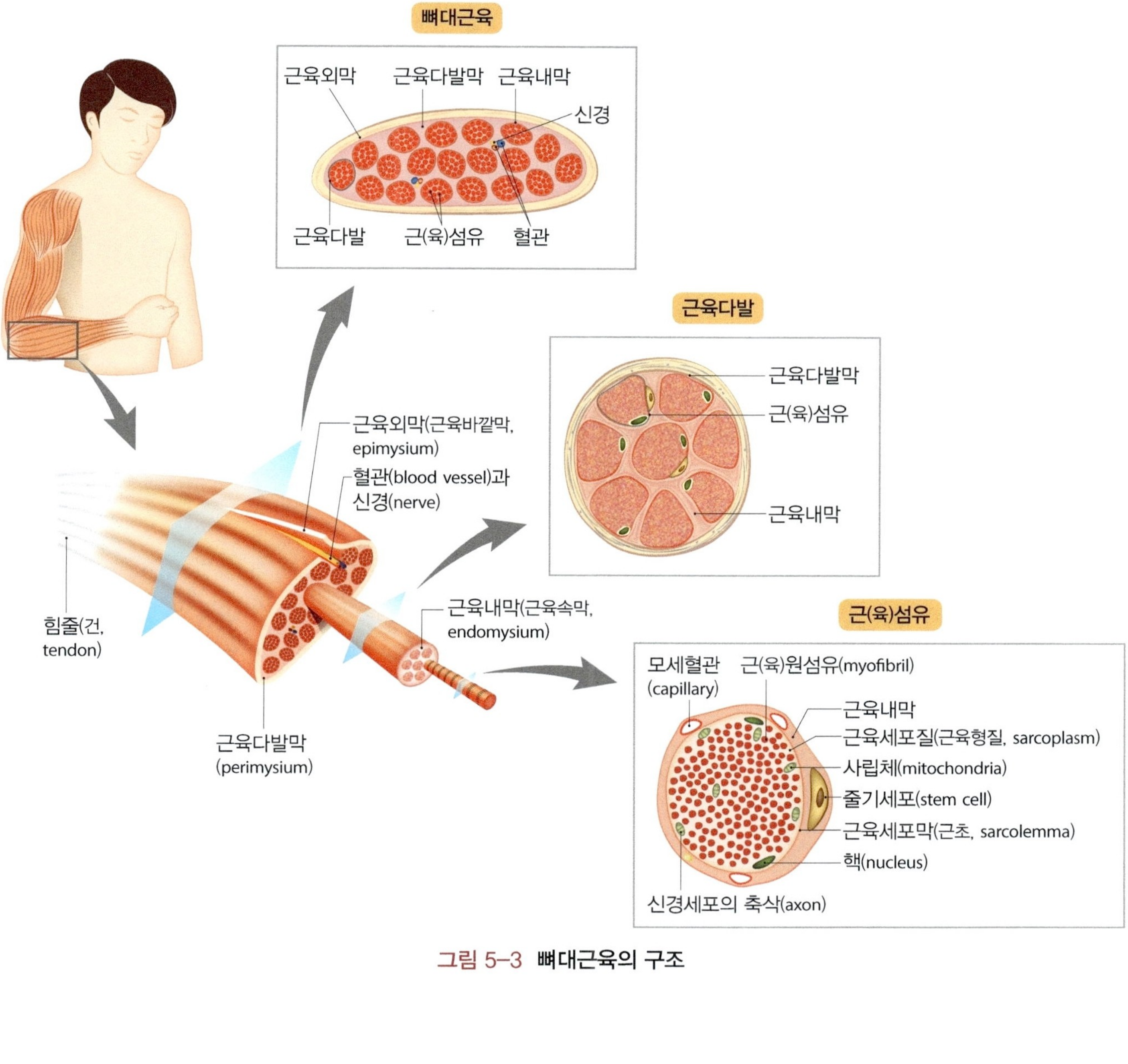

그림 5-3 뼈대근육의 구조

(1) 뼈대근육의 기본단위

뼈대근육을 구성하는 **근(육)섬유**(근육세포)는 지름 10~100μm, 길이 10~100mm의 원주형 세포이다. 뼈대근육섬유는 여러 개의 세포가 융합하여 생긴 융합체(합포체, syncytium) 형태를 취하고 있으며 세포 가장자리에는 많게는 100개에 이르는 핵이 있다. 이처럼 뼈대근육섬유는 세포가 융합하여 생긴 것이기 때문에 분열할 수 없다. 그래서 뼈대근육이 손상된 경우에는 근육내막 바로 아래에 있는 위성세포(satellite cell)가 뼈대근육의 재생과 회복을 담당한다.

(2) 뼈대근육의 수축기전 (그림 5-4)

① 근(육)원섬유(myofibril)와 근(육)잔섬유(myofilament)

뼈대근육섬유는 수백 개에 이르는 **근(육)원섬유**(myofibril)의 집합으로 구성된다. 근(육)원섬유는 굵기가 0.2~1μm의 섬유구조이지만, 그 길이는 근(육)섬유의 전체 길이에 미쳐 양 끝에서 근육세포막에 부착해 있기 때문에 짧아지면 근육세포 전체에 수축이 일어난다.

근(육)원섬유 사이에는 사립체, 포도당의 공급원인 당원 과립 등이 들어 있다. 사립체에서 포도당이 분해되어 근육의 수축에 필요한 ATP 공급이 이루어진다. 뼈대근육섬유에는 1개당 수백 개에 이르는 사립체가 있는데, 인체를 구성하는 세포는 특히 사립체가 많다.

근(육)원섬유는 **근(육)잔섬유**(myofilament)의 다발로 형성된다. 근(육)잔섬유는 단백질인 **액틴**(actin)과 **마이오신**(myosin)이 만드는 섬유구조로, 액틴을 주성분으로 하는 근(육)잔섬유인 **액틴잔섬유**(actin filament)와 마이오신을 주성분으로 하는 **마이오신잔섬유**(myosin filament)가 있다.

근(육)잔섬유 가운데 액틴잔섬유는 지름 약 7nm, 길이 약 1μm로 액틴 이외에도 트로포마이오신(tropomyosin)이나 트로포닌(troponine)을 함유하는데, 그중에서 트로포닌이 근육수축에 큰 역할을 한다. 한편, 마이오신잔섬유는 지름 약 15nm, 길이 1.5μm로 공 모양의 머리를 가진 마이오신의 집합으로 이루어지며, 이 머리가 액틴잔섬유와의 결합부위로 작용한다.

근(육)섬유는 근(육)잔섬유가 규칙적으로 배열되기 때문에 세로단면상에서는 밝은 영역(I띠)과 어두운 영역(A띠)이 일정 간격으로 나타나 **근육원섬유마디**(근절, sarcomere)라는 영역이 생긴다. 또 근(육)원섬유는 근(육)섬유의 장축과 나란히 주행하여 근육원섬유마디가 규칙적으로 배열되기 때문에 근(육)섬유 전체에 줄무늬(가로무늬)가 형성된다. 보통 1개의 근(육)원섬유에서 1만 개의 근육원섬유마디가 관찰된다.

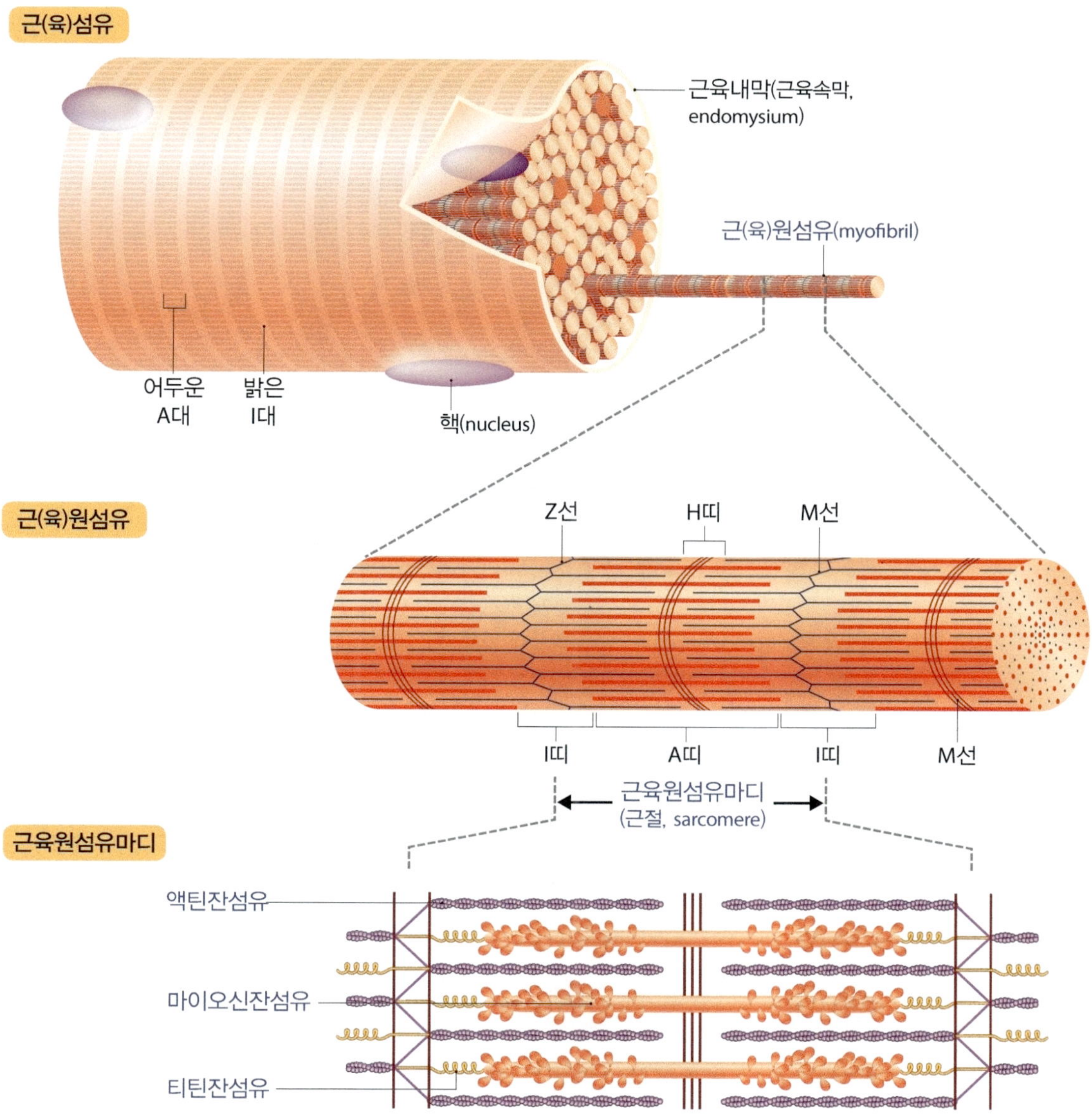

그림 5-4 **뼈대근육의 수축기전**

② 근육원섬유마디(근절, sarcomere)

근(육)원섬유에서 관찰되는 근육원섬유마디는 근(육)잔섬유가 규칙적으로 배열함으로써 형성된 것이다. 근(육)원섬유를 구성하는 액틴잔섬유와 마이오신잔섬유는 서로 틈새로 들어가도록 배열되며 그 겹침에 의해 근육원섬유마디(근절)가 형성된다. 이처럼 근육원섬유마디는 근(육)원섬유에 보이는 가로무늬의 단위 구간으로 전자현미경에서는 **A띠**(어두운 띠), **I띠**(밝은 띠), **H띠**(옅은 띠), **Z선**(근육원섬유마디의 경계), **M선**(중간막)이 구별된다. 또한 마이오신잔섬유와 액틴잔섬유는 서로 틈새를 미끄러지듯이 움직이며 이로 인해 근(육)원섬유의 단축이 일어난다(**미끄럼설**).

③ 신경근육접합부(neuromuscular junction)

뼈대근육에는 몸운동신경섬유가 분포해 있는데 그 종말부분이 근육세포와 접합하는 부위를 **신경근육 접합부** 또는 **운동종말판**(motor endplate)이라고 한다(그림 5-5). 신경섬유를 전달해 온 전기자극에 의해 신경종말부분에서는 아세틸콜린(acetylcholine)이 방출된다. 아세틸콜린은 신경의 자극을 근육세포에 보내는 정보전달물질로 작용하며, 근육세포막에 작용해서 작은 전기적인 흥분(탈분극)을 일으킨다. 탈분극(depolarization)이 중복되어 흥분이 일정 수준을 넘으면 근육세포에 흥분(활동전위)이 확대되고 이에 따라 근육수축이 일어나게 된다.

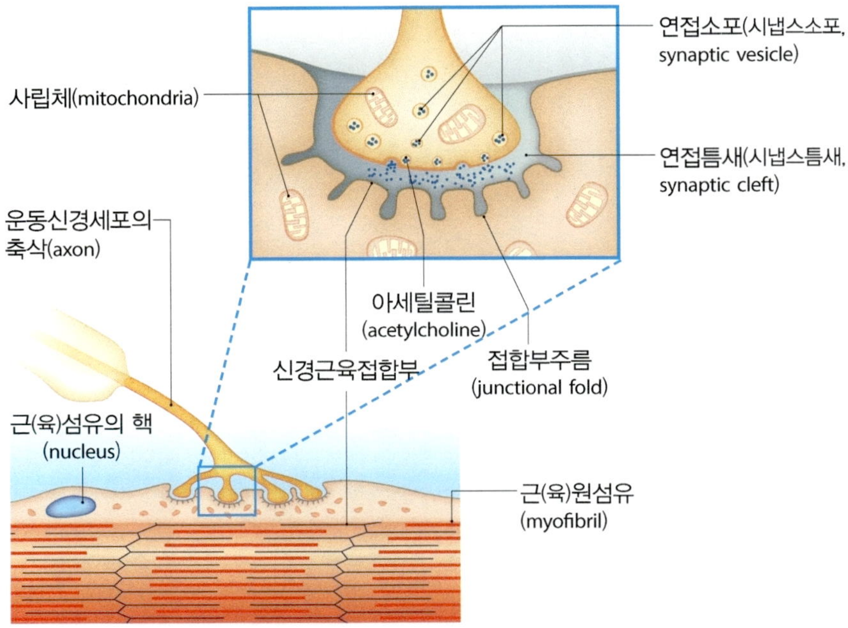

그림 5-5 신경근육접합부의 구조

2) 심장근육(심근, cardiac muscle)

심장벽을 구성하는 근육으로, 뼈대근육과 마찬가지로 가로무늬가 있으나 일반적으로 뼈대근육섬유보다 작으며 세포 중앙에 1개의 핵을 가진다(그림 5-6). 심장근육세포 사이는 **사이원반**(개재원반, intercalated disc)이라는 구조로 연결되며, 이곳에는 교통반점(nexus)이라는 세포결합장치가 갖추어져 있다. 교통반점은 폭 2nm의 좁은 틈새를 가진 결합으로 틈새이음(gap junction)이라고도 하며 심장근육세포의 전기 흥분을 다음 단계로 전달하는 경로이다. 이에 따라 흥분은 신속하게 심장근육 전체로 보내지기 때문에 각각의 심장근육세포가 수축하게 되는 것이다.

심장근육은 몸운동신경이 아니라 자율신경계통의 지배를 받는다. 자율신경계통은 일반적으로 사람의 의식적인 인지나 조절 없이 수행하는 신경계통의 분지이다. 자율신경계통은 심장박동을 일으키지는 않지만 심장박동수나 수축력은 조절한다. 심장세포는 심지어 신경 자극 없이도 율동적으로 뛴다. 이와 같은 특성을 **자동능**(automaticity)이라고 한다. 수축 주기는 **박동조율기**(pacemaker)에 의해 조절된다.

뼈대근육섬유와 마찬가지로 심장근육세포 또한 분열능력이 없다. 그리고 심장근육조직에는 뼈대근육과 같은 위성세포도 없기 때문에 심근경색증(myocardial infarction) 등으로 심장근육이 손상을 입으면 더 이상 재생되지 않는다.

3) 민무늬근육(평활근, smooth muscle)

소화계통, 기도 등의 내장벽이나 혈관벽을 구성하는 근육이다. 융합체를 형성하는 뼈대근육과 달리 민무늬근육조직은 양 끝이 가느다란 방추세포가 모여 형성되며 각각의 민무늬근육섬유는 중심에 1개의 핵을 가진다(그림 5-6). 또 민무늬근육섬유의 잔섬유는 뼈대근육이나 심장근육처럼 규칙적으로 배열되어 있지 않아 가로무늬도 관찰되지 않는다.

민무늬근육은 심장처럼 자동으로 수축하는 구조는 없지만, 심장과 마찬가지로 자율신경의 지배를 받는다. 즉, 민무늬근육은 의식적으로 수축할 수 없는 제대로근육(불수의근, involuntary muscle)에 속한다.

민무늬근육은 분열능력을 가지는 특징이 있어 손상을 받아도 비교적 신속하게 재생된다.

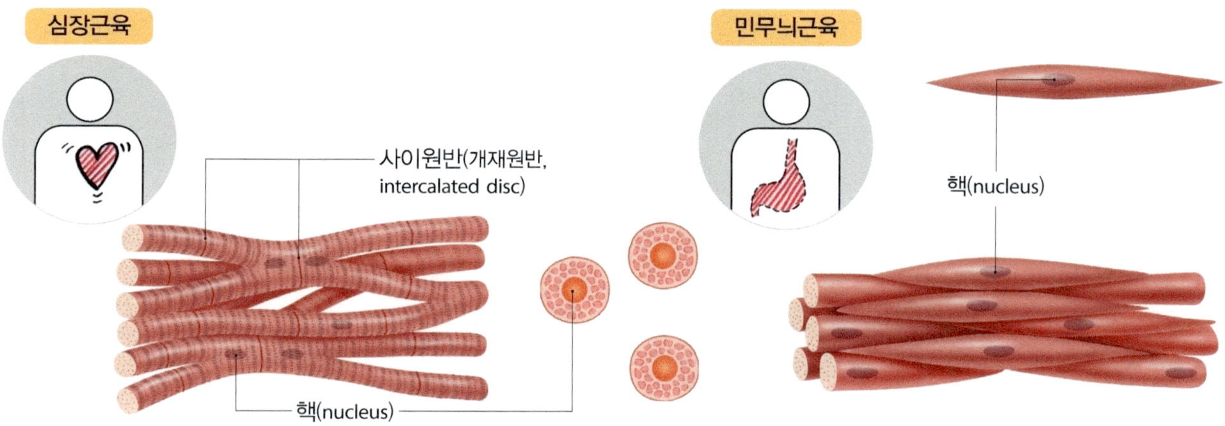

그림 5-6 심장근육과 민무늬근육의 구조

4. 근육의 보조장치

운동의 원동력은 근육수축에 있으며 근육의 수축은 근육을 구성하는 근(육)섬유 자체의 수축에 의해 일어난다. 그러나 실제로 신체의 운동이 일어나려면 근(육)섬유에서 힘줄 그리고 뼈와 관절로 수축력이 전달될 필요가 있는데 이 기전에는 근(육)섬유와 뼈를 연결하는 결합조직(근막, 힘줄)이 큰 역할을 한다. 근막은 각각의 근(육)섬유를 감싸는 근육내막, 여러 개의 근(육)섬유다발을 감싸는 근육다발막, 근육 전체를 감싸는 근육외막으로 구성된다. 즉, 근(육)섬유에서 발생한 수축은 이들 근막을 통해 힘줄에 전달되고 힘줄이 뼈나 관절을 움직임으로써 신체의 운동을 일으키는 것이다. 일반적으로 근육이 뼈에 부착될 때(근육 또는 힘줄의 형태로 부착) 움직이지 않는 쪽의 뼈에 부착된 부위를 이는곳(origin)이라고 하고, 움직이는 쪽의 뼈에 부착된 부위를 닿는곳(insertion)이라고 한다.

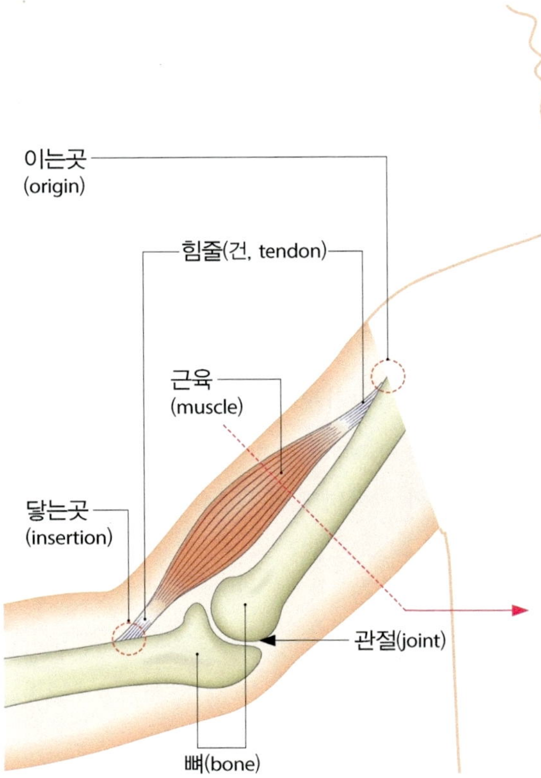

그림 5-7 힘줄

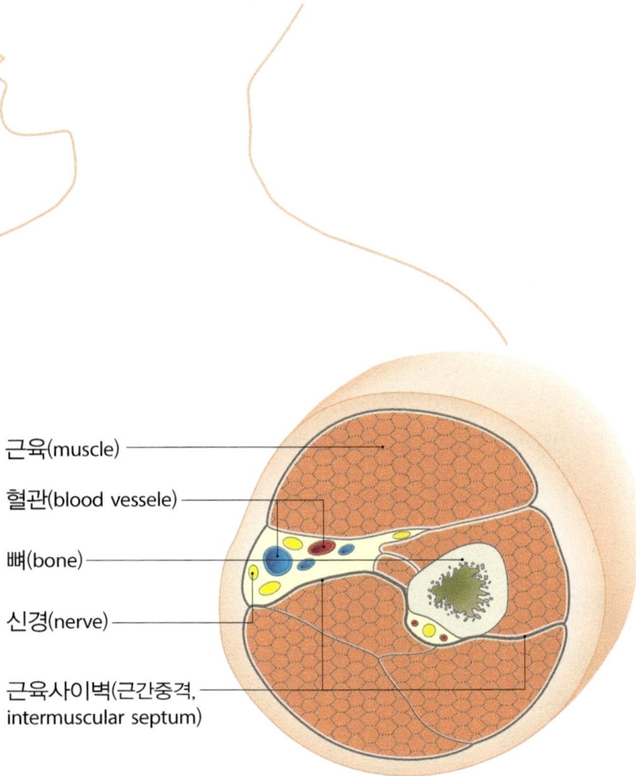

그림 5-8 근육사이벽

1) 힘줄과 근막

(1) 힘줄(건, tendon)

근육과 뼈대를 연결하는 수축력의 전달장치로, 대부분의 근육 양 끝은 힘줄에 의해 뼈나 연골에 부착해 있다(그림 5-7). 힘줄은 강인한 치밀결합조직이며, 세포성분인 섬유모세포(fibroblast; 힘줄세포)와 아교질섬유(collagen fiber), 친수성 바탕질의 세포사이물질(intercellular substance)로 구성된다.

힘줄은 강인성과 탄력성을 함께 갖춘 용수철로서 작용하며 단면적 1cm^{2}당 500kg의 장력에 견딜 수 있다. 힘줄의 주성분인 아교질섬유는 아교질이라는 단백질의 잔섬유(filament) 다발로, 힘줄에 강인성을 주고 근육 수축력을 효과적으로 뼈대에 전달하는 역할을 한다. 힘줄은 근막(fascia)을 통해 근(육)섬유와 연결되는데, 그 연결부분에서는 근(육)잔섬유와 힘줄의 아교질섬유가 가깝게 접해 있어 이곳이 수축력의 전달부위가 된다.

한편, 힘줄과 뼈의 연결에도 아교질섬유가 관여하는데, 힘줄과 뼈에는 같은 유형의 아교질이 함유되어 있기 때문에 이곳에서는 이들이 직접 연결됨으로써 장력이 전달된다. 또한 힘줄의 탄력성은 세포사이물질에 포함된 단백질이나 수분에 의해 생긴다. 또 아교질섬유는 힘줄이 짧을 때는 지그재그 모양으로 짧아지는데 이것도 힘줄에 탄력성을 주는 요인이 된다.

(2) 근막(fascia)과 근육사이벽(근간중격, intermuscular septum)

근육을 감싸는 섬유성 결합조직을 **근막**이라고 하며, 각각의 근(육)섬유를 감싸는 근육내막, 근육 전체를 감싸는 근육외막 그리고 신경과 혈관을 하나로 묶어서 감싸는 막을 포함해서 깊은근막(deep fascia)이라고 한다.

일반적으로 근막은 힘줄을 보호하는 구조이지만, 근(육)섬유의 부착부위로서도 작용하는데 그 부위의 근막에는 비후가 관찰된다. 또한 깊은근막 표층에는 여러 개의 근육을 함께 덮는 얕은근막(superficial fascia)이 있다. 이 얕은근막의 섬유는 성긴 구조로 그 틈새를 채우는 지방조직(피부밑지방)과 함께 피부밑조직으로 분류된다.

팔다리의 근육무리를 몇 가지 구획으로 나누는 근막 구조를 **근육사이벽**이라고 하며(그림 5-8), 나뉜 근육은 각각 공통된 신경이나 혈관의 지배를 받는다. 또한 근육 내 출혈 등으로 내압이 상승하면 같은 구획 내의 혈관과 신경이 압박을 받는 경우가 있는데 이를 구획증후군(compartment syndrome)이라고 한다.

2) 근육의 기타 부속구조

(1) 지지띠(retinaculum)

근막이 두꺼워져 인대처럼 된 부분을 **지지띠**라고 하며, 그 예로 손목이나 발목을 들 수 있다(그림 5-9). 근(육)섬유의 결합조직에 의해 형성되는 띠 모양 구조로, 주행하는 많은 힘줄 위에서 수직으로 배열되어 있어 관절을 구부리고 펼 때 이들 힘줄이 올라오는 것을 막는 역할을 한다. 지지띠는 일반적으로 굽힘근 힘줄을 덮는 **굽힘근지지띠**(flexor retinaculum)와 폄근 힘줄을 덮는 **폄근지지띠**(extensor retinaculum)로 분류된다.

이 가운데 손의 굽힘근지지띠(가로손목인대)와 그 아래의 터널인 **손목굴**(수근관, carpal canal)은 임상적으로도 중요하다. 손목굴에는 얕은·깊은손가락굽힘근(표재·심수지굴근) 힘줄 외에 정중신경(median nerve)이 지나기 때문에 염증 등으로 인해 손목굴이 협착되어 정중신경이 압박되면 감각장애나 마비를 일으키기 때문이다[손목굴증후군(수근관증후군, carpal tunnel syndrome)].

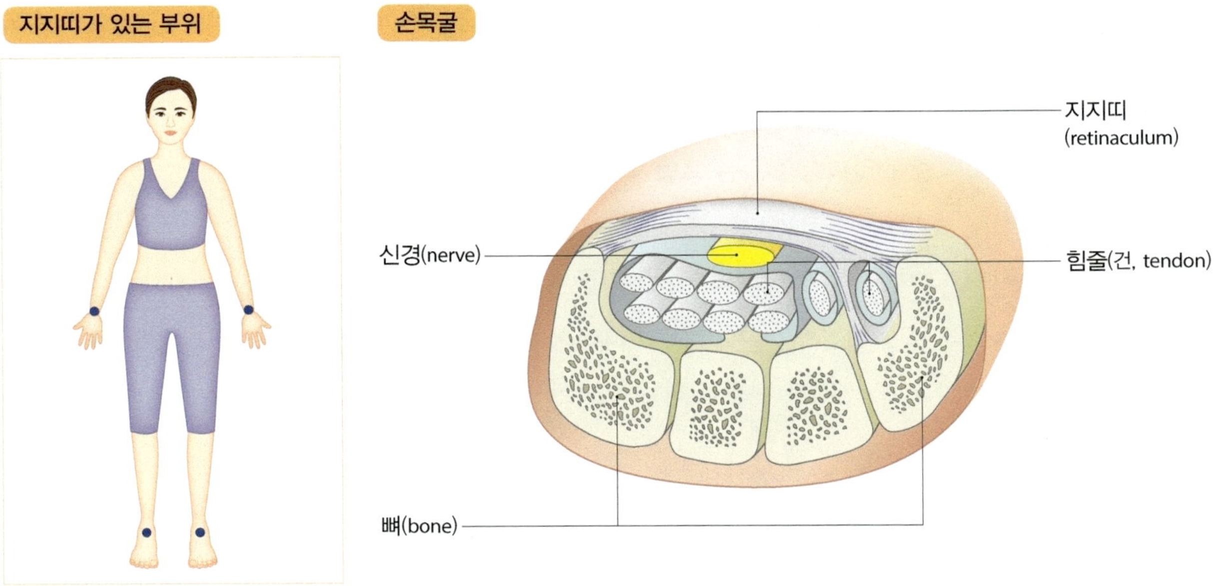

그림 5-9 지지띠와 손목굴

(2) 인대(ligament)

주로 뼈와 뼈를 연결하는 섬유성 결합조직을 **인대**라고 하며, 뼈의 연결 강화나 운동방향 조절 또는 과다운동의 제한에 작용한다. 따라서 관절에 생리적 운동범위를 넘는 외력이 가해지면 인대는 늘어나거나 끊어지는 손상을 입는다. 이러한 손상을 염좌라고 하는데, 염좌는 발목관절이나 무릎관절에서 많이 발생한다. 또한 인대의 조직구조는 힘줄과 유사하나 함유된 섬유나 세포에는 힘줄과 같은 규칙적인 배열은 없고, 힘줄에서는 거의 관찰되지 않는 탄력섬유를 풍부하게 함유한다. 이것은 근육과 연결되지 않은 인대에 탄력성을 부여하는 구조로, 인대는 이로 인해 외력에 대한 완충작용을 하게 된다.

(3) 윤활주머니(윤활낭, bursa)

힘줄(근육)과 다른 힘줄(근육), 뼈, 피부 등의 사이에 있으며 내부에 (윤)활액이 든 주머니로 이루어진 생리적 구조를 **윤활주머니**라고 한다(그림 5-10). 주위와 마찰을 일으키기 쉬운 관절 주변에 많이 있으며, 관절안과 연결되는 경우도 있다. 관절주머니는 운동 시 힘줄(근육)과 주변 구조의 마찰을 줄이는 역할 외에도 피부 밑에 빈공간을 만듦으로써 해당 부위의 운동범위를 크게 하는 역할도 한다.

(4) 힘줄집(건초, tendon sheath)

윤활주머니 가운데 힘줄을 감싸듯이 위치하는 것을 **힘줄집**이라고 하며(그림 5-11), 몇 개의 힘줄이 인접해서 지나가는 손목이나 발목 혹은 움직임이 큰 손가락의 관절 등에서 관찰된다. 힘줄집은 이곳을 지나는 힘줄의 운동을 원활하게 하는 구조물로서 본래의 윤활주머니인 속층(윤활집)과 이를 감싸는 바깥층(섬유집)으로 구성된다.

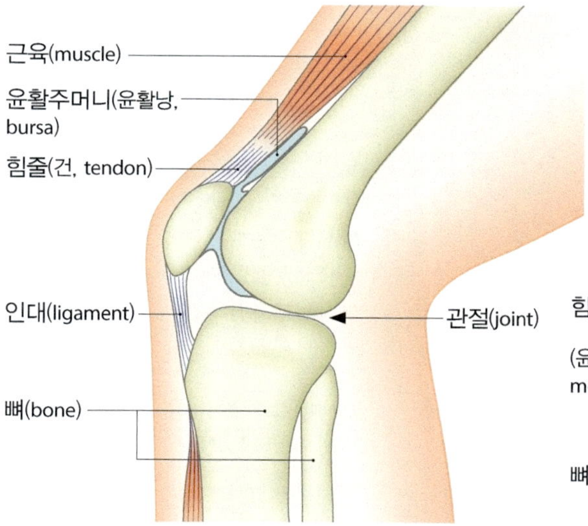

그림 5-10 윤활주머니

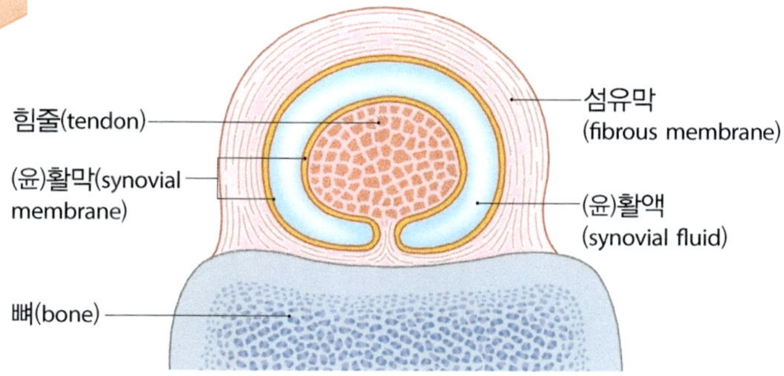

그림 5-11 힘줄집의 단면

2. 뼈대근육의 구성

뼈대근육은 위치하는 장소에 따라 분류된다(표 5-3). 예를 들어 지배신경을 고려하면 가로막(횡격막, diaphragm)은 목근육에 속해야 하지만, 그 위치에 따라 분류하면 가슴근육에 속한다. 일반적으로 위치가 가까운 근육은 유사한 작용을 하고 같은 신경의 지배를 받게 될 가능성이 크기 때문에 보통은 부위에 따라 분류한다(그림 5-12).

표 5-3 뼈대근육의 구성

몸통근육	배쪽근육	머리근육 목근육 가슴근육 배근육
	등쪽근육	얕은등근육 깊은등근육
팔다리근육	팔근육	팔이음뼈근육 위팔근육 아래팔근육 손근육
	다리근육	다리이음뼈근육 넓적다리근육 종아리근육 발근육

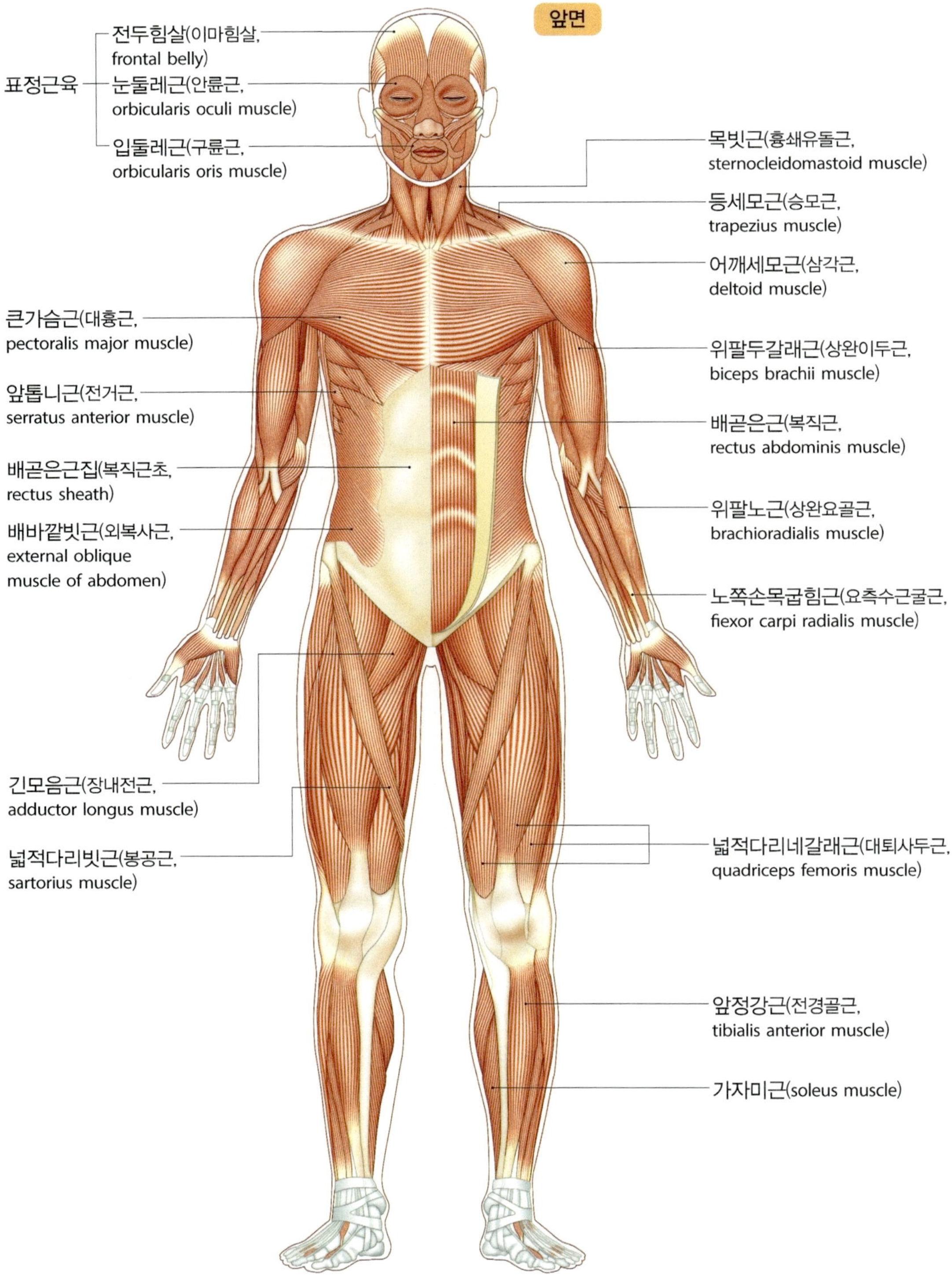

그림 5-12 온몸의 주요 뼈대근육

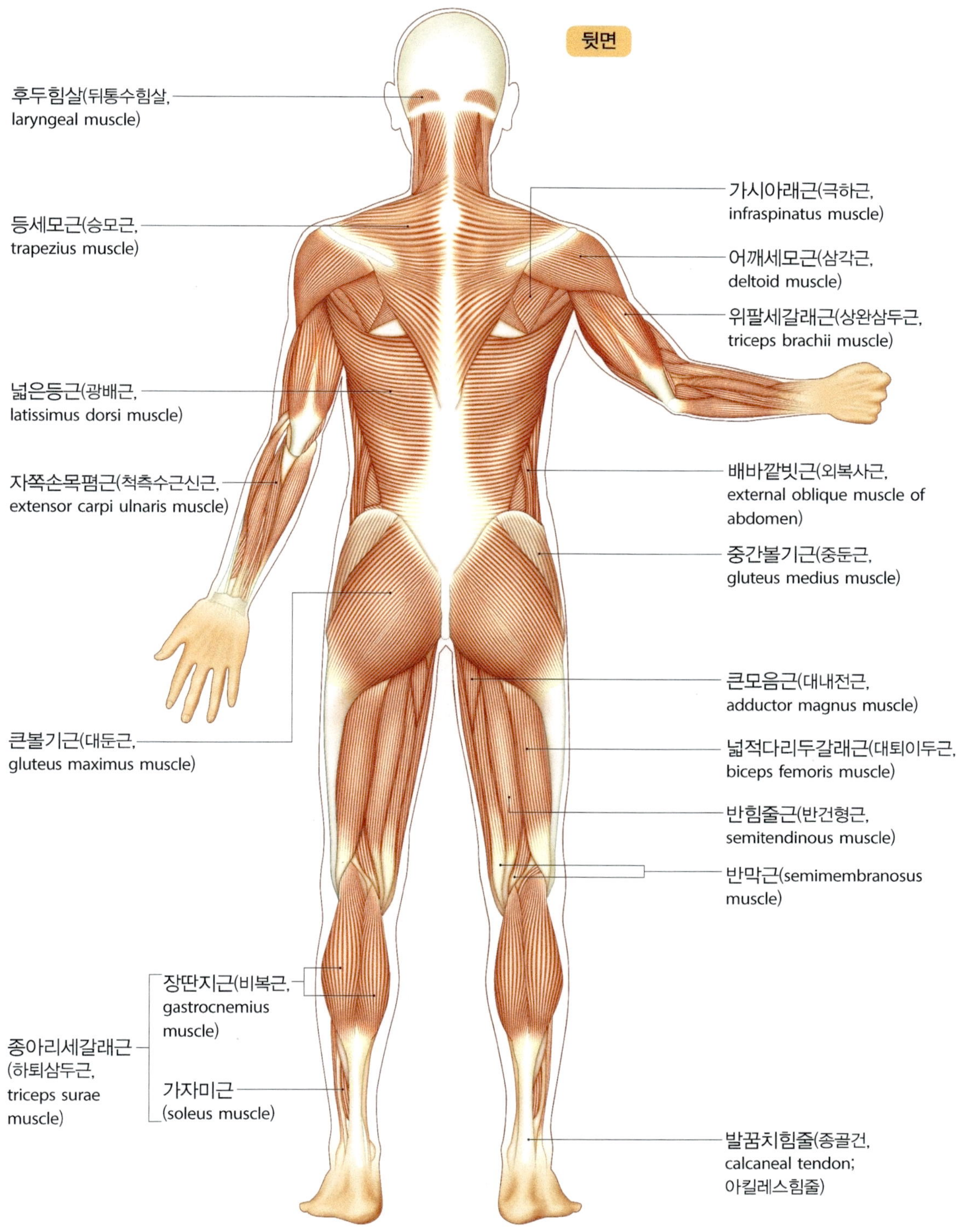

그림 5-12 온몸의 주요 뼈대근육 (계속)

3. 머리와 목의 근육

1. 얼굴근육

얼굴근육(facial muscle)은 머리 피부와 피부밑에 위치하는 작은 근육으로 구성되며(그림 5-13, 표 5-4) 피부를 움직이기 때문에 뼈대근육과 구별하여 피부근육이라고도 한다. 얼굴 부위를 움직이기 때문에 표정근육이라고도 하며 얼굴신경(안면신경, facial nerve)의 지배를 받는다.

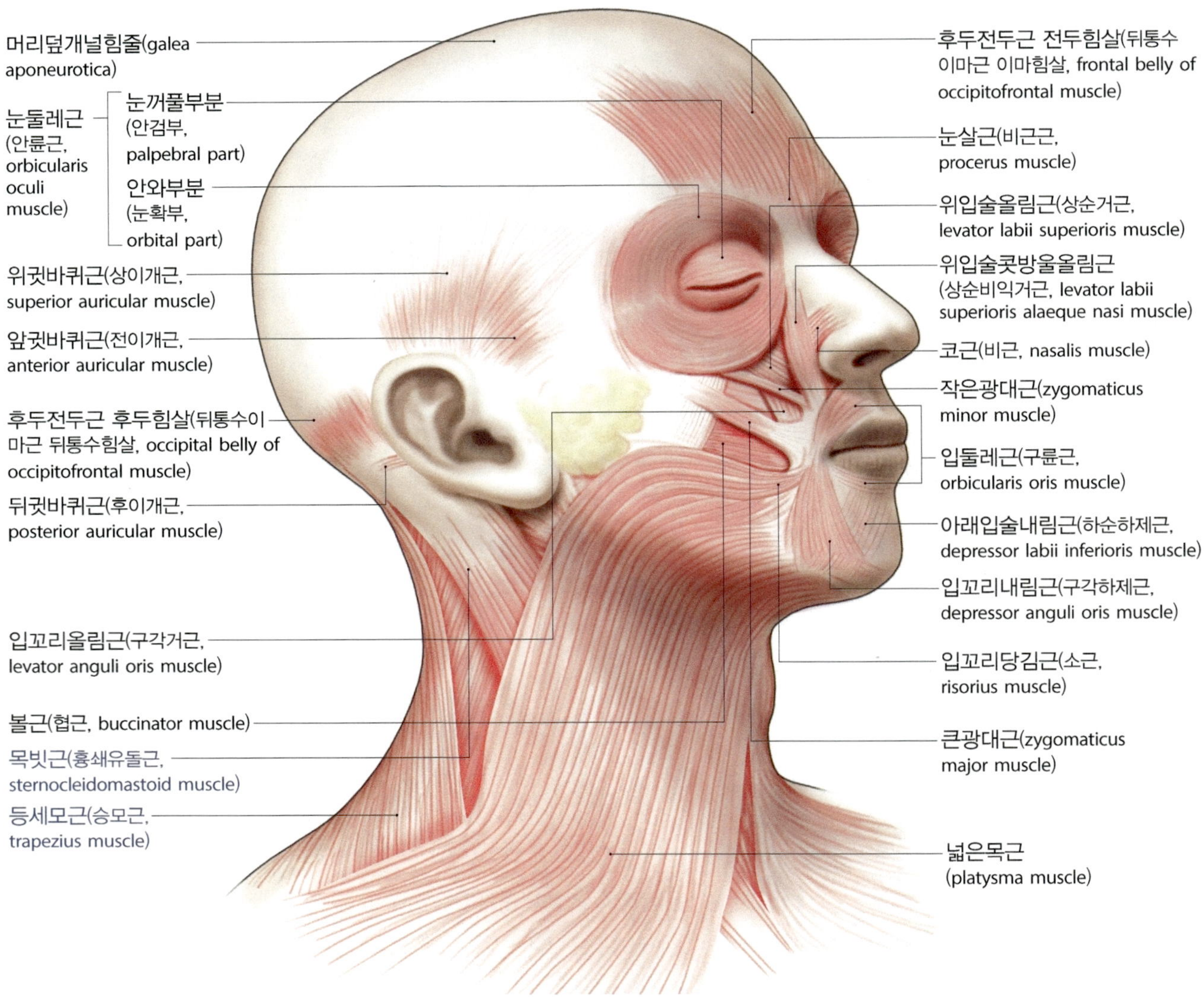

그림 5-13 **얼굴근육**

이 그림에서 목빗근은 목근육에, 등세모근은 등근육에 해당한다.

표 5-4 **얼굴근육**

분류	근육명	이는곳	닿는곳	작용
머리덮개뼈를 앞뒤로 덮는 근육	후두전두근 전두힘살 (뒤통수이마근 이마힘살, frontal belly of occipitofrontalis muscle)	머리덮개널힘줄	눈썹피부	이마의 가로주름 형성한다.
	후두힘살 (뒤통수힘살, occipital belly)	후두골의 위목덜미선	머리덮개힘줄	머리덮개힘줄을 끌어당겨 이마의 주름을 없앤다.
귀 주위 근육	앞귓바퀴근(전이개근, anterior auricular muscle)	측두근막, 머리덮개힘줄	귀둘레 안쪽면	귓바퀴를 앞, 위, 뒤로 움직이는 근육으로 인간의 경우 기능이 많이 퇴화되어서 일부 움직일 수 있는 사람도 있으나 그렇지 않은 사람도 많다.
	위귓바퀴근(상이개근, superior auricular muscle)	머리덮개널힘줄, 측두근막	귓바퀴 안쪽면	
	뒤귓바퀴근(후이개근, posterior auricular muscle)	꼭지돌기	귓바퀴 뒷면	
눈 주위 근육	눈둘레근(안륜근, orbicularis oculi muscle)	눈물뼈, 위턱뼈, 전두골	눈 주변 조직	눈꺼풀을 조인다.
	눈썹주름근(추미근, corrugator supercilii muscle)	위쪽 안와	눈썹 피부	미간의 세로 주름을 형성한다.
코 주위 근육	코근(비근, nasalis muscle)	위턱뼈 앞니오목	콧망울연골	콧구멍을 넓힌다.
입 주위 근육	입둘레근(구륜근, orbicularis oris muscle)	입술 피부	입 주변 피부와 근육	입술을 다물거나 앞으로 내밀게 한다.
	큰광대근 (zygomaticus major muscle)	광대활	입꼬리	입꼬리를 가쪽위 방향으로 당긴다.
	작은광대근 (zygomaticus major muscle)	광대뼈	위입술 가쪽부위	위입술을 가쪽위 방향으로 끌어당긴다.
	위입술콧방울올림근 (상순비익거근, levator labii superioris alaeque nasi muscle)	위턱뼈	위입술 안쪽부위	위입술을 위로 당긴다.
	입꼬리올림근(구각거근, levator anguli oris muscle)	위턱뼈	입꼬리	입꼬리를 위로 당긴다.
	볼근(협근, buccinator muscle)	위턱뼈와 아래턱뼈	입꼬리	뺨을 압박하여 입안의 압력을 높이고 공기를 내뿜게 한다.
	입꼬리당김근(소근, risorius muscle)	귀밑샘근막	입꼬리	입꼬리를 가쪽방향으로 당긴다.
	입꼬리내림근(구각하제근, depressor anguli oris muscle)	아래턱뼈	입꼬리	입꼬리를 아래로 끌어내린다.
	아래입술내림근(하순하제근, depressor labii inferioris muscle)	턱끝구멍	아래입술	아래입술을 끌어내린다.
	턱끝근(이근, mentalis muscle)	아래턱뼈	턱 피부	턱을 끌어내리고 턱의 피부에 주름을 형성한다.

(1) 머리덮개뼈를 앞뒤로 덮는 근육

후두힘살(뒤통수힘살, occipital belly), 머리덮개널힘줄(galea aponeurotica), 전두힘살(이마힘살, frontal belly)로 구성되며, 이 근육이 수축되면 눈썹이 올라가고 이마에 주름이 잡힌다.

(2) 귀 주위 근육

귓바퀴근(이개근, auricular muscle)이라고 하는데, 본래는 귓바퀴를 움직여서 외이공을 여닫는 역할을 하지만 사람에게서는 퇴화되었다.

(3) 눈 주위 근육

눈을 감는 눈둘레근(안륜근, orbicularis oculi muscle), 미간의 주름을 만드는 눈썹주름근(추미근, corrugator supercilii muscle), 코뿌리에 가로주름을 만드는 눈살근(비근근, procerus muscle) 등이 있다.

(4) 코 주위 근육

코근(비근, nasalis muscle)이라고도 한다. 콧방울(비익, ala nasi) 가까이에 있으며 본래는 콧구멍을 여닫는데 작용하지만 사람에게는 그 흔적만 남아 있다.

(5) 입 주위 근육

입을 오므리는 입둘레근(구륜근, orbicularis oris muscle), 웃을 때 윗입술을 올리는 큰광대근(zygomaticus major muscle), 울 때 윗입술을 올리는 작은광대근(zygomaticus minor muscle)이나 위입술올림근(상순거근, levator labii superioris muscle), 입꼬리를 내리는 입꼬리내림근(구각하제근, depressor anguli oris muscle), 입을 가로로 당기는 볼근(협근, buccinator muscle) 등이 있다.

(6) 아래턱 표면의 근육

넓은목근(platysma muscle)이라고 하며 아래턱부터 목의 앞면을 덮는다.

2. 씹기근육

씹기근육(저작근, masticatory muscle)은 아래턱을 끌어올리고 좌우로 움직여 음식을 씹는 데 관여하는 근육이다(그림 5-14, 표 5-5). 깨물근(교근, masseter muscle), 측두근(관자근, temporalis muscle), 안쪽날개근(내측익돌근, medial pterygoid muscle), 가쪽날개근(외측익돌근, lateral pterygoid muscle)으로 구성되며, 삼차신경 가지인 아래턱신경(하악신경, mandibular nerve; 삼차신경 제1지)의 지배를 받는다.

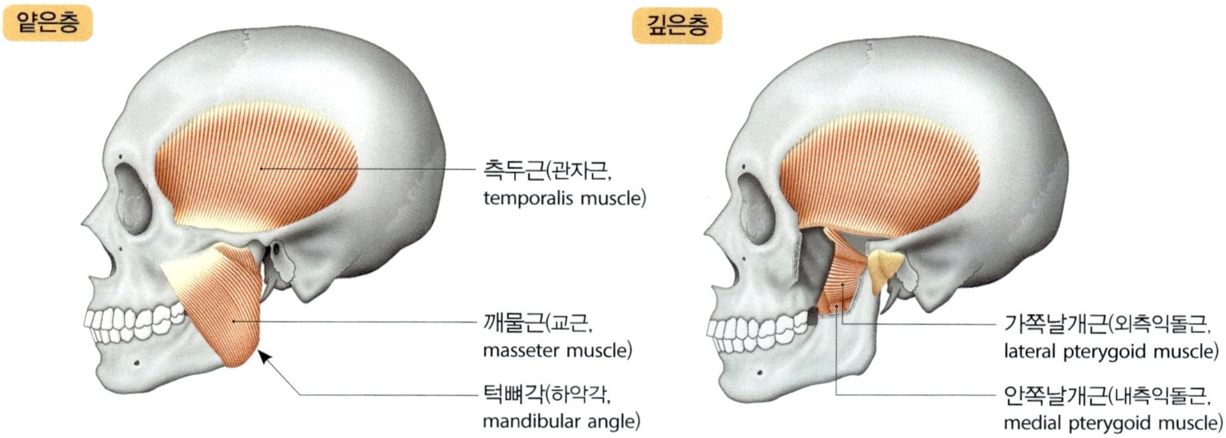

그림 5-14 씹기근육

표 5-5 씹기근육

근육명	이는곳	닿는곳	작용
깨물근(교근, masseter muscle)	광대활	아래턱뼈 바깥쪽	아래턱을 올리거나 안으로 들인다.
측두근(관자근, temporalis muscle)	측두골	아래턱뼈	아래턱을 위로 올린다.
가쪽날개근(외측익돌근, lateral pterygoid muscle)	나비뼈 가쪽날개판	아래턱뼈 관절돌기	아래턱을 내밀며 한쪽이 작용하면 옆으로 미끄러진다.
안쪽날개근(내측익돌근, medial pterygoid muscle)	나비뼈 가쪽날개판	턱뼈각 안쪽	아래턱을 내밀거나 올린다.

(1) 깨물근(교근, masseter muscle)

가장 표층에 있으며 교합이나 이를 악물 때 작용한다. 광대활(zygomatic arch)에서 시작하여 턱뼈각(하악각, mandibular angle) 가쪽면에 부착한다. 또한 파상풍이나 테타니(tetany) 등에서 깨물근에 강직성 긴장이 일어나면 입을 벌릴 수 없는 입벌림장애(trismus)를 일으킨다.

(2) 측두근(관자근, temporalis muscle)

이른바 '관자놀이'에 위치하는 부채 모양의 근육을 가리킨다. 측두골의 비늘부위에서 시작하여 광대활 깊은층을 지나 아래쪽을 향하다가 아래턱뼈의 근육돌기(muscular process)에 부착한다. 아래턱뼈를 뒤쪽 위방향으로 끌어올림으로써 주로 교합에 작용한다.

(3) 가쪽날개근(외측익돌근, lateral pterygoid muscle)

볼의 깊은 층에 위치하는 근육으로 위턱 뒤쪽에서 시작하여 아래턱뼈 관절돌기에 부착한다. 양쪽 가쪽날개근이 동시에 수축하면 아래턱은 앞쪽으로 돌출되고, 한쪽만 수축하면 아래턱은 반대쪽으로 이동한다. 양쪽 근육이 교대로 작용하면 아래턱은 좌우로 움직이는데, 이는 턱의 연마운동(grinding movement)의 기초가 된다.

(4) 안쪽날개근(내측익돌근, medial pterygoid muscle)

가장 깊은 층에 위치하는 씹기근육이다. 위턱 뒤쪽에서 시작하여 아래턱 깊은층에서 깨물근에 평행하게 주행하여 턱뼈각 안쪽면에 부착한다. 양쪽이 모두 수축하면 아래턱을 앞쪽으로 끌어올리듯이 작용하고, 한쪽만 수축하면 아래턱을 반대쪽으로 움직인다. 가쪽날개근과 함께 연마운동에 관여한다. 또한 수면 중의 이갈이(bruxism)는 날개근의 긴장에 따른 것이라고 한다.

3. 목근육

목 앞면에는 씹기(저작)와 삼킴(연하)에 관여하는 근육[목뿔위근육(설골상근), 목뿔아래근육(설골하근) 등]과 목의 운동과 고정에 관여하는 근육[목빗근(흉쇄유돌근), 후두밑근(뒤통수밑근), 척주앞근육 등]이 있다. 또한 호흡운동을 보조하는 근육[목갈비근(사각근) 등]이 있어 가슴호흡(흉식호흡) 시 갈비뼈를 들어올린다.

목 뒤쪽에는 널판근(판상근, splenius muscle), 반가시근(반극근, semispinalis muscle), 후두밑근(뒤통수밑근, suboccipital muscle; 큰 · 작은뒤머리곧은근과 위 · 아래머리빗근)이 있는데, 척수신경 뒤가지의 지배를 받는 고유등근육(intrinsic back muscle)과 같은 부류로 머리를 유지하거나 뒤로 구부리는 데 관여한다(그림 5-15, 표 5-6).

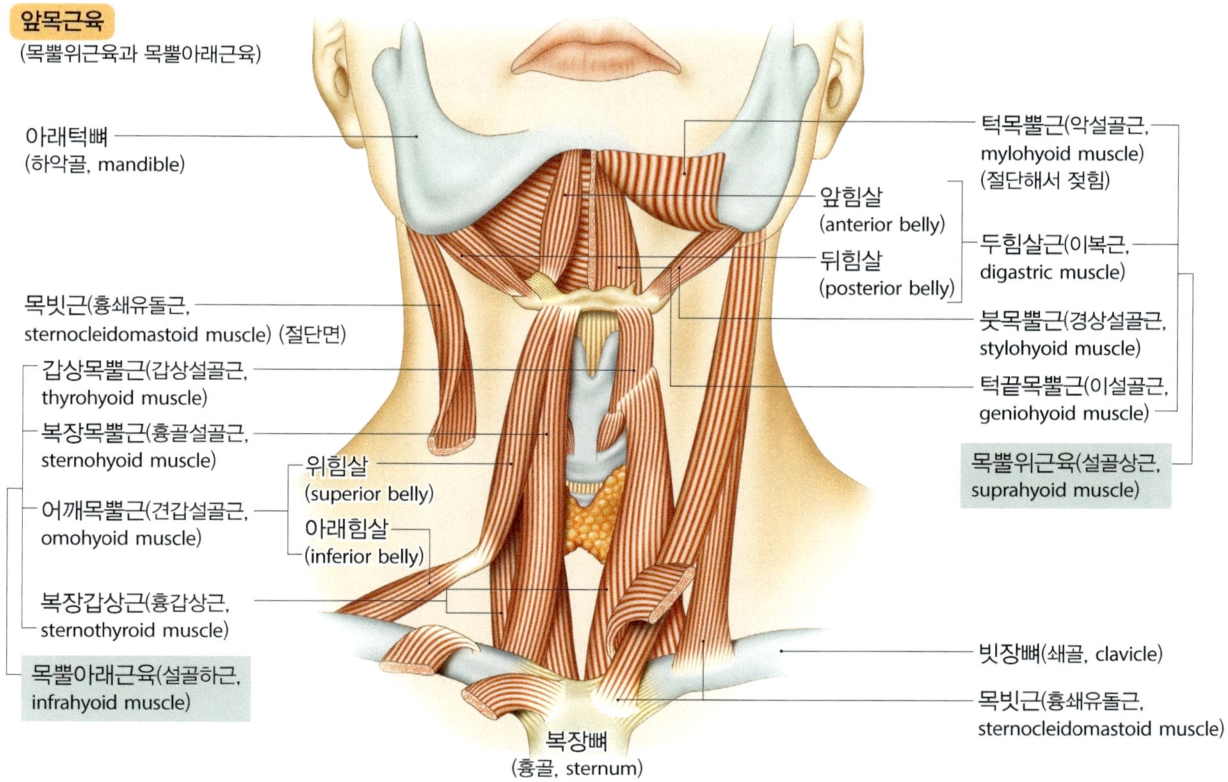
앞목근육
(목뿔위근육과 목뿔아래근육)
아래턱뼈
(하악골, mandible)
목빗근(흉쇄유돌근,
sternocleidomastoid muscle) (절단면)
갑상목뿔근(갑상설골근,
thyrohyoid muscle)
복장목뿔근(흉골설골근,
sternohyoid muscle)
어깨목뿔근(견갑설골근,
omohyoid muscle)
위힘살
(superior belly)
아래힘살
(inferior belly)
복장갑상근(흉갑상근,
sternothyroid muscle)
목뿔아래근육(설골하근,
infrahyoid muscle)
복장뼈
(흉골, sternum)
턱목뿔근(악설골근,
mylohyoid muscle)
(절단해서 젖힘)
앞힘살
(anterior belly)
뒤힘살
(posterior belly)
두힘살근(이복근,
digastric muscle)
붓목뿔근(경상설골근,
stylohyoid muscle)
턱끝목뿔근(이설골근,
geniohyoid muscle)
목뿔위근육(설골상근,
suprahyoid muscle)
빗장뼈(쇄골, clavicle)
목빗근(흉쇄유돌근,
sternocleidomastoid muscle)

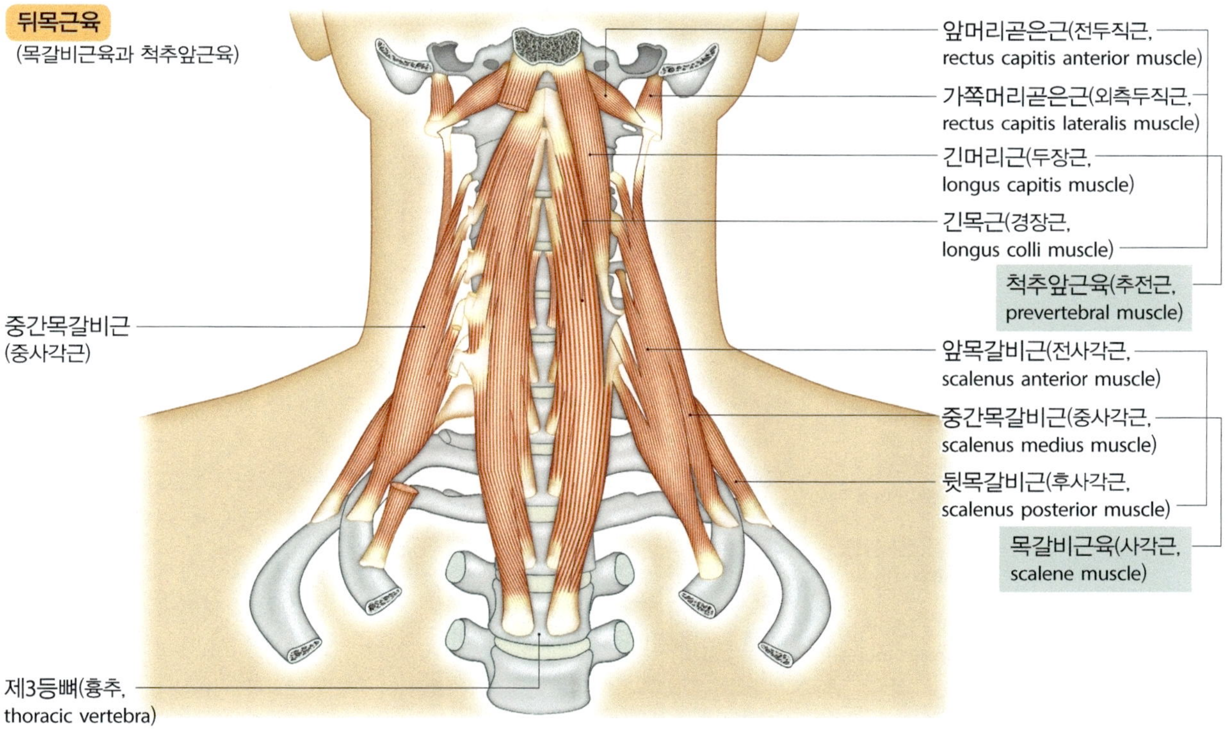
뒤목근육
(목갈비근육과 척추앞근육)
중간목갈비근
(중사각근)
제3등뼈(흉추,
thoracic vertebra)
앞머리곧은근(전두직근,
rectus capitis anterior muscle)
가쪽머리곧은근(외측두직근,
rectus capitis lateralis muscle)
긴머리근(두장근,
longus capitis muscle)
긴목근(경장근,
longus colli muscle)
척추앞근육(추전근,
prevertebral muscle)
앞목갈비근(전사각근,
scalenus anterior muscle)
중간목갈비근(중사각근,
scalenus medius muscle)
뒷목갈비근(후사각근,
scalenus posterior muscle)
목갈비근육(사각근,
scalene muscle)

그림 5-15 목근육

표 5-6 **목근육**

근육명		이는곳	닿는곳	작용
넓은목근 (platysma muscle)		목과 가슴의 근막	아래턱뼈	목의 주름을 형성하고, 입꼬리와 아래입술을 아래로 움직인다.
목빗근(흉쇄유돌근, sternocleidomastoid muscle)		복장뼈, 빗장뼈	꼭지돌기	머리를 앞아래로 굽힌다. 한쪽만 작용하면 반대쪽으로 머리가 들어올려진다.
목뿔위근육 (설골상근, suprahyoid muscle)	두힘살근(이복근, digastric muscle)	붓돌기	목뿔뼈	목뿔뼈를 뒤위쪽으로 당기고 아래턱뼈를 밑으로 당긴다.
	붓목뿔근(경상설골근, stylohyoid muscle)	아래턱뼈	목뿔뼈몸통	목뿔뼈를 뒤위쪽으로 들어올린다.
	턱목뿔근(악설골근, mylohyoid muscle)	아래턱뼈	목뿔뼈몸통	목뿔뼈와 혀를 끌어올린다.
	턱끝목뿔근(이설골근, geniohyoid muscle)	복장뼈자루 및 빗장뼈	목뿔뼈몸통	목뿔뼈를 올리고 아래턱뼈를 밑으로 내린다.
목뿔아래근육 (설골하근, infrahyoid muscle)	복장목뿔근(흉골설골근, sternohyoid muscle)	어깨뼈	중간힘줄 및 목뿔뼈몸통	목뿔뼈와 혀를 밑으로 내린다.
	어깨목뿔근(견갑설골근, omohyoid muscle)	어깨뼈	중간힘줄 및 목뿔뼈몸통	목뿔뼈를 밑으로 당긴다.
	복장갑상근(흉갑상근, sternohyoid muscle)	복장뼈	갑상연골의 빗금(사선)	갑상연골과 후두를 밑으로 당긴다.
	갑상목뿔근(갑상설골근, thyrohyoid muscle)	갑상연골	목뿔뼈 큰뿔	목뿔뼈를 아래로 당긴다. 그러나 목뿔뼈가 고정되면 갑상연골을 위로 당긴다.
척추앞근육 (추전근, prevertebral muscle)	앞머리곧은근 (전두직근, rectus capitis anterior muscle)	고리뼈	후두골 큰구멍	머리를 굽힌다.
	가쪽머리곧은근 (외측두직근, rectus capitis lateralis muscle)	고리뼈	후두골 관절융기	머리를 가쪽으로 돌린다.
	긴머리근(두장근, longus capitis muscle)	목뼈	후두골 바닥부분	머리를 굽힌다.
	긴목근(경장근, longus colli muscle)	목뼈	목뼈몸통	목을 굽히고 돌린다.
목갈비근육 (사각근, scalene muscle)	앞목갈비근(전사각근, scalenus anterior muscle)	목뼈 가로돌기	제1갈비뼈 앞 목갈비근 결절	이는곳 고정 시 제1~2갈비뼈를 위로 올려 가슴안의 부피를 증가시킨다.
	중간목갈비근(중사각근, scalenus medius muscle)	목뼈 가로돌기	제1갈비뼈 위면	
	뒷목갈비근(후사각근, scalenus posterior muscle)	목뼈 가로돌기	제2갈비뼈	닿는곳 고정 시 목을 굽힌다.

(1) 넓은목근(광경근, platysma muscle)

옆목부위의 피부 밑에 있는 얇은 근육으로, 얼굴근육과 같은 계통의 근육이다(그림 5-13 참조).

(2) 목빗근(흉쇄유돌근, sternocleidomastoid muscle)

복장뼈 윗부분과 빗장뼈 안쪽부분에서 일어난 후 옆목부분 뒤쪽 위를 지나서 측두골 꼭지돌기에 부착한다(그림 5-15).

(3) 목뿔위근육(설골상근, suprahyoid muscle)

아래턱뼈와 목뿔뼈 사이에 있으며 씹기와 삼킴 운동에 관여한다. 두힘살근[앞힘살(anterior belly); 아래턱신경 지배, 뒤힘살(posterior belly); 얼굴신경 지배], 붓목뿔근(경상설골근, stylohyoid muscle; 얼굴신경 지배), 턱목뿔근(악설골근, mylohyoid muscle; 아래턱신경 지배), 턱끝목뿔근(이설골근, geniohyoid muscle; 혀밑신경 지배)의 4종류로 구성된다.

(4) 목뿔아래근육(설골하근, infrahyoid muscle)

목뿔뼈 아래쪽에 있으며 삼킴과 발성 시 목뿔뼈나 후두를 움직이는 근육들이다. 복장갑상근(흉갑상근, sternothyroid muscle), 갑상목뿔근(갑상설골근, thyrohyoid muscle), 복장목뿔근(흉골설골근, sternohyoid muscle), 어깨목뿔근(견갑설골근, omohyoid muscle)의 4종류로 구성되며, 모두 목신경얼기(제1~3목신경이 만드는 고리)에서 유래한 신경의 지배를 받는다.

(5) 척추앞근육(추전근, prevertebral muscle)

목의 앞가쪽에 위치하는 근육으로 목의 굽힘, 가쪽굽힘, 돌림에 작용한다. 앞머리곧은근(전두직근, rectus capitis anterior muscle), 가쪽머리곧은근(외측두직근, rectus capitis lateralis muscle), 긴머리근(두장근, longus capitis muscle), 긴목근(경장근, longus colli muscle)의 4종류로 구성되며, 목신경 앞가지가 지배한다.

(6) 목갈비근육(사각근, scalene muscle)

척추앞근육 가쪽에 위치하는 3쌍의 근육으로, 이는곳이 고정되면 제1 · 2갈비뼈를 올려 들숨이 일어나게 하고, 닿는곳이 고정되면 목을 굽힌다. 앞목갈비근(전사각근, scalenus anterior muscle), 중간목갈비근(중사각근, scalenus medius muscle), 뒷목갈비근(후사각근, scalenus posterior muscle)이 있으며 목신경의 지배를 받는다.

4. 가슴과 배의 근육

1. 가슴근육

가슴근육은 가슴의 앞면과 가쪽에 위치하는 근육으로, 얕은가슴근육과 깊은가슴근육으로 나뉜다(그림 5-16, 표 5-7). 얕은가슴근육은 가슴 표면에 있는 팔을 움직이는 근육이고, 깊은가슴근육은 호흡근육이다. 가슴근육은 모두 가슴우리에 이는곳과 닿는곳이 있으며 대부분은 갈비사이신경(늑간신경)의 지배를 받는다.

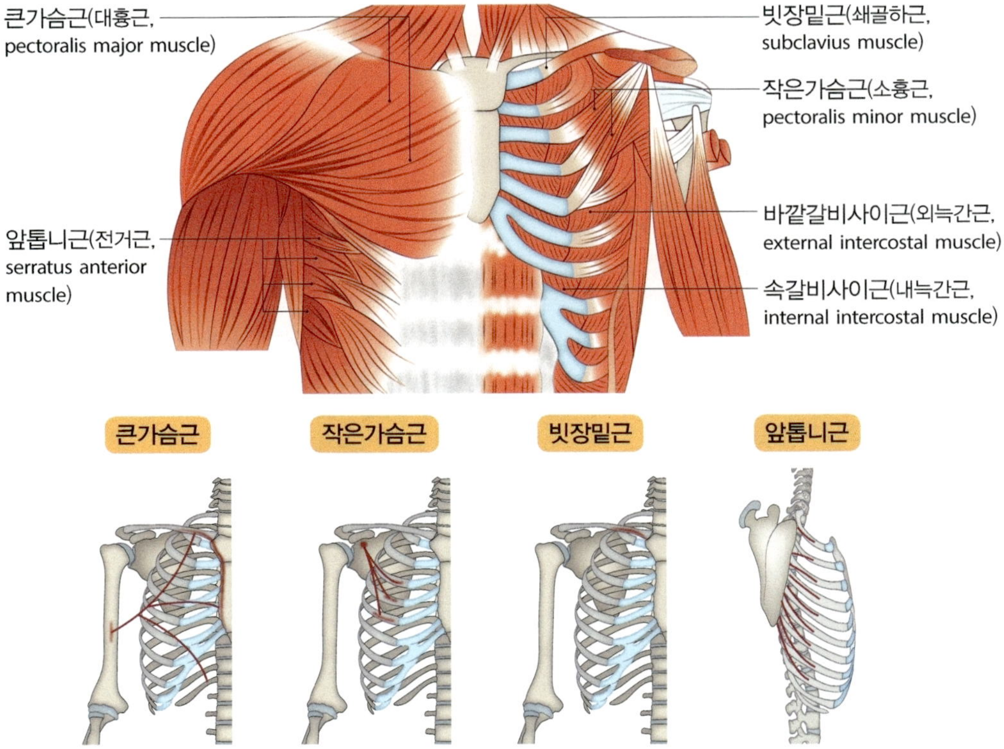

그림 5-16 가슴근육

표 5-7 가슴근육

분류	근육명	이는곳	닿는곳	작용
얕은 가슴근육	큰가슴근(대흉근, pectoralis major muscle)	빗장뼈 복장뼈 갈비뼈	위팔뼈	위팔의 모음 및 안쪽돌림을 한다. 위팔을 고정하면 복장뼈 및 갈비뼈를 올려 들숨을 돕는다.
	작은가슴근(소흉근, pectoralis minor muscle)	제3~5갈비뼈	어깨뼈	어깨뼈를 앞으로 당기고 모은다. 빗장뼈를 고정하면 갈비뼈가 올라가 가슴안을 넓히고 들숨을 돕는다.
	앞톱니근(전거근, sematus anterior muscle)	제1~8갈비뼈	어깨뼈	어깨뼈를 앞으로 당기고 회전시킨다.
깊은 가슴근육	바깥갈비사이근(외늑간근, external intercostal muscle)	제1~11갈비뼈 아래모서리	아래갈비뼈	갈비뼈를 들어올려 가슴안을 넓히고 들숨을 돕는다.
	속갈비사이근(내늑간근, internal intercostal muscle)	제1~11갈비뼈 안쪽면	아래갈비뼈	갈비뼈를 아래로 당겨 가슴안을 좁히고 날숨을 돕는다.
	맨속갈비사이근(최내늑간근, innermost intercostal muscle)	인접 갈비뼈 사이	갈비뼈 위아래모서리	속갈비사이근과 마찬가지로 날숨을 돕는다.
	갈비밑근(늑하근, subcostal muscle)	갈비각 안쪽면	2~3개 아래 갈비뼈 안쪽면	갈비뼈를 아래로 당겨 날숨을 돕는다.
	가로막(횡격막, diaphragm)	제1허리뼈, 제12등뼈, 갈비뼈활, 칼돌기	중심널힘줄	가슴안을 넓히거나 좁힌다.

1) 얕은가슴근육

(1) 큰가슴근(대흉근, pectoralis major muscle)

가슴에 위치하는 근육이지만 위팔의 굽힘, 모음, 안쪽돌림과 무엇인가를 끌어안을 때의 운동에 관여한다(그림 5-16). 빗장뼈, 복장뼈, 갈비뼈, 배곧은근집에서 시작하여 위팔뼈에 부착한다. 팔신경얼기에서 일어나는 안쪽 · 가쪽가슴근신경의 지배를 받는다.

(2) 작은가슴근(소흉근, pectoralis minor muscle)

갈비뼈에서 일어나 어깨뼈 부리돌기에 부착한다. 안쪽 및 가쪽가슴신경의 지배를 받으며 어깨뼈를 내리는 운동에 관여한다(그림 5-16).

(3) 빗장밑근(쇄골하근, subclavius muscle)

갈비연골에 일어나 빗장뼈 아래면에 부착한다. 빗장밑신경의 지배를 받으며 빗장뼈 가쪽을 아래로 내리는 운동에 관여한다(그림 5-16).

(4) 앞톱니근(전거근, serratus anterior muscle)

갈비뼈에서 일어나 어깨뼈 안쪽 모서리에 부착한다. 긴가슴신경의 지배를 받으며 어깨뼈를 앞으로 당기면서 회전하는 운동에 관여한다(그림 5-16).

2) 깊은가슴근육

(1) 갈비사이근(늑간근, intercostal muscle)

위아래 갈비뼈 사이(갈비사이공간)에 있으며 가슴우리를 메워 가슴을 형성하는 근육이다(그림 5-17). 가쪽 표면에서부터 바깥갈비사이근(외늑간근), 속갈비사이근(내늑간근), 맨속갈비사이근(최내늑간근)의 3종류가 있으며, 속갈비사이근과 맨속갈비사이근 사이에는 갈비뼈 아래모서리를 따라 지나가는 갈비사이정맥, 동맥, 신경이 있다. 모두 갈비사이신경(T_1~T_{11})의 지배를 받는다.

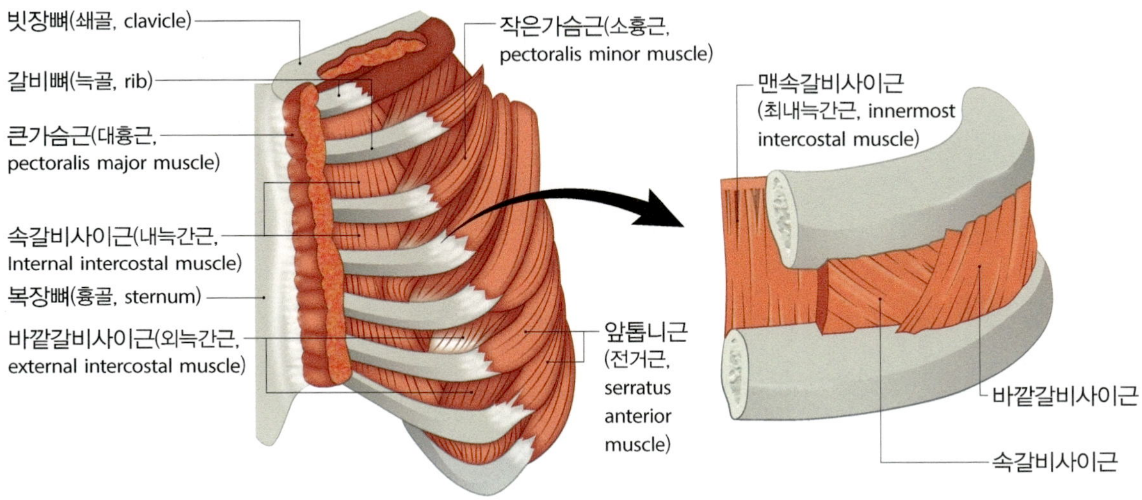

그림 5-17 갈비사이근

① 바깥갈비사이근(외늑간근, external intercostal muscle)

가슴의 표층을 이루는 근육으로, 뒤쪽 위방향에서 앞쪽 아래방향으로 비스듬하게 내려와 아래쪽의 갈비뼈에 부착한다. 이 근육이 수축하면 갈비뼈가 들려올라가고 가슴우리가 확장되어 들숨이 일어난다.

② 속갈비사이근(내늑간근, internal intercostal muscle)

바깥갈비사이근의 깊은층에 있으며 앞쪽 위방향에서 뒤쪽 아래방향으로 내려와 위쪽 갈비뼈에서 끝난다. 바깥갈비사이근에 대항하는 작용을 하며, 위쪽 갈비뼈를 내림으로써 날숨에 작용한다.

③ 맨속갈비사이근(최내늑간근, innermost intercostal muscle)

속갈비사이근 속면에 인접해서 같은 주행을 나타내는 근육이다. 속갈비사이근과 마찬가지로 날숨에 작용한다.

(2) 갈비밑근(늑하근, subcostal muscle)

가슴우리의 일부에만 있으며 보통 가슴우리 아랫부분에 잘 발달해 있다. 아래쪽 갈비뼈 위모서리에서 일어나 제2 · 3갈비뼈 위모서리에 부착한다. 갈비사이신경의 지배를 받으며 갈비뼈를 아래로 내리는 운동에 관여한다.

(3) 가로막(횡격막, diaphragm)

가슴안과 복강을 나누는 근육성 막으로, 둥근 지붕 모양으로 생겼다. 원형의 중앙 부위는 나뭇잎 3개를 붙여 놓은 모양의 힘줄로 이루어지며, 여기에 허리뼈, 복장뼈, 갈비뼈에서 일어난 근(육)섬유가 부착한다. 가로막신경의 지배를 받는다.

가로막은 이완된 상태에서는 위로 휘어져 있지만, 숨을 들이마시면 가로막이 수축하여 아래쪽으로 내려가면서 편평해지고 동시에 갈비뼈를 둘러싸는 근육이 수축되어 갈비뼈를 들어올린다. 이러한 방식으로 가슴 속의 공간이 깊고 넓어져 공기의 수용량이 늘어나게 된다.

가로막에는 가슴안에서 복강으로 통하는 3개의 중요한 구멍이 있는데, 대동맥과 가슴림프관(흉관)이 통과하는 대동맥구멍(aortic hiatus), 아래대정맥이 통과하는 대정맥구멍(caval foramen), 식도와 미주신경이 통과하는 식도구멍(esophageal hiatus)이다(그림 5-18).

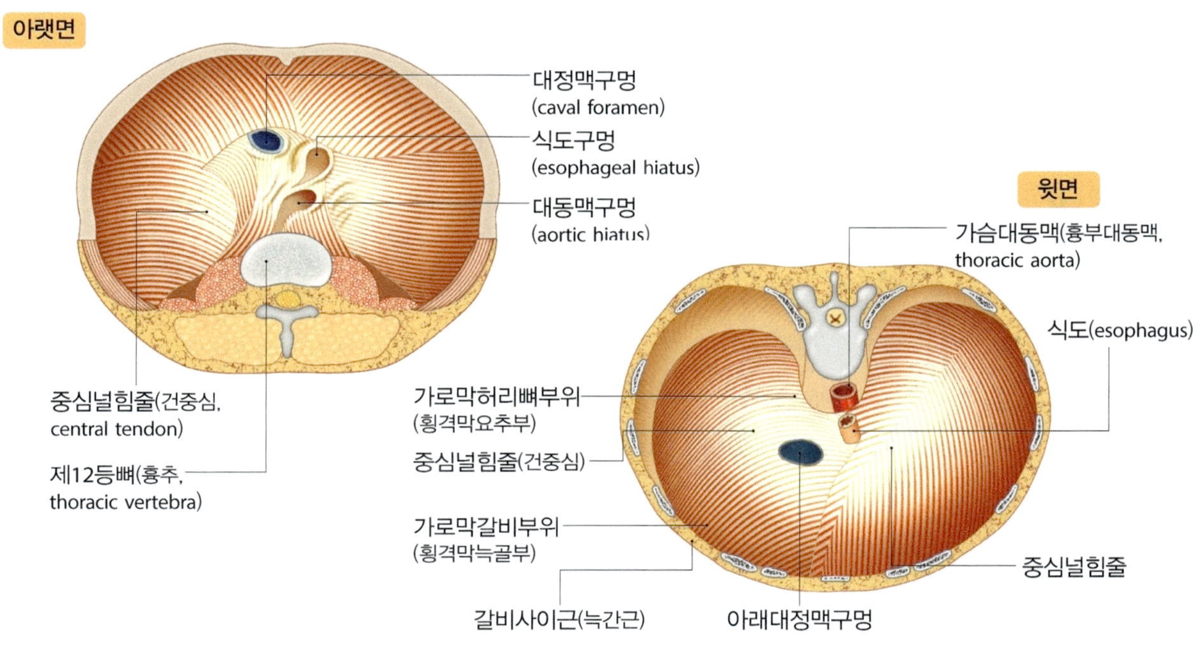

그림 5-18 가로막

2. 배근육

배근육은 가슴우리의 아래 모서리와 골반 사이에 있는 몸통의 근육을 말하며 앞배근육, 옆구리근육, 뒤배근육으로 나뉜다. 복벽을 형성하여 복부 장기를 보호하고 복강의 속압력을 조절하며, 호흡 및 배변을 돕고 척주의 운동에도 관여한다(표 5–8).

표 5–8 **배근육**

분류	근육명	이는곳	닿는곳	작용
앞배근육	**배곧은근**(복직근, rectus abdominis muscle)	두덩뼈능선	제5∼7갈비연골, 칼돌기	복강을 압박해서 척주를 앞으로 굽힌다. 복벽을 당겨 복압을 높인다.
	배세모근(추체근, pyramidalis muscle)	두덩뼈, 두덩인대	백(색)선	백(색)선을 당겨 복부 내장을 압박한다.
옆구리근육	**배바깥빗근**(외복사근, external oblique muscle of abdomen)	제5∼12갈비뼈	백(색)선, 고샅인대, 엉덩뼈능선	복압을 높인다. 한쪽이 작용하면 척주를 작용하는 쪽으로 회전시키고 모두 작용하면 척주를 앞으로 굽힌다.
	배속빗근(내복사근, internal oblique muscle of abdomen)	엉덩뼈능선, 고샅인대	제10∼12갈비뼈, 엉덩뼈능선, 백(색)선	복압을 높인다. 한쪽이 작용하면 척주를 반대쪽으로 돌리고 모두 작용하면 척주를 앞으로 굽힌다.
	배가로근(복횡근, transversus abdominis muscle)	제7∼12갈비연골, 엉덩뼈능선, 고샅인대	백(색)선, 엉덩뼈능선	복부 내장을 압박한다.
뒤배근육	**큰허리근**(대요근, psoas major muscle)	등뼈, 허리뼈	넓적다리작은돌기	엉덩관절을 굽힌다.
	허리네모근(요방형근, quadratus lumborum muscle)	엉덩뼈능선	갈비뼈, 허리뼈 가로돌기	허리뼈를 옆으로 굽힌다.
	엉덩허리근(장요근, iliopsoas muscle)	엉덩날개, 허리뼈	넓적다리작은돌기	엉덩관절을 굽힌다.

1) 앞배근육 (그림 5–19)

(1) 배곧은근(복직근, rectus abdominis muscle)

앞배를 이루는 1쌍의 세로로 배열된 근육으로, 이 근육이 발달하면 피부에서도 만져진다. 좌우 각각의 배곧은근집(복직근초, rectus sheath)에 싸여 정중앙의 백(색)선(linea alba)으로 연결된다. 아래끝 부분의 배세모근(추체근, pyramidalis muscle)도 포함되며 하위갈비사이신경과 갈비밑신경(T_6∼T_{12})의 지배를 받는다.

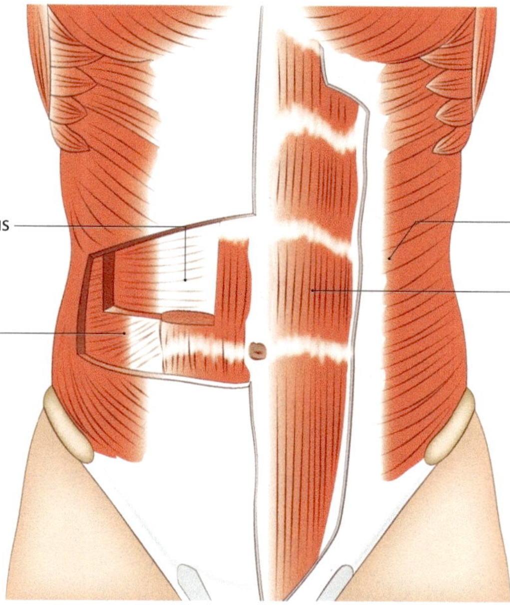

그림 5-19 앞배근육과 옆구리근육

2) 옆구리근육 (그림 5-19)

(1) 배바깥빗근(외복사근, external oblique muscle of abdomen)

가장 얕은층의 옆구리근육이다. 하위 갈비뼈 가쪽에서 시작하여 안쪽 아래로 비스듬하게 내려와 배곧은근집에 부착한다. 아래쪽 갈비사이신경과 갈비밑신경(T_7~T_{12})의 지배를 받는다.

(2) 배속빗근(내복사근, internal oblique muscle of abdomen)

배바깥빗근의 깊은층에 위치한다. 엉덩뼈능선(장골능선, iliac crest)에서 고샅인대(inguinal ligament)를 거쳐 안쪽 위방향을 향해 배곧은근집에 부착한다. 아래쪽 갈비사이신경, 엉덩아랫배신경, 엉덩고샅신경(T_7~L_1)의 지배를 받는다.

(3) 배가로근(복횡근, transversus abdominis muscle)

가장 깊은층의 옆구리근육이다. 배벽 뒤쪽에서 배곧은근집을 향해 가로로 주행한다. 아래쪽 갈비사이신경, 엉덩아랫배신경, 엉덩샅굴신경(T_7~L_1)의 지배를 받는다.

3) 뒤배근육 (그림 5-20)

(1) 큰허리근(대요근, psoas major muscle)

허리뼈 양쪽에서 뒤배의 앞면을 이룬다. 골반부분을 통과할 때 엉덩근(장근, iliacus muscle)과 합쳐져 엉덩허리근(장요근, iliopsoas muscle)을 형성하며 넓적다리뼈에 부착한다. 엉덩관절을 굽히는 데 관여하며 허리신경(L_2~L_3)의 지배를 받는다.

(2) 허리네모근(요방형근, quadratus lumborum muscle)

허리뼈 양쪽에 위치한다. 뒤배를 이루면서 허리뼈를 옆으로 굽히는 데 관여한다. 허리신경(L_1~L_3)의 지배를 받는다.

(3) 엉덩허리근(장요근, iliopsoas muscle)

엉덩관절을 구부리는 근육이다. 엉덩날개(장골익, iliac wing)에서 시작하는 엉덩근과 허리뼈에서 시작하는 큰볼기근(대둔근, gluteus maximus muscle)으로 구성되며 넓적다리작은돌기(소전자, lesser trochanter)에 부착한다. 허리신경얼기의 지배를 받는다.

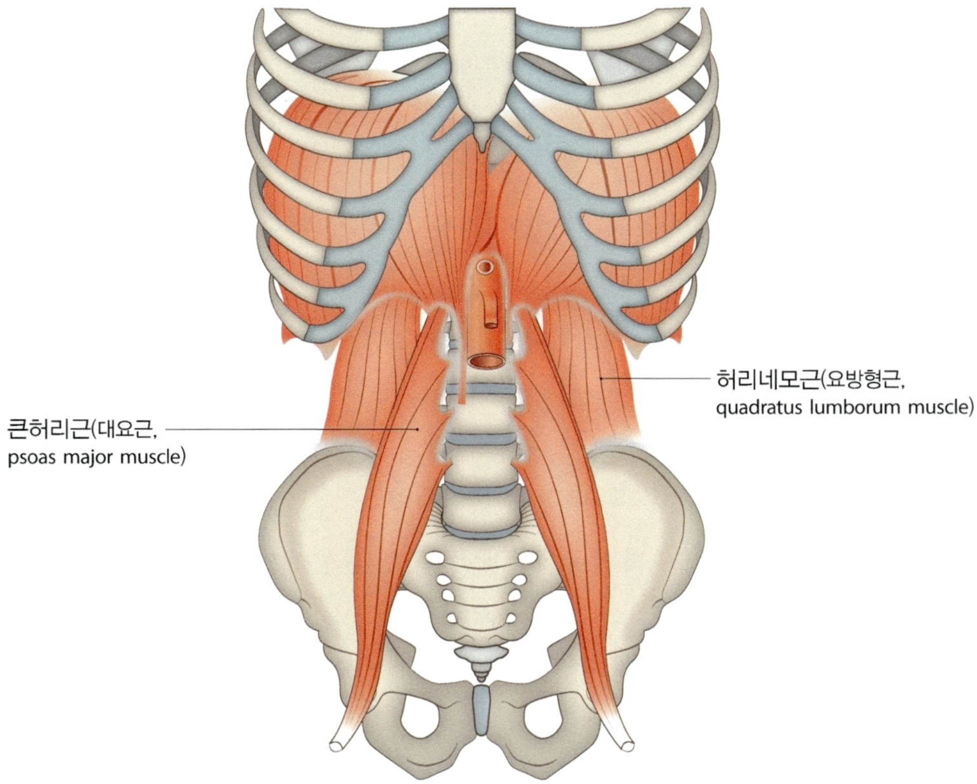

그림 5-20 뒤배근육

5. 등의 근육

등의 근육은 척주 뒷면에 있는 여러 층의 근육을 일컬으며, 후두골(뒤통수뼈)에서 일어나 가슴안(흉곽)의 뒷면, 엉덩뼈(장골, ilium)와 엉치뼈(천골, sacrum)에 부착하는 근육이다. 등의 근육은 머리와 목을 움직이고 척주를 펴는 작용을 하며 한쪽면의 근육이 수축하면 몸을 옆으로 구부리거나 회전하는 작용을 한다.

위치하는 부위에 따라 얕은등근육과 깊은등근육으로 구분할 수 있다(표 5-9).

표 5-9 등근육

분류	근육명	이는곳	닿는곳	작용
얕은등근육	등세모근(승모근, trapezius muscle)	외후두융기, 목덜미인대, 제7목뼈~제7등뼈 가시돌기	빗장뼈 가쪽 1/3, 어깨뼈가시, 어깨뼈봉우리	어깨뼈를 안쪽이나 뒤안쪽으로 당기거나 들어올린다.
	마름근(능형근, rhomboid muscle)	등뼈 가시돌기	어깨뼈 안쪽 모서리	어깨뼈를 안쪽 위로 끌어 올린다.
	어깨올림근(견갑거근, levator scapulae muscle)	제1~4목뼈 가로돌기	어깨뼈 안쪽모서리 위	어깨뼈를 위로 당긴다.
	넓은등근(광배근, latissimus dorsi muscle)	제7~12등뼈 가시돌기, 등허리근막, 엉덩뼈능선 뒤 1/3	위팔뼈 결절사이고랑	위팔뼈를 모으거나 엎친다.
깊은등근육	고유등근육 (intrinsic back muscle)			널판근, 척주세움근, 가로돌기가시근으로 이루어지며, 척주의 유지와 운동에 관여한다.
	위뒤톱니근(상후거근, serratus posterior superior muscle)	목덜미인대, 제7목뼈~제2등뼈 가시돌기	제2~5갈비뼈 위모서리	갈비뼈를 들어올려 들숨을 돕는다.
	아래뒤톱니근(하후거근, serratus posterior inferior muscle)	제11등뼈~제2허리뼈 가시돌기	제9~12갈비뼈 위모서리	갈비뼈를 내려 날숨을 돕는다.

1. 얕은등근육

등의 얕은 층에 있는 근육으로, 척주와 그 부근에서 일어나 넓은등근(광배근, latissimus dorsi muscle)을 제외하고 어깨뼈에 부착한다. 어깨뼈를 지지하며 팔의 운동을 돕는다(그림 5-21).

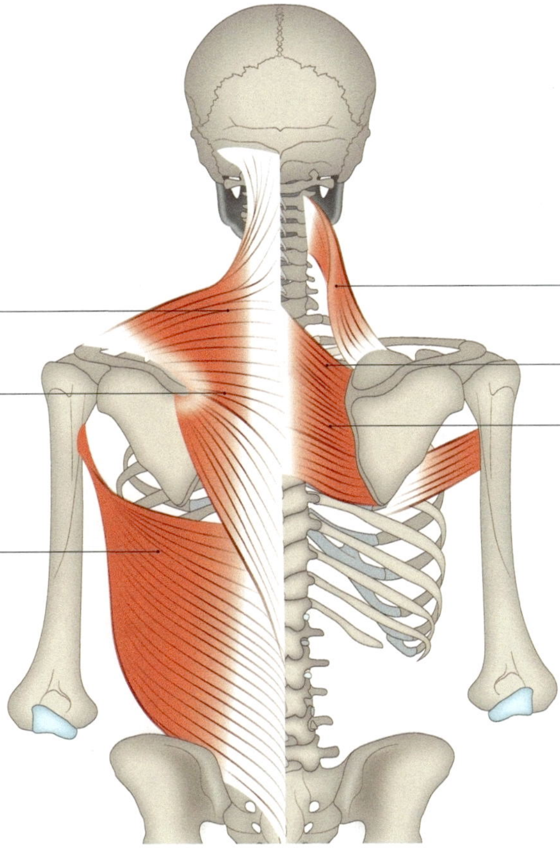

그림 5-21 **얕은등근육**

(1) 등세모근(승모근, trapezius muscle)

좌우 어깨뼈(견갑골)를 안쪽으로 당겨 가슴을 펴게 하거나 어깨뼈를 들어올려 어깨를 움츠리게 한다. 또 어깨뼈를 뒤안쪽으로 당겨 관절오목을 위가쪽으로 향하게 하여 위팔을 들어올리는 데 도움을 준다. 더부신경과 목신경얼기의 지배를 받는다.

(2) 마름근(능형근, rhomboid muscle)

큰마름근(대능형근, rhomboid major muscle)과 **작은마름근**(소능형근, rhomboid minor muscle)이 있으며 큰마름근은 제2~5등뼈 가시돌기에 일어나 어깨뼈 안쪽모서리 아래쪽에 부착한다. 작은마름근은 제7목뼈와 제1등뼈 가시돌기에서 일어나 어깨뼈 안쪽모서리 위쪽에 부착한다. 두 근육 모두 등쪽 어깨신경의 지배를 받고 어깨뼈를 안쪽 위로 올리는 운동에 작용한다.

(3) 어깨올림근(견갑거근, levator scapulae muscle)

제1~4목뼈 가로돌기에서 일어나 어깨뼈 안쪽모서리 위에 부착한다. 등쪽 어깨신경의 지배를 받으며 어깨뼈를 올리는 운동에 작용한다.

(4) 넓은등근(광배근, latissimus dorsi muscle)

인체에서 가장 큰 근육으로 위팔을 안쪽으로 모으는 역할을 한다. 등허리근막(요배근막, lumbodorsal fascia), 하위 등뼈 가시돌기, 엉덩뼈능선 등에서 시작하여 위팔뼈(작은결절)에서 끝나며 위팔의 폄, 모음, 안쪽돌림(팔을 등으로 돌리는 움직임)에 관여한다. 가슴등신경의 지배를 받으며, 유방암수술 등에서 손상을 입는 경우가 있다.

2. 깊은등근육

깊은등근육은 2층으로 이루어지며 갈비뼈와 관련이 있는 **위뒤톱니근**(상후거근, serratus posterior superior muscle), **아래뒤톱니근**(하후거근, serratus posterior inferior muscle)과 척주와 관련이 있는 **고유등근육**(intrinsic back muscle)으로 구분된다. 고유등근육은 전체가 등허리근막(흉요근막, thoracolumbar fascia)으로 싸여 있으며 척주 양측에 있다(그림 5-22). 모두 척수신경 뒤가지의 지배를 받는다. 한편, 위뒤톱니근은 갈비뼈를 들어올려 들숨을 돕고, 아래뒤톱니근은 아래 갈비뼈를 내려 날숨을 돕는다.

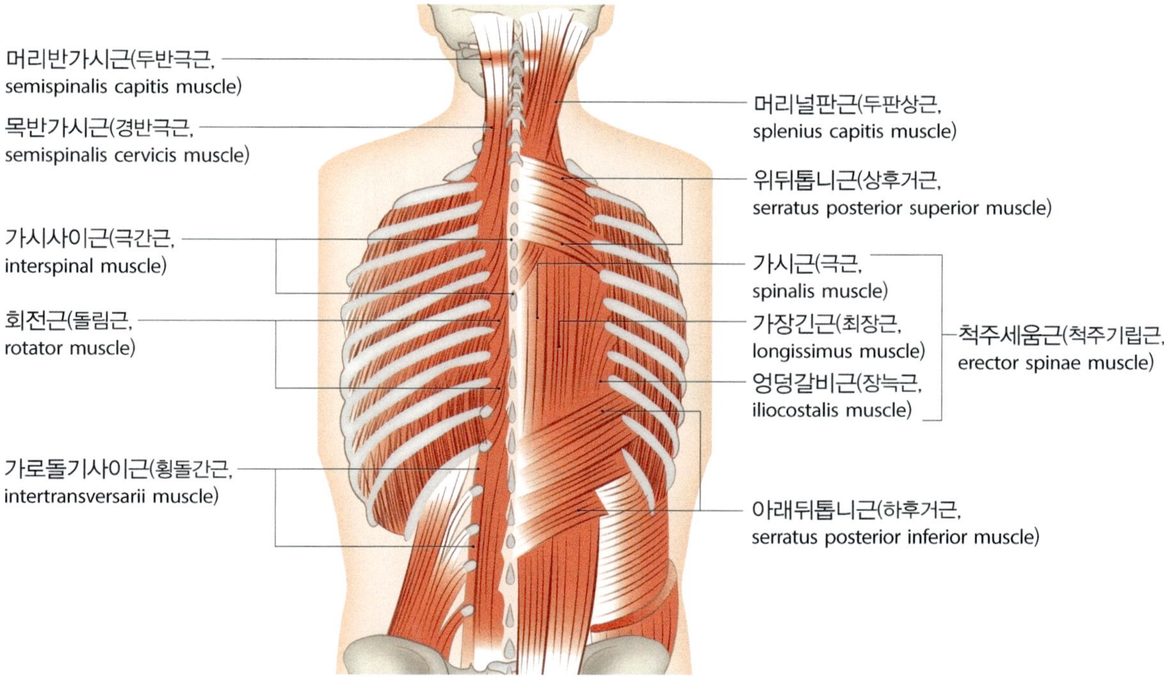

그림 5-22 깊은등근육

(1) 널판근(판상근, splenius)

등세모근을 제거하였을 때 머리와 목부위에서 관찰되는 근육이다. 목뼈 아래부분과 등뼈 위부분의 가시돌기에서 일어나 후두골과 목뼈 가로돌기에 부착한다. 부위에 따라 머리널판근(두판상근, splenius capitis muscle)과 목널판근(경판상근, splenius cervicis muscle)으로 구분한다.

(2) 척주세움근(척주기립근, erector spinae muscle)

골반 뒷면에서 목 및 머리까지 척주 양측을 따라 길게 뻗어 있다. 척주를 지지하고 세우며 뒤쪽으로 젖히게 한다. 한쪽만 작용하면 척주를 옆으로 구부린다.

(3) 가로돌기가시근(횡돌기극근, transversospinalis muscle)

척주를 구성하는 척추뼈 가로돌기(횡돌기)에서 일어나 정중앙의 가시돌기(극돌기)에 부착하는 짧은 등근육이다. 양쪽이 작용하면 척주를 뒤쪽으로 젖히게 하고, 한쪽만 작용하면 척주를 반대쪽으로 회전시킨다.

6. 팔의 근육

1. 어깨근육

어깨의 근육은 빗장뼈나 어깨뼈에서 일어나서 위팔뼈에 부착하는데, 어깨세모근과 작은원근은 겨드랑신경의 지배를 받고, 가시위근과 가시아래근은 어깨위신경의 지배를 받으며 큰원근과 어깨밑근은 어깨밑신경의 지배를 받는다(표 5-10, 그림 5-23).

표 5-10 어깨근육

근육명	이는곳	닿는곳	작용
어깨세모근(삼각근, deltoid muscle)	빗장뼈, 어깨뼈가시	위팔뼈	위팔을 벌린다.
가시위근(극상근, supraspinatus muscle)	가시위오목	위팔뼈	위팔을 벌린다.
가시아래근(극하근, infraspinatus muscle)	가시아래오목	위팔뼈	위팔을 모으고 가쪽으로 돌린다.
작은원근(소원근, teres minor muscle)	어깨뼈	위팔뼈	위팔을 모으고 가쪽으로 돌린다.
큰원근(대원근, teres major muscle)	어깨뼈	위팔뼈	위팔을 모으로 안쪽으로 돌린다.
어깨밑근(견갑하근, subscapularis muscle)	어깨뼈	위팔뼈	위팔을 모으로 안쪽으로 돌린다.

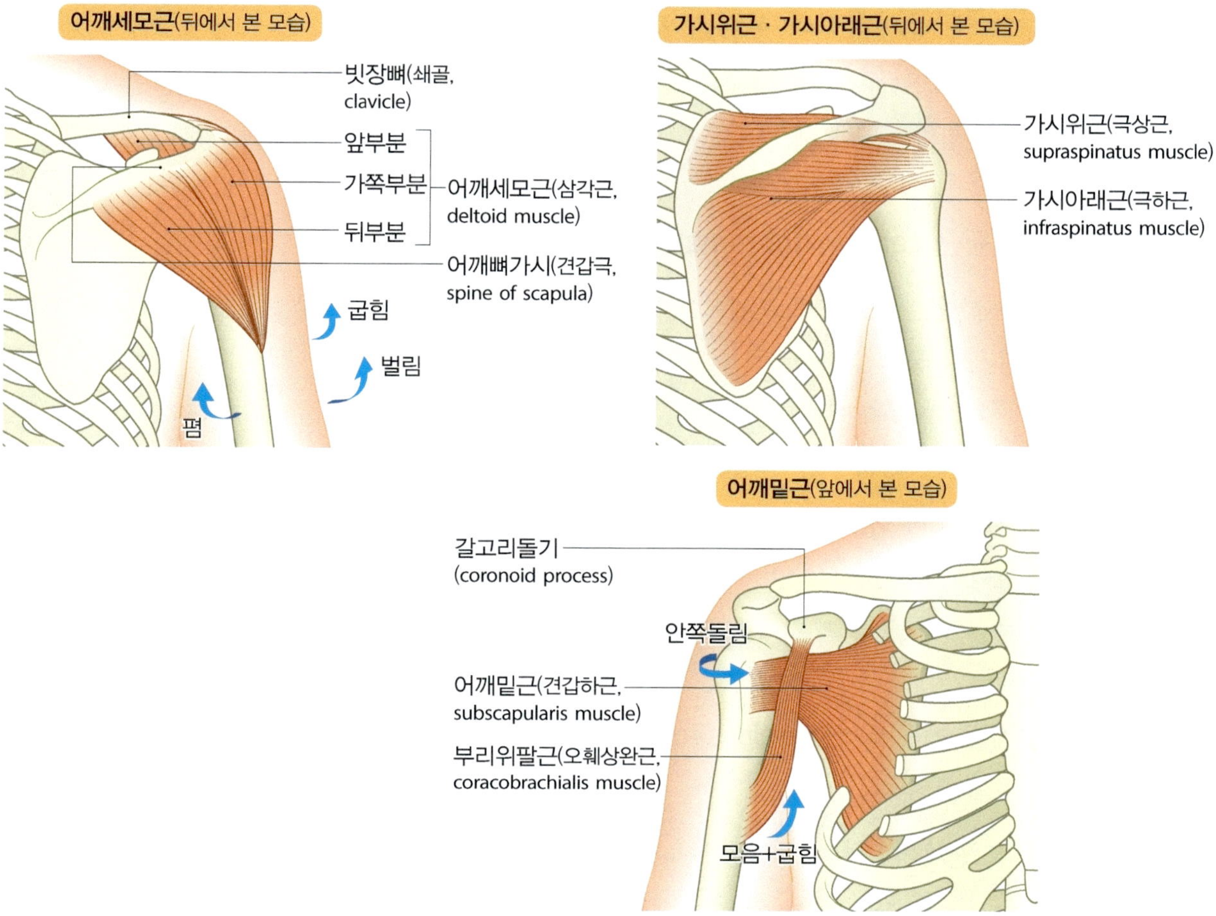

그림 5-23 어깨근육과 그 운동

(1) 어깨세모근(삼각근, deltoid muscle)

어깨관절을 덮어 어깨에 삼각형의 두껍고 큰 융기를 만든다. 빗장뼈 가쪽부위, 어깨뼈봉우리, 어깨뼈 가시에서 일어나며, 위팔뼈몸통 중앙의 가쪽부위에 있는 세모근거친면(삼각근조면, deltoid tuberosity)에 부착한다. 가장 강력한 위팔의 벌림근육이다. 앞, 뒤, 가쪽 부분이 각각 수축함으로써 위팔을 세 방향으로 들어 올리는 데 관여한다(굽힘, 폄, 벌림). 작은원근과 함께 겨드랑신경의 지배를 받는다.

(2) 가시위근(극상근, supraspinatus muscle)

어깨뼈 가시위오목(극상와, supraspinatus fossa)에서 시작하여 위팔뼈 큰결절에 부착하는 근육으로, 어깨세모근의 작용을 도와 위팔을 벌리는 데 관여한다(15°까지). 어깨위신경의 지배를 받는다.

(3) 가시아래근(극하근, infraspinatus muscle)

어깨뼈 가시아래오목(극하와, infraspinatus fossa)에서 시작하여 위팔뼈 큰결절에 부착하는 근육으로, 위팔을 바깥쪽으로 돌림과 동시에 모으는 데 관여한다. 가시위근과 함께 어깨위신경의 지배를 받는다.

(4) 작은원근(소원근, teres minor muscle)

어깨뼈 가쪽면에 있는 큰원근 바로 위에서 시작하여 위팔뼈 큰결절에 부착하는 근육으로, 가시아래근과 마찬가지로 위팔을 모으고 가쪽으로 돌리는 작용을 하지만 가시아래근보다 모으는 힘이 강하다. 어깨세모근과 함께 겨드랑신경의 지배를 받는다.

(5) 큰원근(대원근, teres major muscle)

어깨뼈 아래각에서 시작하여 위팔뼈 작은결절능선에 부착하는 근육으로, 위팔을 모으고 안쪽으로 돌리는 작용을 한다. 어깨밑신경의 지배를 받는다.

(6) 어깨밑근(견갑하근, subscapularis muscle)

어깨뼈 갈비면에서 시작하여 위팔뼈 작은결절 및 작은결절능선에 부착하는 근육이다. 작용은 큰원근과 같지만 모으는 힘이 약하다. 어깨밑신경의 지배를 받는다.

2. 팔근육

팔에는 어깨, 팔꿈치, 팔목, 손가락 등의 관절이 있으며 그 운동에 관여하는 근육은 30종류 이상이다. 일반적으로 가슴이나 등의 근육으로 대표되는 큰가슴근(대흉근, pectoralis major muscle)이나 넓은등근(광배근, latissimus dorsi muscle)도 어깨를 감싸는 각종 근육과 마찬가지로 실제로는 위팔(어깨관절)의 운동에 관여하는 근육에 포함된다.

팔근육 가운데 팔 앞면(손바닥 쪽)에 있는 근육은 팔의 **굽힘근**(굴근, flexor muscle)으로, 기본적으로 팔의 관절을 구부리는 데 관여한다. 팔근육은 팔신경얼기에서 유래하는 신경의 지배를 받는다. 그 가운데 위팔의 굽힘근을 지배하는 것은 겨드랑신경(→ 어깨세모근)을 제외하면 근육피부신경(→ 위팔의 굽힘근), 정중신경(→ 주로 아래팔의 굽힘근), 자신경(→ 주로 손가락의 굽힘근) 3종류의 지배를 받는다.

팔의 뒷면(손등 쪽)에 위치하는 근육은 팔의 **폄근**(신근, extensor muscle)으로, 주로 팔의 관절을 펴는 데 작용한다. 팔의 폄근은 위팔과 아래팔의 근육을 포함하여 모두 노신경의 지배를 받는다. 노신경은 팔에서 가장 굵은 신경이며, 팔의 굽힘근을 분담해서 지배하는 근육피부신경, 정중신경, 자신경을 합한 정도의 굵기를 가진다. 그렇기 때문에 노신경은 팔에서 가장 압박 장애를 받기 쉬우며 팔베개 등을 하면 쉽게 마비를 일으킨다.

1) 위팔의 굽힘근

위팔의 앞면에 있는 근육 무리로, 위팔두갈래근, 부리위팔근, 위팔근이 있으며 근육피부신경(근피신경, musculocutaneous nerve)의 지배를 받는다(표 5-11, 그림 5-24).

표 5-11 위팔의 굽힘근

근육명	이는곳	닿는곳	작용
위팔두갈래근(상완이두근, biceps brachii muscle)	• 긴갈래 : 어깨뼈 접시위결절(관절와위결절) • 짧은갈래 : 부리돌기	노뼈거친면	아래팔을 굽힌다. • 긴갈래 : 위팔을 벌린다. • 짧은갈래 : 위팔을 모은다.
부리위팔근(오훼상완근, coracobrachialis muscle)	어깨뼈 부리돌기	위팔뼈몸통	위팔을 굽히고 모은다.
위팔근(상완근, brachialis muscle)	위팔뼈	자뼈거친면	아래팔을 굽힌다.

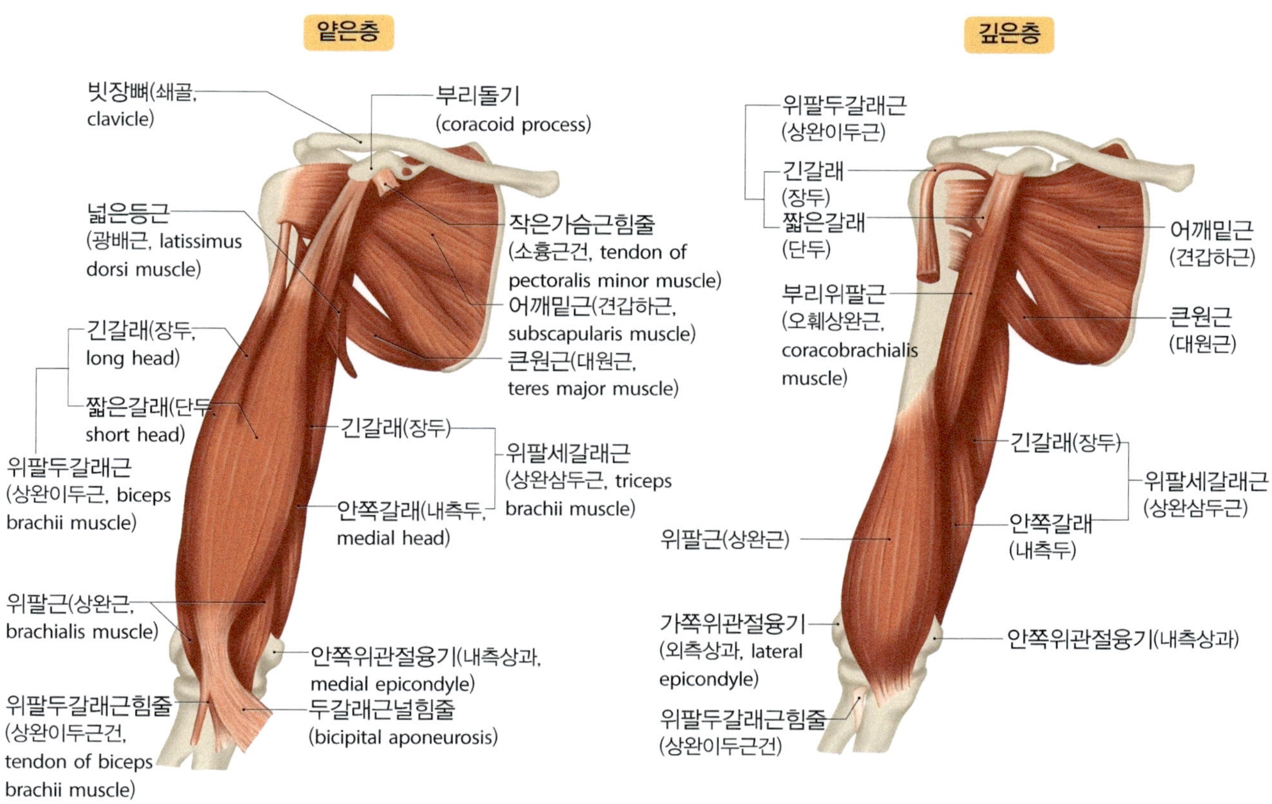

그림 5-24 위팔의 굽힘근

(1) 위팔두갈래근(상완이두근, biceps brachii muscle)

길고 짧은 2개의 갈래를 가지는데, 긴갈래(장두, long head)는 어깨뼈의 접시위결절(관절와위결절), 짧은갈래(단두, short head)는 부리돌기에서 일어난다. 두 갈래를 합하여 방추형의 힘살(belly)이 되며, 팔꿈치부위 위쪽에서 강한 힘줄이 되어 노뼈거친면에 부착한다. 힘줄 일부는 두갈래근널힘줄(bicipital aponeurosis)이 되어 아래팔 굽힘근의 근막(fascia)에 부착한다. 팔꿈치를 구부리고 또 아래팔을 뒤친다(회외, supination). 팔꿈치를 구부릴 때에 생기는 '알통'이 이 근육이다.

(2) 부리위팔근(오훼상완근, coracobrachialis muscle)

어깨뼈 부리돌기(coracoid process)에서 시작하여 위팔 안쪽 가장자리에 부착하는 위팔의 굽힘근으로, 위팔을 몸통으로 모으고(내전) 구부리는 데 관여한다. 근육피부신경의 지배를 받는다.

(3) 위팔근(상완근, brachialis muscle)

위팔뼈 앞면, 안쪽 및 가쪽의 근육사이벽(근간중격, intermuscular septum)에서 일어나며 자뼈거친면에 부착한다. 팔꿉관절을 굽히는 가장 강력한 근육이다.

2) 위팔의 펌근

위팔의 뒷면에 있는 근육 무리로, 위팔세갈래근과 팔꿈치근이 있다(표 5-12, 그림 5-25).

표 5-12 위팔의 펌근

근육명	이는곳	닿는곳	작용
위팔세갈래근(상완삼두근, triceps brachii muscle)	• 긴갈래 : 어깨뼈 접시아래결절(관절와아래결절) • 안쪽갈래 : 위팔뼈몸통 • 가쪽갈래 : 위팔뼈몸통	자뼈	아래팔을 펴고, 위팔을 모은다.
팔꿈치근(주근, anconeus muscle)	위팔뼈	자뼈	아래팔을 편다.

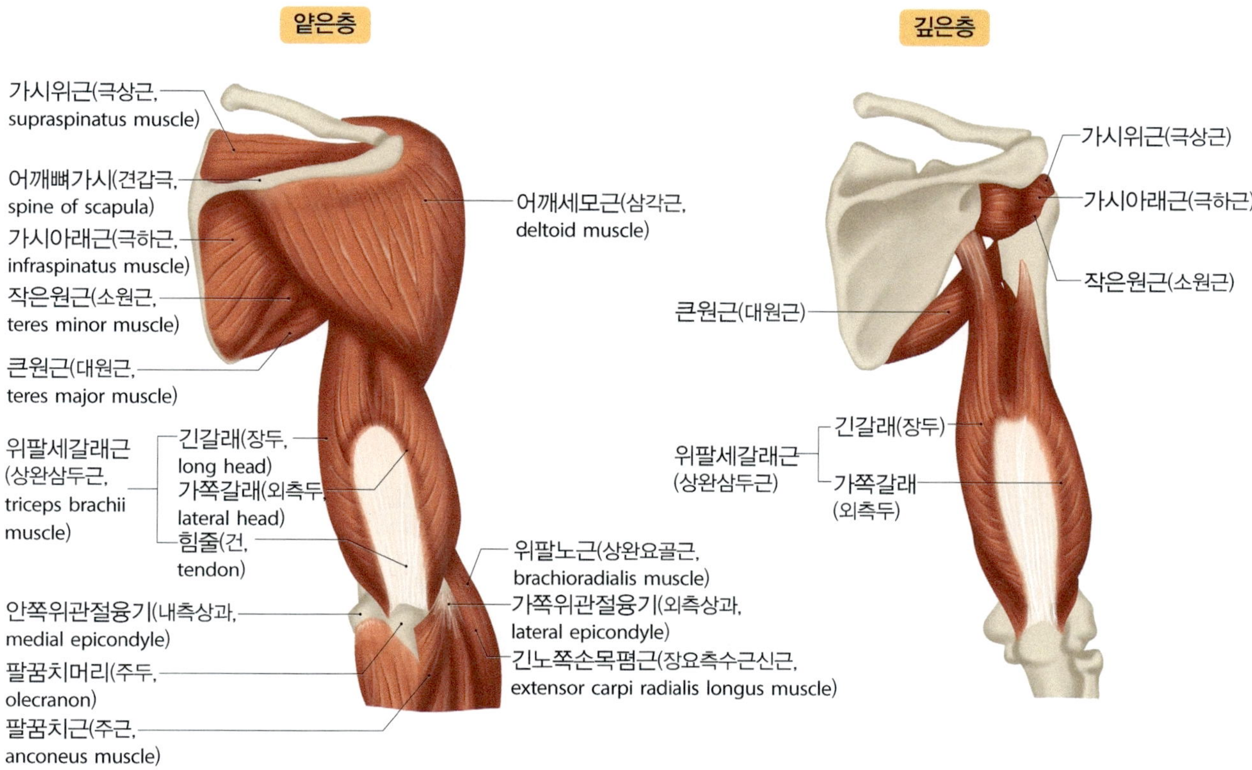

그림 5-25 **위팔의 폄근**

(1) 위팔세갈래근(상완삼두근, triceps brachii muscle)

위팔 뒤면의 큰 근육으로 긴갈래, 안쪽갈래, 가쪽갈래의 세 갈래를 가진다. 긴갈래(장두, long head)는 어깨뼈 접시아래결절(관절와아래결절)에서, 안쪽갈래(내측두, medial head)는 위팔뼈 뒤면의 아래부위 안쪽에서, 가쪽갈래(외측두, lateral head)는 위팔뼈 뒤면의 가쪽 위에서 일어나며 세 갈래가 합해서 큰 힘살(belly)을 만들고 그 강한 힘줄은 팔꿈치머리(주두, olecranon)에 부착한다. 위팔세갈래근은 팔꿈치를 펴는 운동을 하며, 위팔두갈래근, 위팔근에 대항한다. 위팔뼈의 노신경고랑을 따라 위안쪽에서 아래가쪽으로 비스듬히 주행하는 노신경(요골신경, radial nerve)의 지배를 받는다.

(2) 팔꿈치근(주근, anconeus muscle)

위팔뼈 가쪽위관절융기와 가쪽결인대에서 일어나 팔꿈치머리 가쪽면에 부착하는 짧고 작은 근육으로, 위팔세갈래근의 기능을 돕고 팔꿈치관절을 편다.

3) 아래팔의 굽힘근

아래팔의 앞면에 있는 근육 무리로, 6개의 굽힘근과 2개의 엎친근이 있다(표 5-13, 그림 5-26). 이 가운데 얕은손가락굽힘근(표재지굴근)은 손가락(중간마디)의 굽힘에 관여하는 근육으로, 철봉에 매달릴 때 그 힘을 발휘한다. 또 깊은손가락굽힘근(심수지굴근)은 집게손가락부터 새끼손가락의 끝마디를 구부리고, 긴엄지손가락굽힘근(장수무지굴근)은 엄지손가락의 끝마디를 구부린다.

자쪽손목굽힘근과 깊은손가락굽힘근의 안쪽절반은 자신경(척골신경, ulnar nerve)의 지배를 받고, 깊은손가락굽힘근 가쪽절반과 나머지 6개의 근육은 정중신경(median nerve)의 지배를 받는다.

표 5-13 **아래팔의 굽힘근**

근육명	이는곳	닿는곳	작용
원엎침근(원형회내근, pronator teres muscle)	위팔뼈, 자뼈	노뼈	아래팔을 엎친다.
긴손바닥근(장수장근, palmaris longus muscle)	위팔뼈	손바닥널힘줄	손목을 굽힌다.
노쪽손목굽힘근(요측수근굴근, flexor carpi radialis muscle)	위팔뼈	제2~3손허리뼈바닥	손목을 굽히고 벌린다.
자쪽손목굽힘근(척측수근굴근, flexor carpi ulnaris muscle)	위팔뼈, 자뼈	콩알뼈, 갈고리뼈, 제5손허리뼈바닥	손목을 굽히고 모은다.
얕은손가락굽힘근(표재지굴근, flexor digitorum superficialis muscle)	위팔뼈, 자뼈	제2~5손가락중간마디뼈바닥	제2~5손가락관절을 굽힌다.
깊은손가락굽힘근(심수지굴근, flexor digitorum profundus muscle)	자뼈, 아래팔뼈사이막	제2~5손가락끝마디뼈바닥	제2~5손가락관절을 굽힌다.
긴엄지손가락굽힘근(장수무지굴근, flexor pollicis longus muscle)	노뼈, 아래팔뼈사이막	엄지손가락 끝마디뼈바닥	엄지손가락을 굽힌다.
네모엎침근(방형회내근, pronator quadratus muscle)	자뼈	노뼈	아래팔을 엎친다.

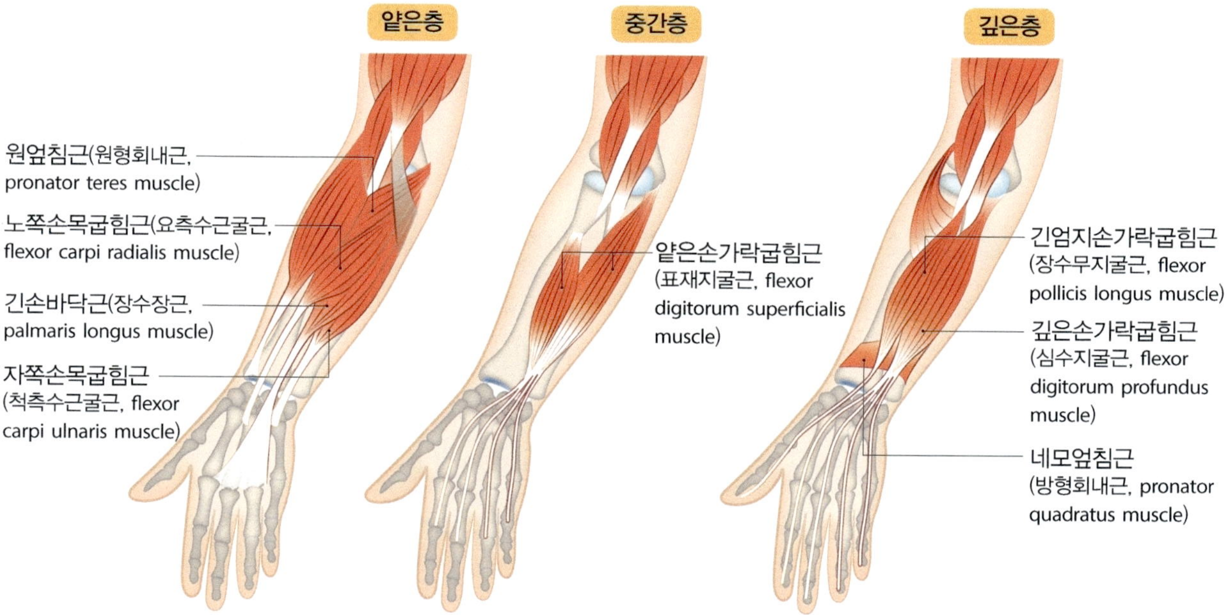

그림 5-26 아래팔의 굽힘근

(1) 원엎침근(원형회내근, pronator teres muscle)

위팔뼈 안쪽위관절융기와 자뼈에서 일어나 노뼈에 부착한다. 팔꿈치관절을 굽히고 아래팔을 엎치는 데 관여한다.

(2) 긴손바닥근(장수장근, palmaris longus muscle)

위팔뼈 안쪽위관절융기와 아래팔근막에서 일어나며 손바닥에서 손바닥널힘줄(수장건막, palmar aponeurosis)이 된다. 손목을 굽히고 손바닥을 편다. 손바닥널힘줄은 손목 앞면에서 가장 두드러지는 힘줄이다.

(3) 노쪽손목굽힘근(요측수근굴근, fiexor carpi radialis muscle)

위팔뼈 안쪽위관절융기와 위팔근막에서 일어나며 제2손허리뼈바닥에 부착하여 손목을 굽힌다. 이 근육 가쪽에 맥을 짚을 수 있는 노동맥이 지나간다.

(4) 자쪽손목굽힘근(척측수근굴근, flexor carpi ulnaris muscle)

위팔뼈 안쪽위관절융기 및 아래팔근막, 팔꿈치머리 뒤면에서 일어나 콩알뼈(두상골, pisiform bone)에 부착한다. 손목을 굽히고 모으기도 한다. 자신경의 지배를 받는다.

(5) 얕은손가락굽힘근(표재지굴근, flexor digitorum superficialis muscle)

위팔뼈 안쪽위관절융기, 자뼈 갈고리돌기, 노뼈 앞면에서 일어나는 폭넓은 근육으로, 4개의 힘줄로 나뉘어 제2~5손가락의 중간마디뼈 손바닥면에 부착하여 손목 및 손가락 중간마디까지 구부린다.

(6) 깊은손가락굽힘근(심수지굴근, flexor digitorum profundus muscle)

얕은손가락굽힘근의 깊은층에 위치한다. 자뼈 앞면과 안쪽면, 뼈사이막 등에서 일어나 4개의 힘줄로 나뉘어 제2~5손가락의 끝마디뼈바닥에 부착하여 그 끝마디를 구부린다.

(7) 긴엄지손가락굽힘근(장수무지굴근, flexor pollicis longus muscle)

자뼈 앞면에서 일어나 엄지손가락의 끝마디뼈바닥에 부착한다. 엄지손가락의 첫마디와 끝마디를 구부린다.

(8) 네모엎침근(방형회내근, pronator quadratus muscle)

자뼈 아래부위 앞면에서 일어나 노뼈 아래부위 앞면에 부착한다. 원엎침근과 협조하여 아래팔을 엎친다.

4) 아래팔의 폄근

아래팔의 뒷면에 있는 근육 무리로, 집게손가락부터 새끼손가락을 펴는 손가락폄근(지신근), 새끼손가락의 손허리손가락관절(MP관절)을 펴는 새끼폄근(소지신근), 엄지손가락의 MP관절을 펴는 짧은엄지손가락폄근(단수무지신근)과 엄지손가락의 손가락뼈사이관절을 펴는 긴엄지손가락폄근(장수무지신근) 등 11개의 근육이 있다. 이 근육들은 모두 노신경(요골신경, radial nerve)의 지배를 받는다.

표 5-14 **아래팔의 폄근**

근육명	이는곳	닿는곳	작용
위팔노근(상완요골근, brachioradialis muscle)	위팔뼈	노뼈 붓돌기	아래팔을 굽히고 뒤친다.
긴노쪽손목폄근(장요측수근신근, extensor carpi radialis longus muscle)	위팔뼈	제2손허리뼈바닥	손목을 펴고 벌린다.
짧은노쪽손목폄근(단요측수근신근, extensor carpi radialis brevis muscle)	위팔뼈	제3손허리뼈바닥	손목을 펴고 벌린다.
손가락폄근(지신근, extensor digitorum muscle)	위팔뼈	제2~5손가락중간마디뼈와 끝마디뼈	손목과 제2~5손가락을 편다.
새끼폄근(소지신근, extensor digiti minimi muscle)	위팔뼈	제5손가락 첫마디뼈	제5손가락을 편다.

표 5-14 아래팔의 폄근 (계속)

근육명	이는곳	닿는곳	작용
자쪽손목폄근(척측수근신근, extensor carpi ulnaris muscle)	위팔뼈	제5손허리뼈바닥	손목을 펴고 모은다.
뒤침금(회외근, supinator muscle)	위팔뼈, 자뼈	노뼈 상단	아래팔을 가쪽 방향으로 돌린다(뒤침).
긴엄지손가락벌림근(장수무지외전근, abductor pollicis longus muscle)	노뼈 및 자뼈몸통	제1손허리뼈바닥	엄지손가락과 손목을 편다.
긴엄지손가락폄근(장수무지신근, extensor pollicis longus muscle)	자뼈몸통, 뼈사이막	엄지손가락 끝마디뼈바닥	엄지손가락을 펴고 벌린다.
짧은엄지손가락폄근(단수무지신근, extensor pollicis brevis muscle)	자뼈몸통, 뼈사이막	엄지손가락 첫마디뼈	엄지손가락을 편다.
집게폄근(시지신근, extensor indicis muscle)	자뼈몸통, 뼈사이막	검지손가락 손가락폄근힘줄	검지손가락을 편다.

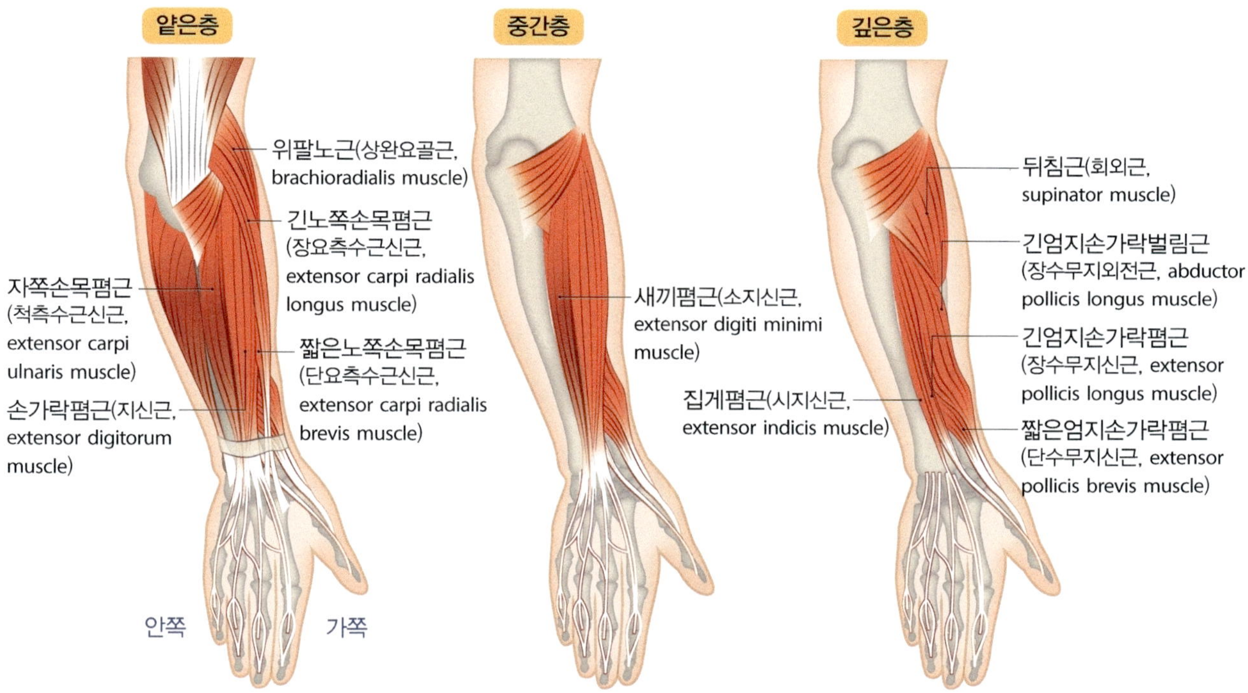

그림 5-27 아래팔의 폄근

(1) 위팔노근(상완요골근, brachioradialis muscle)

위팔뼈 가쪽모서리 아래부위와 가쪽 근육사이막에서 일어나서 노뼈 붓돌기에 부착한다. 이 근육은 폄근에 속하지만 아래팔을 구부리고 회전시키는 작용을 한다.

(2) 긴노쪽손목폄근(장요측수근신근, extensor carpi radialis longus muscle)

위팔뼈 가쪽모서리, 가쪽위관절융기에서 일어나 제2손허리뼈바닥에 부착한다. 손목을 펴고 동시에 벌린다.

(3) 짧은노쪽손목폄근(단요측수근신근, extensor carpi radialis brevis muscle)

위팔뼈 가쪽위관절융기와 가쪽모서리에서 일어나며 제3손허리뼈바닥에 붙는다. 작용은 긴노쪽손목폄근과 같다.

(4) 손가락폄근(지신근, extensor digitorum muscle)

위팔뼈 가쪽위관절융기와 아래팔근막에서 일어나며, 네 힘줄로 나뉘어 제2~5손가락의 널힘줄이 된 후 끝마디뼈에 부착한다. 제2~5손가락을 펴고 동시에 벌린다.

(5) 새끼폄근(소지신근, extensor digiti minimi muscle)

일어나는 곳은 손가락폄근과 같다. 새끼손가락의 널힘줄에 부착하여 제5손가락을 편다.

(6) 자쪽손목폄근(척측수근신근, extensor carpi ulnaris muscle)

위팔뼈 가쪽위관절융기, 가쪽곁인대, 아래팔근막 등에서 일어나 제5손허리뼈바닥에 부착한다. 손목을 펴고 모은다(내전).

(7) 뒤침근(회외근, supinator muscle)

위팔뼈 가쪽위관절융기, 자뼈 뒤침근능선(회외근능선, supinator crest)에서 일어나며 노뼈 윗부분의 가쪽면에 부착한다. 아래팔을 뒤친다.

(8) 긴엄지손가락벌림근(장수무지외전근, abductor pollicis longus muscle)

자뼈, 노뼈 뒤면, 뼈사이막에서 일어나며 제1손허리뼈바닥에 부착하여 엄지를 벌린다.

(9) 긴엄지손가락폄근(장수무지신근, extensor pollicis longus muscle)

자뼈 뒤면, 뼈사이막에서 일어나 엄지손가락의 끝마디뼈바닥에 부착하여 엄지손가락을 펴고 모은다.

(10) 짧은엄지손가락폄근(단수무지신근, extensor pollicis brevis muscle)

노뼈 뒤면과 뼈사이막에서 일어나 엄지손가락의 첫마디뼈바닥에 부착한다. 엄지손가락의 첫마디를 펴고 벌린다.

(11) 집게폄근(시지신근, extensor indicis muscle)

자뼈 뒤면과 뼈사이막에서 일어나 검지손가락의 손가락널힘줄에 부착하여 검지손가락을 편다.

3. 손근육

손에는 손가락 운동에 관여하는 손근육이 있는데, 이들 근육은 손 안에서 일어나 손 안에 부착하기 때문에 손의 내재근육이라고 한다. 내재근육에는 엄지두덩근육, 새끼두덩근육, 벌레근, 뼈사이근 등이 있으며 모두 손가락의 CM관절, MP관절, IP관절에 작용하여 사람 특유의 정교한 손운동을 가능하게 한다. 손의 내재근육은 모두 정중신경과 자신경의 지배를 받는다(그림 5-28).

(1) 엄지두덩근육(무지구근, thenar muscle)

엄지손가락 시작부분인 엄지두덩(무지구, thenar)을 형성하는 근육이다. **엄지맞섬근**(무지대립근, opponens pollicis muscle), **짧은엄지손가락굽힘근**(단수무지굴근, flexor pollicis brevis muscle), **엄지모음근**(무지내전근, adductor pollicis muscle), **짧은엄지손가락벌림근**(단수무지외전근, abductor pollicis brevis muscle)의 4종류로 구성되며, 엄지손가락의 손허리뼈에서 끝 쪽을 여러 방향으로 움직인다.

일반적으로 엄지손가락의 운동은 벌림(엄지를 손바닥에서 떨어뜨림), 모음(엄지를 손바닥에 가까이 함), 굽힘(손바닥면 위에서 구부림), 폄(손바닥면 위에서 뻗음) 및 돌림(엄지손가락을 손바닥 쪽으로 향함)을 조합한 운동이며 특히 '손가락 끝으로 사물을 집는 운동'에서는 엄지맞섬근이나 짧은엄지손가락벌림근(모두 정중신경의 지배를 받음)에 의한 엄지손가락의 돌림, 벌림, 굽힘이 일어난다. 따라서 정중신경이 손상되면 알약 등을 집을 수 없게 된다.

(2) 새끼두덩근육(소지구근, hypothenar muscle)

새끼두덩(소지구, hypothenar)을 형성하고 새끼손가락의 운동에 관여하는 근육으로, **새끼맞섬근**(소지대립근, opponens digiti minimi muscle), **새끼벌림근**(소지외전근, abductor digiti minimi muscle), **짧은새끼굽힘근**(단소지굴근, flexor digiti minimi brevis muscle)으로 구성된다. 새끼맞섬근은 엄지손가락 끝에 새끼손가락 끝을 접촉시키는 동작(대립), 새끼벌림근은 새끼손가락을 반지손가락(약지)에서 멀리 벌리는 동작 그리고 짧은새끼굽힘근은 새끼손가락의 MP관절의 굽힘에 관여한다. 이 근육은 모두 자신경의 지배를 받는다.

앞면(손바닥쪽)

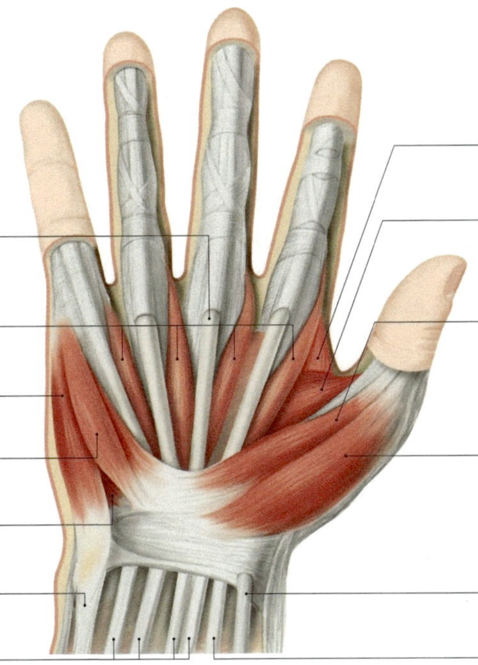

뒷면(손등쪽)

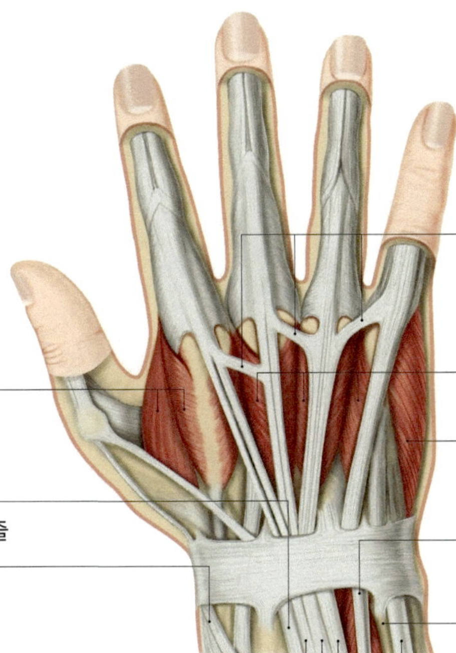

그림 5-28 손근육

(3) 벌레근(충양근, lumbrical muscle)

손바닥과 손가락 사이의 MP관절을 구부리는 근육이다. MP관절 끝에서 깊은손가락굽힘근의 4개 힘줄이 시작되어 손가락뼈사이관절(IP관절) 바로 앞에서 집게손가락부터 새끼손가락까지의 손가락등 널힘줄과 합쳐진다. 이때 엄지손가락 외의 4개 IP관절은 폄 동작에 관여하고, 두꺼운 책을 손으로 잡는(손가락을 편 채 MP관절을 구부림) 동작을 일으킨다. 벌레근의 엄지손가락 쪽은 정중신경, 새끼손가락 쪽은 자신경의 지배를 받는다.

(4) 뼈사이근(골간근, interosseous muscle)

등쪽뼈사이근(배측골간근, dorsal interosseous muscle)과 **손바닥쪽뼈사이근**(장측골간근, palmar interosseus muscle)이 있다. 등쪽뼈사이근이 가운데손가락을 중심으로 손가락을 벌리는 데(손바닥을 펼침) 비해, 손바닥쪽뼈사이근은 손가락을 모으는 역할을 한다(손바닥을 오므림). 두 근육 모두 IP관절 끝부분 쪽에서 끝나기 때문에 손가락관절에 대해서는 폄 작용을 한다. 뼈사이근은 등쪽과 손바닥쪽 모두 자신경의 지배를 받는다.

7. 다리의 근육

다리의 근육은 크게 다리이음뼈근육, 넓적다리근육, 종아리근육, 발근육의 네 무리로 나뉘며, 다리에서는 다리 앞면의 근육을 **폄근**, 뒷면의 근육을 **굽힘근**이라고 한다. 일반적으로 넓적다리 앞면의 근육이나 모음근들은 허리신경얼기에서 유래하는 신경(넓적다리신경이나 폐쇄신경)의 지배를 받고, 그 밖의 근육은 엉치신경얼기에서 유래하는 신경(궁둥신경, 정강신경, 온종아리신경 등)의 지배를 받는다.

1. 다리이음뼈근육

1) 볼기근육

허리에서 엉덩이에 걸쳐 있으며, 엉덩관절에 관여하는 근육을 말한다(표 5-15, 그림 5-29). 넓적다리 뒷면에 위치하는 **볼기근**(큰볼기근, 중간볼기근, 넓적다리근막긴장근 등)과 **회전근**(궁둥구멍근, 위쌍동이근, 아래쌍동이근, 넓적다리네모근 등)이 포함된다.

엉덩관절(넓적다리)의 운동에서 보면 큰볼기근은 폄, 중간볼기근 및 넓적다리근막긴장근은 벌림, 회전근은 엉덩관절의 가쪽돌림에 관여하는 근육이다.

표 5-15 **볼기근육**

근육명	이는곳	닿는곳	작용
큰볼기근(대둔근, gluteus maximus muscle)	엉덩뼈, 엉치뼈와 꼬리뼈	넓적다리뼈 볼기근거친면	엉덩관절을 편다.
중간볼기근(중둔근, gluteus medius muscle)	엉덩뼈	넓적다리뼈	넓적다리를 벌린다.
작은볼기근(소둔근, gluteus minimus muscle)	엉덩뼈	넓적다리뼈	넓적다리를 벌린다.
넓적다리근막긴장근(대퇴근막장근, tensor fasciae latae muscle)	엉덩뼈, 위앞엉덩가시	엉덩정강띠	넓적다리를 굽히고 벌린다.
궁둥구멍근(이상근, piriformis muscle)	엉치뼈, 큰궁둥파임	넓적다리뼈	넓적다리를 가쪽으로 돌리고 벌린다.
위쌍동근(상쌍자근, superior gemellus muscle)	궁둥뼈	넓적다리뼈	넓적다리를 가쪽으로 돌린다.
아래쌍동근(하쌍자근, inferior gemellus muscle)	궁둥뼈	넓적다리뼈	넓적다리를 가쪽으로 돌린다.
속폐쇄근(내폐쇄근, obtuator internus muscle)	폐쇄구멍 주변, 폐쇄막	넓적다리뼈	넓적다리를 가쪽으로 돌린다.
넓적다리네모근(대퇴방형근, quadratus femoris muscle)	궁둥뼈	넓적다리돌기사이능선	넓적다리를 가쪽으로 돌린다.
바깥폐쇄근(외폐쇄근, obtuator externus muscle)	폐쇄구멍 둘레, 폐쇄막	넓적다리뼈	넓적다리를 가쪽으로 돌린다.

얕은층

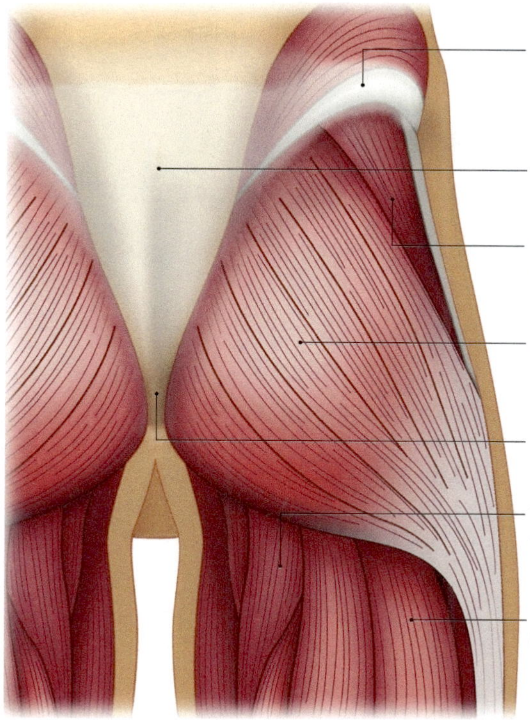

깊은층

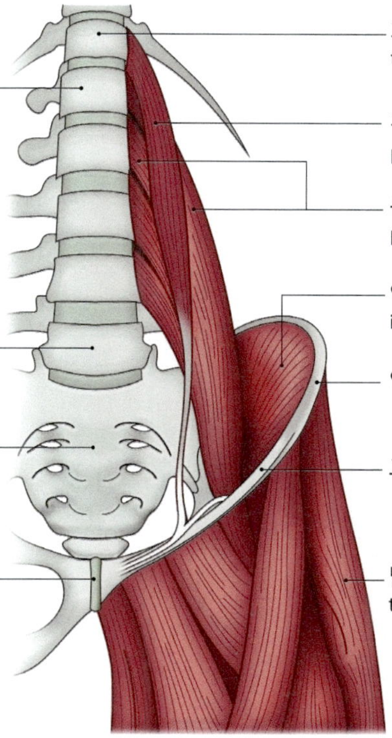

그림 5-29 **볼기근육**

(1) 큰볼기근(대둔근, gluteus maximus muscle)

엉덩관절의 폄과 가쪽돌림에 관여하는 근육이다. 볼기뼈에서 일어나 엉덩정강띠와 넓적다리뼈에 부착한다. 아래볼기신경(엉치신경얼기 유래)의 지배를 받는다.

(2) 중간볼기근(중둔근, gluteus medius muscle)과 작은볼기근(소둔근, gluteus minimus muscle)

엉덩관절을 벌리거나 보행 시 지면에 접촉하는 쪽 다리로 체중을 지탱하게 하는 역할을 한다. 위볼기신경(엉치신경얼기의 가지)의 지배를 받는다.

(3) 넓적다리근막긴장근(대퇴근막장근, tensor fasciae latae muscle)

엉덩관절을 벌리거나 선 자세에서 펴진 무릎을 고정하는 역할을 한다. 큰볼기근 · 작은볼기근과 함께 위볼기신경(엉치신경얼기의 가지)의 지배를 받는다.

(4) 회전근(돌림근, rotator muscle)

큰볼기근의 깊은층에 있으며 엉덩관절의 가쪽돌림에 관여하는 근육이다. 엉치신경얼기 지배의 **궁둥구멍근**(이상근, piriform muscle), **위쌍동근**(상쌍자근, superior gemellus muscle), **아래쌍동근**(하쌍자근, inferior gemellus muscle), **속폐쇄근**(내폐쇄근, obturator internus muscle), **넓적다리네모근**(대퇴방형근, quadratus femoris muscle)과 폐쇄신경 지배의 **바깥폐쇄근**(외폐쇄근, obturator externus muscle)이 있다.

2) 골반근육

골반은 전체적으로 깔때기 모양을 하고 있으며 위쪽으로 펼쳐진 부분(큰골반)과 아래쪽의 통 모양 부분(작은골반)으로 나뉜다(그림 3–30 참조). 큰골반은 복강 공간의 바닥 일부가 되어 복강 내장을 지지한다. 복강의 작은골반 안에 펼쳐진 부분이 골반안(골반강, pelvic cavity)이며 방광, 직장, 자궁 등의 골반 내장이 들어 있다.

골반출구는 넓게 열려 있지만, 일부를 제외하고 항문올림근(항문거근, levator ani muscle)에 의해 만들어지는 그릇 모양의 골반가로막(pelvic diaphragm)으로 닫혀 있다. 골반가로막의 중심부는 남성의 경우 직장, 여성의 경우 직장과 질이 통과한다. 또 앞쪽 구멍은 깊은샅가로근(심부횡회음근, deep transverse perineal muscle)이 중심이 되어 비뇨생식가로막(urogenital diaphragm)에 의해 닫혀 있으며 이곳을 요도가 통과한다(그림 5–30).

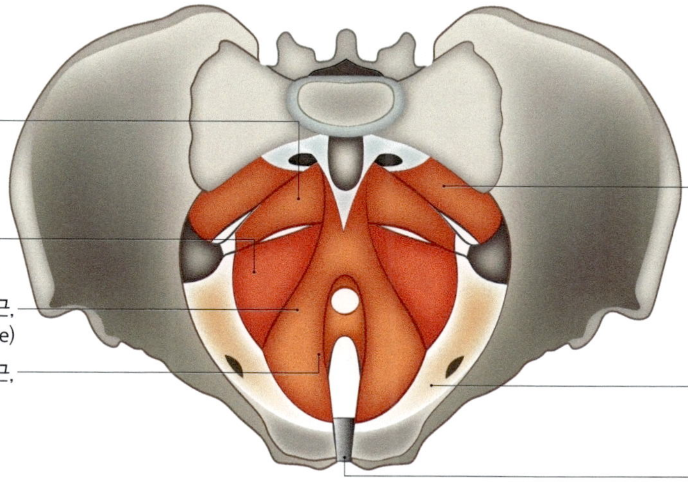

그림 5-30 골반바닥의 근육

2. 넓적다리근육

넓적다리의 근육은 폄근, 굽힘근, 모음근으로 구분된다.

1) 넓적다리폄근

넓적다리근육 가운데 무릎관절을 펴는 근육이다(표 5-16, 그림 5-31). 넓적다리 앞면에 있는 넓적다리네갈래근과 넓적다리빗근이 넓적다리폄근에 해당하며, 모두 넓적다리신경(허리신경얼기 유래)의 지배를 받는다.

표 5-16 넓적다리폄근

근육명		이는곳	닿는곳	작용
넓적다리네갈래근(대퇴사두근, quadriceps femoris muscle)	넓적다리곧은근(대퇴직근, rectus femoris muscle)	엉덩뼈, 볼기뼈	공통의 힘줄을 이루어 무릎뼈인대로 이행하고 정강뼈거친면에 부착	넓적다리를 굽히고, 종아리를 편다.
	가쪽넓은근(외측광근, vastus lateralis muscle)	넓적다리뼈		종아리를 편다.
	중간넓은근(중간광근, vastus intermedius muscle)	넓적다리뼈		종아리를 편다.
	안쪽넓은근(내측광근, vastus medialis muscle)	넓적다리돌기사이선, 넓적다리뼈		종아리를 편다.
넓적다리빗근(봉공근, sartorius muscle)		엉덩뼈	정강뼈거친면	넓적다리를 굽히고, 종아리를 굽힌다.
무릎관절근(슬관절근, articularis genu muscle)		넓적다리뼈	무릎관절주머니 앞부분	무릎관절주머니를 당긴다.

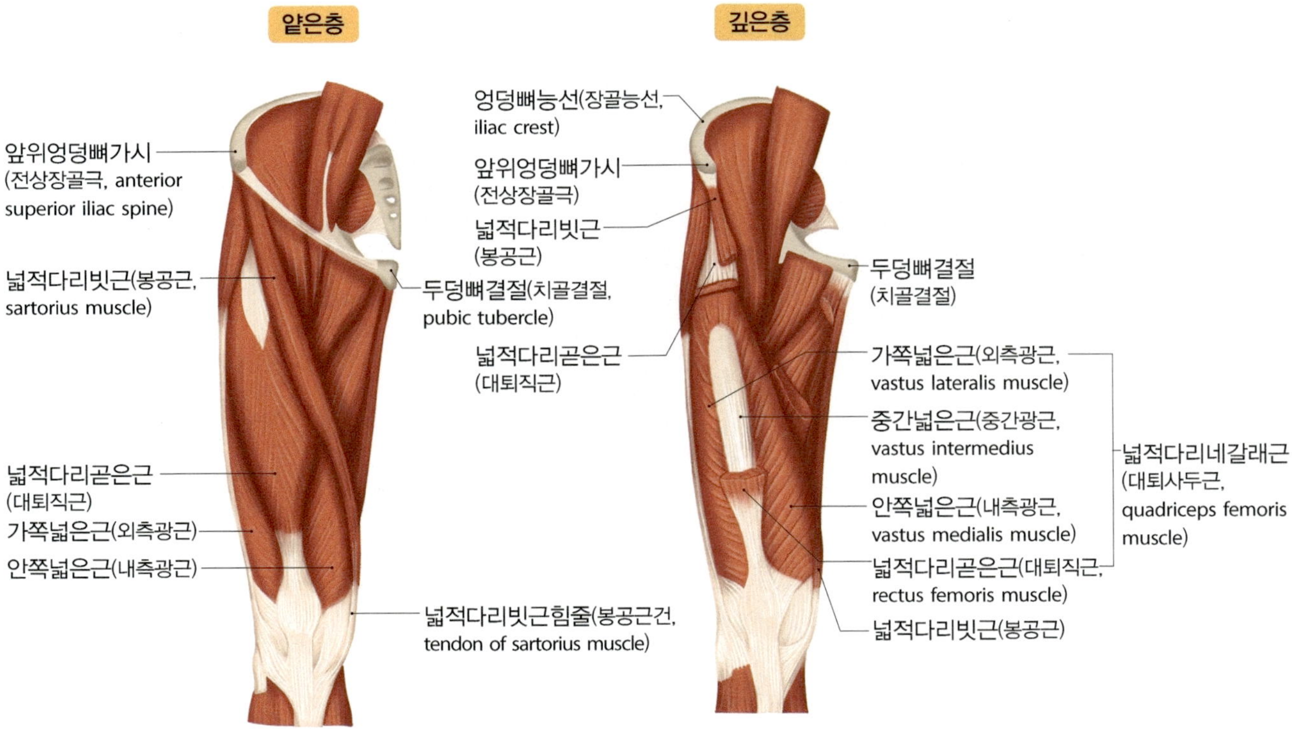

그림 5-31 **넓적다리폄근**

(1) 넓적다리네갈래근(대퇴사두근, quadriceps femoris muscle)

넓적다리곧은근(대퇴직근, rectus femoris muscle), **가쪽넓은근**(외측광근, vastus lateralis), **중간넓은근**(중간광근, vastus intermedius), **안쪽넓은근**(내측광근, vastus medialis)으로 구성된다. 무릎관절을 펴는 데 관여하지만 넓적다리곧은근의 경우는 엉덩관절을 굽히는 데도 관여한다. 아래끝은 공통의 힘줄을 이루며 무릎뼈를 통해 무릎뼈인대로 이행한 후 정강뼈거친면에 부착한다.

(2) 넓적다리빗근(봉공근, sartorius muscle)

엉덩관절과 무릎관절의 굽힘에 관여한다. 앞위엉덩뼈가시에서 일어나 정강뼈 안쪽에 부착한다.

2) 넓적다리굽힘근

넓적다리굽힘근은 무릎관절의 굽힘에 관여하는 넓적다리 뒤쪽의 근육이다(표 5-17, 그림 5-32). 이들 근육은 종아리를 굽히고 넓적다리를 펴는 작용을 하며 궁둥신경의 지배를 받는다.

표 5-17 **넓적다리굽힘근**

근육명	이는곳	닿는곳	작용
넓적다리두갈래근(대퇴이두근, biceps femoris muscle)	• 긴갈래 : 궁둥뼈결절 • 짧은갈래 : 넓적다리뼈 거친선	종아리뼈	종아리를 굽히고 가쪽으로 돌린다. 넓적다리를 편다.
반힘줄근(반건형근, semitendinosus muscle)	궁둥뼈결절	정강뼈거친면	넓적다리를 펴고 모은다. 종아리를 굽히고 안쪽으로 돌린다.
반막근 (semimembranous muscle)	궁둥뼈결절	정강뼈 안쪽관절융기	넓적다리를 펴고 모은다. 종아리를 굽히고 안쪽으로 돌린다.

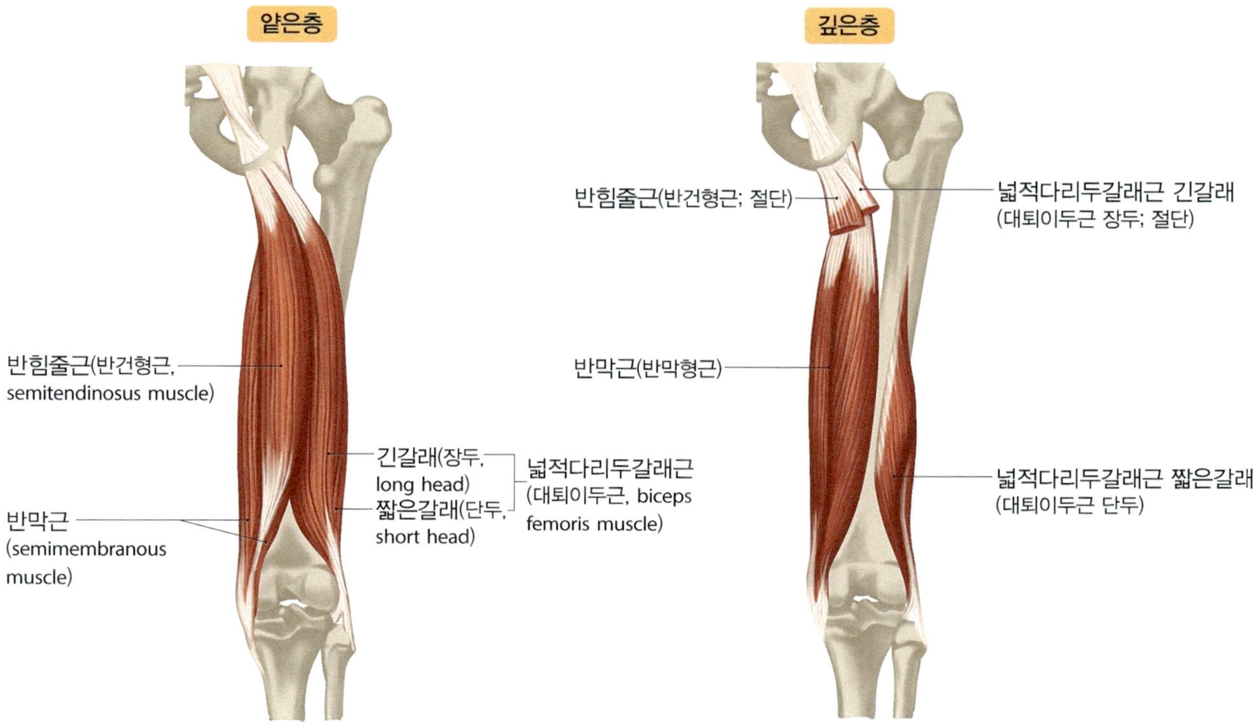

그림 5-32 **넓적다리굽힘근**

(1) 넓적다리두갈래근(대퇴이두근, biceps femoris muscle)

넓적다리 뒷면의 가쪽에서 아래로 주행하는 근육으로 긴갈래는 궁둥뼈결절, 짧은갈래는 넓적다리뼈 거친선에서 일어나 종아리뼈에 부착한다. 궁둥신경의 지배를 받는다.

(2) 반힘줄근(반건형근, semitendinosus muscle)

궁둥뼈결절에서 일어나 정강뼈거친면에 부착하며 아래쪽에서는 가는 힘줄이 된다. 궁둥신경의 지배를 받는다.

(3) 반막근(semimembranous muscle)

궁둥뼈결절에서 일어나 정강뼈 안쪽관절융기에 부착한다. 궁둥신경의 지배를 받는다.

3) 넓적다리모음근

넓적다리의 모음(다리를 오므리는 동작)에 관여하는 근육이다(표 5-18, 그림 5-33).

표 5-18 **넓적다리모음근**

근육명	이는곳	닿는곳	작용
두덩근(즐상근, pectineus muscle)	두덩뼈	넓적다리뼈	넓적다리를 굽힌다.
짧은모음근(단내전근, adductor brevis muscle)	두덩뼈 아래가지	넓적다리뼈 거친선	넓적다리를 모으고 굽힌다.
긴모음근(장내전근, adductor longus muscle)	두덩결합	넓적다리뼈 거친선	넓적다리를 모으고 굽히며, 안쪽으로 회전한다.
큰모음근(대내전근, adductor magnus muscle)	궁둥뼈결절	넓적다리뼈 거친선	상부 : 넓적다리를 모으고 굽힌다. 하부 : 넓적다리를 펴고 안쪽으로 회전한다.
두덩정강근(박근, gracilis muscle)	두덩뼈몸통	정강뼈 안쪽면	넓적다리를 펴고 모은다.

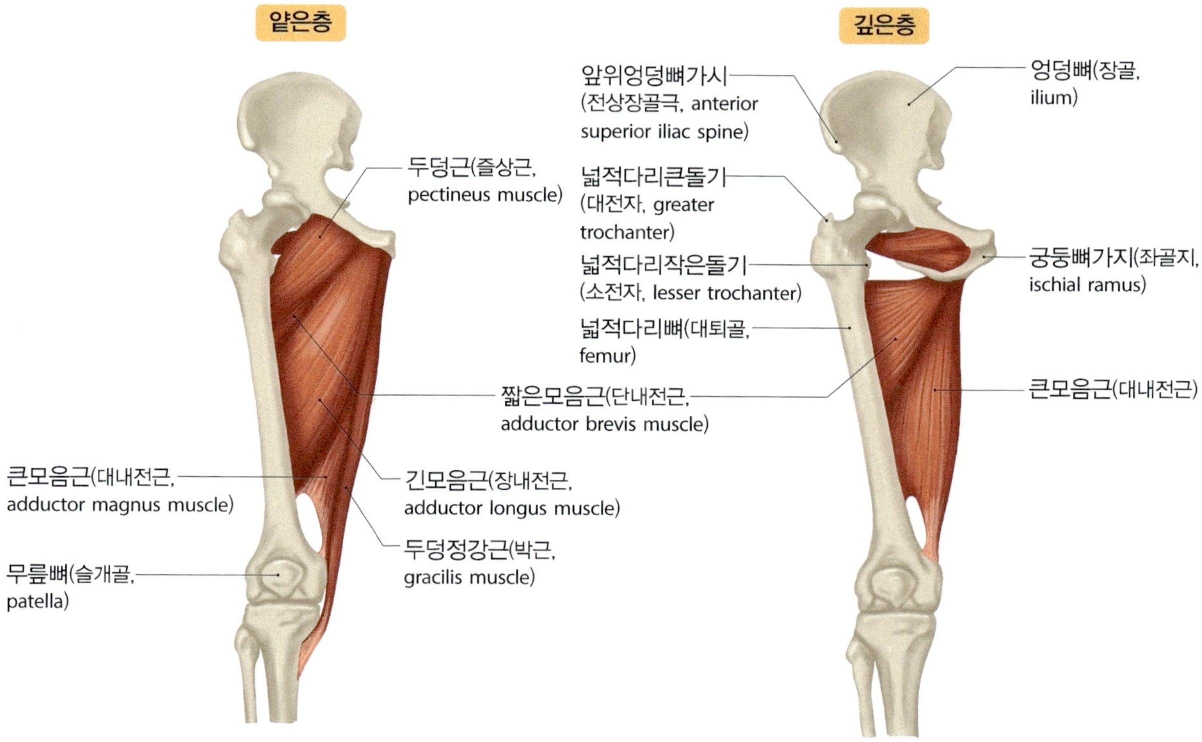

그림 5-33 **넓적다리모음근**

(1) 두덩근(즐상근, pectineus muscle)

짧고 편평한 근육으로 짧은 모음근 위에 있으며 안쪽의 긴모음근과 인접해 있다. 두덩뼈에서 일어나 넓적다리뼈에 부착한다. 넓적다리신경 또는 폐쇄신경의 지배를 받는다.

(2) 짧은모음근(단내전근, adductor brevis muscle)

긴모음근과 두덩근에 가려져 있으며 바깥폐쇄근과 접촉해 있다. 두덩뼈 아래가지에서 일어나 넓적다리뼈 거친선에 부착한다. 폐쇄신경의 지배를 받는다.

(3) 긴모음근(장내전근, adductor longus muscle)

큰모음근의 중간면에 위치하며 두덩결합 앞면에서 일어나 넓적다리뼈 거친선에 부착한다. 폐쇄신경의 지배를 받는다.

(4) 큰모음근(대내전근, adductor magnus muscle)

모음근 중에서 가장 크고 가장 깊은 층에 있는 근육으로, 궁둥뼈결절 주변에서 일어나 거친선, 모음근결절에 부착하는 삼각형 모양의 근육이다. 폐쇄신경과 궁둥신경의 지배를 받는다.

(5) 두덩정강근(박근, gracilis muscle)

안쪽넓적다리의 얕은 곳에 위치하는 길고 얇은 근육으로, 두덩뼈몸통과 아래가지에서 일어나 정강뼈 안쪽면에 부착한다. 폐쇄신경의 지배를 받는다.

3. 종아리근육

종아리 앞에 있는 폄근, 뒤에 있는 굽힘근, 가쪽에 있는 가쪽근육의 세 무리로 나뉜다.

1) 종아리폄근

종아리 앞쪽에 있는 근육으로 발을 등쪽으로 굽히는 작용을 하는 근육이다(표 5-19, 그림 5-34). 종아리폄근은 모두 온종아리신경(← 궁둥신경)의 가지인 깊은종아리신경의 지배를 받는다.

표 5-19 종아리폄근

근육명	이는곳	닿는곳	작용
앞정강근(전경골근, tibialis anterior muscle)	정강뼈, 뼈사이막	안쪽쐐기뼈, 제1발허리뼈	발목관절의 등쪽굽힘 및 안쪽번짐에 관여한다.
긴발가락폄근(장지신근, extensor digitorum longus muscle)	종아리뼈, 정강뼈	제2~5발가락중간마디뼈 및 끝마디뼈	발 및 제2~5발가락을 편다.
긴엄지발가락폄근(장족무지신근, extensor hallucis longus muscle)	종아리뼈	엄지발가락 끝마디뼈	엄지발가락을 펴고, 발목관절을 등쪽으로 굽힌다.
셋째종아리근(제3비골근, peroneus tertius muscle)	종아리뼈, 뼈사이막	제5발허리뼈	발목관절의 등쪽굽힘 가쪽번짐 및 벌림에 관여한다.

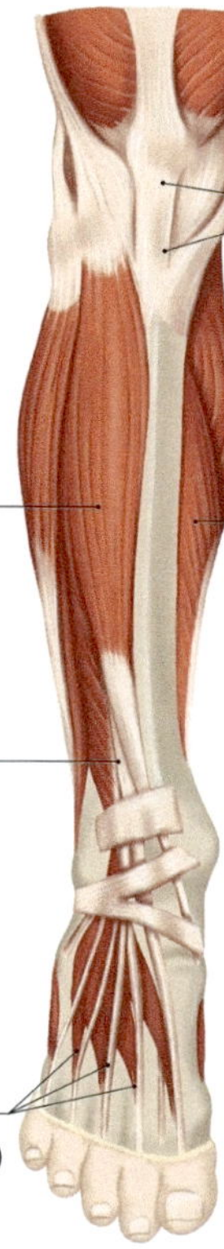

그림 5-34 종아리폄근

(1) 앞정강근(전경골근, tibialis anterior muscle)

정강이 가쪽의 얕은 곳에 있는 방추형의 긴 근육이다. 발의 발등굽힘과 안쪽번짐에 작용한다. 깊은종아리신경의 지배를 받는다.

(2) 긴발가락폄근(장지신근, extensor digitorum longus muscle)

앞정강근 가쪽에 있으며, 주로 발허리발가락관절에 작용하고 발의 발등굽힘에 작용한다. 깊은종아리신경의 지배를 받는다.

(3) 긴엄지발가락폄근(장족무지신근, extensor hallucis longus muscle)

긴발가락폄근과 앞정강근의 깊은 곳에 있으며 엄지발가락의 폄과 발의 발등굽힘에 작용한다. 깊은종아리신경의 지배를 받는다.

(4) 셋째종아리근(제3비골근, peroneus tertius muscle)

작은 근육으로 긴발가락폄근의 먼쪽부분으로 이어진다. 발의 발등굽힘과 가쪽번짐에 작용한다. 깊은 종아리신경의 지배를 받는다.

2) 종아리굽힘근

종아리 뒤쪽에 있으며 발의 바닥쪽굽힘에 관여하는 근육이다(표 5-20, 그림 5-35).

표 5-20 종아리굽힘근

근육명		이는곳	닿는곳	작용
종아리세갈래근(하퇴삼두근, triceps surae muscle)	장딴지근(비복근, gastrocnemius muscle)	넓적다리뼈	발꿈치뼈	발을 발바닥쪽으로 굽히고, 무릎관절을 굽힌다.
	가자미근 (soleus muscle)	정강뼈, 종아리뼈		
장딴지빗근(족척근, plantaris muscle)		넓적다리뼈	발꿈치뼈	발을 발바닥쪽으로 굽히고, 무릎관절을 굽힌다.
뒤정강근(후경골근, tibialis posterior muscle)		정강뼈, 종아리뼈	발배뼈, 쐐기뼈, 입방뼈, 제2~3발바닥뼈	발의 발바닥굽힘 및 안쪽번짐에 관여한다.
긴발가락굽힘근(장지굴근, flexordigitorum longus muscle)		정강뼈	제2~5발가락 끝마디뼈	제2~5발가락을 굽히고, 발을 발바닥쪽으로 굽힌다.
긴엄지발가락굽힘근(장족무지굴근, flexorhallucis longus muscle)		종아리뼈	엄지발가락 끝마디뼈	엄지발가락의 굽힘 및 안쪽번짐에 관여한다.
오금근(슬와근, popliteus muscle)		넓적다리뼈, 오금인대	가자미근선	정강뼈의 안쪽돌림 및 넓적다리뼈의 가쪽돌림에 관여한다.

(1) 종아리세갈래근(하퇴삼두근, triceps surae muscle)

장딴지근의 두갈래(안쪽갈래, 가쪽갈래)와 가자미근을 하나의 근육으로 이르는 말로, 얕은층의 장딴지근(비복근, gastrocnemius muscle)과 깊은층의 가자미근(soleus muscle)이 뒤쪽 종아리를 형성한다. 장딴지근은 세갈래근 중 가장 크고 가장 표면에 위치해 있으며 다리 뒷면을 지배하는 매우 힘 있는 두갈래근으로 아킬레스힘줄을 향해 아래로 주행한다.

장딴지근과 가자미근은 장딴지빗근과 함께 발꿈치힘줄(아킬레스힘줄)에 모여서 합쳐진다. 발의 발바닥쪽굽힘에 강력한 힘으로 작용한다.

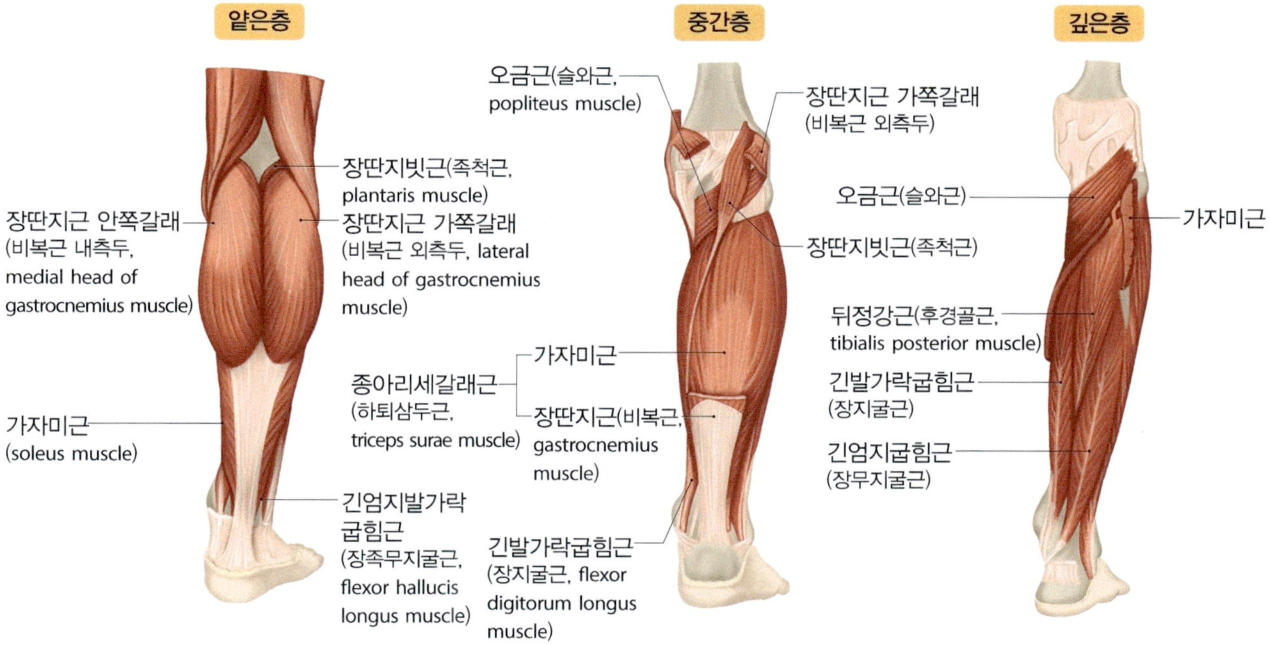

그림 5-35 종아리굽힘근

(2) 장딴지빗근(족척근, plantaris muscle)

작고 약한 근육이지만 크기가 다양하며 사람에 따라 없는 경우도 있다. 넓적다리뼈 가쪽위관절융기에서 일어나 장딴지근과 가자미근 사이를 비스듬히 하행하여 장딴지근, 가자미근과 함께 발꿈치힘줄(아킬레스힘줄)에 모여서 합쳐진다. 발의 발바닥쪽굽힘에 작용한다.

(3) 뒤정강근(후경골근, tibialis posterior muscle)

종아리세갈래근으로 덮여 있는 깊은 곳에 있는 두껍고 편평한 근육이다. 발의 발바닥쪽굽힘과 안쪽번짐에 작용한다.

(4) 긴발가락굽힘근(장지굴근, flexor digitorum longus muscle)

뒤정강근을 일부 덮는 길고 좁은 근육으로 발의 발바닥쪽굽힘과 발가락굽힘에 작용한다.

(5) 긴엄지발가락굽힘근(장족무지굴근, flexor hallucis longus muscle)

뒤정강근의 아래면 가쪽에 있으며 엄지발가락을 굽히는 작용이 있고 발의 발바닥쪽굽힘과 안쪽번짐에 보조작용을 한다.

(6) 오금근(슬와근, popliteus muscle)

무릎관절 뒤쪽의 깊은 곳에 있는 작은 삼각형의 근육으로, 펴진 무릎에서 무릎굽힘 동작으로 이행할 때 종아리굽힘 및 안쪽돌림에 작용한다.

3) 종아리 가쪽근육

종아리 가쪽에 위치하며 발바닥을 바깥쪽을 향해 굽히는(외반) 데 관여하는 근육으로(표 5-21, 그림 5-36), 긴종아리근(장비골근)과 짧은종아리근(단비골근)이 있다. 모두 얕은종아리신경의 지배를 받는다. 셋째종아리근도 발바닥을 바깥쪽을 향해 굽히는 데 관여하지만 종아리폄근에 속한다.

표 5-21 **종아리 가쪽근육**

근육명	이는곳	닿는곳	작용
긴종아리근(장비골근, peroneus longus muscle)	정강뼈, 종아리뼈	제1발허리뼈바닥, 안쪽쐐기뼈	발의 가쪽번짐 및 발바닥쪽굽힘에 관여한다.
짧은종아리근(단비골근, peroneus brevis muscle)	종아리뼈	제5발허리뼈바닥	발의 가쪽번짐 및 발바닥쪽굽힘에 관여한다.

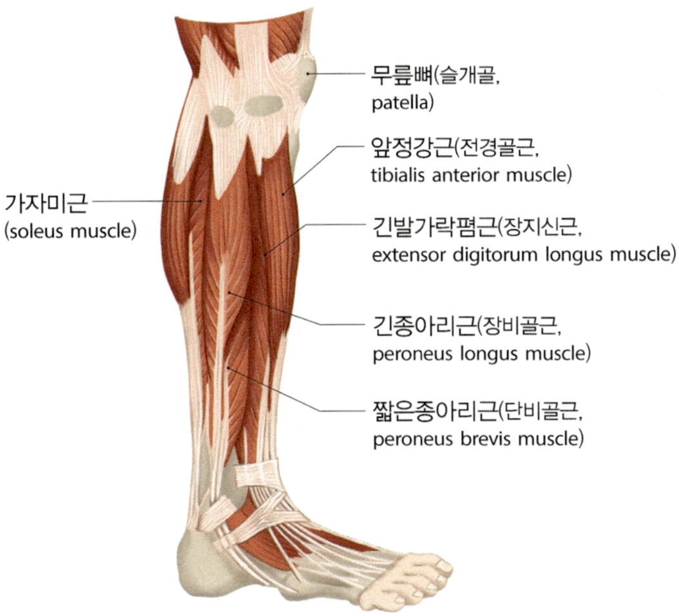

그림 5-36 **종아리 가쪽근육**

(1) 긴종아리근(장비골근, peroneus longus muscle)

종아리의 얕은 가쪽에 있는 근육으로 발의 발바닥쪽굽힘과 가쪽번짐에 작용한다.

(2) 짧은종아리근(단비골근, peroneus brevis muscle)

긴종아리근의 깊은 곳에 있는 작은 근육으로 온윤활집(common synovial sheath)에 싸여 있다. 발의 발바닥쪽굽힘과 가쪽번짐에 작용한다.

4. 발근육

발근육은 **발등근**과 **발바닥근**으로 나뉘며, 발바닥근은 다시 엄지두덩근육, 새끼두덩근육, 발허리근육으로 나뉜다(그림 5-37). 발등근은 깊은종아리신경(심부비골신경, deep peroneal nerve)의 지배를 받고, 발바닥근은 정강신경(경골신경, tibial nerve) 안쪽 · 바깥쪽, 발바닥신경의 지배를 받는다.

발등

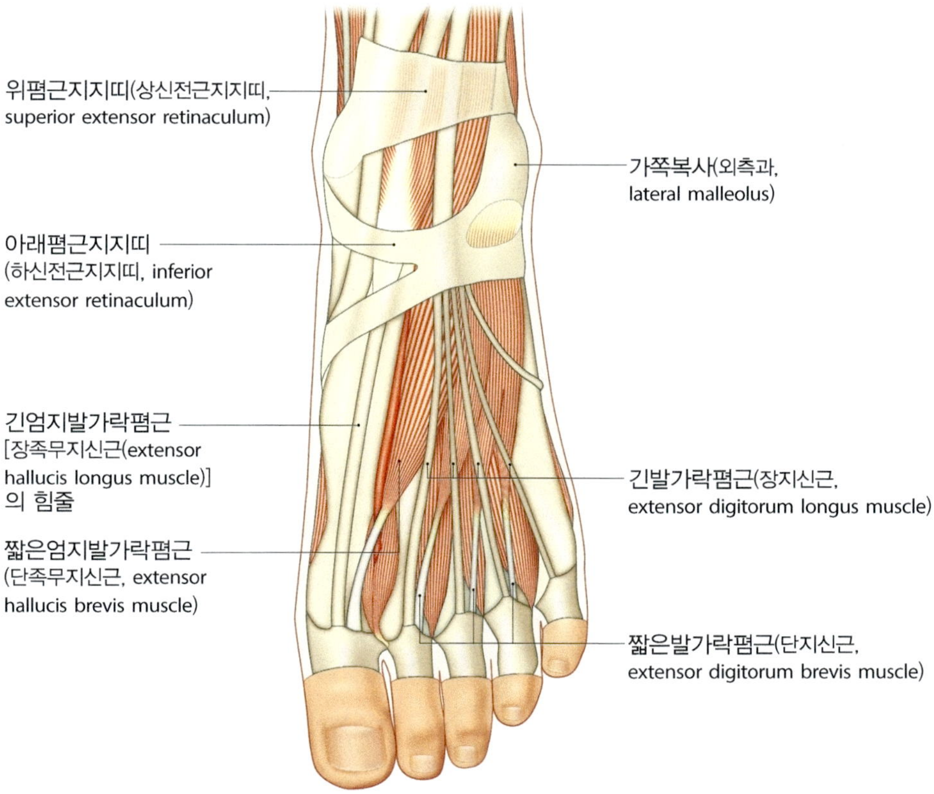

그림 5-37 발근육

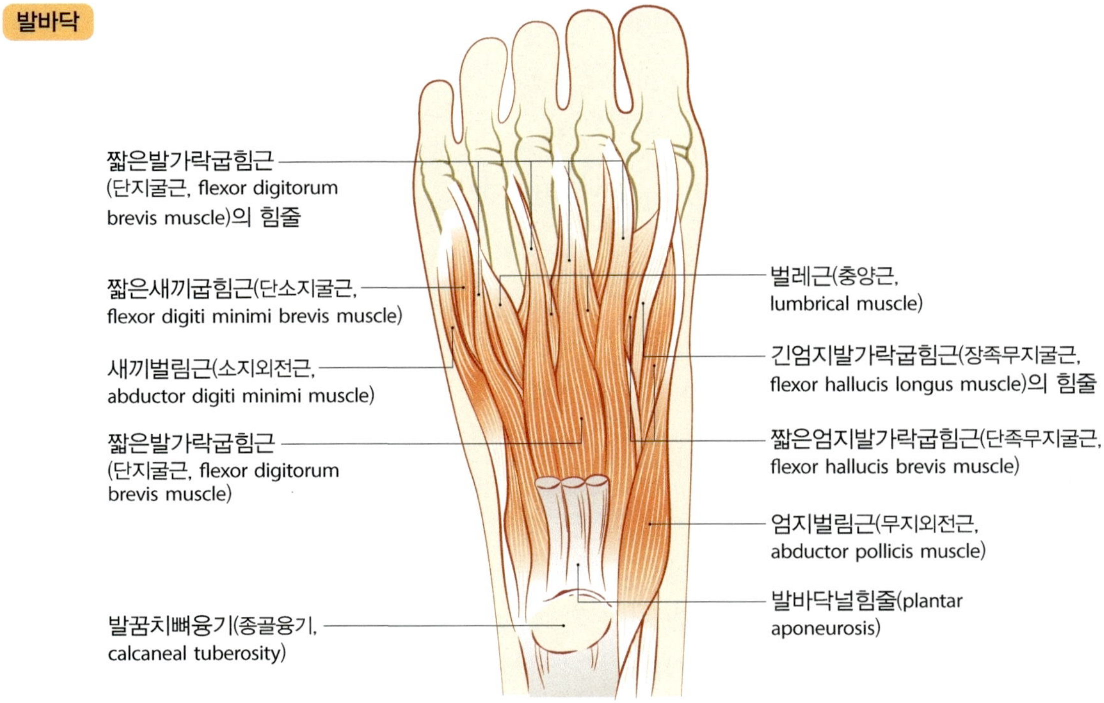

그림 5-37 **발근육** (계속)

1) 발등근

짧은엄지발가락폄근(단족무지신근, extensor hallucis brevis muscle), 짧은발가락폄근(단지신근, extensor digitorum brevis muscle)이 있다.

2) 발바닥근

(1) 엄지두덩근

짧은엄지발가락굽힘근(단족무지굴근, flexor hallucis brevis muscle), 엄지발가락모음근(족무지내전근, adductor hallucis muscle), 엄지발가락벌림근(족무지외전근, abductor hallucis muscle)이 있다.

(2) 새끼두덩근

새끼벌림근(소지외전근, abductor digiti minimi muscle), 짧은새끼굽힘근(단소지굴근, flexor digiti minimi brevis muscle), 새끼맞섬근(소지대립근, opponens digiti minimi muscle)이 있다.

(3) 발허리근

짧은발가락굽힘근(단지굴근, flexor digitorum brevis muscle), 발바닥네모근(족저방형근, quadratus plantae muscle), 벌레근(충양근, lumbrical muscle), 발바닥쪽 · 발등쪽뼈사이근(저측 · 배측골간근), 특히 발바닥의 얕은층에는 발바닥널힘줄(plantar aponeurosis)이 있다.

요점정리

- 근육은 기본적으로 하나의 뼈에서 일어나 다른 뼈에 부착하며, 근육의 중앙부분은 근(육)조직이 많아 힘살(belly)이라고 부르고, 힘살의 양 끝은 힘줄(건, tendon)이라는 강한 결합조직으로 이행하여 뼈에 부착한다.
- 근육이 뼈대에 부착된 양 끝 중 운동범위가 작은 몸쪽을 이는곳(origin)이라 하고, 운동범위가 큰 먼쪽을 닿는곳(insertion)이라 한다.
- 근육조직은 기능적 특성에 따라 운동신경의 지배를 받아 자신의 의지대로 움직일 수 있는 맘대로근육(수의근, voluntary muscle)과 자율신경의 지배를 받아 자신의 의지대로 움직일 수 없는 제대로근육(불수의근, involuntary muscle)으로 구분할 수 있다.
- 형태학적 특성에 따라서는 가로무늬(횡문)가 있는 가로무늬근(횡문근, striated muscle)과 가로무늬가 없는 민무늬근육(평활근, smooth muscle)으로 구분할 수 있다.
- 뼈대근육(골격근, skeletal muscle)은 뼈대에 부착해 있는 근육으로, 몸에 존재하는 근육의 대부분을 차지한다. 근(육)섬유는 평행한 다발 모양을 하고 있으며 가로무늬를 가진 다핵세포이다.
- 심장근육(심근, cardiac muscle)은 심장벽을 구성하는 근육으로, 뼈대근육과 마찬가지로 가로무늬가 있으나 일반적으로 뼈대근육섬유보다 작으며 세포 중앙에 1개의 핵을 가진다.
- 민무늬근육(평활근, smooth muscle)은 소화계통, 기도 등의 내장벽이나 혈관벽을 구성하는 근육이다. 융합체를 형성하는 뼈대근육과 달리 민무늬근육조직은 양 끝이 가느다란 방추세포가 모여 형성되며 각각의 민무늬근육섬유는 중심에 1개의 핵을 가진다.
- 힘줄(건, tendon)은 근육과 뼈대를 연결하는 수축력의 전달장치로, 대부분의 근육 양 끝은 힘줄에 의해 뼈나 연골에 부착해 있다.
- 주로 뼈와 뼈를 연결하는 섬유성 결합조직을 인대(ligament)라고 하며, 뼈의 연결 강화나 운동방향 조절 또는 과다운동의 제한에 작용한다.

CHAPTER **06**

신경계통

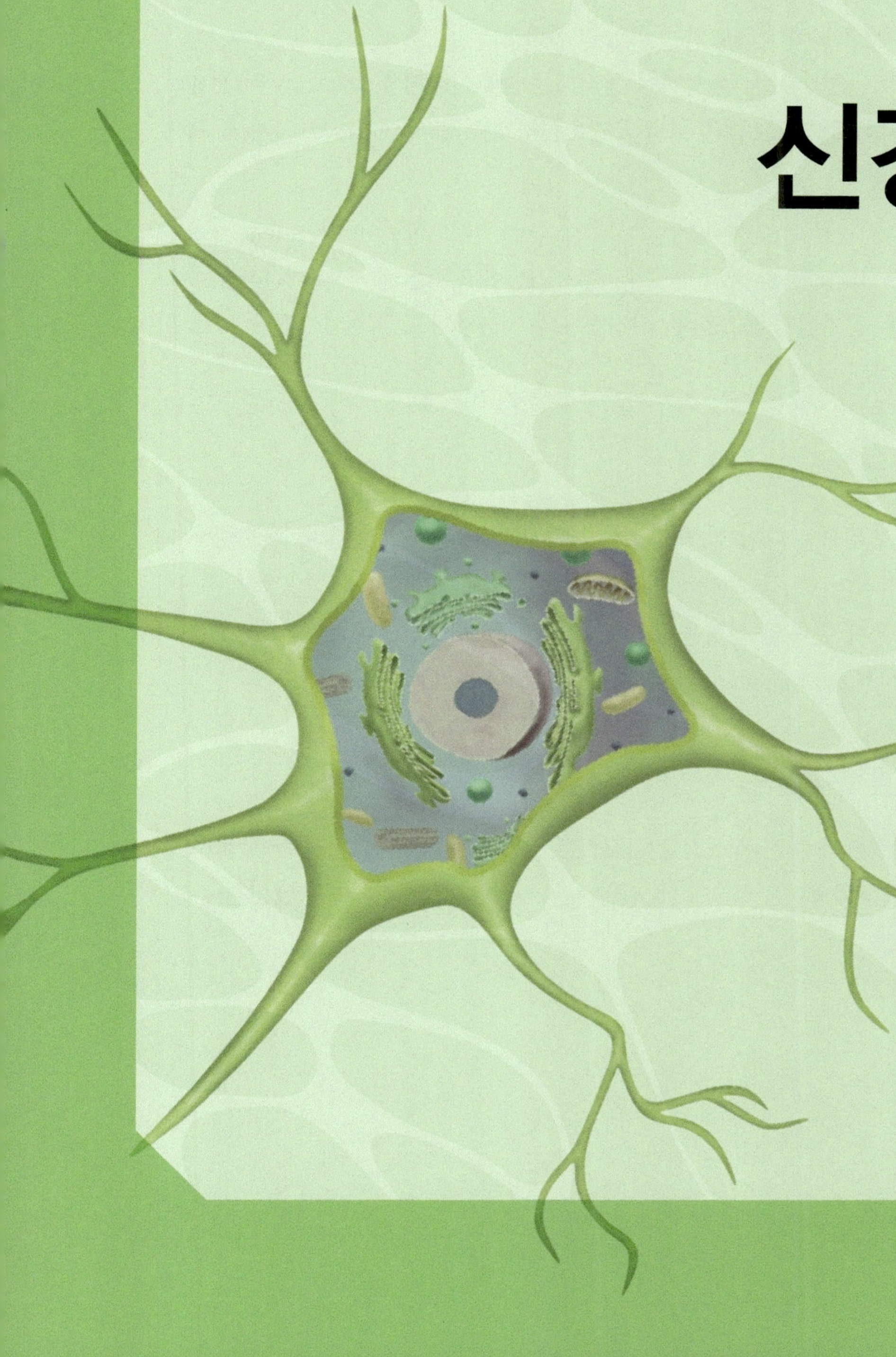

1. 신경계통의 개요
2. 중추신경계통
3. 말초신경계통

1. 신경계통의 개요

1. 신경계통의 구성

신경계통(nervous system)은 피부나 시각기관, 평형청각기관 등의 감각기(관)(수용체)에서 받아들인 외부의 자극이나 신체 내부에서 일어난 자극을 중추로 유도하고 여기에 반응해서 중추에서 흥분을 일으켜 이 흥분을 명령으로서 신체 각 부분의 근육 및 샘(효과기)에 전달하는 역할을 한다.

신경계통은 해부학적 역할에 따라 받아들인 정보를 통합하여 처리하는 **중추신경계통**(central nervous system, CNS)과 신체 각 부위와 중추신경계통 사이에서 정보를 주고받는 **말초신경계통**(peripheral nervous system, PNS)으로 구분한다.

중추신경계통은 머리뼈안(두개강)에 들어 있는 뇌(brain)와 척주관에 들어 있는 척수(spinal cord)로 구성되며, 말초신경계통은 뇌로 출입하는 뇌신경(cranial nerve)과 척수로 출입하는 척수신경(spinal nerve)으로 구성된다(그림 6-1). 또한 말초신경계통의 경우 말초신경에 포함된 신경섬유의 기능이나 신호전달방법에 따라 다음과 같이 나뉜다.

1) 신경의 기능에 따른 분류

동물의 신체는 크게 내장부분과 몸통부분으로 나뉜다. 내장부분은 순환기관, 소화기관, 호흡기관 등의 내장을 말하며, 몸통부분은 뼈대, 근육, 감각기(관) 등 내장 이외의 부분을 말한다. 일반적으로 내장에 분포하는 신경을 **자율신경**(autonomic nerve), 몸통에 분포된 신경을 **몸신경**(somatic nerve)이라고 하며, 자율신경은 다시 **교감신경**(sympathetic nerve)과 **부교감신경**(parasympathetic nerve)으로 구분된다(그림 6-2).

2) 신호를 전달하는 방향에 따른 분류

온몸에서 오는 감각정보를 중추로 전달하는 형태의 신경을 **감각신경** 또는 **들신경**(구심신경, afferent nerve)이라고 한다. 이에 대해 중추에서 내려진 운동명령을 효과기에 전달하는 신경을 **운동신경** 또는 **날신경**(원심신경, efferent nerve)이라고 한다.

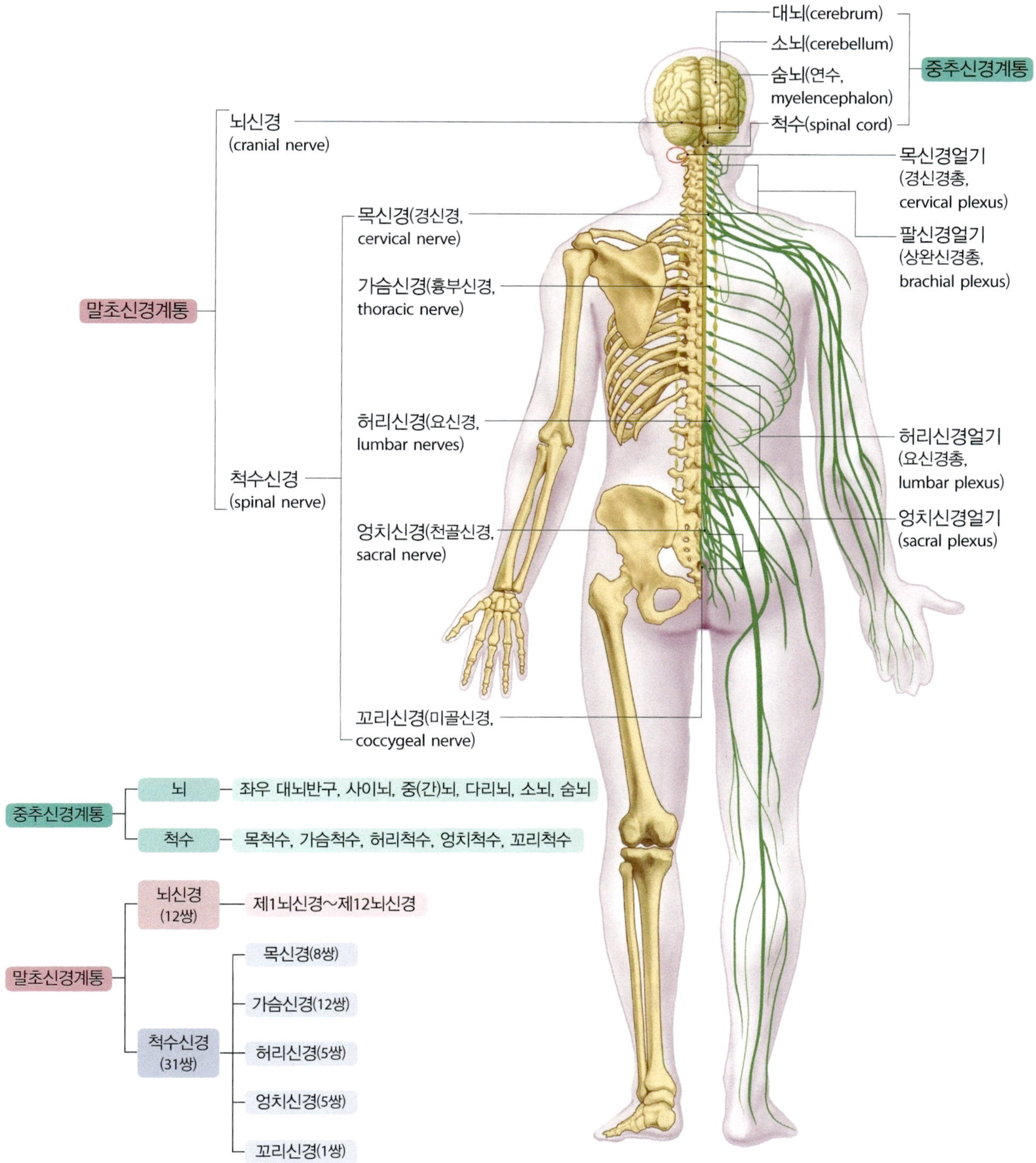

그림 6-1 온몸의 신경계통

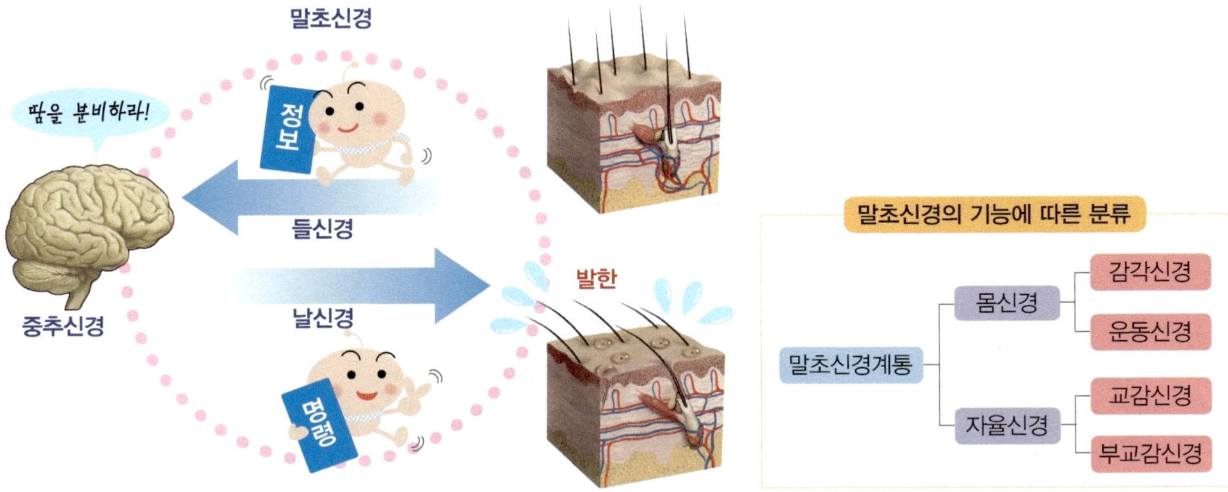

그림 6-2 말초신경의 기능과 분류

2. 신경세포의 구조

신경계통은 신경조직과 척수막, 혈관으로 구성되며 그 주체를 이루는 신경조직은 **신경세포**와 **신경(아)교세포**(neuroglial cell)를 중심으로 구성된다. 신경세포는 감각정보나 운동명령을 전달하는 세포로, 가늘고 긴 돌기를 가진다.

한편, 신경(아)교세포는 신경세포의 지지와 영양에 관여하는데 중추신경계통의 **별아교세포**(astrocyte), **희소돌기아교세포**(oligodendrocyte), **미세(아)교세포**(소교세포, microglia), **뇌실막세포**(ependymal cell), 말초신경계통의 **슈반세포**(Schwann cell) 등이 있다.

1) 신경세포(신경원, neuron)

신경세포체(nerve cell body)와 그 돌기를 합쳐서 **신경세포**라고 한다. 신경계통은 신경세포의 연결망으로 구성되며 정보나 명령은 연결망을 통해 중추의 신경세포와 말초의 효과기로 보내진다(그림 6-3, 6-5).

신경세포체는 핵을 포함한 부분을 가리키는데 중추신경계통에서는 **회색질**(gray matter; 끝뇌피질, 신경핵, 척수 앞뿔 등)을 형성하고, 말초신경계통에서는 **신경절**(ganglion)을 형성한다.

한편, 신경의 돌기는 신호를 전달하는 역할을 하며, 전기적 신호의 형태로 감각정보나 운동명령을 보낸다. 돌기는 중추신경계통에서는 **백질**(white matter)을 형성하고, 말초신경계통에서는 끈 모양의 **다발**(말초신경)을 형성한다. 또한 신호를 세포체로 전달하는 돌기를 **가지돌기**(수상돌기, dendrite), 세포체로부터 신호를 내보내는 돌기를 **축삭**(axon)이라고 한다. 이 돌기들이 뻗어 있는 모양에 따라 단극신경세포(홑극신경세포, unipolar nerve cell), 양극신경세포(bipolar neuron; 망막의 신경세포 등), 거짓홑극신경세포(가단극신경세포, pseudounipolar neuron; 척수 앞뿔세포 등), 다극신경세포(multipolar neuron; 척수 앞뿔세포 등)로 나뉜다(그림 6-4).

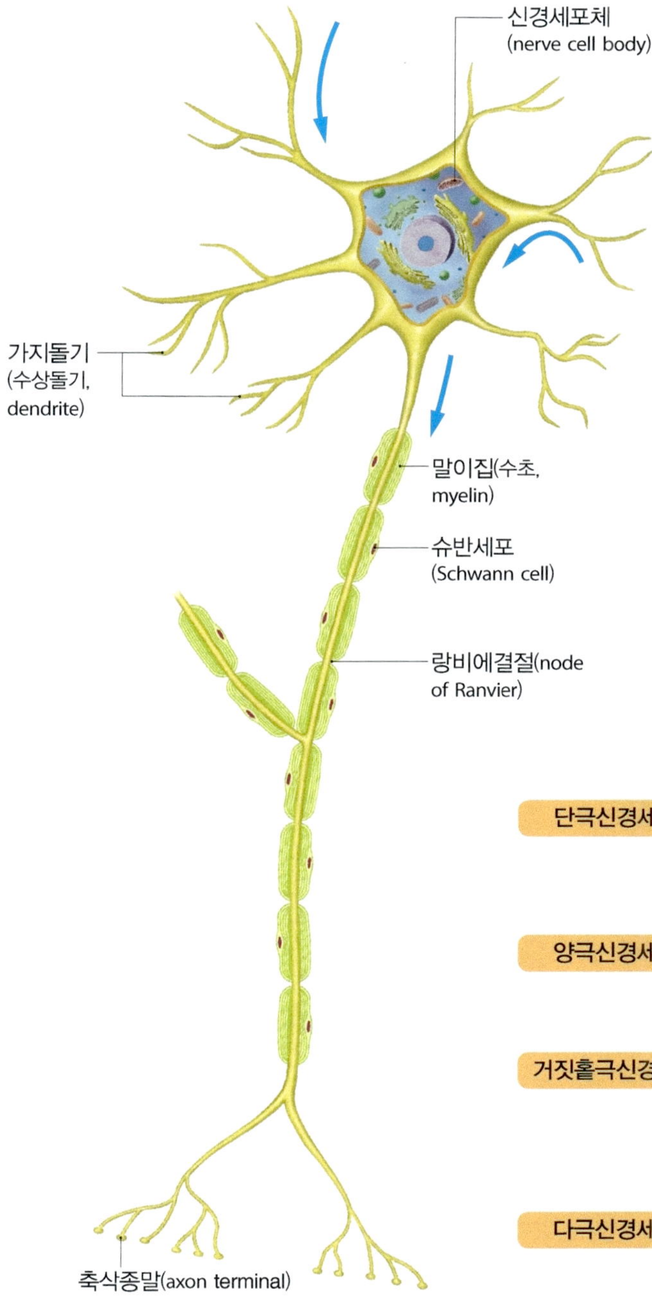

그림 6-3 신경세포

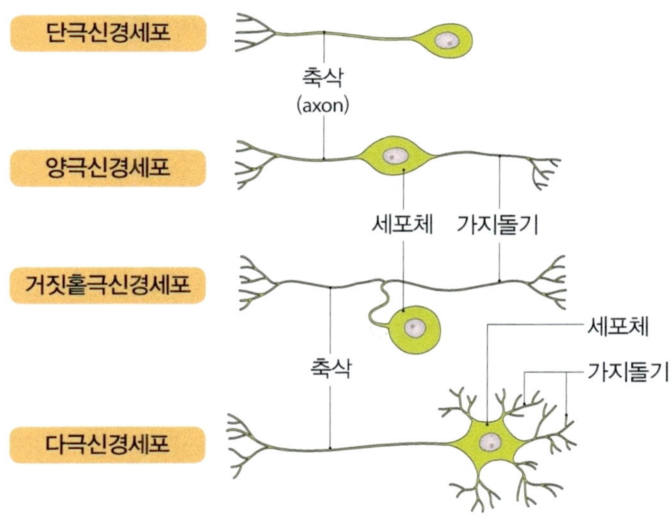

그림 6-4 돌기 모양에 따른 신경세포의 분류

2) 연접(시냅스, synapse)

신경세포 사이의 연결부위를 **연접**(시냅스)이라고 하며, 축삭의 종말부분이 다른 신경세포와 연결됨으로써 형성된다. 연접은 축삭을 따라 전해져 온 전기적 신호에 의해 화학물질이 방출되고 이것을 다음 신경세포가 받아들임으로써 전기적 신호가 발생하는 구조로 되어 있다(그림 6-5). 이 물질을 **신경전달물질**이라고 하며 아세틸콜린(acetylcholine), 에피네프린(epinephrine), 도파민(dopamine) 등이 있다.

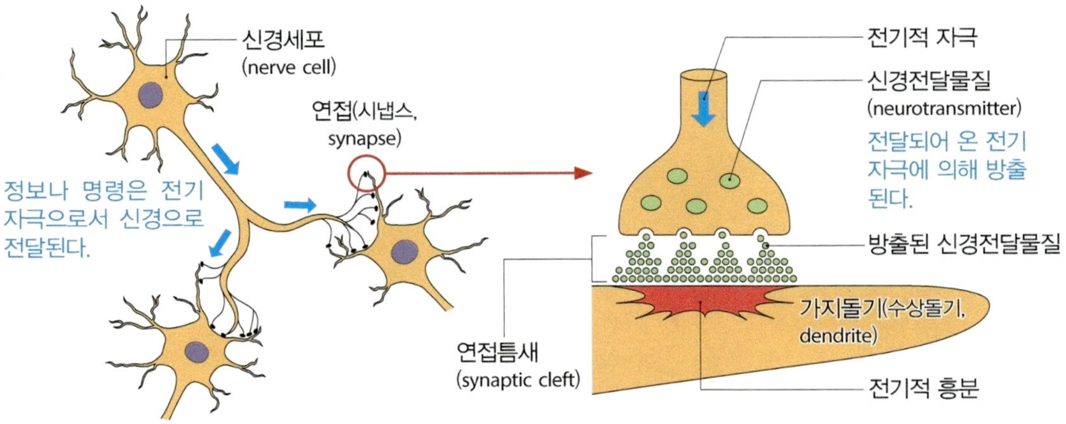

그림 6-5 **연접**

3. 신경세포의 기능

감각정보나 운동명령은 신경세포의 전기적 흥분으로 발생하여 긴 돌기를 따라 전달된다. 이들 돌기를 **신경섬유**라고 하는데 감각신경세포에서는 긴 가지돌기, 운동신경세포에서는 축삭이 여기에 해당한다. 신경섬유는 굵기에 따라 A섬유(지름 2.5~20μm), B섬유(지름 1~3μm), C섬유(지름 0.5~1.5μm)로 나뉘며, 일반적으로 굵은 섬유일수록 흥분전도속도가 빠르다. 다만, 전도속도는 **말이집**(수초, myelin)의 유무에 따라서도 크게 달라지므로 주의가 필요하다.

1) 신경세포의 흥분발생

보통 세포 안은 세포 밖에 대해 전기적으로 음(−)의 상태에 있기 때문에 세포막 양쪽에는 전위차가 생긴다. 이를 **막전위**(membrane potential)라고 하는데, 이 막전위의 발생에는 세포 안팎의 포타슘이온(K^+)과 소듐이온(Na^+)이 관여한다. 즉, 세포 안에는 K^+의 농도가 높은 데 비해 세포 밖에는 Na^+의 농도가 높기 때문에 생기는 전위차이다.

신경세포나 근육세포에서는 이 막전위가 자극을 받아 역전되는 경우가 있는데 이를 세포의 **전기적 흥분**(**활동전위**)이라고 한다. 신경세포의 경우 다른 세포에서 보내오는 정보를 자극으로 받아들여 이것에 의해 발생한 전기적 흥분이 신경섬유를 따라 전달된다.

신경섬유로 전달되는 전기적 흥분은 국소에서 막전위의 역전에 의해 일어난다. 막전위가 역전된 부위에는 인접한 비흥분 부위에서 국소전류가 생기고 이 국소전류에 의해 인접부에 새로운 막전위의 역전이 일어난다. 이처럼 막전위의 역전은 인접부위로 이동하고 흥분부위가 잇달아 이동하면서 전기적 흥분이 신경섬유로 전달된다.

2) 흥분전도

축삭 안에는 **말이집**(수초, myelin) 구조로 둘러싸인 신경섬유가 있는데, 이를 **말이집신경섬유**(유수신경섬유, myelinated nerve fiber)라고 한다. 말이집은 미엘린지질이라는 전기적 절연물질로 이루어지며, 일정한 간격으로 잘록한 부분(**랑비에결절**, node of Ranvier)을 만들면서 축삭을 둘러싼다. 이로 인해 전기적 흥분은 랑비에결절에서 랑비에결절로 점프하듯이 전달된다(그림 6-6). 이러한 흥분의 전달방법을 **도약전도**(saltatory conduction)라고 하며, **민말이집신경섬유**(무수신경섬유, nonmyelinated nerve fiber)에서 국소 전류에 의한 흥분전도(수 m/초)보다 훨씬 빠른 전도속도(100m/초)를 나타낸다.

말이집은 중추신경계통에서는 희소돌기아교세포(oligodendrocyte), 말초신경계통에서는 슈반세포(Schwann cell)에 의해 만들어지는데 지질이 풍부하기 때문에 말이집신경섬유가 모이는 장소는 하얗게 보인다(백질).

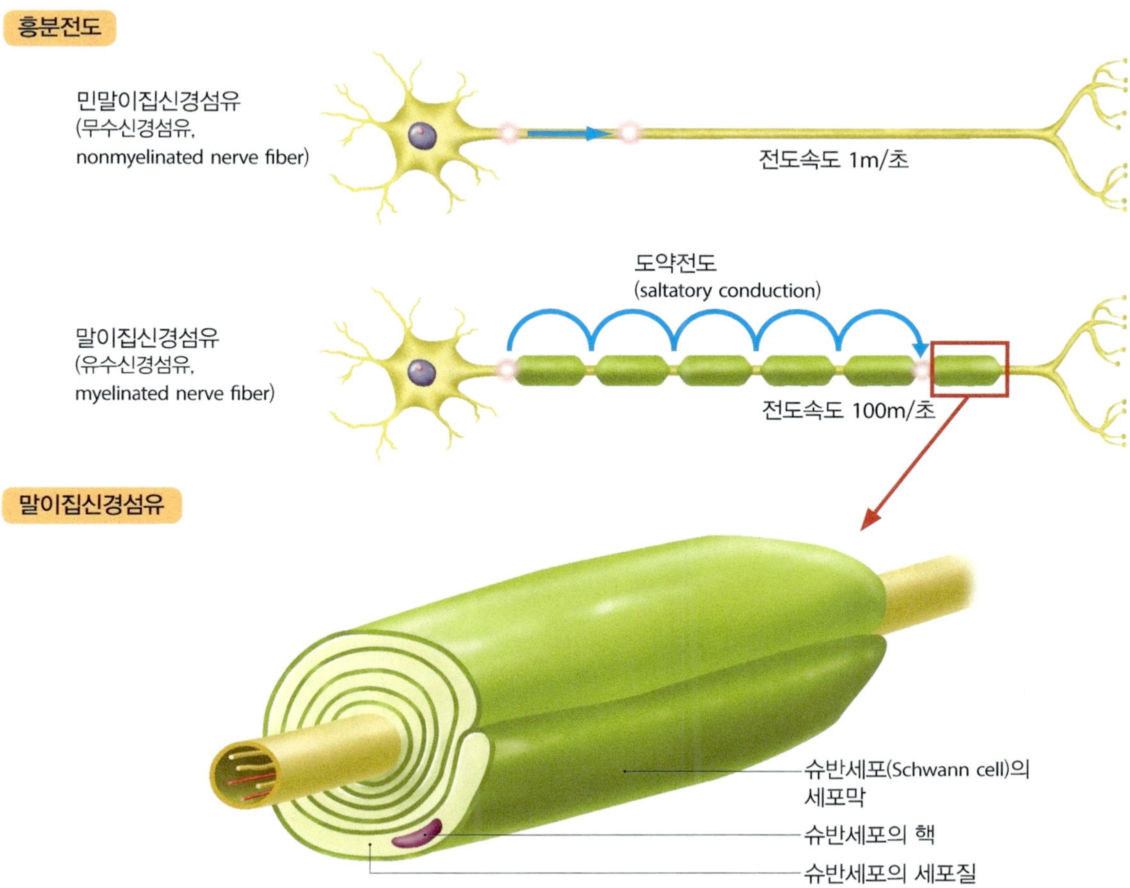

그림 6-6 흥분전도와 말이집신경섬유

3) 연접전달

신경세포에서 신경세포로 정보를 전달하는 연결부위를 **연접**(시냅스, synapse)라고 하며, 축삭의 종말이 다음 신경세포의 가지돌기나 세포체와 만남으로써 형성된다. 연접에는 30nm 정도의 틈새(**연접틈새**, synaptic cleft)가 있기 때문에 전기적 흥분이 그대로 전달될 수는 없지만, 축삭 종말부에는 **연접소포**(synaptic vesicles)라는 주머니가 있어 전기적 흥분이 도달하면 그 안에 있는 화학물질이 연접틈새로 방출된다. 방출된 화학물질은 다음 신경세포의 수용체와 결합하여 새로운 전기적 흥분을 일으킴으로써 신호를 전달하는 구조이다(그림 6-5 참조).

이처럼 화학물질에 의해 정보를 전달하는 연접을 **화학연접**(chemical synapse)이라고 하며, 신호를 전달하는 화학물질을 **신경전달물질**(neurotransmitter)이라고 한다. 신경전달물질은 신경세포에 따라 결정되는데 아세틸콜린, 도파민, 에피네프린 등이 여기에 속한다.

특히 연접에서의 신호는 한 방향으로만 전달되며, 역방향으로 전달되는 일은 없다.

2. 중추신경계통

중추신경계통은 인체의 정보계통으로서 외부로부터 끊임없이 정보를 받아들여 행동을 결정하고 내부의 정보를 파악하여 신체기능의 평형을 유지한다. 정보의 입력계통이 감각기(관)이고 출력계통이 운동기관과 분비기관이며, 중추신경계통이 입력과 출력 사이에서 정보를 처리하는 기관으로서 작용한다.

중추신경계통은 뇌와 척수로 구성된다.

1. 뇌

뇌(brain)는 신경계통 가운데 가장 복잡한 기관으로 **대뇌**, **소뇌**, **뇌줄기**로 구성된다. 대뇌는 다시 **끝뇌**(대뇌반구)와 **사이뇌**로 구분되고, 뇌줄기는 **중간뇌**, **다리뇌**, **숨뇌**로 구분된다(그림 6-7).

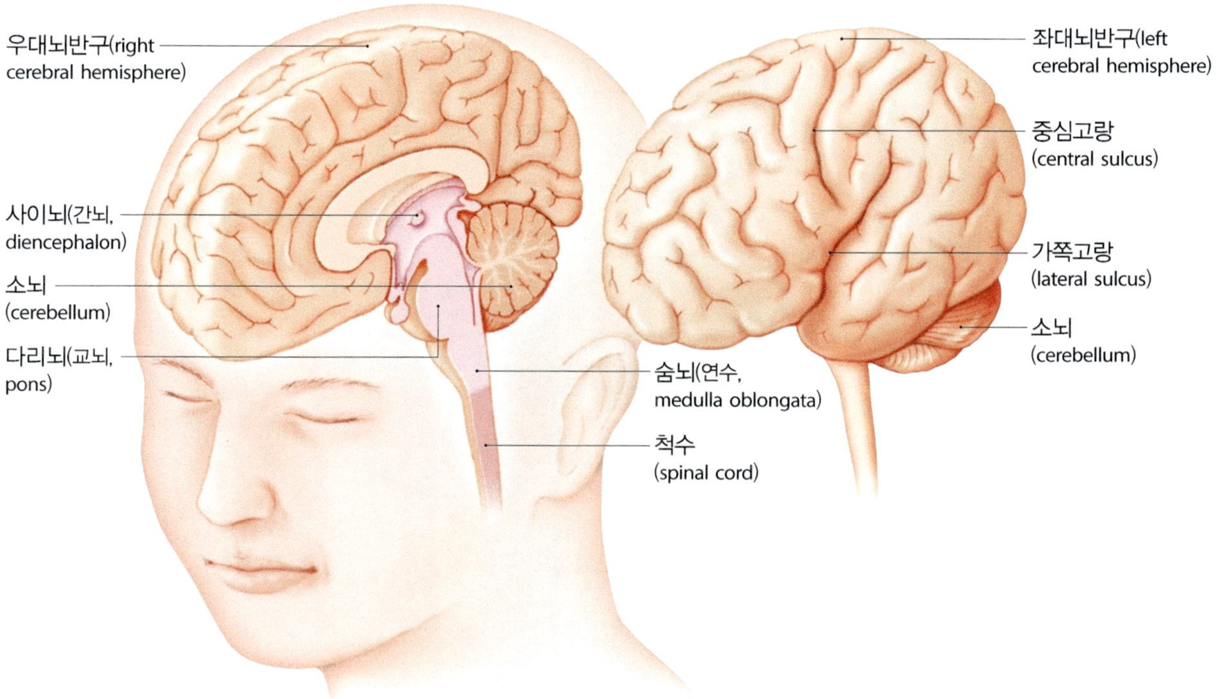

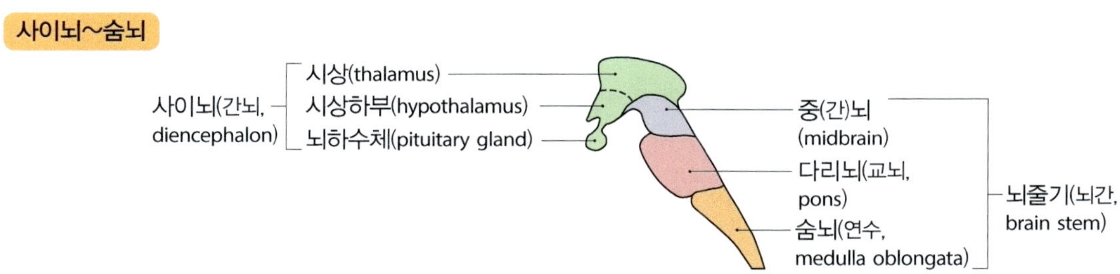

그림 6-7 뇌의 구조

1) 대뇌반구(cerebral hemisphere)

감각이나 운동의 최고중추가 위치한다. 동물에게 선천적으로 갖추어져 있는 본능과 정서와 행동기능을 담당하는 부분을 **둘레계통**(변연계, limbic system)이라고 하는데 사람에서는 기억 등과도 밀접한 관련이 있다.

(1) 대뇌반구의 표면

바깥쪽에서 보이는 뇌의 대부분은 대뇌반구의 표층으로, **대뇌피질**(대뇌겉질, cerebral cortex)이라고 불리는 부분이다(그림 6-8). 대뇌반구는 6개의 영역으로 나뉘는데, 이 가운데 **전두엽**, **두정엽**, **후두엽**, **측두엽**은 바깥쪽에서 확인되지만, **대뇌섬**이나 **둘레엽**은 안쪽에 가려져 있어서 바깥쪽에서는 보이지 않는다.

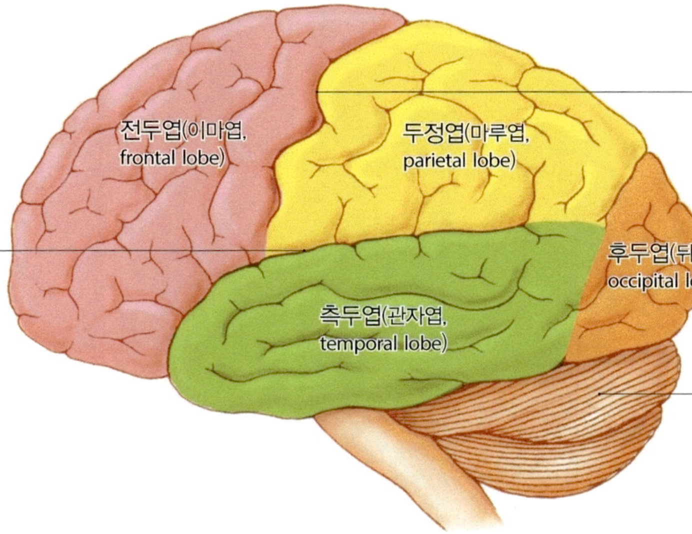

그림 6-8 대뇌피질의 구분

① 전두엽(이마엽, frontal lobe)

반대쪽의 신체 각 부위를 움직이는 운동중추가 있다. 또 전두엽의 가쪽 아래(대부분은 좌반구)에는 언어를 말하거나 쓰는 중추인 **운동성 언어중추(브로카영역**, Broca area)가 위치한다. 이러한 언어중추가 위치하는 쪽의 대뇌반구를 우위반구라고 한다.

② 측두엽(관자엽, temporal lobe)

청각이나 후각과 관련된 영역으로, 상측두이랑(위관자이랑, superior temporal gyrus; 대부분은 왼쪽)에는 언어인식에 관여하는 **감각성 언어중추(베르니케영역**, Wernicke area)가 위치한다. 또 측두엽에는 시각로의 일부가 통과하기 때문에 이곳이 손상되면 사분맹(quadrantanopia)을 일으킨다.

③ 두정엽(마루엽, parietal lobe)

반대쪽의 신체 각 부위에서 오는 감각(온각, 통각, 촉각, 압각, 심부감각) 등을 감지하는 중추(몸감각영역)가 있기 때문에 이곳이 손상되면 다양한 감각이상이 일어난다.

④ 후두엽(뒤통수엽, occipital lobe)

주로 시각정보 감지와 인식에 관여하는 영역이다. 또한 측두엽, 두정엽, 후두엽에 걸쳐 각종 감각정보를 통합하는 **연합영역**(association area)이 있어 눈에 보이는 사물의 명칭이나 위치를 이해하는 데 관여한다.

⑤ 둘레엽(변연엽, limbic lobe)

대뇌반구의 안쪽면에 위치하는 영역으로, 정서와 행동, 기억 등에 관여한다.

⑥ 대뇌섬(도엽, insular lobe)

가쪽고랑(lateral sulcus)의 심부에 가려진 부분으로, 확실한 기능은 아직 밝혀지지 않았다.

(2) 대뇌반구의 내부

중추신경계통에서 신경세포체가 모여 있는 부분은 옅은 회갈색으로 보여서 **회색질**(gray matter)이라고 하고, 신경섬유가 모여 있는 부분은 하얗게 보여서 **백질**(white matter)이라고 한다. 대뇌에서는 표면에 회색질이 모여 피질을 형성하지만, 내부에도 회색질 덩어리가 있다(그림 6-9). 대뇌반구의 심부에 위치하는 회색질을 통틀어서 **대뇌바닥핵**(대뇌핵)이라고 한다. 척수에서는 백질이 가쪽, 회색질이 안쪽에 있다. 사이뇌에서는 시상이나 시상하부의 신경핵이 관찰된다.

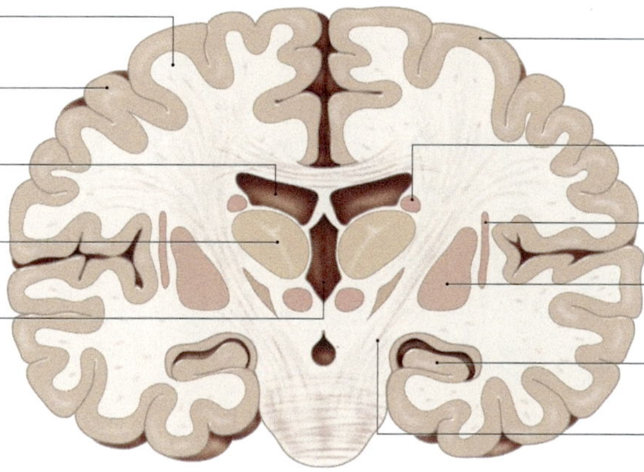

그림 6-9 대뇌반구의 내부

(3) 대뇌둘레계통(변연계, limbic system)

대뇌반구의 안쪽면을 구성하는 피질(겉질) 가운데 뇌실 가장자리를 따라 위치하는 부분을 둘레엽(변연엽, limbic lobe)이라고 한다. 둘레엽은 하등동물의 중추신경계통에서 중요한 부분으로, 고등동물이 되어 발달하는 부분(신피질)에 비해 오래된 피질에 속한다.

둘레엽은 띠이랑(cingulate gyrus)이나 해마곁이랑(parahippocampal gyrus)으로 구성되며 해마나 편도체 등을 포함해 **둘레계통**이라고도 한다(그림 6-10).

둘레계통은 정서, 행동, 기억과 밀접한 관계를 가지며 시상하부와 연결되어 자율신경에도 영향을 미치기 때문에 내장뇌(visceral brain)라고도 한다.

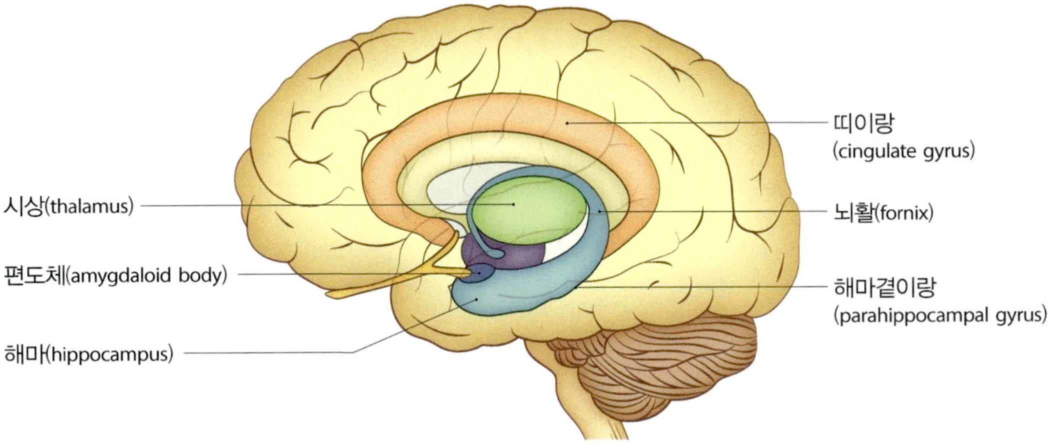

그림 6-10 **대뇌둘레계통**

(4) 대뇌피질의 기능중추

대뇌반구 표층의 두께 2~5mm 부분인 대뇌피질은 회색질 영역으로, 많은 신경세포체가 모여 형성된다. 대뇌피질의 신경세포는 장소에 따라 분포가 다르며 52개 영역으로 나뉜다(브로드만의 영역구분)(그림 6-11, 6-12).

대뇌피질에는 다양한 기능의 중추가 위치한다. 중심고랑 앞에는 맘대로운동중추(운동영역; 4영역), 중심고랑 뒤에는 몸감각중추(일차몸감각영역; 3, 1, 2영역)가 있다. 또 측두엽 윗면에는 청각의 일차중추(청각영역; 41, 42영역), 후두엽 뒷부분의 안쪽면에는 시각중추(일차시각영역; 17영역)가 있다. 이처럼 대뇌피질에는 장소에 따라 다른 기능을 하는 중추가 있는데 이것을 대뇌피질의 기능국재(localization of function)라고 한다.

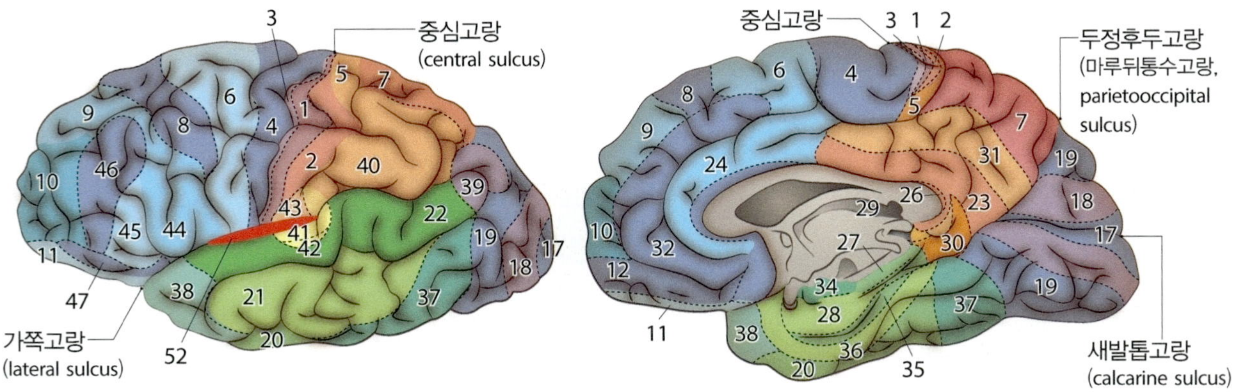

그림 6-11 **브로드만의 영역구분**

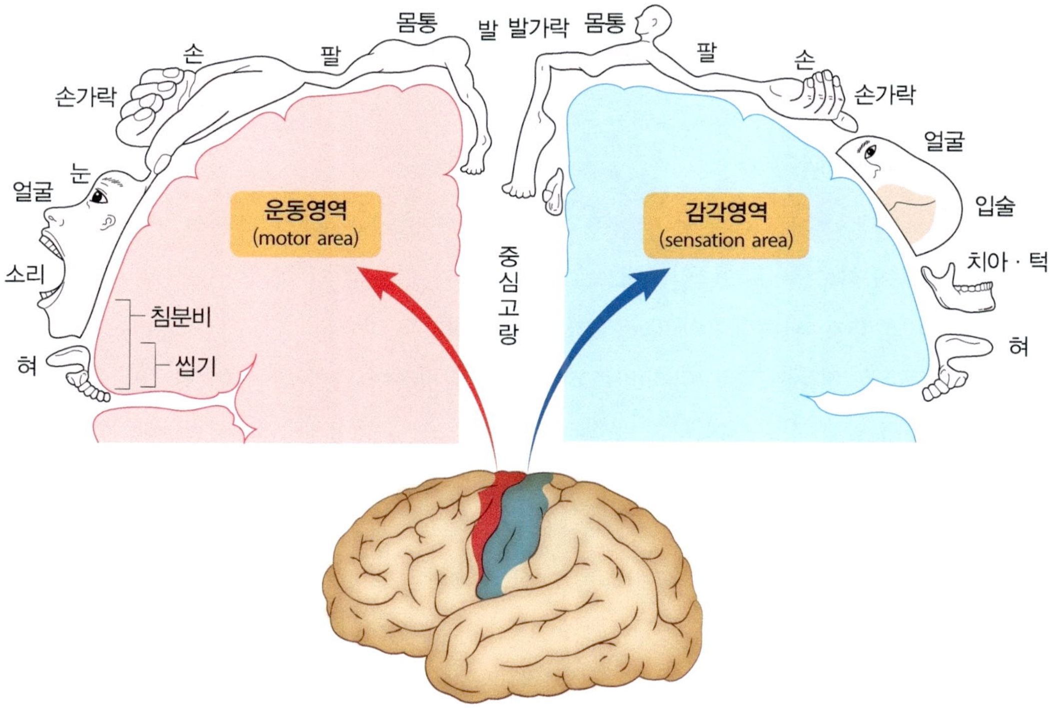

그림 6-12 **감각영역과 운동영역에서의 담당 영역**

① 감각영역(sensory area)

시각, 청각, 미각이나 기타 감각의 대부분은 시상(사이뇌)을 경유해서 대뇌피질로 보내진 후 의식하게 된다. 혈압이나 체온 등은 대뇌피질에 도달하지 않는 감각정보이므로 의식하지 못한다. 대뇌피질에 이른 감각을 맨 처음에 받아들이는 장소를 **일차감각영역**이라고 하는데, 여기에는 일차시각영역, 일차청각영역, 일차몸감각영역 등이 있다.

일차감각영역은 단순히 감각정보를 받아들이기만 할 뿐이며 이곳에서 정보의 인식이 이루어지는 것은 아니다. 정보의 이해와 인식은 일차감각영역과 연결된 연합영역에서 이루어진다. 즉, 연합영역에서는 과거의 경험이나 기억을 참고하여 정보처리가 이루어진다.

② 연합영역(association area)

대뇌피질에서 각종 기능의 중추는 각각 일정한 영역을 차지하는데 그 영역은 그렇게 넓지 않다. 대뇌피질의 대부분은 각 기능을 연계하고 통합하는 영역으로 **연합영역**이라고 한다. 즉, 연합영역은 의식, 기억, 사고, 연상, 정서, 행동 등의 정신활동에 관여하는 영역이며 사람에서는 잘 발달되어 있다.

연합영역 가운데 **전두연합영역**(이마연합영역, frontal association area; 9~12영역)은 기억, 판단, 정서, 행동에 관여하고, **두정연합영역**(마루연합영역, parietal association area; 5, 7영역, 40~39영역)은 공간이나 장소의 인식에 관여한다. 그리고 **측두연합영역**(관자연합영역, temporal association area; 20~22영역, 34~38영역)은 음성, 언어의 이해나 기억에 관여한다.

③ 언어중추(language center)

언어에 관여하는 중추에는 운동성 언어중추(브로카영역, Broca area)와 감각성 언어중추(베르니케영역, Wernicke area)가 있다(그림 6-13). 일반적으로 언어중추가 있는 쪽의 대뇌반구를 우위반구라고 하는데, 오른손잡이의 약 95%, 왼손잡이의 약 65%가 왼쪽에 있다고 한다.

운동성 언어중추는 전두엽 뒤쪽 아래(가쪽고랑 위)에 위치하며 말을 하는 데 필요한 운동을 지배한다. 이곳이 손상되면 말을 정확하게 하지 못한다(운동실어증). 운동실어증(motor aphasia)은 보거나 들은 단어를 이해할 수는 있지만, 그것을 말로 표현하기 위해 올바르게 입을 움직이는 명령이 내려지지 않게 된다.

감각성 언어중추는 측두엽에서 두정엽(좁은 의미의 중추는 측두엽)에 걸쳐 위치하며 귀나 눈으로 들어오는 언어의 이해에 관여한다. 이곳이 손상되면 말이나 문장을 이해하지 못하게 된다(감각실어증). 감각실어증(sensory aphasia)은 말은 많이 할 수 있지만 올바른 의미로 표현되지 않기 때문에 다른 사람에게는 그 의미가 통하지 않는다.

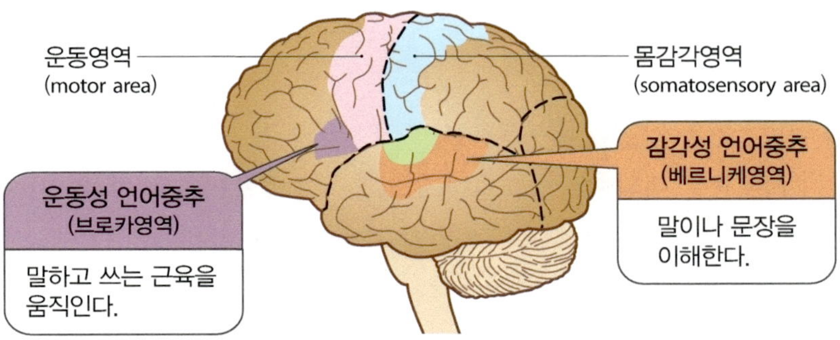

그림 6-13 언어중추

2) 사이뇌(간뇌, diencephalon)

사이뇌는 중(간)뇌 앞쪽으로 이어지는 부위로 좌우 대뇌반구에 끼인 형태이다. **시상**(thalamus)과 **시상하부**(hypothalamus)로 구성되며 그 안쪽에 셋째뇌실(제3뇌실, third ventricle)이 있다(그림 6-14).

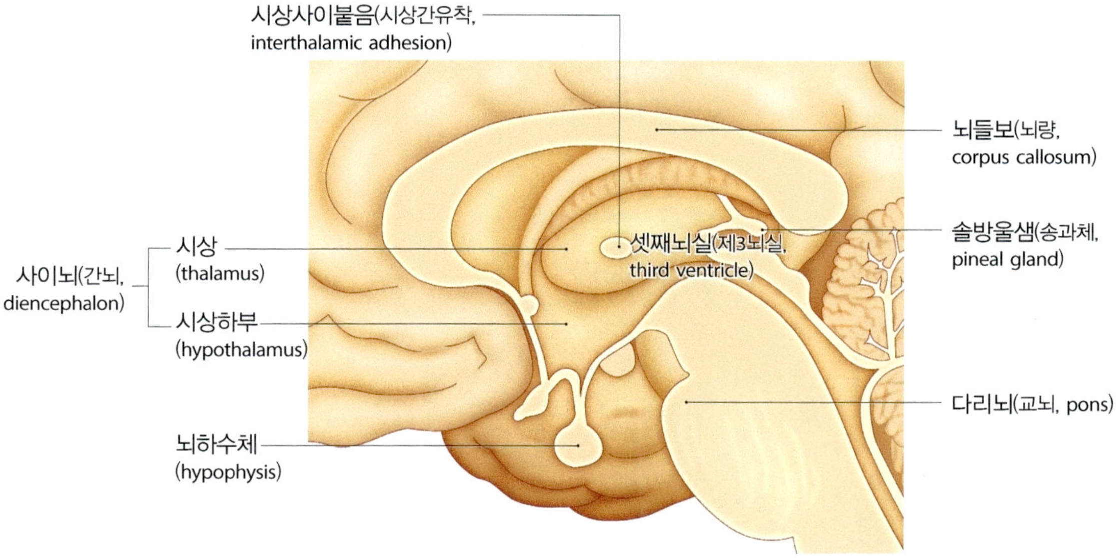

그림 6-14 사이뇌

(1) 시상(thalamus)

셋째뇌실의 좌우에 위치하는 시상은 많은 신경핵 무리가 있어 피부, 근육, 힘줄, 내장에서 오는 몸감각, 심부감각, 특수감각 등 모든 감각계통의 섬유가 들어오며, 신경세포를 바꾸어 대뇌피질로 전달하는 중계핵으로서 기능한다. 또 소뇌나 대뇌바닥핵에서 대뇌피질로 신호를 보내어 운동이나 자세 조절에도 중요한 역할을 한다.

(2) 시상하부(hypothalamus)

시상 아래쪽에 위치하는 시상하부는 셋째뇌실의 바닥을 이룬다. 시상하부 아래쪽에는 뇌하수체, 시신경교차, 유두체가 있다. 시상하부의 기능은 상당히 다양하며, 자율신경기능의 고위 통합중추로서 또 뇌하수체호르몬의 분비기능 조절기전에도 관여한다.

3) 소뇌(cerebellum)

소뇌는 다리뇌, 숨뇌와 함께 뒤머리뼈오목(후두개와, posterior cranial fossa)에 위치한다. 좌우 1쌍의 소뇌반구(cerebellar hemisphere)와 그것을 연결하는 소뇌벌레(소뇌충부, cerebellar vermis)로 이루어진다(그림 6-15).

소뇌의 표면은 거의 평행하게 지나가는 폭이 좁은 소뇌이랑과 소뇌고랑이 있으며, 내부구조는 표층의 소뇌피질(회색질), 그 아래층의 소뇌수질(백질), 더 깊은층의 소뇌핵(회색질)으로 구분된다. 소뇌피질에는 세포가 적은 분자층, 세포가 밀집하는 과립층 외에 그 이행부위에 1층의 푸르키네세포(조롱박세포, Purkinje cell)가 있다. 소뇌수질에는 중심에 있는 좌우 1쌍의 큰 백질 덩어리인 소뇌나무(arbor vitae)와 소뇌나무에서 나누어진 여러 개의 백(색)판(lamina alba)이 있다. 수질 깊은층에는 소뇌핵이 있다.

소뇌는 평형기능, 자세반사의 통합적 조절, 수의운동의 조절 등 운동계통을 통합하는 부위이다. 따라서 소뇌가 장애를 받으면 운동장애나 자세 · 평형장애가 나타난다.

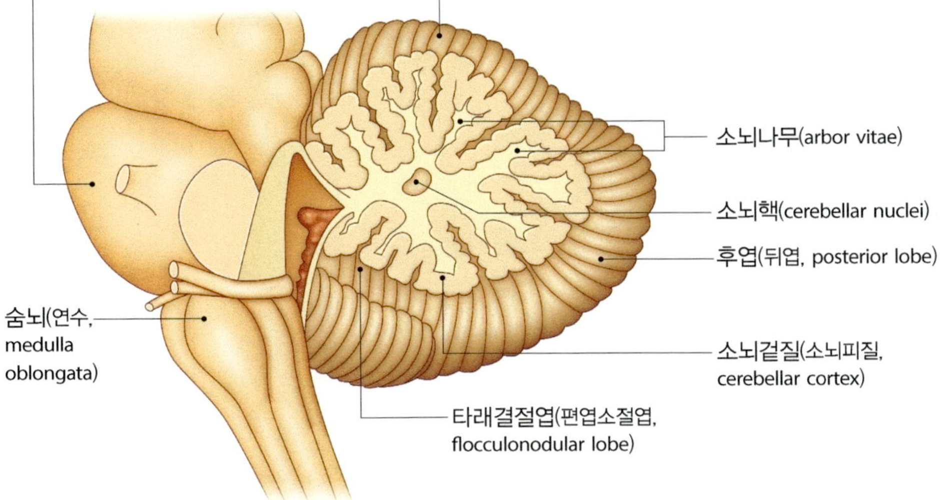

그림 6-15 소뇌

4) 뇌줄기(뇌간, brain stem)

좁은 의미에서 중(간)뇌, 다리뇌, 숨뇌를 합쳐서 뇌줄기라고 하며(그림 6-16), 넓은 의미에서 사이뇌(시상과 시상하부)를 포함하기도 한다.

(1) 중(간)뇌(mesencephalon)

사이뇌와 다리뇌 사이에 있으며 **대뇌다리**(대뇌각, cerebral peduncle), **뒤판**(tegmentum), **덮개**(tectum)로 구분된다. 대뇌다리는 1쌍의 백질 기둥으로 좌우 대뇌반구에서 나와 다리뇌바닥으로 간다. 대뇌다리 안쪽을 따라 눈돌림신경(동안신경, oculomotor nerve)이 나온다. 뒤판에는 추체외로계의 운동에 관여하는 적핵과 흑(색)질, 눈돌림신경핵, 도르레신경핵(활차신경핵) 등이 있으며, 덮개는 위둔덕(superior colliculus)과 아래둔덕(inferior colliculus)으로 이루어진다. 위둔덕은 빛반사, 아래둔덕은 청각의 중계핵이다(그림 6-16).

중(간)뇌에는 자세반사(static reflex)의 중추가 있어 자세와 평형을 유지한다. 또한 동공반사(pupillary reflex)의 중추가 있어 시각자극에 대하여 반사적으로 안구운동을 일으킨다.

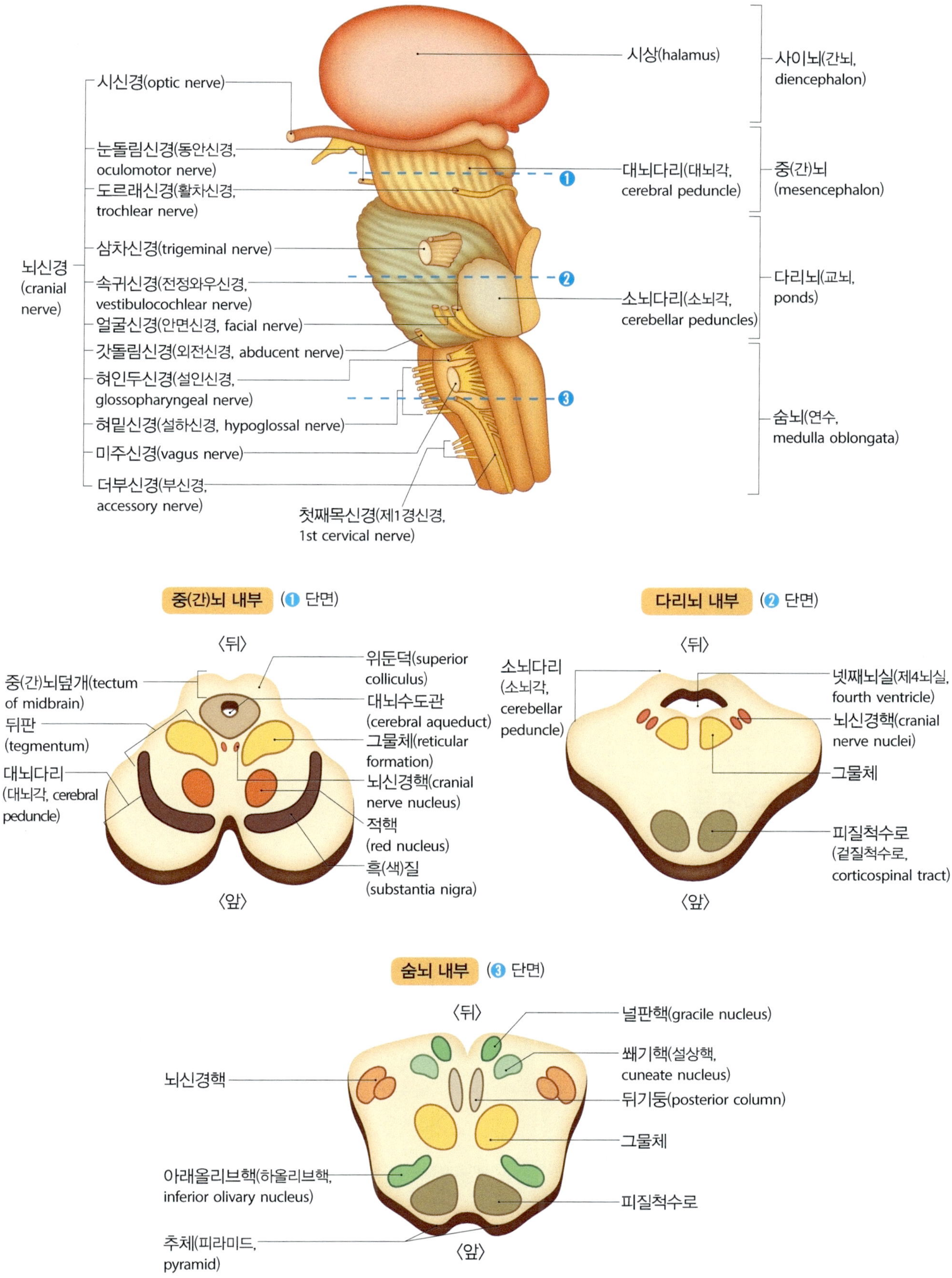
시상(halamus)
사이뇌(간뇌, diencephalon)
시신경(optic nerve)
눈돌림신경(동안신경, oculomotor nerve)
도르래신경(활차신경, trochlear nerve)
대뇌다리(대뇌각, cerebral peduncle)
중(간)뇌 (mesencephalon)
1
삼차신경(trigeminal nerve)
뇌신경 (cranial nerve)
속귀신경(전정와우신경, vestibulocochlear nerve)
2
다리뇌(교뇌, ponds)
얼굴신경(안면신경, facial nerve)
소뇌다리(소뇌각, cerebellar peduncles)
갓돌림신경(외전신경, abducent nerve)
혀인두신경(설인신경, glossopharyngeal nerve)
3
혀밑신경(설하신경, hypoglossal nerve)
숨뇌(연수, medulla oblongata)
미주신경(vagus nerve)
더부신경(부신경, accessory nerve)
첫째목신경(제1경신경, 1st cervical nerve)
중(간)뇌 내부 (1 단면)
〈뒤〉
중(간)뇌덮개(tectum of midbrain)
뒤판 (tegmentum)
대뇌다리 (대뇌각, cerebral peduncle)
위둔덕(superior colliculus)
대뇌수도관 (cerebral aqueduct)
그물체(reticular formation)
뇌신경핵(cranial nerve nucleus)
적핵 (red nucleus)
흑(색)질 (substantia nigra)
〈앞〉
다리뇌 내부 (2 단면)
〈뒤〉
소뇌다리 (소뇌각, cerebellar peduncle)
넷째뇌실(제4뇌실, fourth ventricle)
뇌신경핵(cranial nerve nuclei)
그물체
피질척수로 (겉질척수로, corticospinal tract)
〈앞〉
숨뇌 내부 (3 단면)
〈뒤〉
널판핵(gracile nucleus)
쐐기핵(설상핵, cuneate nucleus)
뇌신경핵
뒤기둥(posterior column)
그물체
아래올리브핵(하올리브핵, inferior olivary nucleus)
피질척수로
추체(피라미드, pyramid)
〈앞〉

그림 6-16 **뇌줄기**

(2) 다리뇌(교뇌, pons)

중(간)뇌와 숨뇌 사이에 위치하며 **다리뇌 바닥부분**과 **다리뇌 등쪽부분**으로 구분된다. 다리뇌 바닥부분에는 다리뇌핵(교뇌핵, pontine nucleus)과 추체로(pyramidal tract)가 있으며, 다리뇌 등쪽부분에는 삼차신경, 갓돌림신경(외전신경), 얼굴신경(안면신경), 속귀신경[청(각)신경]의 핵이 있다(그림 6-16).

주요 전도로에는 안쪽섬유띠(내측섬유대, medial lemniscus), 가쪽섬유띠(외측섬유대, lateral lemniscus), 안쪽세로다발(내측종속, medial longitudinal fasciculus)이 있다.

(3) 숨뇌(연수, medulla oblongata)

뇌줄기의 가장 아래쪽 부분에 위치하며 위쪽이 굵은 원추형을 나타낸다. 정중앙면에 앞정중틈새(anterior median fissure)가 있고 그 양쪽에 불룩한 부분인 추체(피라미드, pyramid)가 있으며 내부를 세로로 주행하는 추체로(pyramidal tract)가 있다. 뒷면 윗부분에는 넷째뇌실바닥을 이루는 마름오목(능형와, rhomboid fossa)이 있다(그림 6-16).

뇌신경핵으로는 혀인두신경(설인신경핵), 미주신경핵, 더부신경핵(부신경핵), 혀밑신경핵(설하신경핵)이 있다. 또 중(간)뇌에서 다리뇌, 숨뇌를 거쳐 사이뇌 일부까지 넓은 범위에 걸쳐 신경섬유가 그물 모양을 이루고 그 사이에 신경세포가 흩어져 있는 구조가 있는데 이를 각각 중(간)뇌그물체, 다리뇌그물체, 숨뇌그물체라고 하며, 이를 통틀어 뇌줄기그물체라고 한다.

특히, 숨뇌그물체는 순환이나 호흡운동을 조절하고 생명유지에 중요한 기능을 하여 생명중추라고 도 불리는 자율신경중추가 있다.

2. 뇌의 보호구조물

1) 뇌의 혈관

뇌는 **속목동맥**(내경동맥, internal carotid artery) 계통 및 **척추동맥**(vertebral artery) · **뇌바닥동맥**(뇌기저동맥, basilar artery) 계통에서 혈류를 받는다. 속목동맥은 갑상연골(방패연골) 위모서리 부근(제3~4목뼈 위치)과 좌우의 온목동맥(총경동맥, common carotid artery)에서 분지되어 목동맥관(경동맥관, carotid canal)을 지나 머리뼈안(두개강)으로 들어온다. 척추동맥은 좌우의 빗장밑동맥(쇄골하동맥, subclavian artery)에서 분지되어 목뼈의 가로구멍(횡돌기공)에서 큰구멍(대공)을 거쳐 머리뼈안으로 들어가는데, 도중에 합류하여 1개의 뇌바닥동맥이 된다.

좌우의 속목동맥과 뇌바닥동맥은 대뇌 아랫면에서 **대뇌동맥고리**(cerebral arterial circle)를 형성하여 대뇌에 분포하는 앞 · 중간 · 뒤대뇌동맥(전 · 중 · 후대뇌동맥, anterior · middle · posterior cerebral artery)을 내고, 뇌바닥동맥 및 척추동맥에서는 위 · 앞아래 · 뒤아래소뇌동맥(상 · 전하 · 후하소뇌동맥, superior · anterior inferior · posterior inferior cerebellar artery)이나 다리뇌가지(교지, pontine branch) 등이 나와 뇌줄기나 소뇌에 분포한다(그림 6-17).

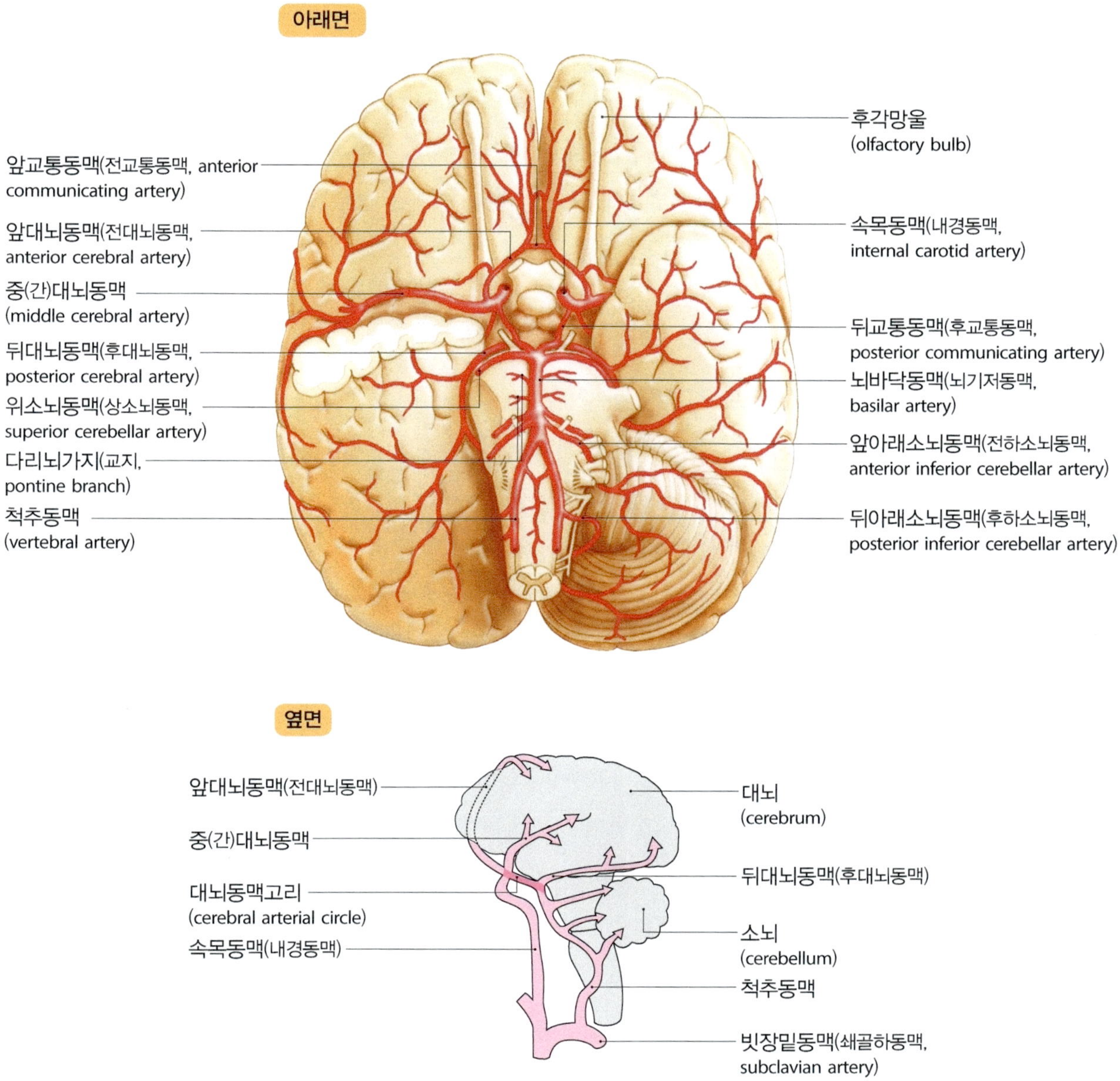

그림 6-17 **뇌의 동맥**

(1) 대뇌동맥고리(cerebral arterial circle)

좌우의 속목동맥과 뇌바닥동맥(← 척추동맥)은 뇌바닥부분에서 고리 모양의 연결로를 형성한다. 이것이 **대뇌동맥고리**이며, **앞교통동맥**(전교통동맥, anterior communicating artery), (좌우) **앞대뇌동맥**(전대뇌동맥, anterior cerebral artery), (좌우) **속목동맥**(내경동맥, internal carotid artery), (좌우) **뒤교통동맥**(후교통동맥, posterior communicating artery), (좌우) **뒤대뇌동맥**(후대뇌동맥, posterior cerebral artery)으로 구성된다.

대뇌동맥고리는 안장(sella turcica), 시신경교차(optic chiasm), 유두체(mammillary body), 대뇌다리사이오목[경간와, interpeduncular fossa; 중(간)뇌] 등을 둘러싸고 위치하며 이곳에서 앞대뇌동맥(→ 전두엽~두정엽), 중간대뇌동맥(→ 전두엽~측두엽), 뒤대뇌동맥(→ 후두엽~소뇌)을 형성한다. 이들 뇌동맥은 연결(문합)이 없는 끝동맥(종동맥, end artery)이기 때문에 대뇌동맥고리는 동맥폐쇄 시 곁순환 혈행로로서 중요한 의미를 가진다.

대뇌동맥고리의 주요 동맥이 심하게 협착되거나 막히면 그 부근에 비정상적인 혈관그물이 나타나는 경우가 있는데, 이를 모야모야병(moyamoya disease)이라고 하며 종종 양측성으로 나타난다. 특히 속목동맥 종말부분에서 앞 · 중간대뇌동맥 시작부분에 협착(폐색)이 생기는 경우가 많다. 이 질환에서 비정상적인 혈관그물이 파열되면 뇌출혈을 일으키고, 동맥고리의 곁순환 혈행로 기능이 손상되면 뇌허혈을 일으키게 된다.

2) 혈액뇌장벽(blood-brain barrier, BBB)

뇌가 활동을 유지하려면 대량의 산소와 포도당이 필요하기 때문에 뇌에는 심(장)박출량의 15%에 해당하는 혈액(750mL/분)이 보내진다. 혈액에는 뇌에 유해한 물질이 함유되어 있는 경우도 있어 이 유해물질이 뇌조직 안으로 흘러들어 가는 것을 막아야 한다. 따라서 뇌의 모세혈관 주위에 유해물질을 막는 장벽구조가 있는데 이를 **혈액뇌장벽**이라고 한다. 이 장벽의 기전으로 혈액 조성에 변화가 일어나도 뇌 조직액(사이질액) 조성은 크게 변화되지 않아 신경세포는 화학물질에 의한 스트레스로부터 보호된다.

혈액뇌장벽은 밀착해서 배열하는 모세혈관의 **내피세포**, 모세혈관의 둘레를 감싸는 **바닥막**, 그리고 바닥막의 대부분을 돌기로 덮는 **별아교세포**(astrocyte)의 3가지를 기본구조로 하며, 모세혈관 내에서 필요한 물질만 받아들이고 불필요 물질을 제거하는 기전으로 작용한다. 일반적으로 단백질 등의 고분자나 수소이온 등의 전하를 띠는 입자는 통과하기 어렵다. 혈액뇌장벽의 투과성은 혈관내피세포의 접착인자나 림프구에서 분비되는 사이토카인 등에 의해서도 변화된다.

3) 뇌실과 뇌척수액

뇌와 척수는 태생기의 빠른 시기에 외배엽(ectoderm)으로부터 분화한 신경관(neural canal)에서 발달한 것이다. 신경관의 속공간은 중추신경계통이 완성된 후에도 공간으로서 남아 뇌에서는 뇌실, 척수에서는 중심관(central canal)을 이루며 그 속공간을 뇌척수액이 채우고 있다.

(1) 뇌실(ventricle)

좌우 대뇌반구에 있는 공간을 가쪽뇌실(측뇌실, lateral ventricle), 사이뇌에 있는 공간을 셋째뇌실(제3뇌실, third ventricle), 중(간)뇌에 있는 공간을 중(간)뇌수도관(mesencephalic aqueduct), 다리뇌와 숨뇌의 뒷면에 있는 마름모형 공간을 넷째뇌실(제4뇌실, fourth ventricle)이라고 하며 모든 부분은 이어져 있다. 셋째뇌실과 가쪽뇌실은 뇌실사이구멍(뇌실간공, interventricular foramen)으로 연결되며 또 넷째뇌실은 중심관(central canal)으로 연결된다(그림 6-18).

(2) 뇌척수액(cerebrospinal fluid, CSF)

뇌실 안에 있는 특수한 조직인 맥락얼기(맥락총, choroid plexus)에서 주로 생산되며 뇌척수 전체를 채운다. 뇌척수액은 넷째뇌실 2개의 가쪽고랑에서 뇌 밖으로 흘러 나와 거미막밑공간(지주막하공간, subarachnoid space)을 채우고 또 정중고랑에서 척수의 중심관으로도 흘러들어 간다. 거미막밑공간으로 나온 뇌척수액은 거미막과립(지주막과립, pacchionian granulation)을 지나 정맥 안으로 흘러들어 간다(그림 6-18).

뇌실 안을 채우는 뇌척수액은 뇌를 외부 충격으로부터 보호해주는 역할과 사이질액과의 끊임없는 화학적 교류를 통하여 영양분 공급, 화학전령 및 노폐물을 수송하는 역할을 한다.

정상 뇌척수액은 맑고 투명하며 면역글로불린(IgG, IgA, IgM)이나 당(50~80mg/dL) 외에 약간의 림프구(0~5개/mm^3)를 함유한다. 이러한 뇌척수액의 조성은 혈액뇌장벽에 의해 거의 일정하게 유지되며, 뇌는 화학적 스트레스로부터 보호된다. 따라서 뇌척수액이 혼탁해지거나 착색이 있다는 것은 비정상적인 상태이며, 출혈, 황달, 뇌척수액 단백질의 증가 시에는 뇌척수액이 황색(황색변색증, xanthochromia)을 띠는 독특한 소견을 나타낸다.

또 뇌척수액압은 70~180mmHg(옆누운자세)가 정상이지만, 뇌척수막염이나 머리뼈안(두개강) 내의 점거성 병터(종양, 혈종 등)가 있으면 200mmHg 이상으로 증가한다. 뇌에 점거성 병터가 있을 때 부주의하게 허리천자를 시행하면 뇌탈출(encephalocele)을 일으킬 위험이 높다.

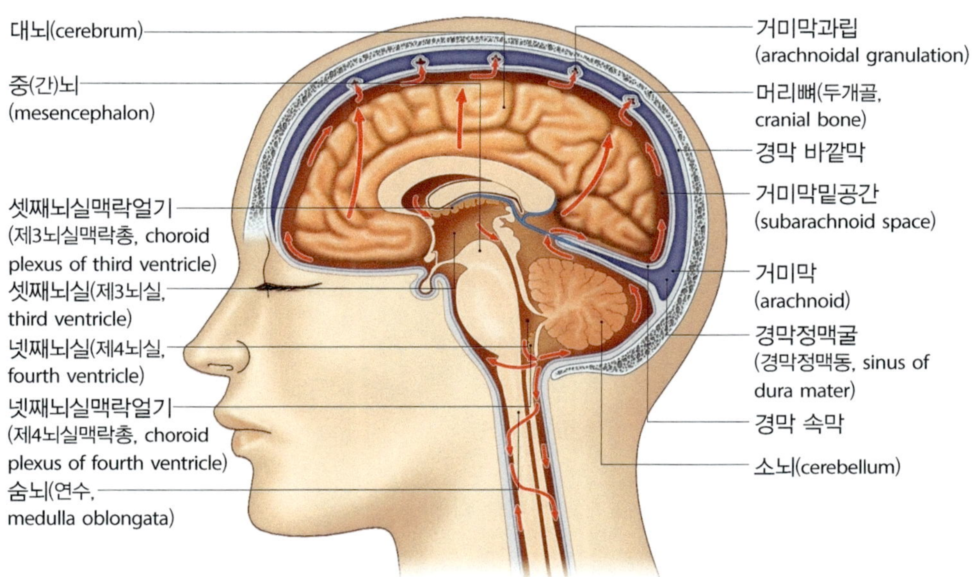

그림 6-18 **뇌실과 뇌척수액의 흐름**

4) 뇌척수막(meninges)

중추신경계통(뇌, 척수)을 둘러싸는 막구조를 **뇌척수막**이라고 한다. 뇌척수막은 바깥쪽에서부터 **경막**(dura mater), **거미막**(지주막, arachnoid), **연막**(pia mater)의 3층으로 구성된다. 가장 바깥쪽의 경막은 두꺼우며 안에 정맥굴(정맥동, venous sinus)이 있다. 거미막 아래에는 뇌척수액으로 채워진 거미막밑공간이 있다. 그리고 가장 안쪽의 연막은 뇌 표면에 밀착되어 있다. 이처럼 뇌는 뇌척수액이 든 주머니 안에 떠있는 상태로 있다(그림 6-19, 6-20).

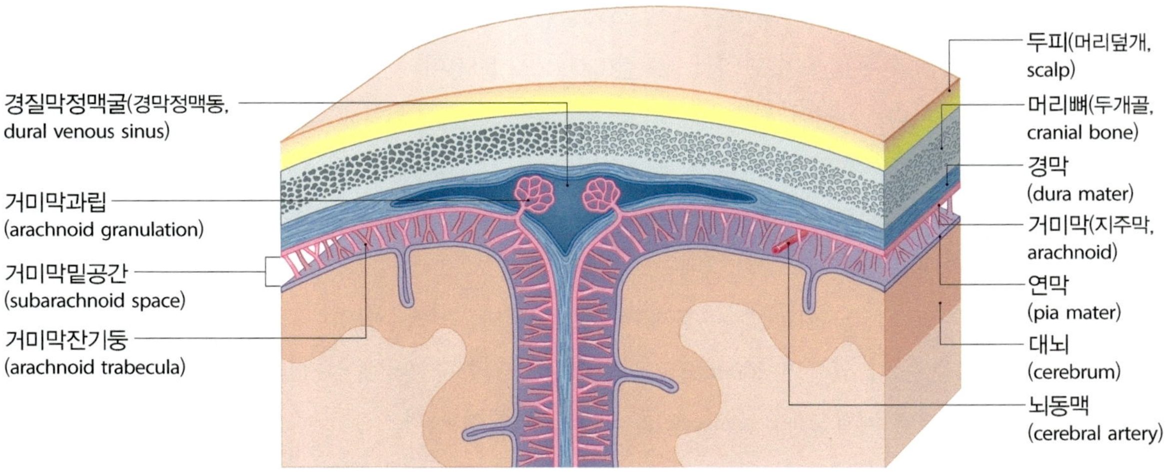

그림 6-19 뇌척수막 단면도

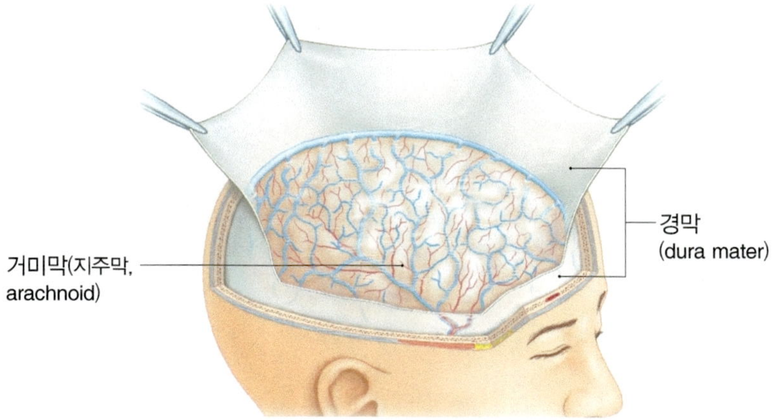

그림 6-20 뇌를 감싸는 막구조

3. 척수

1) 척수의 위치와 형태

중추신경계통 가운데 척주관(vertebral canal)에 들어 있는 부분을 **척수**(spinal cord)라고 한다. 척수는 굵기 약 1.0cm, 길이 약 40cm의 원기둥 모양으로, 위쪽은 큰구멍(대공) 높이에서 숨뇌(연수)로 이행하고, 아래쪽은 제1 허리뼈 아래모서리 높이의 척수원뿔에서 끝난다. 척수 아래끝의 위치는 성장과 함께 변화하여, 신생아는 제3 허리뼈 높이에 있지만, 생후 3개월 이후에는 제1~2허리뼈 높이에 위치하게 된다(그림 6-21).

척수는 척추(뼈)에 대응해서 목분절(8개), 가슴분절(12개), 허리분절(5개), 엉치분절(5개), 꼬리분절(1개)로 나뉜다. 척수신경 또한 여기에 대응해서 제1~8목신경(C_1~C_8), 제1~12가슴신경(T_1~T_{12}), 제1~5허리신경(L_1~L_5), 제1~5엉치신경(S_1~S_5), 꼬리신경(C_0)으로 구분된다. 또 팔이나 다리로 신경세포를 내는 목분절과 허리분절의 척수는 다른 척수에 비해 더 발달해서 굵다[목팽대(경수팽대, cervical enlargement), 허리팽대(요수팽대, lumbar enlargement)].

척수는 척주관보다 짧기 때문에 척수분절(myelomere)은 같은 번호의 척추보다 위쪽에 위치한다. 이것은 척수 아래부위에서 현저하게 나타나는데, 허리신경이나 엉치신경은 척주관 안에서 내려간 다음 추간공(척추사이구멍)으로 나온다. 이로 인해 척주관 아래부위에는 많은 신경섬유다발이 아래로 늘어져 말총(마미, cauda equina)을 형성한다.

척수 표면에는 세로로 주행하는 여러 개의 홈[앞정중틈새(anterior median fissure), 앞가쪽고랑(anterolateral sulcus), 뒤정중고랑(posterior median sulcus), 뒤가쪽고랑(posterolateral sulcus)]이 관찰된다. 특히 앞 · 뒤가쪽고랑에서는 척수신경섬유의 가는 다발이 출입하는데, 각각 앞뿌리(전근, anterior root)와 뒤뿌리(후근, posterior root)라고 한다. 앞뿌리와 뒤뿌리는 각 위치에서 합류하며 척수신경으로 추간공(척추사이구멍)에서 나온 후 앞가지(전지)와 뒤가지(후지)로 나뉜다. 또한 뒤뿌리 중간에는 척수신경절(뒤뿌리신경절)이 있다(그림 6-22).

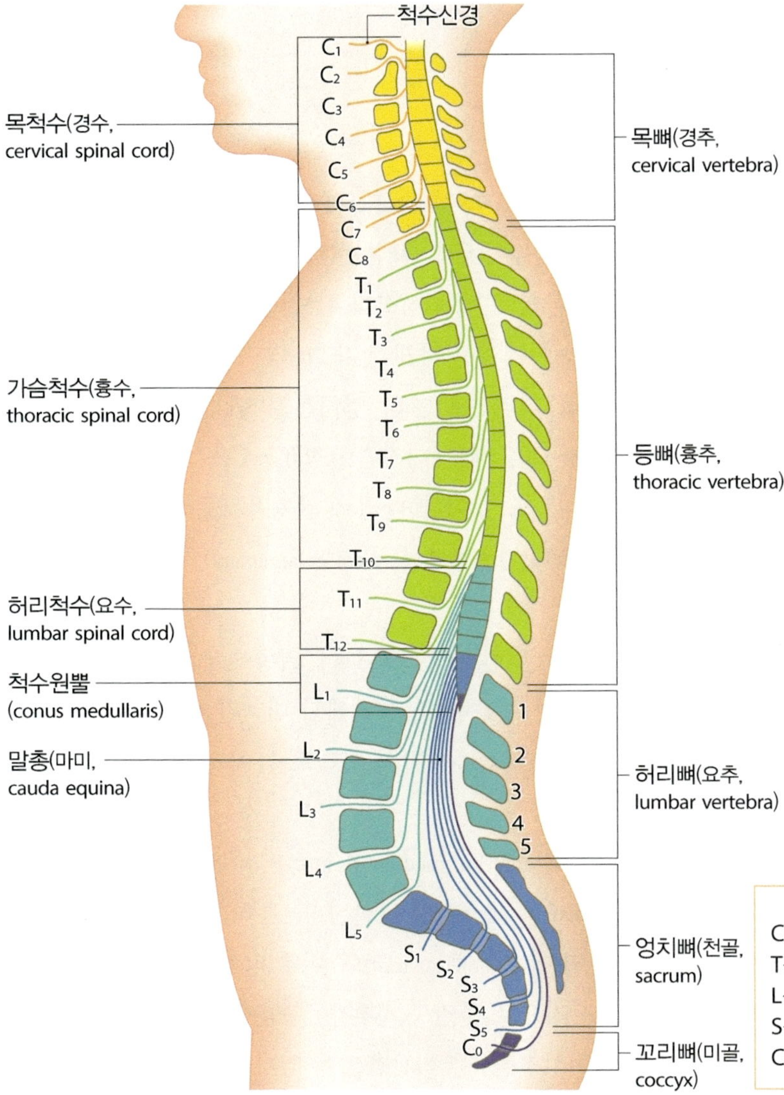

척수신경(31쌍)

C_1~C_8 : 목신경(경신경, cervical nerve; 8쌍)
T_1~T_{12} : 가슴신경(흉신경, thoracic nerve; 12쌍)
L_1~L_5 : 허리신경(요신경, lumbar nerve; 5쌍)
S_1~S_5 : 엉치신경(천골신경, sacral nerve; 5쌍)
C_0 : 꼬리신경(미골신경, coccygeal nerve; 1쌍)

그림 6-21 척수의 구분

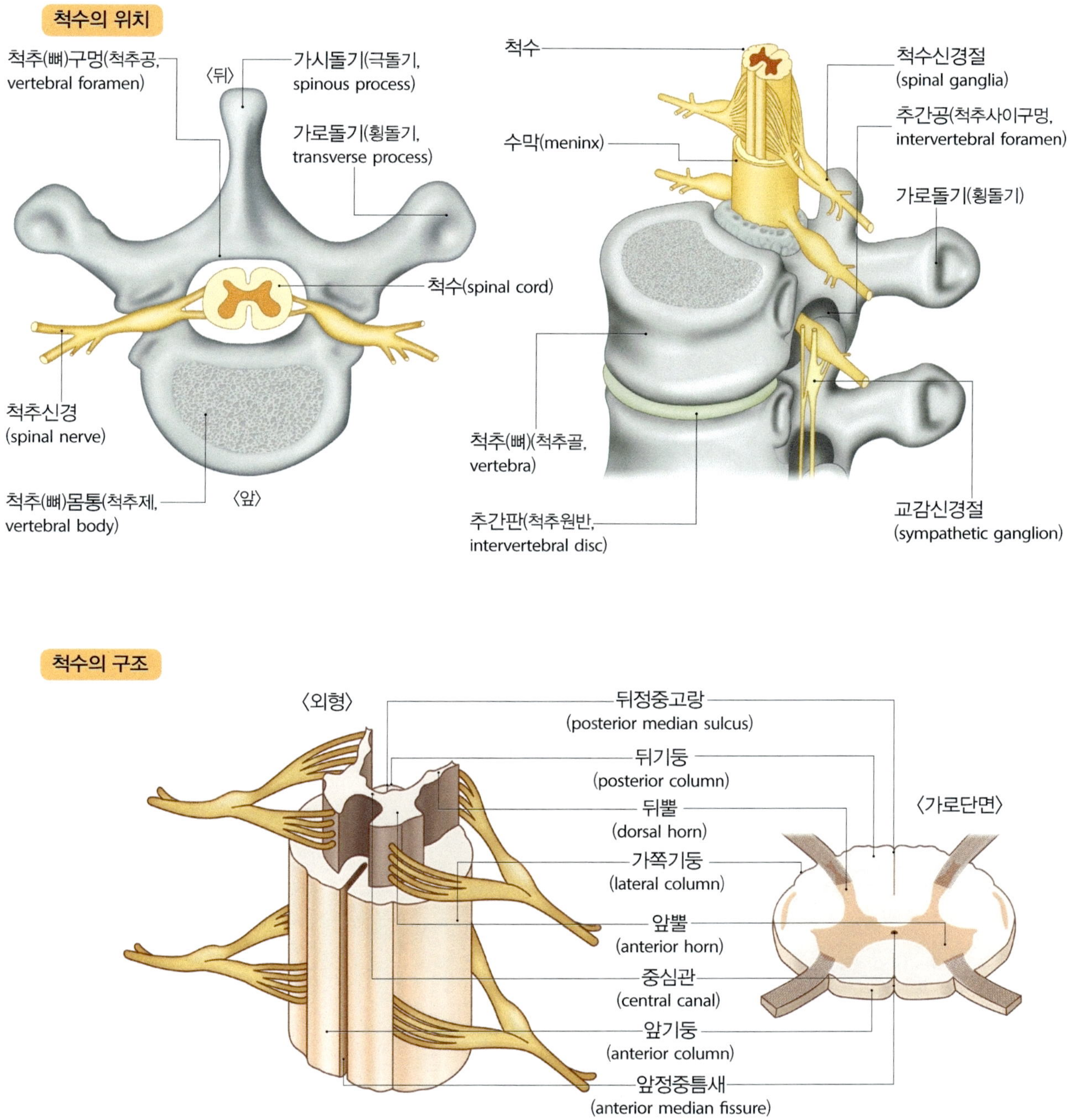

그림 6-22 **척수의 위치와 형태**

2) 척수의 내부구조

척수는 척수반사(spinal reflex)의 중추임과 동시에 뇌와 말초를 연결하는 신경전도의 역할을 한다. 반사중추는 신경세포를 포함하는 **회색질**(gray matter)에 위치하며, 전도로는 말이집신경섬유(유수신경섬유)로 이루어진 **백질**(white matter)에 위치한다(그림 6-23, 6-24).

척수를 단면으로 보면 대뇌와는 반대로 표층에는 백질이 있고 심층에 회색질이 있다.

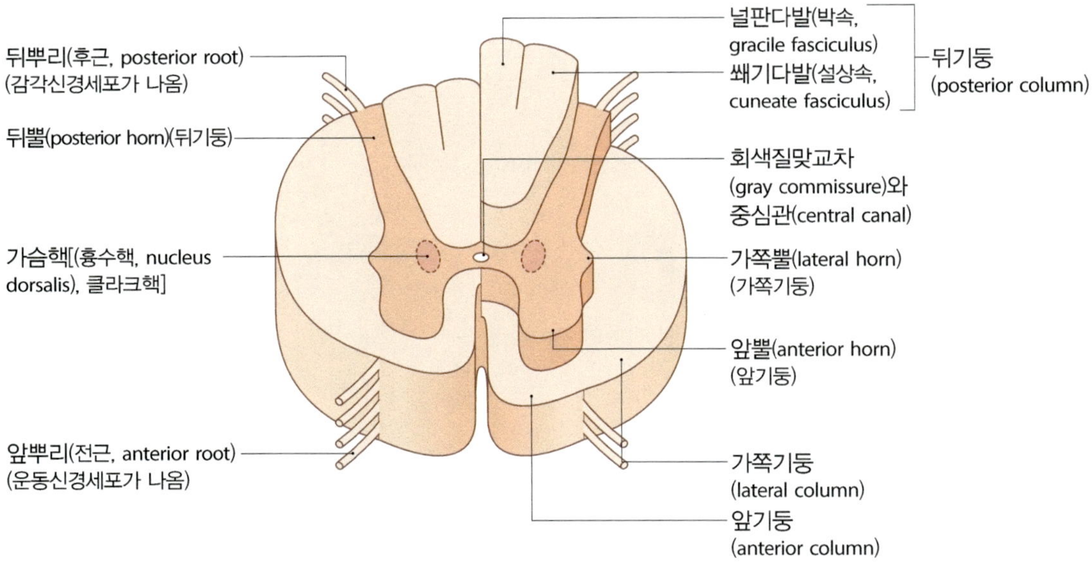

그림 6-23 척수의 내부구조

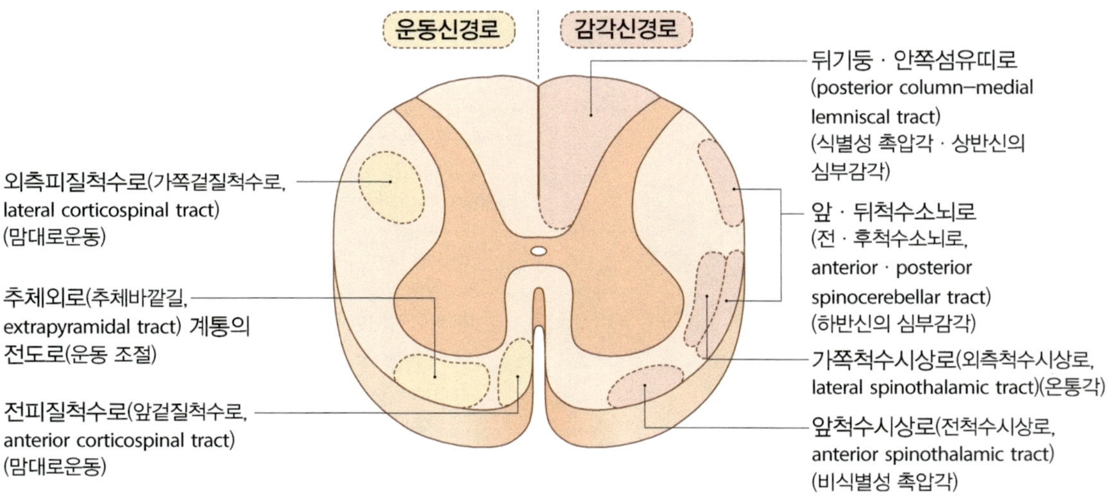

그림 6-24 척수 내의 신경로

(1) 회색질(gray matter)

척수의 회색질은 중심관을 둘러싼 H자형 부분으로 나타난다. 앞쪽으로 돌출된 부분을 **앞뿔**(anterior horn), 뒤쪽으로 돌출된 부분을 **뒤뿔**(posterior horn)이라고 하며, 앞뿔에는 앞뿌리(전근)를 만드는 운동신경세포가 있고, 뒤뿔에는 뇌를 향하는 감각신경세포가 있다.

앞뿔과 뒤뿔을 연결하는 중심부분(H의 가로막대 부분)을 중간질이라고 하는데, 가슴척수에서는 그 가쪽 부분이 발달해서 **가쪽뿔**(lateral horn)을 형성한다. 여기에는 척수 교감신경세포가 있으며, 이곳에서 나온 신경절전섬유는 앞뿌리에서 교감신경줄기를 경유해서 내장으로 향한다. 또한 가슴척수의 뒤뿔 시작부분에는 가슴핵(클라크핵)이 보이는데 하반신에서 오는 심부감각을 전달하는 중계핵이 된다.

(2) 백질(white matter)

척수의 백질은 전도로를 포함하는 부분으로, H자형 회색질에 의해 **앞기둥**(anterior column), **가쪽기둥**(lateral column), **뒤기둥**(posterior column)으로 나뉜다. 그중에서도 뒤기둥은 사람에게 발달해 있으며 특히 목척수에서는 안쪽의 널판다발(박속, gracile fasciculus)과 바깥쪽의 쐐기다발(설상속, cuneate fasciculus)로 구별된다.

memo

척수반사(spinal reflex)

근육(힘줄)이나 피부에 가해진 자극이 중추로 보내지고 그에 대한 반응이 비자발적으로 출현하는 현상을 **반사**(reflex)라고 한다. 반사의 경로는 들길, 반사중추, 날길로 구성되는데, 반사중추가 척수에 있는 것을 **척수반사**(spinal reflex)라고 한다.

척수반사에서는 수용기로부터 들신경세포(구심신경세포, afferent neuron)를 거쳐 온 감각정보가 척수 내의 연접을 통과할 때 출력신호로 변환된 후 날신경세포(원심신경세포, efferent neuron)에 의해 효과기로 보내진다.

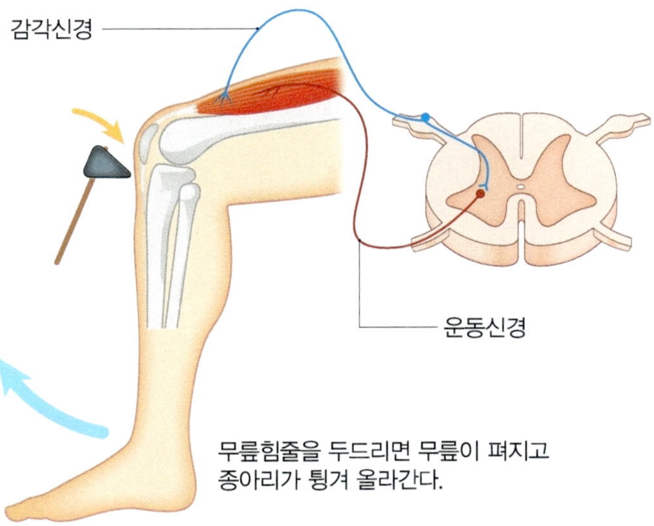

척수반사(무릎힘줄반사)

4. 척수신경로

신경세포의 연결에 의해 형성되는 정보전달경로를 **신경로**라고 한다. 말초신경계통의 신경로는 소위 '신경'이지만, 중추신경계통에서는 같은 정보를 전달하는 신경섬유의 집합부분을 말한다.

또한 중추신경계통의 신경로 가운데 시작과 끝이 같은 신경세포로 형성된 부분을 **전도로**라고 한다. 전도로에는 말초에서 중추로 신호를 보내는 **오름길**(**감각전도로**)과 중추에서 말초로 신호를 보내는 **내림길**(**운동전도로**)이 있다.

1) 오름길(감각전도로)

감각정보를 일차몸감각영역으로 보내는 전도로이며, 뒤기둥–안쪽섬유띠로, 척수시상로, 척수소뇌로의 3가지로 구분된다(그림 6–25).

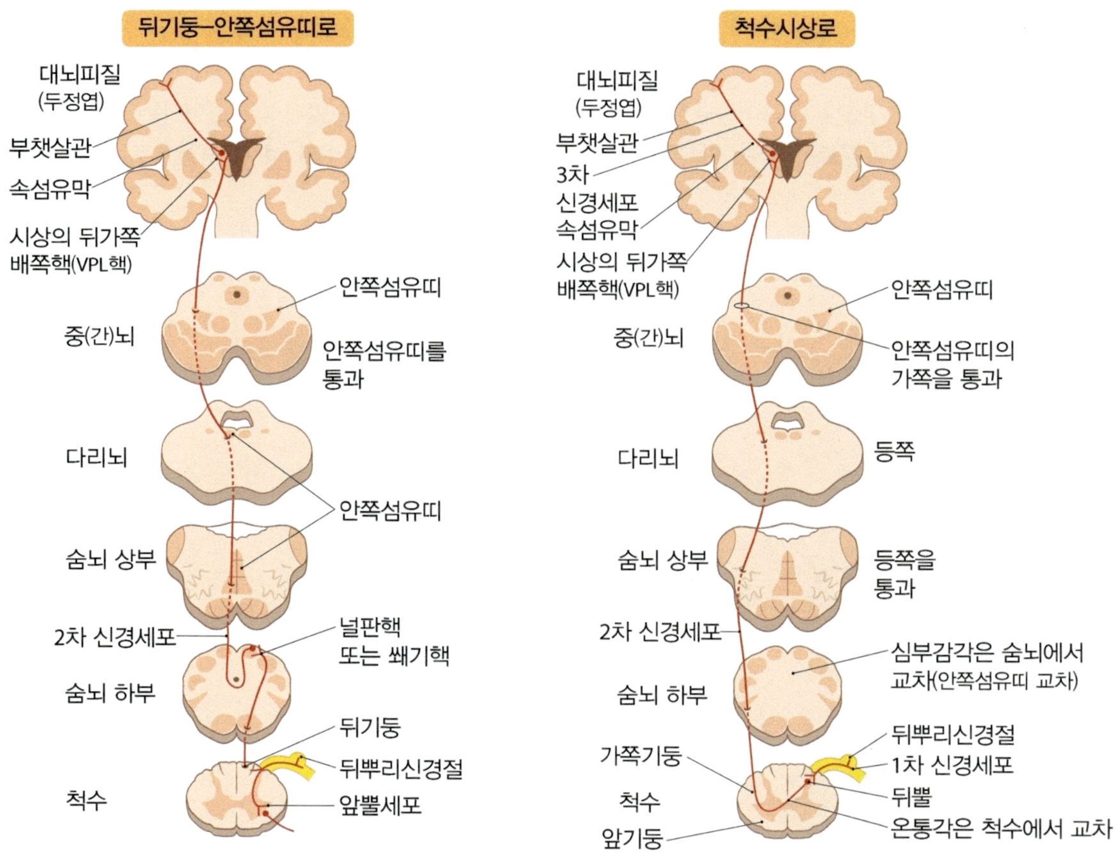

그림 6–25 **오름길(감각전도로)**

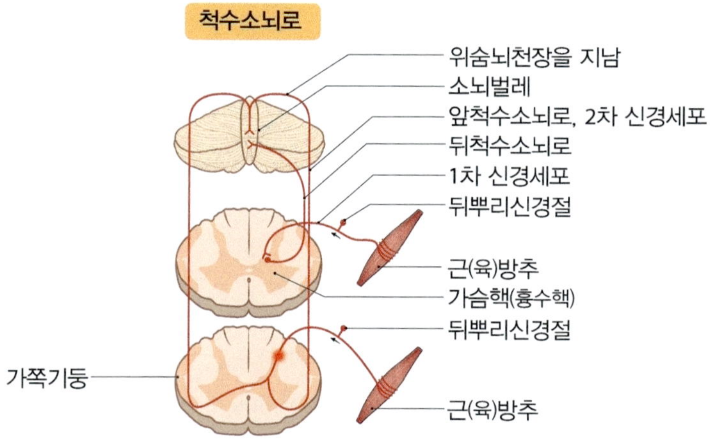

그림 6-25 **오름길(감각전도로) (계속)**

(1) 뒤기둥-안쪽섬유띠로(후삭-내측섬유대로, posterior column-medial lemniscal tract)

심부감각과 촉각, 압각을 전달한다. 척수로 들어온 감각신경세포의 축삭이 그대로 같은 쪽 뒤기둥을 올라가 숨뇌 뒤기둥핵에서 신경세포를 바꾸어 반대쪽으로 교차하며, 시상에 이른다. 시상에서 나온 신경세포는 속섬유막 뒤다리를 지나 대뇌피질의 몸감각영역에 도달한다. 특히 뒤기둥핵에서 다리의 정보는 널판핵을, 팔의 정보는 쐐기핵을 경유한다(그림 6-25).

(2) 척수시상로(spinothalamic tract)

온각과 통각, 일부 촉각을 전달한다. 말초에서 입력된 감각이 척수 뒤뿔(후각)에 있는 감각신경을 흥분시킨다. 그 감각신경은 척수 뒤뿔에서 교차하여 가쪽기둥과 앞기둥을 올라가 시상에 있는 신경세포로 전달된다. 시상에서 나온 신경세포는 속섬유막 뒤다리를 지나 대뇌피질의 몸감각영역에 이른다(그림 6-25).

(3) 척수소뇌로(spinocerebellar tract)

근육의 긴장도나 관절내압 등의 감각을 심부감각이라고 하는데 일반적으로 의식단계에 이르지 않는 것(무의식성)이 많다. 심부감각 대부분이 대뇌피질이 아니라 소뇌로 보내지기 때문에 상반신과 하반신이 다른 경로를 취한다.

상반신에서는 척수 뒤기둥을 올라가서 숨뇌의 덧쐐기다발핵(부설상핵, accessory cuneate nucleus)에 이르며 이곳에서 신경세포를 바꾸어 소뇌로 들어간다. 하반신에서는 척수 뒤기둥을 올라간 후 T_1~T_3의 가슴핵(클라크핵)에서 신경세포를 바꾸어 소뇌로 향한다(그림 6-25).

2) 내림길(운동전도로)

일반적으로 자발운동(수의운동)의 전도로를 가리키는데 뼈대근육의 수축을 지배하는 추체로와 운동의 조절에 작용하는 추체외로(추체바깥길)로 구분된다.

(1) 추체로계통

뼈대근육의 운동을 담당하는 내림로를 **추체로**(pyramidal tract)라고 한다. 본래는 숨뇌의 추체(피라미드) 또는 척수에서 교차하는 피질척수로(겉질척수로, corticospinal tract; 대뇌피질에서 척수에 이르는 전도로)를 가리키지만, 피질연수로(겉질숨뇌로, corticobulbar tract)도 포함하여 추체로계통이라고 부르는 경우가 많다(그림 6-26). 모두 반대쪽 뼈대근육을 지배하기 때문에 뇌출혈 등에서는 병소와 반대쪽에 반신마비(편마비)를 일으킨다.

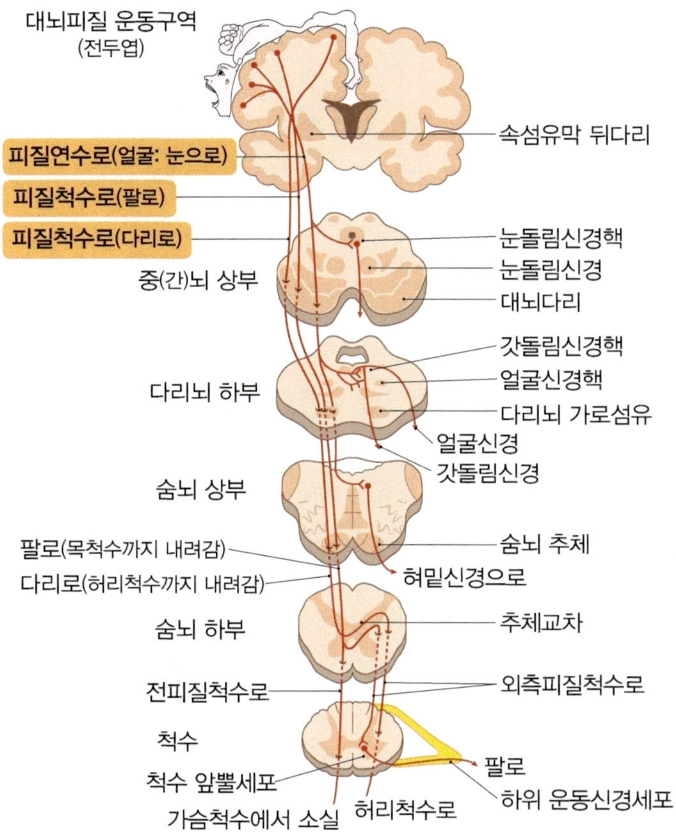

그림 6-26 추체로계통

① 피질척수로(겉질척수로, corticospinal tract)

대뇌피질의 운동영역에서부터 척수에 이르는 전도로를 말한다. 운동영역에서 나온 신경세포는 속섬유막(내포)과 대뇌다리(대뇌각)를 지나 숨뇌의 추체(피라미드)에 이르며, 약 80%가 이곳에서 반대쪽으로 교차한다.

교차한 신경세포는 가쪽기둥(외측피질척수로)을 내려가 앞뿔(전각)의 운동신경세포와 연결되고, 나머지 신경세포는 앞기둥(전피질척수로)을 내려가 척수에서 교차한 후 운동신경세포에 이른다.

② 피질연수로(겉질숨뇌로, corticobulbar tract)

대뇌피질의 운동영역에서부터 뇌줄기의 운동성 뇌신경핵에 이르는 전도로를 말한다. 운동영역에서 나온 신경세포는 속섬유막(내포)과 대뇌다리(대뇌각)를 지나 뇌줄기로 들어가며, 대부분은 반대쪽으로 교차해서 목적으로 하는 뇌신경핵에 이른다.

피질연수로는 눈돌림신경핵(III), 도르래신경핵(IV), 삼차신경운동핵(V), 갓돌림신경핵(VI), 얼굴신경핵(VII), 의문핵(IX, X, XI), 혀밑신경핵(XII)과 연결되어 눈바깥근육, 표정근육, 씹기근육, 인두근육, 후두근육, 혀근육 등의 근육을 지배한다.

(2) 추체외로계통

감각정보를 통합하여 추체로를 제어하는 계통을 말한다. 대뇌피질, 대뇌바닥핵(조가비핵 · 꼬리핵 · 창백핵), 시상, 적핵, 흑(색)질, 소뇌, 그물체 등이 중추로서 작용하며 이곳에서 운동신경세포를 조절하라는 명령이 보내진다(그림 6-27).

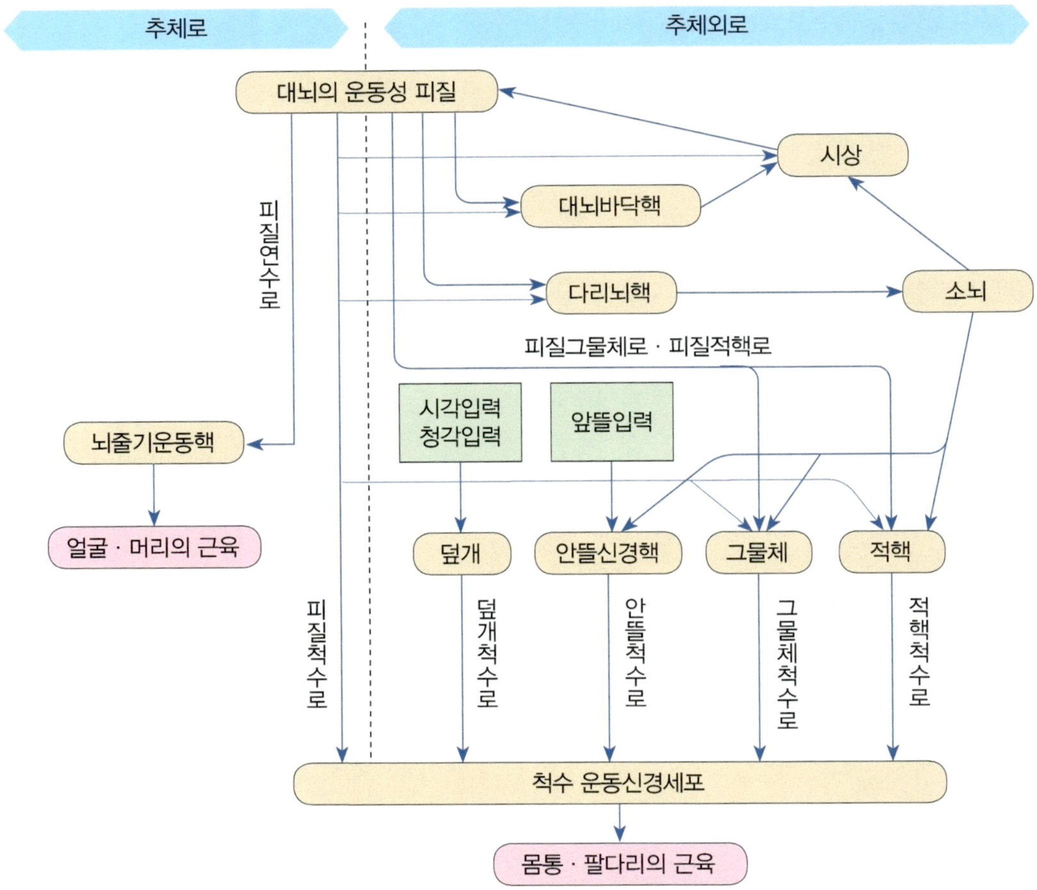

그림 6-27 **추체외로**

3. 말초신경계통

1. 뇌신경

뇌로 출입하는 12쌍의 말초신경(신경섬유다발)을 **뇌신경**(cranial nerve)이라고 하며, 위에서부터 순서대로 번호와 이름이 있다(그림 6-28).

뇌신경은 기능면에서 감각신경, 운동신경, 혼합신경으로 나눌 수 있다.

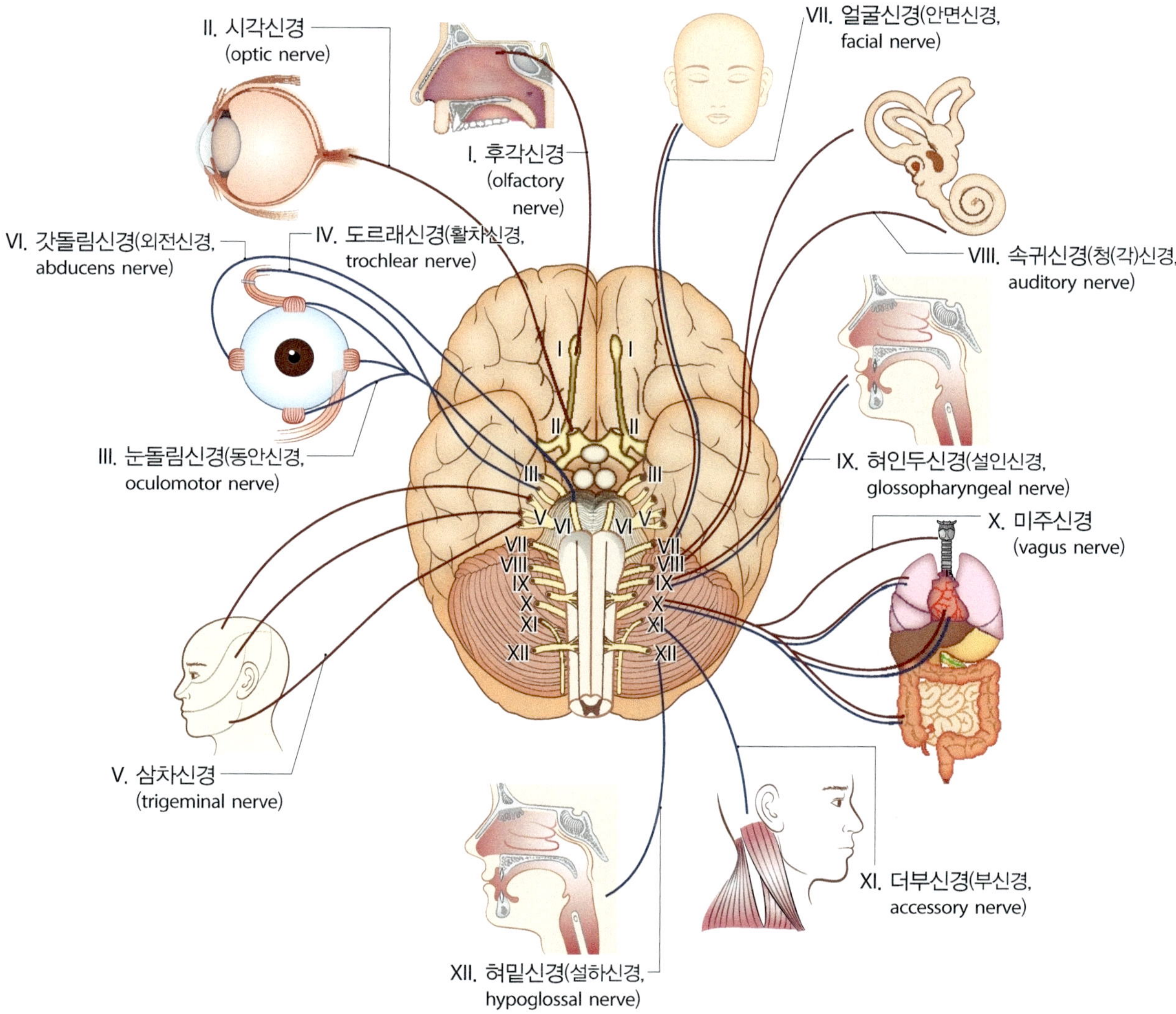

그림 6-28 뇌신경의 종류

1) 감각신경

(1) 후각신경(olfactory nerve; I)

후각정보를 전달하는 뇌신경이다. 코안 천장부위의 후각점막에서 시작하여 한쪽에 20개 정도의 신경다발을 형성한 후 후각망울로 들어가 이곳에서 신경세포를 바꾸고 뇌를 향한다.

(2) 시각신경(optic nerve; II)

망막에서 나오는 시각정보를 전달하는 신경이다. 안구 뒷부분에서 시작하여 시신경관을 지나 머리뼈안(두개강)으로 들어간다. 시신경교차(optic chiasm)에서 절반이 교차된 후 시각로(optic tract)를 지나 시상(가쪽무릎체)으로 들어간다. 이곳에서 신경세포는 후두엽(시각영역)을 향한다.

(3) 속귀신경(청(각)신경, auditory nerve)

청각을 전달하는 달팽이신경(cochlear nerve)과 평형감각을 전달하는 안뜰신경(전정신경, vestibular nerve)으로 구성된다. 달팽이신경은 내이의 코르티기관(나선기관, organ of Corti)에서 보내오는 청각 정보를 전달하고, 안뜰신경은 안뜰 반고리관(평형반, 팽대능선)에서 오는 평형각 정보를 전달한다. 내이도에서 합류한 후 얼굴신경(안면신경, facial nerve) 바깥쪽에서 다리뇌로 들어간다.

2) 운동신경

(1) 눈돌림신경(동안신경, oculomotor nerve; III)

안구를 움직이는 눈바깥근육(외안근)을 지배한다. 중(간)뇌 앞에서 나와 안와로 들어간 후 위곧은근(상직근), 아래곧은근(하직근), 안쪽곧은근(내측직근), 아래빗근(하사근)과 눈꺼풀올림근(안검거근; 위눈꺼풀을 벌림)에 분포한다. 또한 동공수축을 지배하는 섬유도 포함하고 있어 빛반사(light reflex)에도 관여한다.

(2) 도르래신경(활차신경, trochlear nerve; IV)

위빗근(상사근)을 지배하는 뇌신경으로, 중(간)뇌 등쪽에서 나온 후 해면정맥굴(해면정맥동, cavernous sinus)을 지나 안와로 들어간다.

(3) 갓돌림신경(외전신경, abducens nerve; VI)

다리뇌(교뇌)와 숨뇌(연수)의 경계에서 나와 해면정맥굴을 통과한 후 상안와열(위눈확틈새)에서 안와로 들어가 가쪽곧은근(외측직근)을 지배한다.

(4) 더부신경(부신경, accessory nerve; XI)

미주신경의 운동섬유가 독립한 것으로, 숨뇌(연수)에서 나오는 숨뇌뿌리와 척수에서 나오는 척수뿌리가 있다. 숨뇌뿌리는 미주신경과 함께 입천장근육과 인두근육을 지배하고, 척수뿌리는 등세모근(승모근)과 목빗근(흉쇄유돌근)을 지배한다.

(5) 혀밑신경(설하신경, hypoglossal nerve; XII)

숨뇌 추체(피라미드)와 올리브 사이에서 나온 후 혀밑신경관을 통과해 머리뼈안(두개강)에서 나와 혀의 운동을 지배한다.

3) 혼합신경

(1) 삼차신경(trigeminal nerve; V)

얼굴의 감각을 담당하는 신경이다. 눈이나 이마부분의 감각을 전달하는 **눈신경**(안신경, ophthalmic nerve; V1), 볼이나 위턱을 지배하는 **위턱신경**(상악신경, maxillary nerve; V2), 아래턱에 분포하는 **아래턱신경**(하악신경, mandibular nerve; V3)으로 구성된다. 다리뇌에서 나온 후 바로 삼차신경절을 만들어 V1~V3으로 나뉜다. 아래턱신경에는 씹기근육(저작근)을 지배하는 운동섬유도 포함된다(그림 6-29, 6-30).

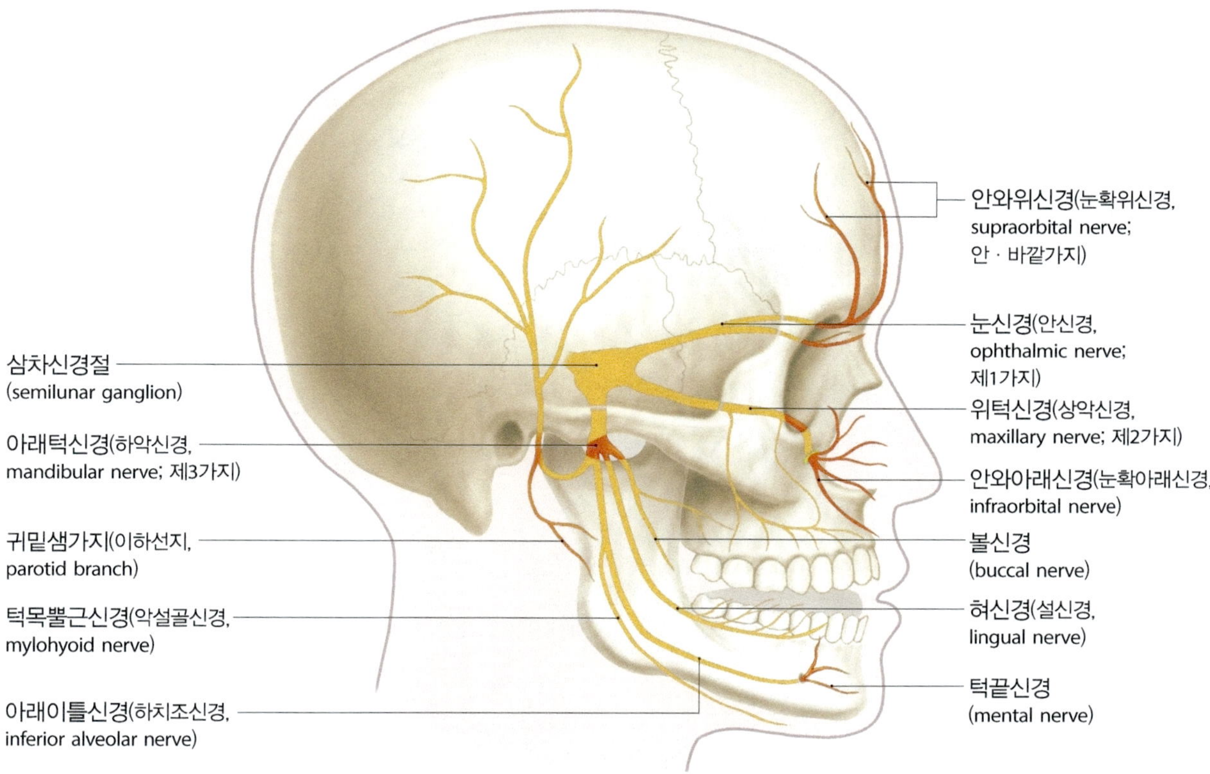

그림 6-29 삼차신경의 분포

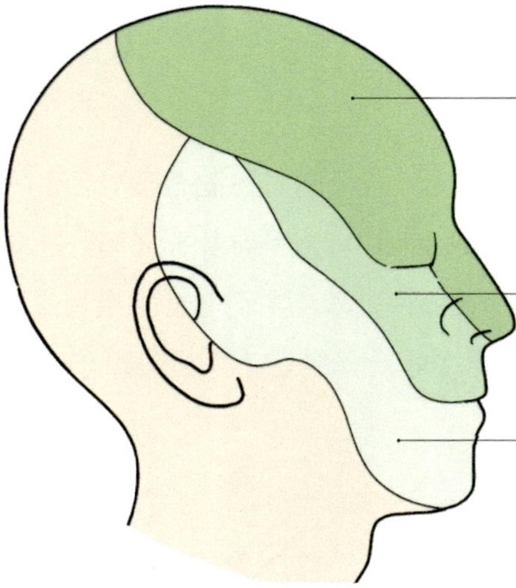

그림 6-30 삼차신경의 얼굴 피부감각 분포

(2) 얼굴신경(안면신경, facial nerve; VII)

얼굴근육(표정근육), 눈물샘, 침분비, 혀 앞부분의 미각 등을 지배한다. 다리뇌 아래모서리를 나와 내이도에서 측두골로 들어간 후 얼굴신경관을 통과해서 나온다. 그 후에는 귀밑샘(이하샘) 내에서 신경얼기를 만들고 분지하여 얼굴근육에 분포한다(그림 6-31).

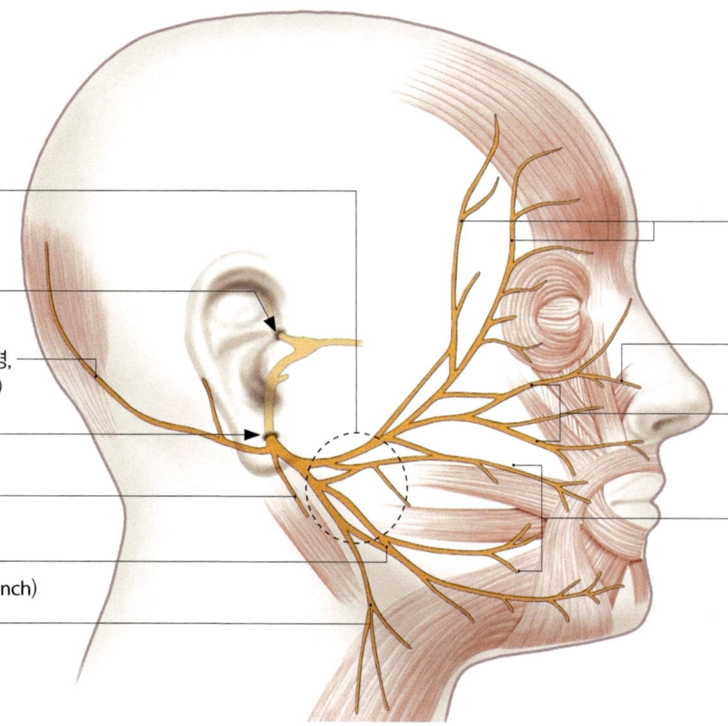

그림 6-31 얼굴신경의 분포

(3) 혀인두신경(설인신경, glossopharyngeal nerve; IX)

혀 뒤쪽 1/3의 미각이나 감각, 인두의 감각이나 삼킴운동 등에 관여하며 귀밑샘(이하샘)의 분비를 지배하는 외에 목동맥소체(경동맥소체, carotid body)에서 감지한 혈액의 산소분압을 전달하는 기능을 한다. 인두는 소화관의 일부이지만 수생동물에서는 입으로 받아들인 물을 아가미로 보내는 통로이기도 하여 아가미에서 유래하는 기관에 해당한다.

(4) 미주신경(vagus nerve; X)

내장에 널리 분포하는 부교감신경성 뇌신경이다. 성대에 분포하여 발성에 관여하는 되돌이후두신경 외에 심장, 기관, 기관지, 식도 등의 가슴 장기나 복부 장기에도 분포한다(그림 6-32). 또 외이도나 귓바퀴에도 감각섬유가 분포하기 때문에 귀지 청소 등으로 자극을 받으면 재채기(미주신경반사)가 나오기도 한다.

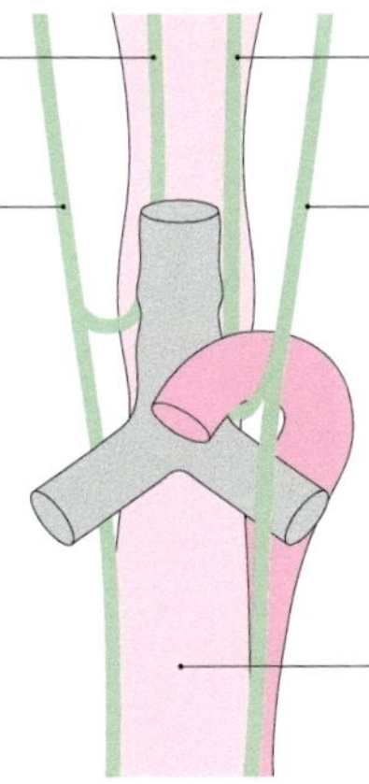

그림 6-32 미주신경

2. 척수신경

척수로 출입하는 말초신경을 **척수신경**(spinal nerve)이라고 하며, **목신경**(경신경, cervical nerve) 8쌍, **가슴신경**(흉신경, thoracic nerve) 12쌍, **허리신경**(요신경, lumbar nerve) 5쌍, **엉치신경**(천골신경, sacral nerve) 5쌍, **꼬리신경**(미골신경, coccygeal nerve) 1쌍의 총 31쌍으로 구성된다(그림 6-21 참조, 표 6-1).

각 척수신경은 척수의 각 분절에 출입하는 앞뿌리(전근)와 뒤뿌리(후근)가 합류한 것이다. 앞뿌리는 척수에서 나가는 운동섬유의 다발이고, 뒤뿌리는 척수로 들어오는 감각섬유다발이다. 이처럼 '앞뿌리는 운동섬유, 뒤뿌리는 감각섬유로 이루어진다'는 법칙을 **벨-마장디의 법칙**(Bell-Magendie law)이라고 한다(그림 6-33).

또 척수신경은 뼈대근육을 지배하는 운동신경섬유, 혈관이나 내장에 분포하는 자율신경섬유, 그리고 온통각이나 촉각 등을 전달하는 감각신경섬유를 포함한다.

표 6-1 척수신경의 분류

명칭	표시	분포
목신경(경신경, cervical nerve; 8쌍)	C_1~C_8	목이나 어깨의 피부와 근육을 지배하는 목신경얼기와 팔신경얼기로 나뉜다.
가슴신경(흉신경, thoracic nerve; 12쌍)	T_1~T_{12}	갈비사이신경을 만들어 가슴벽과 복벽에 분포한다
허리신경(요신경, lumbar nerve; 5쌍)	L_1~L_5	허리신경얼기를 만들어 하복부, 엉덩이, 넓적다리 전체에 분포한다.
엉치신경(천골신경, sacral nerve; 5쌍)	S_1~S_5	엉치신경얼기를 만들며 가장 굵은 것은 궁둥신경이다.
꼬리신경(미골신경, coccygeal nerve; 1쌍)	C_0	항문 부근과 외음부에 분포한다.

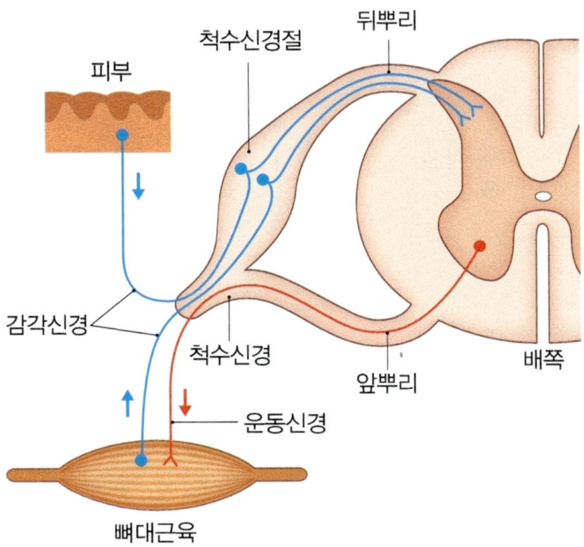

그림 6-33 벨 - 마장디의 법칙

1) 척수신경과 피부분절

척수신경은 척주관에서 나오면 곧바로 **앞가지**(전지, anterior ramus)와 **뒤가지**(후지, posterior ramus)로 나뉜다(그림 6-34). 일반적으로 대부분의 몸통과 팔다리를 지배하는 앞가지는 굵고, 뒤통수에서 등부분의 정중영역에 분포하는 뒤가지는 가늘다. 이것은 사람의 경우 뒤가지의 지배영역이 작기 때문이다.

척수신경은 목신경(C_1~C_8), 가슴신경(T_1~T_{12}), 허리신경(L_1~L_5), 엉치신경(S_1~S_5), 꼬리신경(C_0)의 순서대로 척수로 출입한다. 각각의 척수신경은 분포하는 곳에서도 일정한 순서에 따라 배열되는데 특히 피부에서는 위치별로 띠 모양의 분포를 나타낸다. 이것을 **피부분절**(dermatome)이라고 하며(그림 6-35), 목에서 항문을 향해 순서대로 배열된다(C_1은 피부가지를 내지 않기 때문에 그림에는 표시되어 있지 않음).

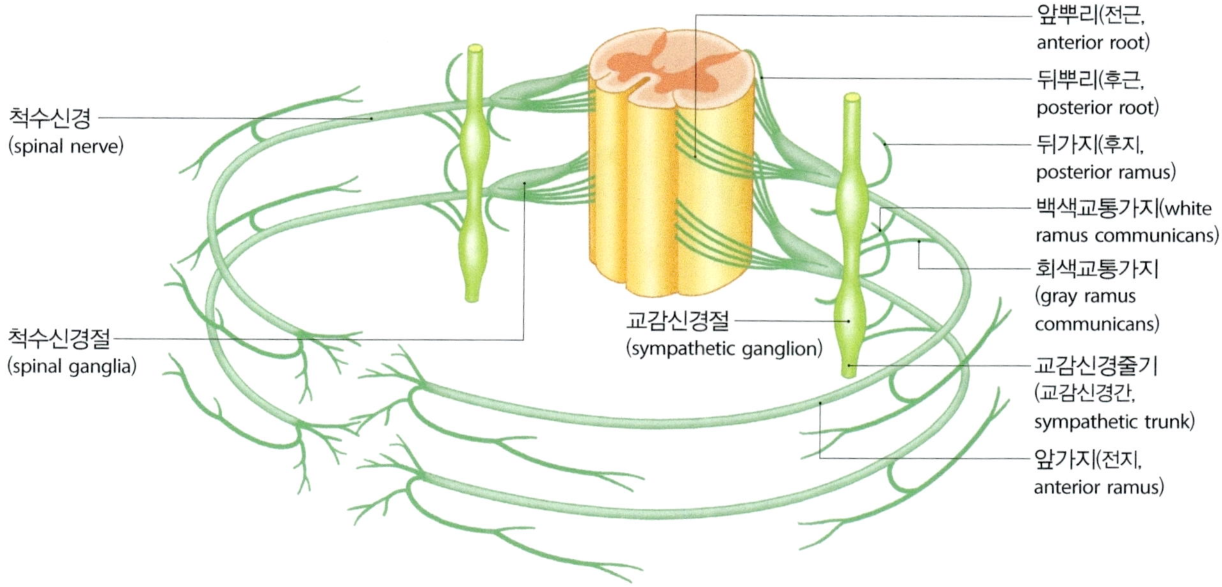

그림 6-34 척수신경

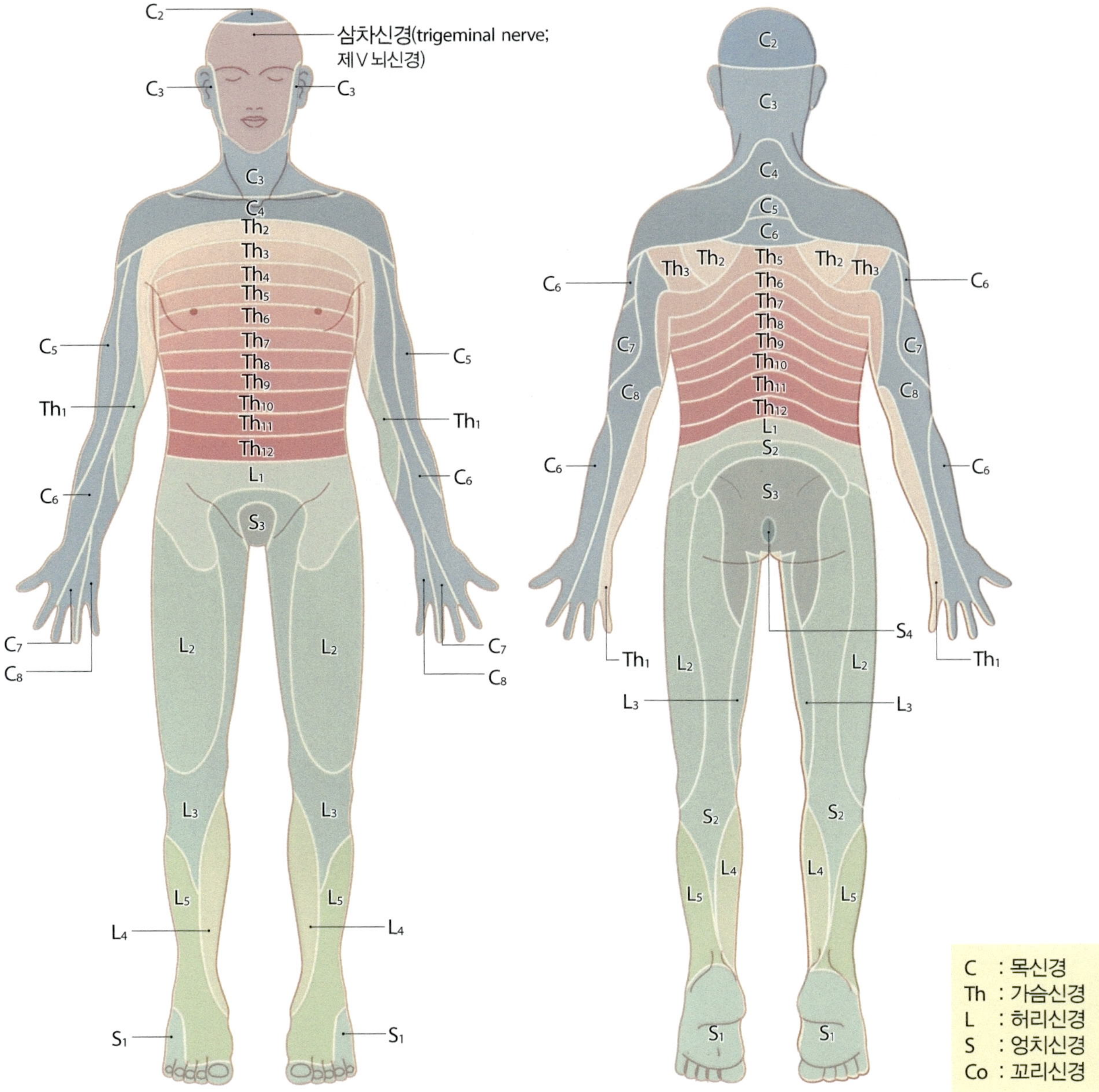

C_2
삼차신경(trigeminal nerve; 제Ⅴ뇌신경)
C_3
C_3
C_3
C_4
Th_2
Th_3
Th_4
Th_5
Th_6
Th_7
Th_8
Th_9
Th_{10}
Th_{11}
Th_{12}
L_1
S_3
C_5
C_5
Th_1
Th_1
C_6
C_6
C_7
C_8
C_7
C_8
L_2
L_2
L_3
L_3
L_5
L_5
L_4
L_4
S_1
S_1
C_2
C_3
C_4
C_5
C_6
Th_3 Th_2 Th_5 Th_2 Th_3
C_6
C_6
Th_6
Th_7
Th_8
Th_9
Th_{10}
Th_{11}
Th_{12}
L_1
S_2
S_3
C_7
C_7
C_8
C_8
C_6
C_6
S_4
Th_1
Th_1
L_2
L_2
L_3
L_3
S_2
S_2
L_4
L_4
L_5
L_5
S_1
S_1
C : 목신경
Th : 가슴신경
L : 허리신경
S : 엉치신경
Co : 꼬리신경

그림 6-35 피부분절

2) 척수신경얼기

가슴신경을 제외한 척수신경의 앞가지는 좌우에서 여러 개가 모여 **척수신경얼기**(척수신경총, plexus of spinal nerve)를 형성한다. 척수신경얼기는 위치에 따라 **목신경얼기**, **팔신경얼기**, **허리신경얼기**, **엉치신경얼기**라고 불리며 이곳에서 말초 쪽으로 새로운 신경을 보낸다.

(1) 목신경얼기(경신경총, cervical plexus)

C_1~C_4의 앞가지로 구성된다. 주로 목부분의 피부나 근육에 분포하는데, 가로막신경(phrenic nerve; C_3~C_5)은 가슴안(흉강)을 내려가 가로막(횡격막)을 지배한다(그림 6-36).

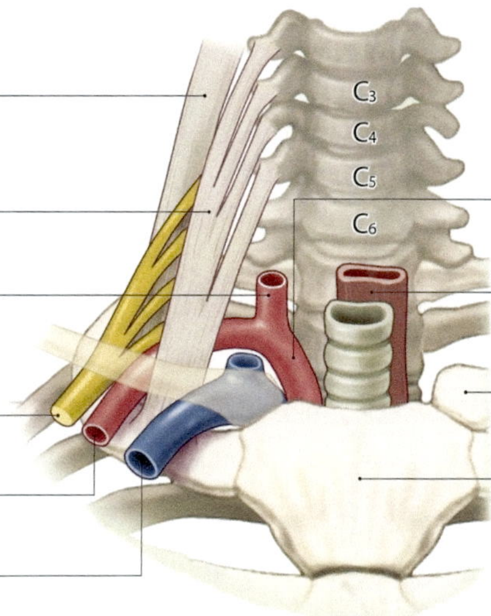

그림 6-36 목 · 팔신경얼기 〈C_3~C_6 : 제3~6목뼈〉

(2) 팔신경얼기(완신경총, brachial plexus)

C_5~C_8과 T_1의 앞가지로 구성된다. 이곳에서 어깨세모근(삼각근)을 지배하는 겨드랑신경(액와신경, axillary nerve), 위팔두갈래근(위팔이두근)을 지배하는 근육피부신경(근피신경, musculocutaneous nerve), 아래팔에서 손까지의 굽힘근(굴근)에 분포하는 정중신경(median nerve)과 자신경(척골신경, ulnar nerve), 그리고 팔의 폄근(신근)을 지배하는 노신경(요골신경, radial nerve) 등이 나온다(그림 6-37).

팔신경얼기는 목갈비근(사각근)의 좁은 틈새(앞목갈비근과 중간목갈비근 사이)를 통과하기 때문에 압박받기 쉬운데 이를 흉곽출구증후군(thoracic outlet syndrome)이라고 한다.

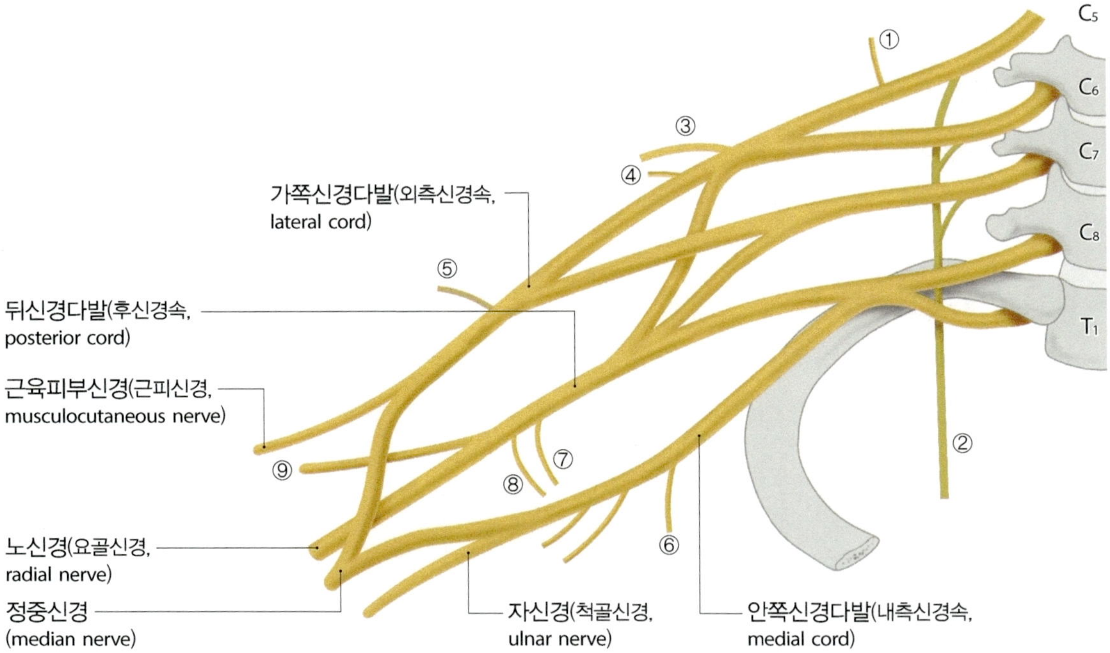

① 등쪽어깨신경(견갑배신경, dorsal scapular nerve) ② 긴가슴신경(장흉신경, long thoracic nerve)
③ 어깨위신경(견갑위신경, suprascapular nerve) ④ 빗장밑근신경(쇄골하근신경, subclavius nerve)
⑤ 가쪽가슴근신경(외측흉근신경, lateral pectoral nerve) ⑥ 안쪽가슴근신경(내측흉근신경, medial pectoral nerve)
⑦ 어깨밑신경(견갑하신경, subscapular nerve) ⑧ 가슴등신경(흉배신경, thoracodorsal nerve)
⑨ 겨드랑신경(액와신경, axillary nerve)

그림 6-37 목 · 팔신경얼기 〈C_5~C_6 : 제5~6목신경 앞가지, T_1 : 제1가슴신경 앞가지〉

① 근육피부신경(근피신경, musculocutaneous nerve; C_5, C_6)

위팔의 굽힘근인 부리위팔근(오훼상완근), 위팔두갈래근(위팔이두근), 위팔근(상완근)을 지배하는 신경이다. 팔신경얼기의 가쪽신경다발에서 이어지는 가지이며, 겨드랑이에서 부리위팔근을 관통한 후 위팔두갈래근과 위팔근 사이를 지나면서 이들 근육에 가지를 낸다. 종말부분은 위팔두갈래근의 가쪽모서리에서 피부 밑에 나타나는데, 가쪽아래팔피부신경(외측전완피신경, lateral antebrachial cutaneous nerve)이 되어 아래팔 가쪽에서 손목부분의 피부에 걸쳐 분포한다(그림 6-38).

② 정중신경(median nerve; C_7~T_1)

아래팔이나 엄지의 굽힘근(굴근)을 지배하는 신경이다. 아래팔에서는 손목을 구부리는 데 작용하는 얕은손가락굽힘근(표지지굴근), 노쪽손목굽힘근(요측수근굴근), 긴손바닥근(장수장근), 깊은손가락굽힘근(심수지굴근) 일부와 아래팔을 엎치는(손바닥을 아래로 향함) 작용을 하는 원엎침근(원형회내근)이나 네모엎침근(방형회내근)을 지배한다. 또 손에서는 엄지모음근(무지내전근) 등을 제외한 엄지두덩근과 제1 · 제2벌레근(충양근)에 가지를 보낸다. 보통 위팔두갈래근의 안쪽모서리를 따라 위팔동맥 등과 함께 내려가 팔꿈치 부분에서는 원엎침근의 심층을 지나 아래팔에 나타나는데, 얕은손가락굽힘근 아래층에서 손목굴(수근관, carpal canal)을 통과하여 손바닥의 엄지 쪽에 이른다(그림 6-38).

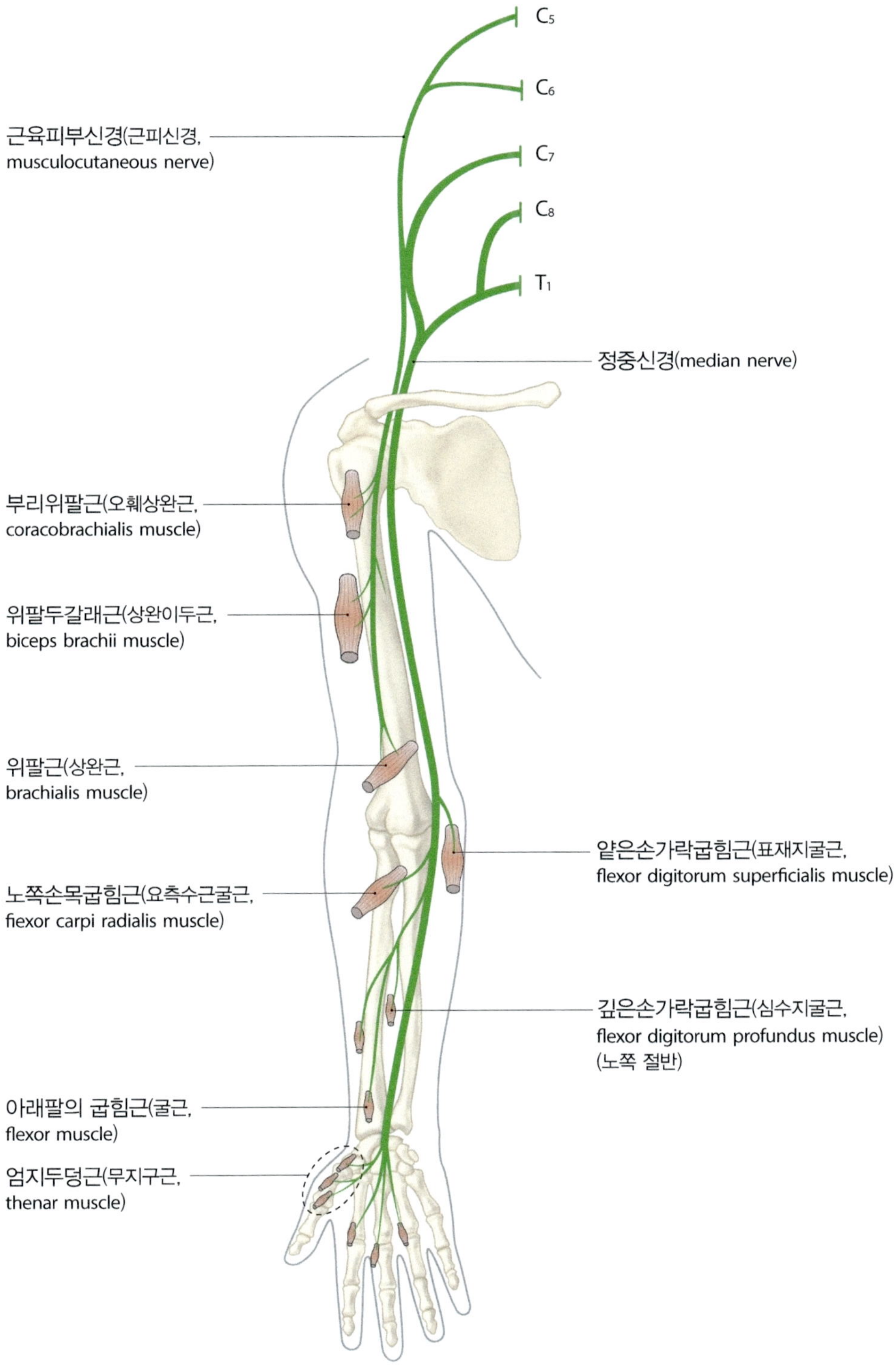

그림 6-38 근육피부신경과 정중신경

③ 자신경(척골신경, ulnar nerve; C_8, T_1)

엄지두덩근 이외의 손가락 굽힘근을 지배하는 신경으로, 안쪽신경다발에서 이어지는 가지이다. 팔신경얼기를 나온 후에는 위팔동맥이나 정중신경과 함께 내려가 위팔뼈 안쪽위관절융기(내측상과)의 등면(자신경고랑)을 통과한 후 아래팔로 들어간다. 아래팔에서는 그 손바닥 쪽을 자동맥과 나란히 주행하면서 손목에서는 콩알뼈(두상골) 가쪽에 있는 자신경관을 통과해 손바닥에 이른다. 그 과정에서 아래팔에서는 자쪽손목굽힘근이나 깊은손가락굽힘근(자쪽 절반)에 가지를 보내고 손바닥에서는 새끼두덩근이나 뼈사이근(골간근) 및 제3 · 4벌레근을 지배한다(그림 6-39).

④ 노신경(요골신경, radial nerve; C_5~T_1)

팔의 모든 폄근을 지배하는 신경이다. 겨드랑동맥 뒤쪽에서 깊은위팔동맥과 함께 위팔 등쪽으로 돌아가 위팔뼈 뒷면(노신경고랑)에 접하도록 비스듬하게 주행한 후 위팔근과 위팔노근 사이에서 팔(꿈치)오금(주관절와, cubital fossa)에 걸쳐 있다. 아래팔에서는 피부 밑을 향하는 얕은가지(주로 감각지)와 깊은가지(주로 운동지)로 나뉘는데 깊은가지는 손뒤침근을 관통한 후 손목 등쪽에 이른다. 이 과정에서 위팔에서는 위팔세갈래근이나 팔꿈치근에 가지를 보내고, 아래팔에서는 깊은가지에서 나뉜 가지가 모든 폄근(자쪽손목폄근, 긴노쪽손목폄근, 짧은노쪽손목폄근, 손가락폄근) 및 손뒤침근에 분포한다(그림 6-39).
노신경은 팔의 폄근을 모두 지배하기 때문에 굽힘근 지배를 분담하는 근육피부신경, 정중신경, 자신경을 합친 것과 굵기가 비슷하다. 따라서 노신경은 가장 압박받기 쉬운 신경이기도 하다.

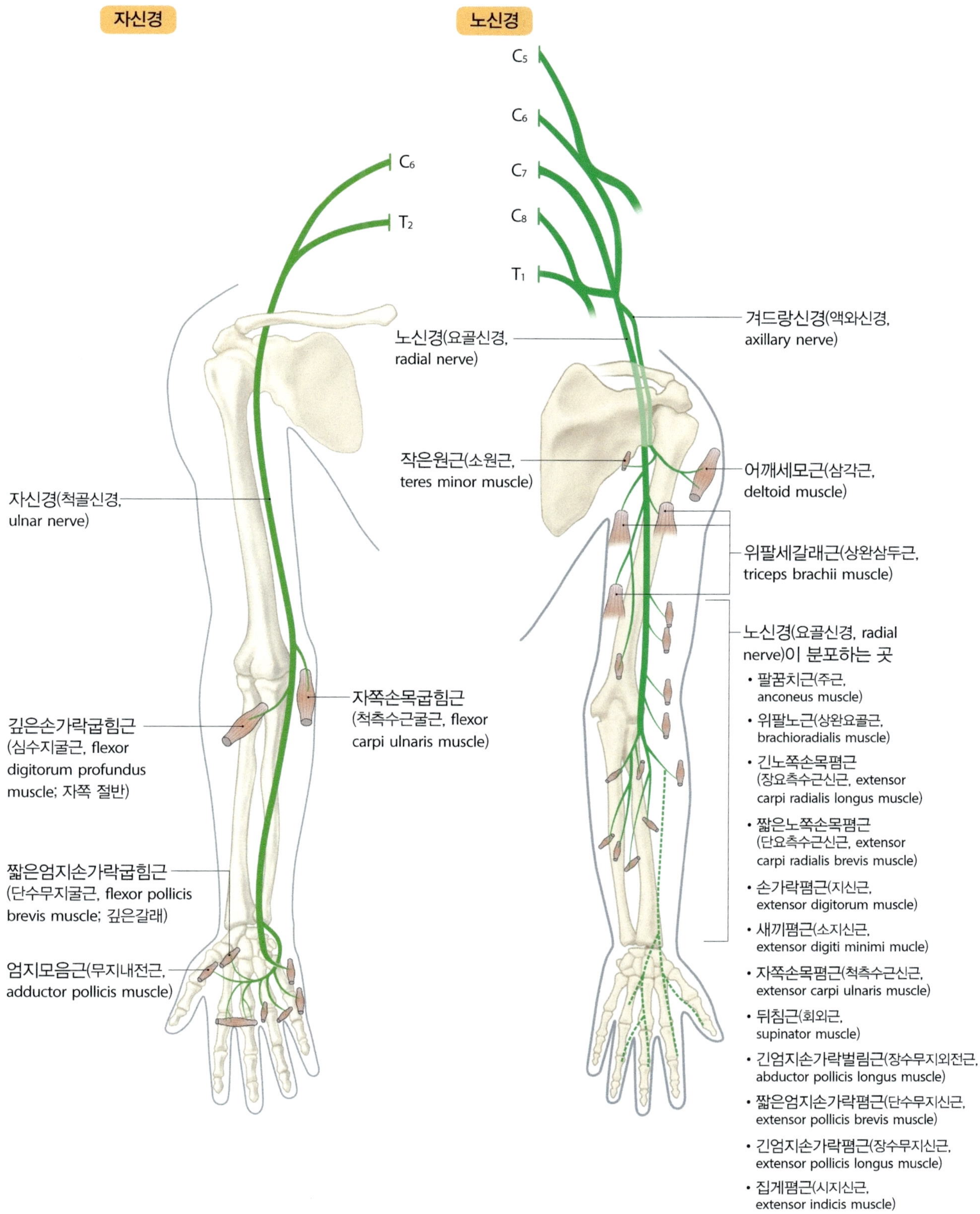

그림 6-39 자신경과 노신경

(3) 허리신경얼기(요신경총, lumbar plexus)

L_1~L_4의 앞가지로 구성되며, 하복부에서 넓적다리까지의 피부와 근육을 지배한다. 대표적인 신경으로서 넓적다리폄근(넓적다리네갈래근 등)을 지배하는 넓적다리신경(대퇴신경, femoral nerve), 모음근 무리를 지배하는 폐쇄신경(obturator nerve) 등이 있다(그림 6–40).

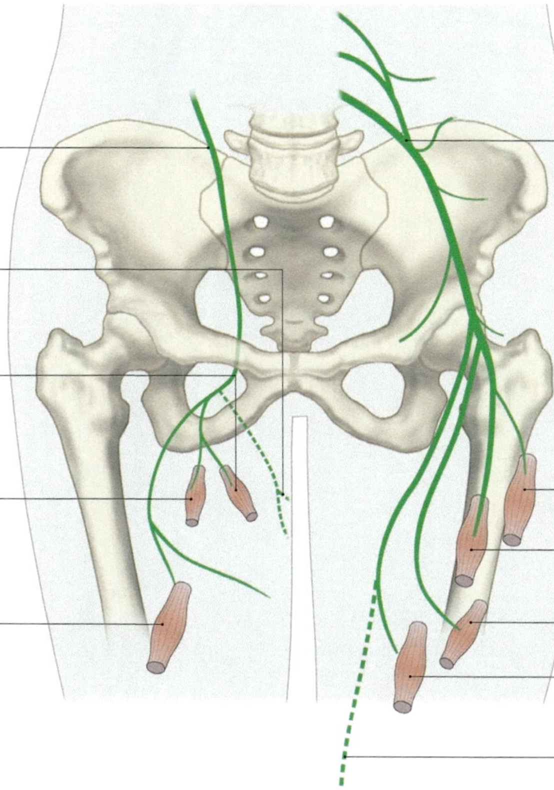

그림 6–40 허리신경얼기

① 넓적다리신경(대퇴신경, femoral nerve; L_2~L_4)

넓적다리의 폄근(넓적다리네갈래근, 넓적다리빗근, 두덩근)을 지배하는 허리신경얼기 중 가장 큰 가지이다. 큰허리근(대요근)과 엉덩근(장골근) 사이에서 복강 내에 나타나며, 고샅부위에서는 엉덩허리근(장요근) 안쪽을 내려간 후 넓적다리 앞쪽의 피부나 근육에 분포한다(그림 6–40).

피부가지(피지, cutaneous branch)에는 두렁신경(복재신경, saphenous nerve)이 있는데 모음근굴(내전근관, adductor canal) 중간에서 피부 밑으로 나타난 후 큰두렁정맥(대복재정맥)을 따라 내려가 종아리에서 발등 안쪽면에 걸쳐 분포한다.

② 폐쇄신경(obturator nerve; L_2~L_4)

모음근을 지배하는 허리신경얼기의 가지로, 넓적다리신경 다음으로 굵다. 큰허리근(대요근) 안쪽에서 온엉덩동맥(총장골동맥) 뒤쪽을 내려와 골반안(골반강)으로 들어갔다가 폐쇄관(obturator canal)을 통과해 넓적다리 안쪽으로 나온 후 앞가지와 뒤가지로 나뉜다.

앞가지는 긴모음근(장내전근), 짧은모음근(단내전근), 두덩정강근(박근)에 가지를 보낸 후 피부가지가 되어 넓적다리 안쪽에 분포한다. 뒤가지는 바깥폐쇄근(외폐쇄근)을 관통해서 같은 근육에 가지를 보낸 후 큰모음근(대내전근) 및 작은모음근(소내전근)에 분포한다(그림 6-40).

(4) 엉치신경얼기(천골신경총, sacral plexus)

L_4~S_4의 앞가지로 구성된다. 이곳에서 나오는 궁둥신경(좌골신경, sciatic nerve)은 넓적다리굽힘근(반힘줄근, 반막근, 넓적다리두갈래근)이나 넓적다리 뒷면에 가지를 보낸 후 온종아리신경(총비골신경, common peroneal nerve)과 정강신경(경골신경, tibial nerve)으로 나뉘어 종아리부터 발의 피부나 근육에 걸쳐 분포한다.

S_2~S_4의 앞가지로 구성된 음부신경(pudendal nerve)은 바깥항문조임근(외항문조임근)이나 외음부의 피부에 분포한다(그림 6-41).

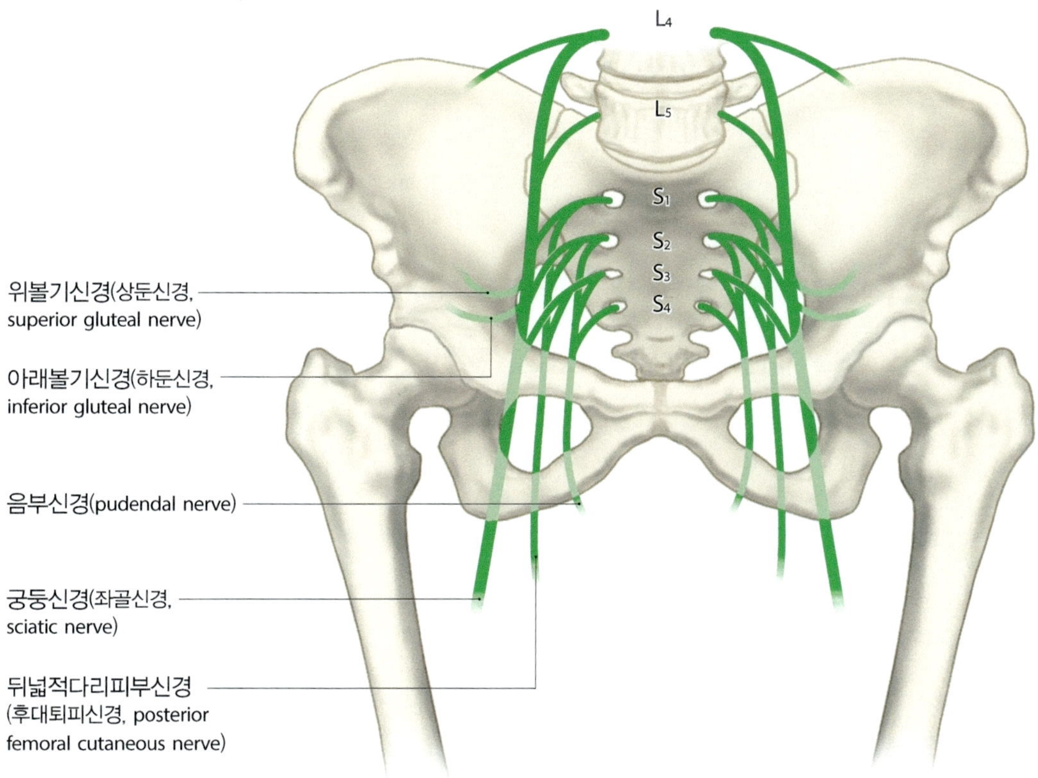

그림 6-41 엉치신경얼기

① 궁둥신경(좌골신경, sciatic nerve; L_4~S_3)

엉치신경얼기에서 유래하는 인체에서 가장 큰 말초신경이다. 궁둥구멍근(이상근) 아래 구멍을 지나 골반 뒷면에서 나타나는데, 넓적다리굽힘근에 가지를 내면서 내려간 후 다리오금(슬와) 부근에서 온종아리신경과 정강신경으로 나뉜다.

온종아리신경(총비골신경, common peroneal nerve)은 가쪽장딴지피부신경(외측비복피신경, lateral sural cutaneous nerve; 종아리 뒷면 가쪽 피부에 분포)을 나온 후 긴종아리근(장비골근) 깊은층에서 얕은종아리신경(표재비골신경, superficial peroneal nerve)과 깊은종아리신경(심부비골신경, deep peroneal nerve)으로 나뉘어 종아리 앞면에서 가쪽면 및 발등의 근육이나 피부를 지배한다.

정강신경(경골신경, tibial nerve)은 뒤정강근(후경골근)의 얕은층을 뒤정강동맥(후경골동맥)과 함께 내려간 후 안쪽복사(내과) 뒤쪽 아랫부분(발목굴)을 통과해 발바닥에 이르러, 안쪽 · 가쪽발바닥신경(내측 · 외측족저신 경, medial · lateral plantar nerve)이 되어 발바닥의 근육이나 피부에 분포한다(그림 6-42).

② 위볼기신경(상둔신경, superior gluteal nerve; L_4~S_1)

궁둥구멍근(이상근) 위구멍을 지나 엉덩관절을 벌리는 데 관여하는 중간볼기근(중둔근), 작은볼기근(소둔근), 넓적다리근막긴장근(대퇴근막장근) 등에 분포한다.

③ 아래볼기신경(하둔신경, inferior gluteal nerve; L_5~S_2)

궁둥구멍근(이상근) 아래 구멍에서 나와 큰볼기근(대둔근)에 분포한다. 큰볼기근은 엉덩관절의 강력한 폄근이기 때문에 아래볼기신경이 마비되면 일어서는 동작에 장애가 나타난다.

④ 뒤넓적다리피부신경(후대퇴피신경, posterior femoral cutaneous nerve; S_1~S_3)

넓적다리 뒷면에 분포하는 피부신경이다. 장애를 받으면 엉덩이에서 넓적다리 뒷면에 걸쳐 저림 등이 발생한다.

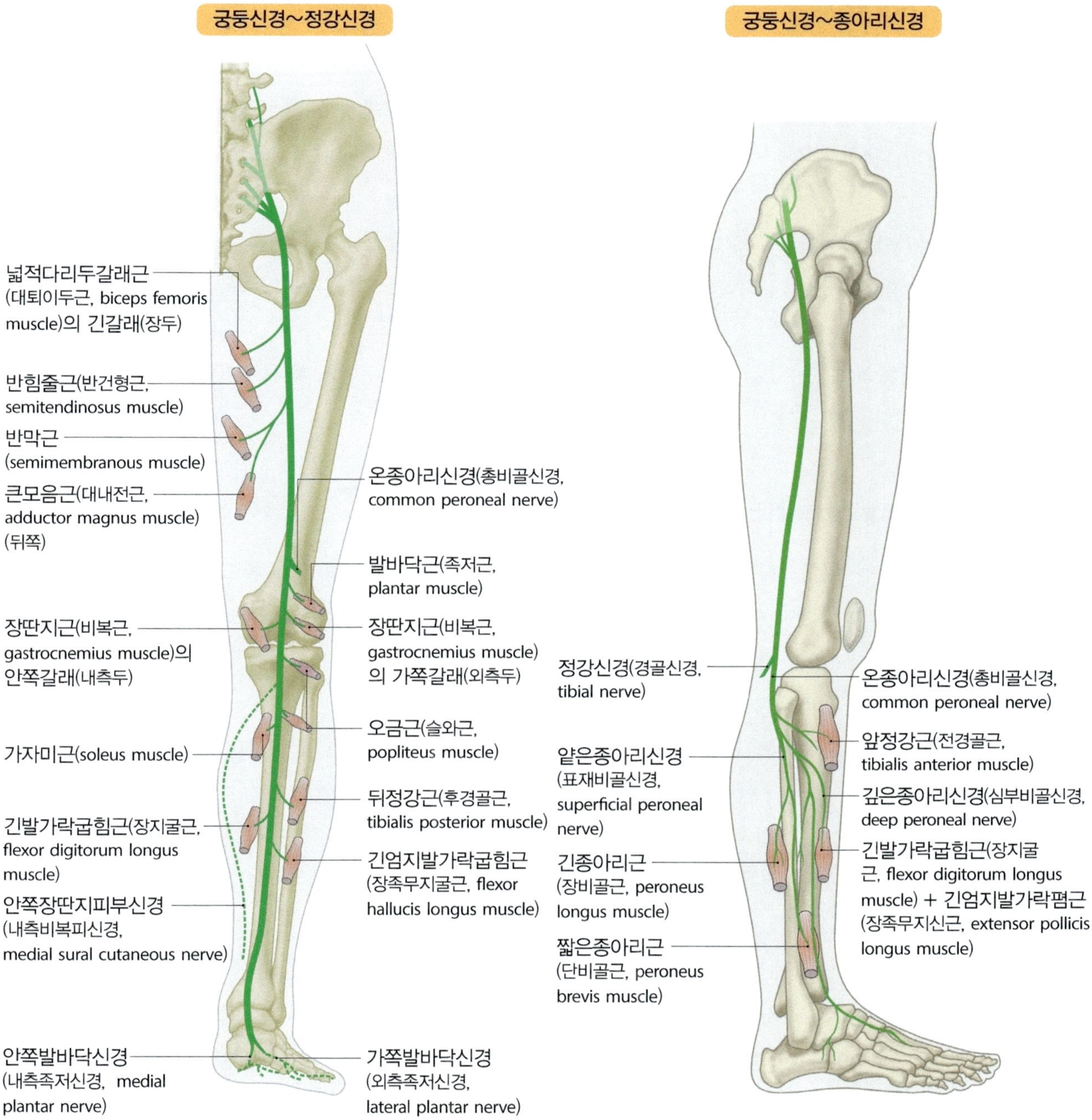

그림 6-42 궁둥신경과 그 가지

3. 자율신경계통

내장의 감각, 심장근육이나 민무늬근육, 샘분비를 지배하는 신경계통을 **자율신경계통**(autonomic nervous system)이라고 하며, 대항적으로 작용하는 **교감신경**(sympathetic nerve)과 **부교감신경**(parasympathetic nerve)으로 구성된다.

활동 시 뼈대근육에 혈액을 보내고(심장박동 항진, 말초혈관 수축) 내장기능을 억제하는 것은 교감신경의 작용이고, 안정 시 소화기능을 촉진하고 뇌와 내장에 혈액을 보내어 피로 회복을 도와주는 것은 부교감신경의 작용이다(그림 6-43).

또한 자율신경계통의 최고중추는 **시상하부**(hypothalamus)에 있으며 이곳에서 뇌신경이나 척수신경을 통해 내장 기능이 조절된다.

1) 교감신경(sympathetic nerve)

교감신경의 신경절전섬유는 척수(T_1~L_3) 가쪽뿔에서 시작되어 앞뿌리를 통과한 후 **교감신경줄기**(교감신경간, sympathetic trunk)로 들어간다. 일부는 교감신경줄기의 신경절(척추곁신경절, paravertebral ganglion)에서 신경절후섬유에 연접연결을 하며, 나머지는 빠져나와서 말초의 **교감신경절**(척추곁신경절, prevertebral ganglion)로 가며 이곳에서 신경세포를 바꾼다.

가슴척수 윗부분에서 시작되는 교감신경은 머리목 부분의 내장이나 심장, 폐를 지배한다. 가슴척수에서 나온 신경절전섬유는 위 · 중간 · 아래목신경절이나 상위의 가슴부분 교감신경절로 들어가 신경세포를 바꾼다. 이들 신경절에서 나온 신경절후섬유는 뇌신경이나 척수신경에 섞여서 주행하며 안구, 눈물샘, 침샘, 갑상샘 외에 심장신경얼기 등을 경유하여 심장이나 폐에 도달한다. 때로는 아래목신경절과 제1가슴신경절은 융합되어 별신경절(목가슴신경절, stellate ganglion)을 형성한다.

이에 비해 가슴척수의 중간에서 아랫부분의 교감신경은 복부의 내장을 지배한다. 특히 T_5에서 T_9에 걸쳐 나온 섬유는 큰내장신경(대내장신경, greater splanchnic nerve), T_{10}~T_{12}에서 나온 섬유는 작은내장신경(소내장신경, lesser splanchnic nerve)이 되어 복강으로 들어간 후 대동맥 주변의 척추앞신경절(복강신경절, 상장간막신경절, 신장신경절 등)에 도달한다. 이들 신경절에서 나온 신경절후섬유는 위, 간, 소장, 대장, 신장, 부신 등에 분포한다.

한편, 허리척수에서 시작되는 교감신경절전섬유(sympathetic preganglionic fiber)는 허리내장신경(요내장신경, lumbar splanchnic nerve)이 되어 하장간막신경절로 들어가 이곳에서 신경절후섬유로 바뀐 후 복부부터 골반에 걸친 장기(난소, 고환, 직장, 방광)에 분포한다.

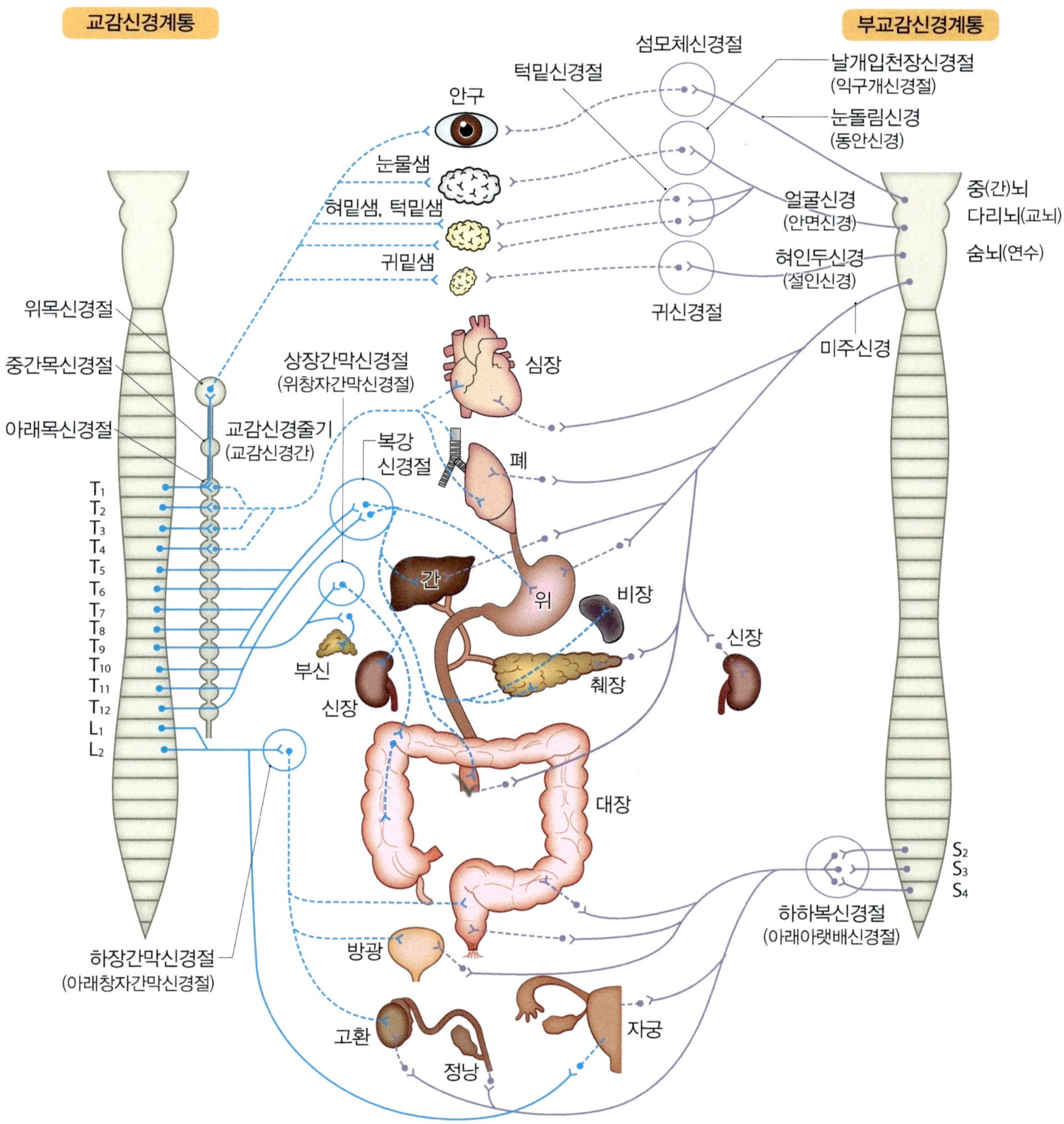

- 위목신경절(superior cervical ganglion)
- 중간목신경절(middle cervical ganglion)
- 아래목신경절(inferior cervical ganglion)
- 하장간막신경절(아래창자간막신경절, inferior mesenteric ganglion)
- 상장간막신경절(위창자간막신경절, superior mesenteric ganglion)
- 복강신경절(celiac ganglion)
- 턱밑신경절(submandibular ganglion)
- 섬모체신경절(ciliary ganglion)
- 날개입천장신경절(익구개신경절, pterygopalatine ganglion)
- 귀신경절(otic ganglion)
- 하하복신경절(아래아랫배신경절, inferior hypogastric ganglion)

그림 6-43 교감신경과 부교감신경

2) 부교감신경(parasympathetic nerve)

부교감신경의 하위중추는 **뇌줄기**(중(간)뇌, 다리뇌, 숨뇌)와 **엉치척수**에 있으며 이곳에서 말초를 향하는 신경절전섬유가 나온다. 즉, 뇌줄기에서 시작되는 눈돌림신경(동안신경; III), 얼굴신경(안면신경; VII), 혀인두신경(설인신경; IX), 미주신경(X)과 엉치척수(S_2~S_4)에서 나오는 골반내장신경(발기신경)의 두 계통에 부교감섬유가 포함된다. 이 중에서 III, VII, IX 뇌신경의 부교감신경은 동공, 눈물샘, 침샘 등 머리의 내장을 지배하는데, 미주신경은 목이나 가슴 · 복부 내장에 분포하고, 골반내장신경은 골반에 분포한다. 즉, 소화관의 경우 식도부터 횡행결장까지는 미주신경의 지배를 받고, 하행결장부터 직장까지는 골반내장신경의 지배를 받는다.

특히 뇌줄기에서 나오는 신경절전섬유는 내장 가까운 신경절에서 신경세포를 바꾸는 데 비해 엉치척수에서 나오는 신경절전섬유는 하복신경얼기에 이르러 대부분은 이곳에서 신경절후섬유와 연결된다.

Clinical Information

▶ 자율신경기능이상

자율신경계통은 내분비계통과 함께 체내환경을 유지하는 데 작용하는 시스템이며, 교감신경계통과 부교감신경계통으로 구성된다. 이들 계통은 서로 밀접하게 연관되어 작용함으로써 신체의 내부 환경을 조절하는데, 스트레스나 기타 원인으로 상호 균형이 무너지면 각각의 계통에 기능적인 이상이 나타난다. 이러한 증후군을 자율신경기능이상(dysautonomia)이라고 한다.

자율신경기능이상은 원인이 되는 기질적 병변이나 타각적 신체소견이 관찰되지 않는 경우가 많고 두중감, 권태감, 화끈거림, 현기증, 팔다리 냉감, 두근거림, 헐떡임과 같은 다양한 자각증상을 호소하는 경우가 많다. 이러한 증상은 모두 자율신경증상 또는 호르몬 실조에 기인하는 것으로 이해되며, 이른바 부정수소로 분류된다. 기질적 원인이 관찰되지 않기 때문에 정신신체장애(심신증), 갱년기장애, 우울증 등의 신체증상과의 감별이 어렵다.

3) 교감신경과 부교감신경의 이중지배 – 자율신경의 전도로

자율신경에도 중추의 명령을 내장으로 보내는 날길(원심로)과 내장의 감각정보를 중추로 전달하는 들길(구심로)이 있다. 자율신경의 중추는 시상하부에 있으며, 교감신경과 부교감신경 모두 이곳에서 날신경세포(원심신경세포)가 출발한다.

또 자율신경이 전달하는 감각정보는 내장의 민무늬근육이나 혈관에서 감지되는 내장감각으로, 모두 시상을 지나 대뇌피질에 도달하기 때문에 의식할 수 있는 감각이다.

(1) 날길(원심로)

교감신경의 경우 시상하부에서 나온 신경세포는 그물체를 지나 척수 가쪽뿔(T_1~L_3)에 이르며 이곳에서 교감신경절전섬유와 연결된다. 따라서 척수 가쪽뿔은 하위중추라고 하며 그 이후를 말초의 교감신경계통이라고 한다.

한편, 부교감신경의 경우 시상하부에서 나온 신경세포의 일부는 뇌줄기의 부교감성 뇌신경핵에 이르고 일부는 엉치척수(S_2~S_4)에 이른다. 부교감성 뇌신경핵은 에딩거-베스트팔핵(덧눈돌림신경핵, Edinger-Westphal nucleus), 위침분비핵(superior salivary nucleus), 아래침분비핵(inferior salivary nucleus), 미주신경등쪽핵(미주신경배측핵, dorsal motor nucleus of vagus nerve)이며, 신경절전섬유는 각각 눈돌림신경(III), 얼굴신경(VII), 혀인두신경(IX), 미주신경(X)을 경유하여 말초로 향한다. 또 엉치척수에서 나온 신경절전섬유는 골반내장신경(발기신경)으로 말초로 향한다.

(2) 들길(구심로)

교감신경에는 복강의 내장감각을 전달하는 들신경섬유가 포함되어 있고, 몸감각과 마찬가지로 척수 뒤뿌리(후근)로 들어가는데, 그 이후는 감각의 종류에 따라 다른 경로를 취한다. 즉, 내장통증 등은 가쪽척수시상로(온통각과 동일)에 의해 시상으로 전달되고, 위 팽만감 등의 정보는 긴 뒤기둥을 통해 뒤기둥핵에 이른다. 이처럼 내장감각과 몸감각은 척수 안의 같은 전도로를 통과하는데, 이것이 **연관통**(referred pain)이 발생하는 원인이다.

부교감신경계통에서 들신경섬유를 포함하는 것은 혀인두신경(IX), 미주신경(X), 골반내장신경(S_2~S_4)이다. 이 가운데 혀인두신경(IX)에 포함되는 섬유는 목동맥팽대(경동맥동)나 목동맥소체(경동맥소체), 미주신경(X)에 포함되는 섬유는 소화관, 호흡기관, 심장, 대동맥활(대동맥궁)에서 보내오는 감각정보를 숨뇌 고립핵(solitary nucleus)을 경유하여 시상으로 전달한다. 또 고립핵은 미주신경등쪽핵과도 연결되어 있어서 목동맥팽대(경동맥동)를 마사지하면 이 경로에 의해 심장박동의 억제가 일어난다.

특히 골반내장신경의 구심섬유는 엉치척수에서 시상이나 대뇌피질로 향하여 요의나 변의를 전달하는 경로를 만든다.

요점정리

- 신경계통은 해부학적 역할에 따라 받아들인 정보를 통합하여 처리하는 중추신경계통(central nervous system, CNS)과 신체 각 부위와 중추신경계통 사이에서 정보를 주고받는 말초신경계통(peripheral nervous system, PNS)으로 구분한다.
- 중추신경계통은 머리뼈안(두개강)에 들어 있는 뇌(brain)와 척주관에 들어 있는 척수(spinal cord)로 구성되며, 말초신경계통은 뇌로 출입하는 뇌신경(cranial nerve)과 척수로 출입하는 척수신경(spinal nerve)으로 구성된다.
- 말초신경계통의 경우 내장에 분포하는 신경을 자율신경(autonomic nerve), 몸통에 분포된 신경을 몸신경(somatic nerve)이라고 하며, 자율신경은 다시 교감신경(sympathetic nerve)과 부교감신경(parasympathetic nerve)으로 구분된다.
- 뇌(brain)는 신경계통 가운데 가장 복잡한 기관으로 대뇌, 소뇌, 뇌줄기로 구성된다. 대뇌는 다시 끝뇌(대뇌반구)와 사이뇌로 구분되고, 뇌줄기는 중간뇌, 다리뇌, 숨뇌로 구분된다.
- 중추신경계통(뇌, 척수)을 둘러싸는 막구조를 뇌척수막이라고 한다. 뇌척수막은 바깥쪽에서부터 경막(dura mater), 거미막(지주막, arachnoid), 연막(pia mater)의 3층으로 구성된다.
- 중추신경계통 가운데 척주관(vertebral canal)에 들어 있는 부분을 척수(spinal cord)라고 한다. 척수는 척수반사의 중추임과 동시에 뇌와 말초를 연결하는 신경전도의 역할을 한다.
- 뇌로 출입하는 12쌍의 말초신경(신경섬유다발)을 뇌신경(cranial nerve)이라고 하며, 감각신경, 운동신경, 혼합신경으로 나눌 수 있다.
- 척수로 출입하는 말초신경을 척수신경(spinal nerve)이라고 하며, 목신경(경신경, cervical nerve) 8쌍, 가슴신경(흉신경, thoracic nerve) 12쌍, 허리신경(요신경, lumbar nerve) 5쌍, 엉치신경(천골신경, sacral nerve) 5쌍, 꼬리신경(미골신경, coccygeal nerve) 1쌍의 총 31쌍으로 구성된다.

CHAPTER **07**

순환계통

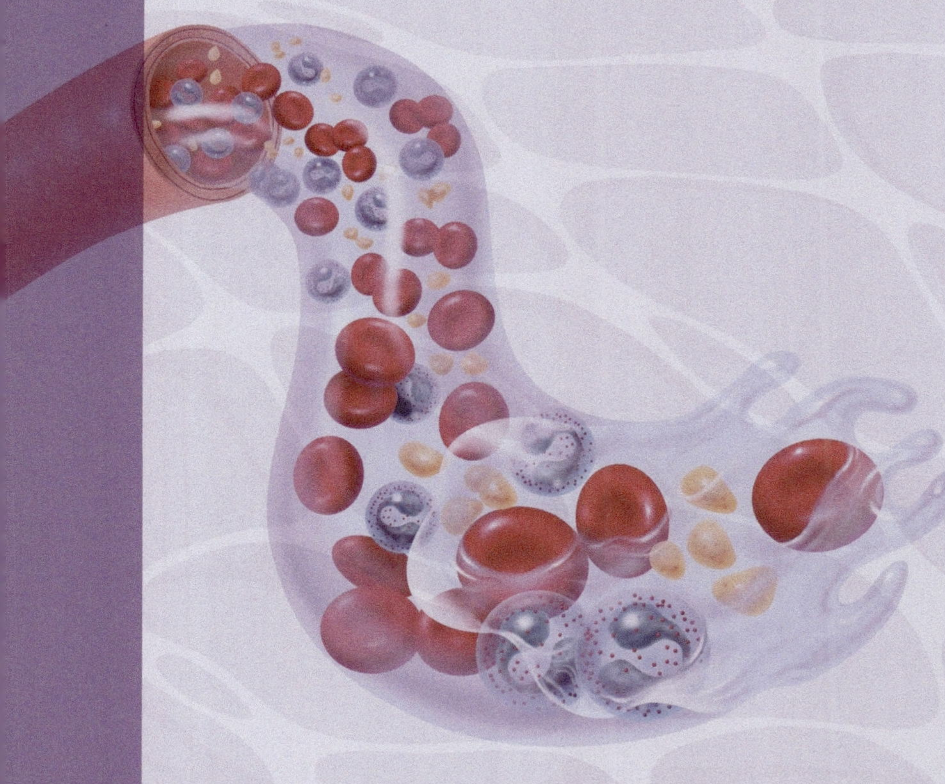

1. 순환계통의 구성
2. 심장
3. 혈관
4. 혈액
5. 혈액순환

1. 순환계통의 구성

순환계통은 **혈관계통**과 **림프계통**으로 구성되며, 물질을 운반하는 중요한 기능을 한다. 산소나 영양분은 물론 호르몬, 항체, 나아가 열까지 운반함으로써 서로 멀리 위치하는 기관을 기능적으로 결합하는 역할을 한다. 운반의 원동력을 공급하는 것이 심장이고, 운반 매체의 역할을 하는 것이 혈액과 림프액이다. 이들의 주성분은 물이며, 적혈구는 산소를 운반하기 위해서 특수화된 세포이다.

순환계통의 말단에서는 산소나 영양분, 이산화탄소나 노폐물이 교환되는데 이는 순환계통의 주요한 기능이다. 여기에서는 물론 재확산이 기본적인 기전이므로 모세혈관과 조직의 거리가 멀면 교환의 어려움이 있다. 그래서 모세혈관은 신체 곳곳에 치밀한 그물을 형성하며, 그 전체 길이를 합하면 5만 km에 달한다. 다만, 조직에 따라서는 예외적으로 모세혈관이 없는 것도 있는데, 피부의 표피, 눈의 각막, 연골 등이 여기에 해당한다. 반대로 뇌나 심장은 모세혈관이 매우 빼곡하게 들어 있으며, 이러한 기관은 산소부족에 취약하다.

1. 온몸순환과 폐순환

혈관계통은 **심장**이라는 펌프를 통하여 혈액을 운반한다. 펌프는 **좌심실**(left ventricle)과 **우심실**(right ventricle)로 대표되며 좌심실에서 대동맥을 거쳐 혈액이 온몸으로 보내진다. 온몸을 순환한 혈액은 위 · 아래대정맥을 통해 우심방으로 되돌아오는데 이를 **온몸순환**(전신순환, systemic circulation)이라고 한다. 또 우심실에서는 폐동맥을 거쳐 혈액이 폐로 보내지며 폐정맥을 통해 좌심방으로 들어오는데 이를 **폐순환**(pulmonary circulation)이라고 한다(그림 7-1).

한 번의 심장수축으로 온몸순환과 폐순환이 동시에 일어나 혈액이 온몸과 폐로 보내진다. 심장이 한번에 보내는 혈액량인 심(장)박출량(cardiac output)은 전체 혈액량의 일부이고 온몸 혈관의 혈액이 한꺼번에 심장으로 모이는 것은 아니다.

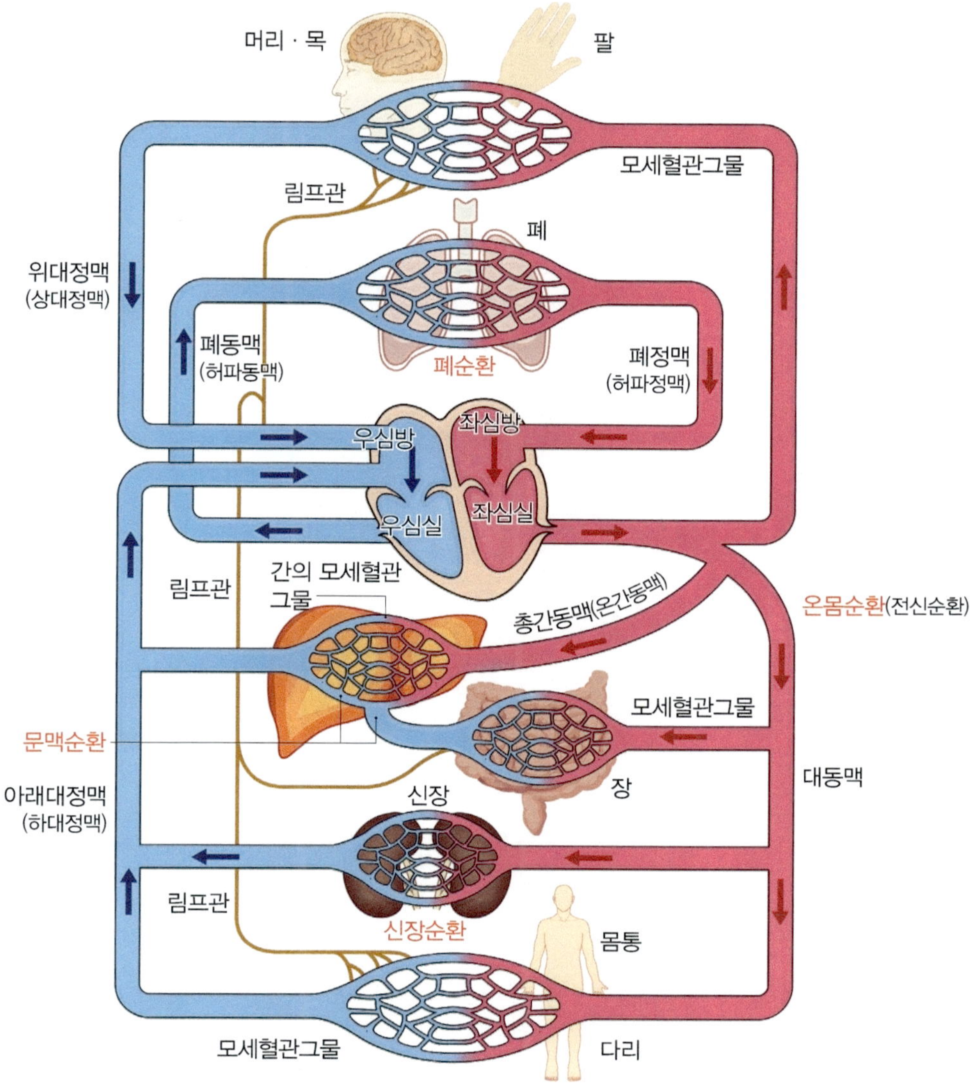

그림 7-1 온몸의 혈액순환

2. 태아순환

온몸순환과 폐순환은 출생 후에 비로소 완전히 분리된다. 태아는 폐가 기능하지 않기 때문에 폐순환이 필요 없으며, 그 대신 모체의 태반을 통해 순환이 일어난다. 이처럼 태아에게서 일어나는 순환을 **태아순환**(fetal circulation)이라고 한다(그림 7-2). 태아의 경우 태반(융모)과 요막계통의 혈관이 출생 후의 폐순환에 해당하는데(요막~융모혈관계통), 태반으로부터 깨끗한 혈액을 함유하는 혈류가 심장으로 돌아온다. 그러나 출생 직후에는 폐로 혈류가 들어가 순환계통의 기능에 큰 변화가 일어나며, 폐에는 전체 혈액의 1/6이 존재한다.

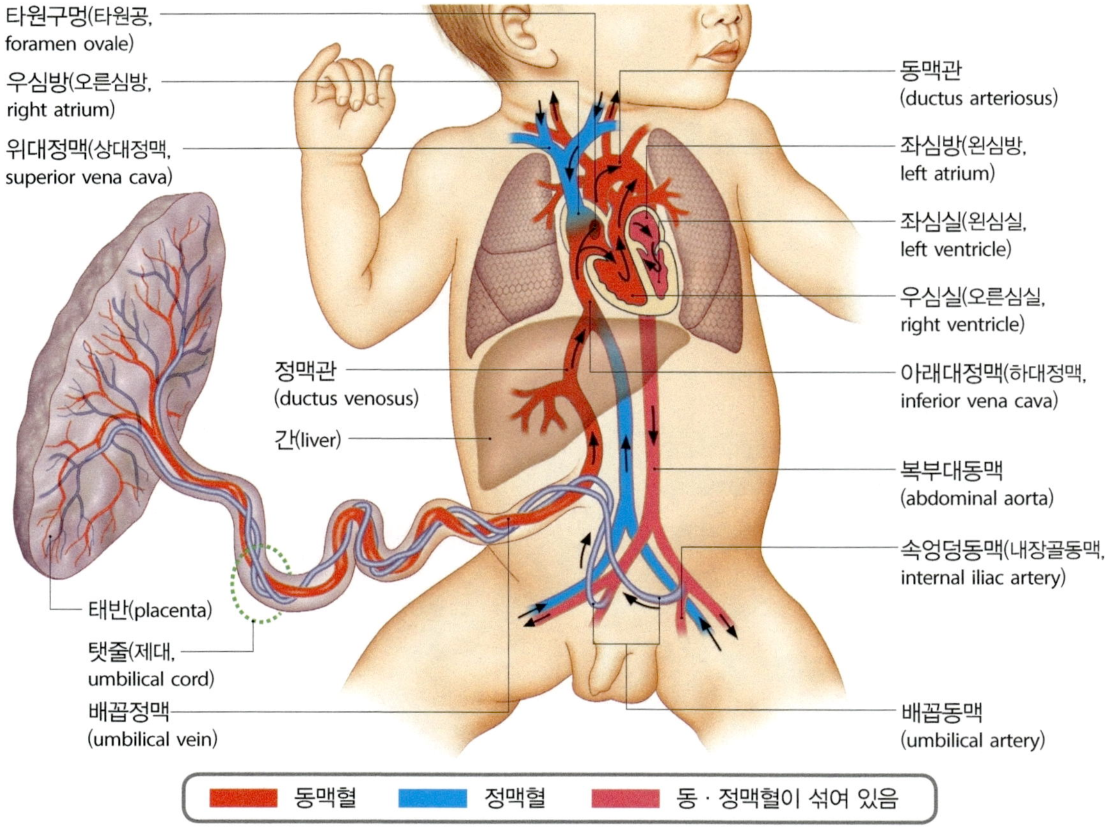

그림 7-2 태아순환

3. 문맥순환

특수한 순환으로서 소화계통의 **문맥순환**(portal circulation)이 있다. 식도 아래끝, 위, 장, 췌장, 비장에서 나온 정맥은 아래대정맥으로 들어가지 않고 모여서 **문맥**(portal vein)이 되어 간으로 유입한다. 이곳에서 모세혈관으로 나뉘었다가 다시 모여서 간정맥이 되며 아래대정맥으로 들어간다. 소화관에서 나온 혈액은 간문맥을 통하여 간으로 이동하여 흡수한 물질들이 저장되거나 해독작용 등의 처리과정을 거치게 된다.

4. 심장순환

심장순환(coronary circulation)은 심장 자체의 조직을 관류하는 순환을 말하는데, 좌우 1쌍의 관상동맥(심장동맥, coronary artery)이 대동맥판(막) 가까이에서 주행을 시작하여 심장근육 전체에 혈액을 공급한다(그림 7-7 참조).

관상동맥의 혈류가 감소해서 심장근육이 저산소증에 빠지면 협심증(angina pectoris)이 발생하며, 이것이 지속되면 심장근육에 비가역적인 변화가 일어나 심근경색증(myocardial infarction)이 발생한다.

5. 뇌순환

뇌의 산소소비량은 많아서 온몸 산소소비량의 약 15%를 차지한다. 산소 부족에 매우 민감하기 때문에 혈류가 정지되면 10초 이내에 의식을 잃게 된다. 대뇌피질은 뇌줄기에 있는 호흡이나 순환 등 식물성 기능의 중추보다 훨씬 산소 부족에 민감하기 때문에 일시적인 혈류정지에서 회복된 후에도 식물성 기능은 되돌아와도 정신기능에는 결함이 남는 경우가 있다.

뇌의 모세혈관은 산소, 이산화탄소, 물 등은 쉽게 통과하지만, 다른 물질을 통과하기 어려운 성질이 있는데, 이를 혈액뇌장벽(blood−brain barrier, BBB)이라고 한다. 뇌신경세포는 각종 이온농도에 매우 민감하므로 뇌 환경을 일정하게 유지해준다.

2. 심장

1. 심장의 위치

심장(heart)은 가슴안(흉강) 중앙에서 약간 왼쪽으로 치우쳐 있으며, 좌우 폐 사이 세로칸(종격) 영역 아래의 가로막(횡격막, diaphragm) 윗면에 인접해 있다. 그리고 **심장끝**(심첨, apex of heart)은 왼쪽 앞 아래방향에 있고 왼쪽 제5갈비사이 빗장중간선(쇄골중간선, midclavicular line) 부근에서 앞가슴벽에 접하기 때문에 마른 사람의 경우 이곳에서 **심장끝박동**(심첨박동, apical impulse)을 느낄 수 있다(그림 7−3).

한편, 심장 위쪽의 뒷면은 **심장바닥**(심장저부, base of heart)이라고 하며 좌심방 뒷면에 해당하지만 임상에서는 제3갈비사이(제3늑간)에서 위쪽 부분을 심장바닥이라고 하며, 대혈관이 심장으로 출입하는 영역을 의미한다.

심장 뒤쪽, 특히 좌심방 뒷면에는 식도가 지나간다. 따라서 식도조영과 가슴 X선 촬영을 동시에 시행하여 식도의 편위를 통해 심장의 형상변화를 확인하기도 한다.

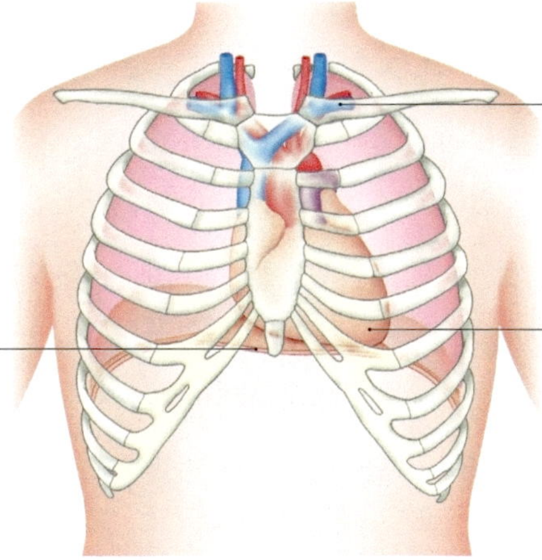

그림 7-3 심장의 위치

2. 심장의 형태

심장은 주먹 정도 크기의 근육성 속빈장기로 무게는 200~300g이며, 연꽃 봉우리와 비슷한 모양이다(그림 7-4). 심장 내부는 중격(사이벽, septum)과 방실판(막)(atrioventricular valve)에 의해 4개의 공간(우심방, 우심실, 좌심방, 좌심실)으로 나뉜다.

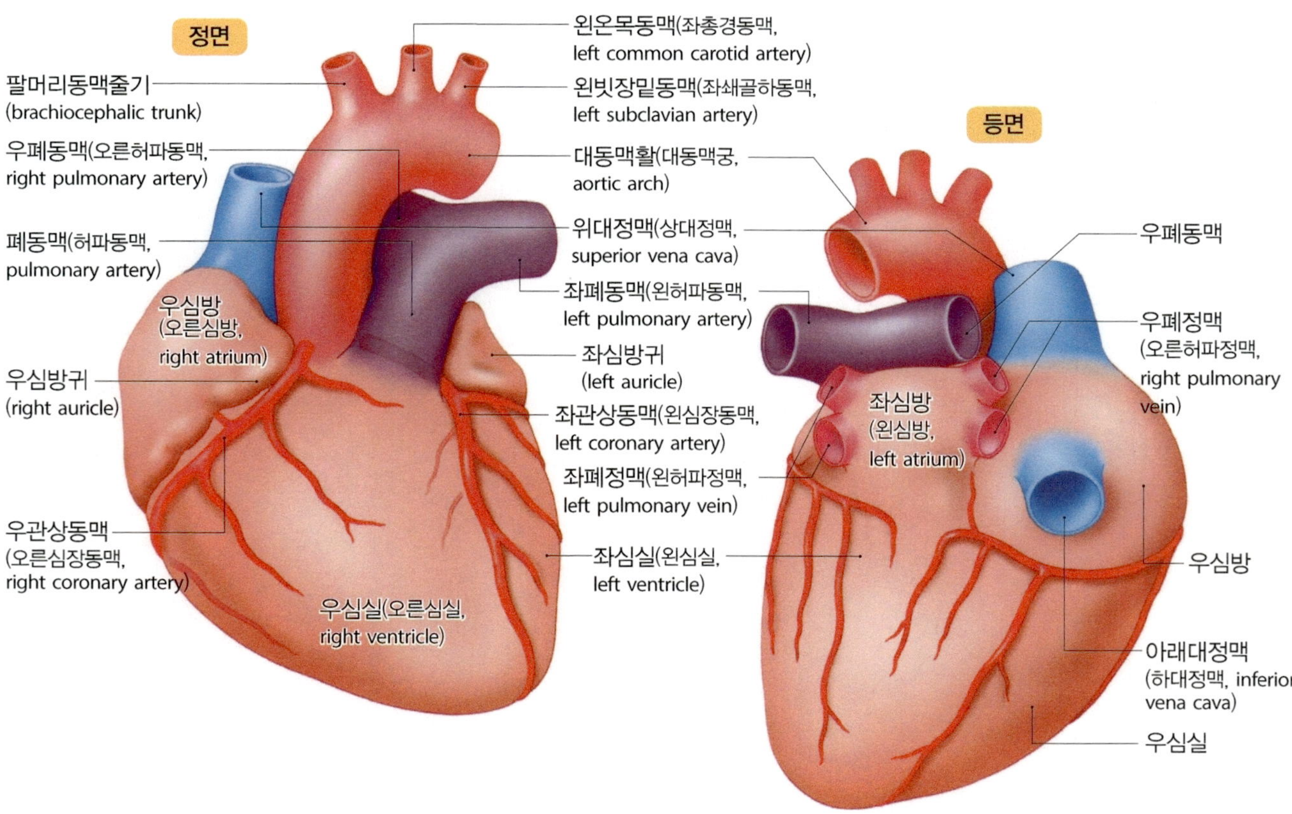

그림 7-4 심장의 형태

(1) 우심방(오른심방, right atrium)

심장의 오른쪽에 위치한 우심방은 가슴 X선 정면상에서 심장음영의 오른쪽 아래를 차지하는 부분으로, 앞모서리에 우심방귀(right auricle)라는 융기가 있다. 우심방귀는 태생기에 본래 우심방이었으며 속면은 빗살근(즐상근, pectinate muscle) 때문에 울퉁불퉁하다.

우심방에는 위대정맥과 아래대정맥이 열리며 그 밖에 아래대정맥구멍(하대정맥구멍, orifice of inferior vena cava) 바로 옆에는 관상정맥동(심장정맥굴, coronary sinus)이 열린다. 그리고 우심방에 인접한 심방중격(심방사이벽, atrial septum)에서 아래대정맥으로부터 오는 혈류가 만나는 부분에는 타원오목(난원와, oval fossa; 태생기의 타원구멍 흔적)이 있다. 또한, 우심방 왼쪽 아래에는 우심실로 이어지는 우방실구멍(right atrioventricular orifice)이 있으며, 여기에는 삼첨판(막)(tricuspid valve)이 있다.

(2) 우심실(오른심실, right ventricle)

심장 앞면에 위치한 우심실은 가슴 X선 정면상에서 심장음영 안에 가려 있다. 오른쪽 위의 우방실구멍을 통해 우심방과 연결되고, 그 바로 앞쪽의 폐동맥구멍(orifice of pulmonary trunk)을 통해 폐동맥과 연결된다. 속면에는 풍부한 근육성 융기(근육기둥)와 유두근(꼭지근, papillary muscle)이 있는데, 이 유두근은 끝에서 뻗어나온 끈 모양의 힘줄끈(건삭, chordae tendineae)에 의해 삼첨판(막)의 첨판(cusp)과 연결된다.

(3) 좌심방(왼심방, left atrium)

심장 뒤쪽 위에 위치한 좌심방은 이른바 **심장바닥**을 이룬다. 좌우 폐에서 2개씩 폐정맥을 받으며 앞모서리에는 좌심방귀(left auricle)가 있다. 속공간은 아래쪽에서 좌방실구멍(left atrioventricular orifice; 승모판)을 통해 좌심실과 연결된다. 승모판(막)(mitral valve)은 가톨릭 주교의 모자와 비슷하다고 하여 이러한 이름이 붙었는데 앞뒤 2개의 첨판으로 구성된다.

(4) 좌심실(왼심실, left ventricle)

심장 왼쪽에 위치한 좌심실은 가슴 X선 정면상에서 심장음영의 왼쪽 아래부분을 차지한다. 위쪽의 좌방실구멍을 통해 좌심방과 연결되고, 그 오른쪽 앞부분에 있는 대동맥구멍을 통해 대동맥과 연결된다. 속면은 우심실과 마찬가지로 근육기둥과 유두근(꼭지근) 때문에 울퉁불퉁한 모습이다.

3. 심장의 내부구조

심장은 태생기의 혈관이 발달하여 형성된 기관으로, 그 벽도 혈관벽과 마찬가지로 3층(**심내막**, **심근층**, **심외막**)으로 구성된다(그림 7-5).

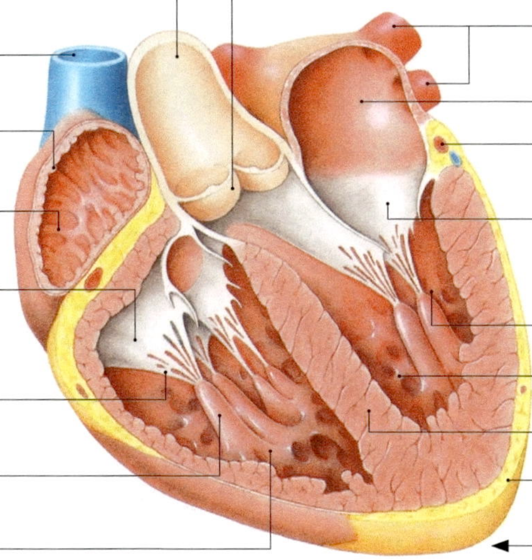

그림 7-5 심장의 속공간

(1) 심내막(심장속막, endocardium)

심장의 속면을 덮는 막으로, 혈관 속막에서 이어진다. 조직학적으로는 단층편평상피로 이루어진 내피세포와 소량의 결합조직에 의해 구성된다.

(2) 심근층(심장근육층, myocardium)

심장근육조직으로 구성된 심장벽의 주체를 이루는 층으로, 심실벽 특히 좌심실에서 두껍게 발달한다. 좌우 심실벽을 비교하면 좌심실의 벽은 우심실보다 3배나 두꺼운데, 이것은 혈액을 폐로 내보내는 우심실보다 온몸으로 내보내는 좌심실의 운동량이 많음을 나타낸다.

(3) 심외막(심장바깥막, epicardium)

심장벽의 가장 바깥층을 이루는 막 구조이다. 표면의 장막과 깊은 층의 지방조직으로 구성되며, 지방조직 안에 혈관(관상동맥 등)과 신경이 지나간다. 또한, 심장은 **심장막**(심낭, pericardium)이라는 막으로 둘러싸여 심장과의 사이에 **심장막안**(심낭, pericardial cavity)이라는 공간을 만든다(그림 1-15 참조). 심장막안의 속면은 장막(장막심장막, serous pericardium)으로 보강되며, 심장에 밀착되는 부분이 심외막 표면의 장막에 해당한다. 또한 심장막안에는 소량의 장액이 들어 있어 심장수축 시의 마찰을 감소해 주는데, 이곳에 액체가 고이거나 출혈이 일어나면 심장수축이 억제된다. 이를 심장눌림증(cardiac tamponade)이라고 하며 급격한 출혈의 경우 200mL 정도에도 심정지에 이른다.

4. 심장의 판막

심방과 심실을 연결하는 방실구멍이나 대동맥 또는 폐동맥 시작부위에는 판막(valve)이 있다. 이들 판막은 심내막으로 이루어진 주름으로, 심장근육섬유는 없지만 혈류에 대응하여 열리고 닫힘으로써 혈액의 역류를 방지한다. 일반적으로 판막은 그 형태나 구조에 따라 **방실판막**과 **동맥판막**으로 나뉜다(그림 7-6).

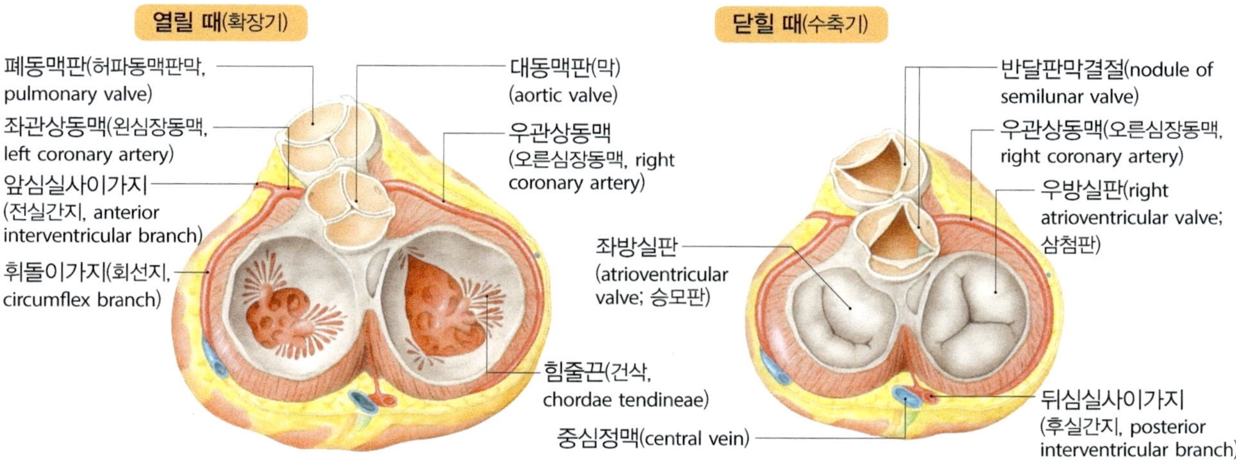

그림 7-6 심장의 판막

1) 방실판막

방실구멍에 있는 판막으로, **좌방실판**(left atrioventricular valve; **승모판**)과 **우방실판**(right atrioventricular valve; **삼첨판**)으로 나뉜다. 판막 끝은 심실 쪽에 있고 그곳에서 끈 모양의 힘줄끈이 나와 심실벽의 유두근(꼭지근)과 연결된다. 심실이 수축하기 시작하면 판막은 심실 내의 압력에 의해 심방 쪽으로 밀려 올라가 방실구멍이 닫히게 되고 이와 동시에 유두근이 수축하여 힘줄끈을 긴장시킴으로써 판막이 심방 안으로 뒤집히는 것을 막는다.

2) 동맥판막

폐동맥판(허파동맥판막, pulmonary valve)과 **대동맥판(막)**(aortic valve)이 있다. 그 생긴 모양이 반달처럼 보인다고 해서 **반달판(막)**(semilunar valve)이라고 부르기도 한다. 반달판(막)은 동맥 쪽이 오목한 주머니 모양이며, 힘줄끈이나 꼭지근과는 연결되어 있지 않다. 심실수축 시에는 반달판(막)이 저항 없이 열려서 혈액이 동맥으로 박출되지만, 심실확장 시에는 역류하려는 혈액이 주머니를 누름으로써 판막이 닫혀 심실로 역류되는 것을 막는다. 폐동맥판은 우심실과 폐동맥 사이에 위치해서 폐동맥으로 간 혈액이 역류하는 것을 방지하며, 대동맥판막은 좌심실과 대동맥 사이에 위치하여 대동맥의 혈액이 좌심실로 역류하는 것을 방지한다. 이들 동맥판막은 3장의 **첨판**(cusp)으로 구성된다.

5. 심장의 혈관

1) 심장의 동맥과 정맥

순환계통의 펌프로 작용하는 심장은 두꺼운 심장근육으로 이루어지며 여기에 영양을 제공하기 위한 특별한 혈관으로부터 산소와 영양분을 공급받는다. 이 혈관을 **관상동맥**(심장동맥, coronary artery)이라고 하며, 심(장)박출량의 5~10%에 상당하는 혈류를 심장으로 공급한다. 또한 관상동맥은 대동맥굴(대동맥동, aortic sinus)에서 나오는 대동맥의 첫 가지이고, 심장은 산소가 풍부한 동맥혈액을 맨 처음 공급받는 장기이다.

관상동맥은 좌우에 1쌍이 있는데, 이 가운데 좌관상동맥은 내림앞가지인 앞심실사이가지(전실간지, anterior interventricular branch)와 휘돌이가지(회선지, circumflex branch)로 나뉘어 좌심실과 심실중격 앞부분에 분포하고, 우관상동맥은 우심실이나 심실중격 뒤부분, 굴심방결절(동(심)방결절, sinoatrial node) 등에 영양을 제공한다. 관상동맥에는 가지 사이의 **연결**(문합)이 없기 때문에 **끝동맥**이라고 한다. 이곳이 막히면 그 가지가 분포하는 영역은 혈류부족에 의한 허혈괴사를 일으킨다(심근경색증).

심장을 관류한 후 혈액을 다시 심장으로 되돌리는 정맥은 대부분 심장 뒷면의 관상정맥동(심장정맥굴, coronary sinus)을 경유하여 우심방으로 들어간다. 또한 일부의 가는 정맥은 관상정맥동을 지나지 않고 직접 우심방으로 흘러들어 간다(그림 7-7).

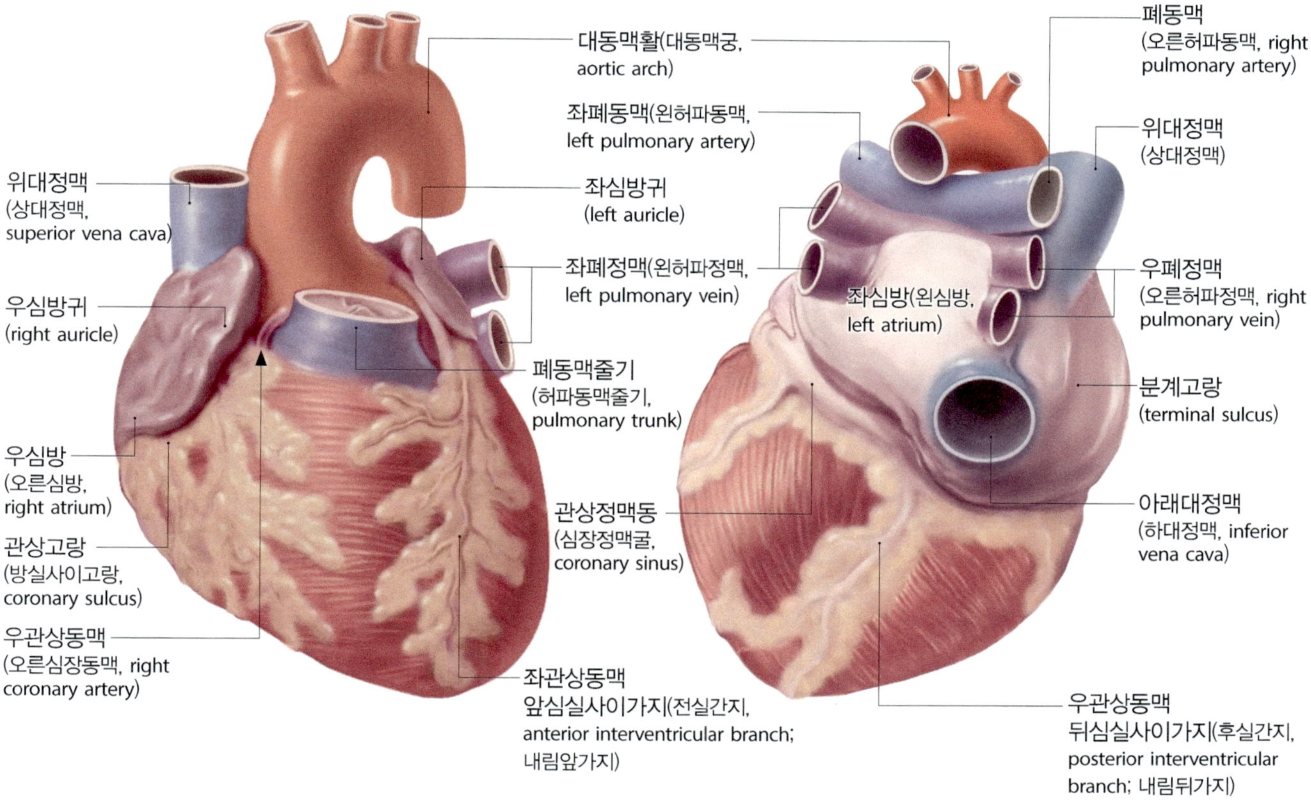

그림 7–7 **심장의 동맥과 정맥**

2) 심장혈관과 판막

관상동맥은 대동맥 시작부위에 있는 **대동맥판(막)**(aortic valve) 바로 위(대동맥굴)에서 시작된다. 그러므로 관상동맥으로 흘러들어 가는 혈액량은 대동맥혈액이 말초를 향해 흐르는 수축기와 비교했을 때 심장(대동맥굴)으로 역류하지 않도록 하는 확장기에 증가하게 된다. 또 심장벽 내의 관상동맥도 수축기에는 심장근육에 압박되기 때문에 그 혈류는 확장기에 증가하는 경향이 있다.

심장벽을 관류한 정맥혈액의 80%는 관상정맥동을 통해 우심방으로 흘러들어 간다. 관상정맥동은 심장 뒷면의 관상고랑(방실사이고랑, coronary sulcus; 좌심방과 우심방 사이)을 지나가는 굵은 정맥으로, 대관상정맥이나 중관상정맥 등에서 오는 혈류를 받고, 우심방의 아래대정맥구멍 안쪽으로 열린다. 여기에는 **관상정맥동판**(심장정맥굴판막, valve of coronary sinus)이라는 판막구조가 있다(그림 7–8).

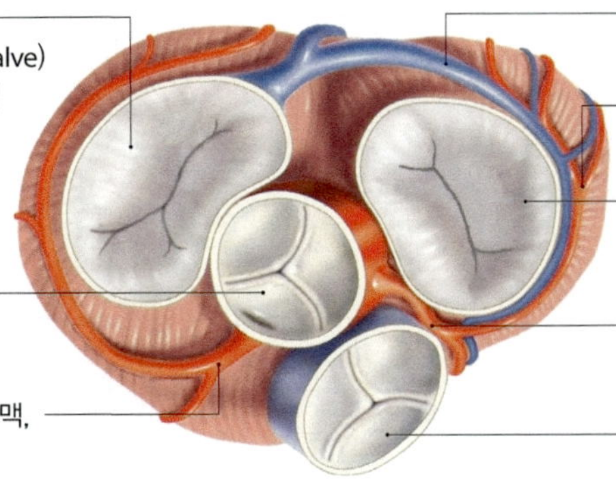

그림 7-8 심장혈관과 판막

Clinical Information

▶ **협심증**(angina)

관상동맥의 일과성 허혈로 인해 심장근육으로 가는 산소의 공급 부족으로 생기는 병태를 말하며, 주요 증상은 가슴통증발작이다. 발작의 발생 시기에 따라 운동협심증(effort angina)과 안정협심증(stable angina)으로 구별되는데, 일반적으로 관상동맥에 기질적 협착이 있는 경우는 심장근육의 산소소비 증가가 발작의 원인이 되며 운동협심증으로 발병한다. 이에 비해 안정협심증은 관상동맥의 연축을 원인으로 한다.

▶ **심근경색증**(myocardial infarction)

관상동맥의 협착이나 폐쇄로 인한 허혈로 심장근육에 괴사를 일으키는 병태를 말한다. 원인의 대부분은 동맥경화성 혈전에 의한 폐쇄이며, 경색을 일으킨 심장근육의 기능은 현저하게 장애를 일으켜 종종 치명적인 결과를 가져온다(발병 시 사망률 : 약 25%).

6. 자극전도계통

심장에는 심장근육 외에도 특수심장근육이라는 근육이 있다. 특수심장근육은 자율적인 흥분과 수축을 하며, 그 흥분을 일반 심장근육에 전달함으로써 심장수축을 일으킨다. 특수심장근육은 심내막 아래를 지나가는 연결계통을 형성하는데 이를 **자극전도계통**이라고 한다(그림 7-9).

자극전도계통의 기원이 되는 부분은 우심방의 위대정맥구멍 부근에 있는 **굴심방결절**(동(심)방결절, sinoatrial node; SA node)이다. 굴심방결절은 1분에 약 70회의 리듬으로 흥분하며, 심장박동 리듬의 기원이 되기 때문에 박동조율기(pacemaker)라고도 불린다.

굴심방결절에서 나온 흥분은 좌우의 심방을 지나 우심방의 심실중격 부근 **방실결절**(atrioventricular node; AV node)에 이른다. 방실결절 자체도 자율적으로 흥분하는 성질이 있지만, 그 리듬은 매분 40회 정도로 보통은 굴심방결절의 리듬에 가려져 있다. 방실결절은 심실로 퍼지는 자극전도계통의 시작부분을 이루며 그 흥분은 **방실다발**(atrioventricular bundle, His bundle)에서 심실로 보내지고, **오른다발갈래**(우각, right bundle branch)과 **왼다발갈래**(좌각, left bundle branch)로 나뉜 후 **푸르키네섬유**(Purkinje fiber)로 전달되어 심실 전체에 퍼져나간다. 이렇게 퍼진 흥분이 심장근육을 수축시켜서 심장박동을 일으킨다.

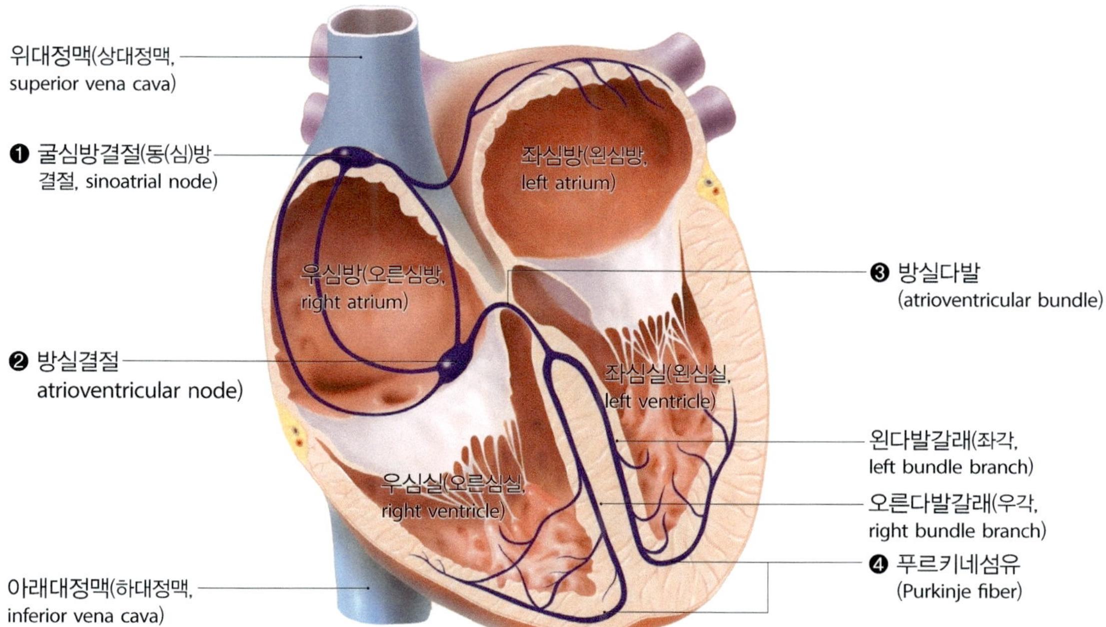

❶ **굴심방결절(동(심)방결절,** sinoatrial node, SA node)	• 위대정맥이 우심방과 만나는 부분으로 특수한 심장근육섬유의 덩어리 • 심장박동은 이곳의 흥분으로 시작
❷ **방실결절**(atrioventricular node, AV node)	• 우심방의 심실중격에 위치 • 우심방으로부터 전도되어 온 흥분을 방실다발로 전달
❸ **방실다발**(atrioventricular bundle, His bundle)	• 심방과 심실 사이를 연락하는 유일한 자극전도 • 신경섬유의 집합
❹ **푸르키네섬유**(Purkinje fiber)	• 좌우 심실의 수축을 일으키기 위해 자극을 전달하는 심실에 위치한 섬유

그림 7-9 **심장의 자극전도계통**

1) 심장박동(cardiac impulse)

심장박동을 분석하면 **수축기**(systole)와 **확장기**(diastole)로 나눌 수 있다. 심장의 수축은 굴심방결절 부근에서 시작되어 좌우 심방에 이어 좌우 심실이 거의 동시에 일어난다. 그리고 이어지는 심장의 확장은 심실이 수축한 가운데 심방에서 시작되고 뒤이어 심실에서도 일어난다. 1회의 심장박동에 걸리는 시간은 0.8~1.0초로, 안정 시에는 수축기보다 확장기가 다소 길다. 운동 등으로 심장박동수가 증가하게 되면 확장기는 짧아지는데 심장박동수가 120 이상이 되면 수축기보다 확장기가 짧아진다. 심장에 영양을 제공하는 관상동맥은 확장기에 혈류가 증가하기 때문에 확장기가 짧고 심장근육으로 가는 혈류가 감소한다. 협심증 등(관상동맥의 협착)이 있을 때 운동을 하면 위험해지는 것은 바로 이 때문이다.

2) 심전도(electrocardiogram, ECG)

심장수축의 바탕이 되는 심장근육의 전기적 흥분은 전극을 통해 체표에서 기록할 수 있는데, 이를 **심전도**라고 한다. 일반적으로 심전도는 손발에 부착한 전극을 통해 기록하는 **양극유도**(I, II, III, aVR, aVL, aVF)와 가슴의 전극을 통해 기록하는 **가슴유도**(V1~V6)의 **12유도**를 사용한다.

심전도의 주요 파형은 **P파**, **QRS파**, **T파**의 3가지이며, P파는 심방, PQ부분은 방실다발(히스다발), QRS파는 심실의 흥분을 나타내고, T파는 심실흥분의 회복을 나타낸다. 그러므로 인접한 R간격으로는 심장박동수를, QRS의 폭으로는 심실흥분의 전달 모습을 측정할 수 있으며 QT간격으로는 심실수축시간을 측정할 수 있다.

뿐만 아니라 파형이나 리듬의 변화를 통해 경색이나 심부전, 부정맥, 전해질(K나 Ca 등) 이상도 진단할 수 있다. 특히 경색 등의 허혈심장질환에서는 ST부분에 특징적인 변화가 나타나므로 어느 유도로 출현했는지 파악하여 병소 부위를 추정할 수도 있다(그림 7-10).

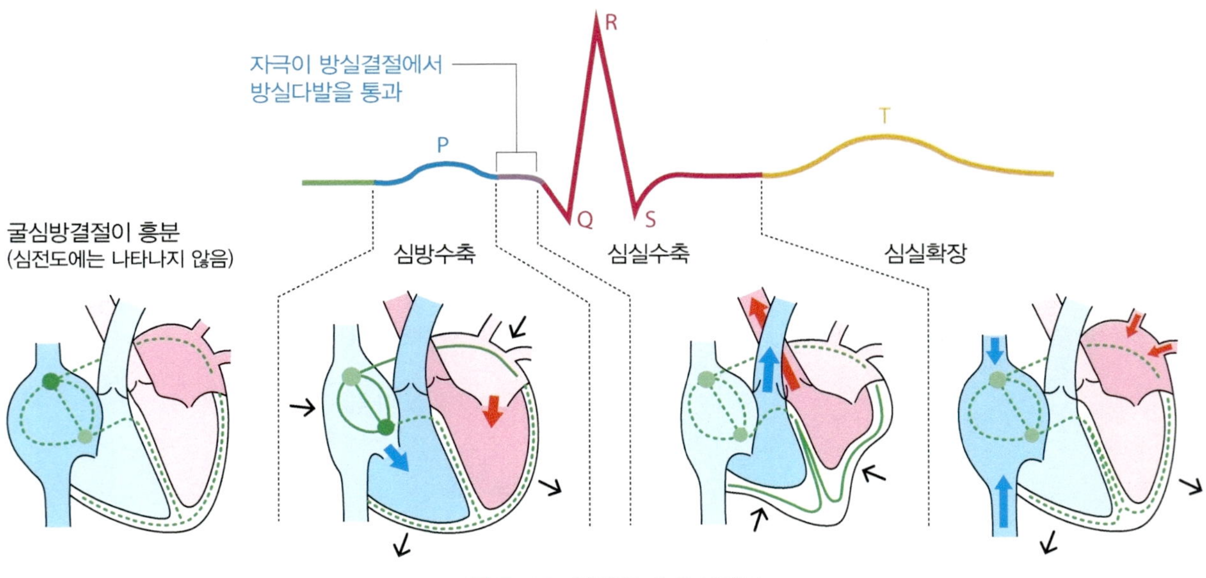

그림 7-10 심장의 수축심전도
그림의 자극전도계통 중에서 짙은 녹색 및 실선 부분이 흥분이다.

Clinical Information

▶ **심부전**(heart failure)

심장 기능이 저하되어 필요한 양의 혈액을 내보낼 수 없게 된 상태를 말한다. 특히, 폐나 말초조직에 혈액이 정체된 것을 울혈심부전(congestive heart failure)이라고 하는데 심부전 중에서 가장 흔하게 나타난다.
증상이 갑자기 발생하는 급성심부전과 서서히 기능 저하를 일으키는 만성심부전이 있으며, 좌심장계통과 우심장계통의 현저한 증상에 따라 좌심부전과 우심부전로 크게 나뉜다.

▶ **심근병증**(cardiomyopathy)

심장기능장애를 동반한 심장근육질환을 말하며, 확장심근병증, 비대심근병증 등으로 분류된다.
확장심근병증(dilated cardiomyopathy)은 심장근육의 수축력이 저하되어 수축 부전과 속공간 확대를 일으킨 것으로, 좌심실 확장 때문에 울혈심부전에 이르는 경우가 많다. 심장확대 외에 간비대나 부종을 일으키고 숨가쁨이나 호흡곤란이 나타난다. 각종 심장근육장애의 말기 증상이기도 하며, 심부전이나 부정맥 때문에 죽음에 이르는 예도 많아 예후는 나쁘다.
비대심근병증(hypertrophic cardiomyopathy)은 변성으로 인해 심장근육세포가 비대나 배열 이상을 일으킨 것이다. 일반적으로 심장근육의 수축력이 유지되기 때문에 자각증상이 두드러지게 나타나지 않는 경우가 많은데, 좌심실 유출로에 협착이 있으면 심장박출량이 저하된다. 또 심실벽이 비대해져 좌심실의 확장부전이나 부정맥을 일으키기도 한다. 운동 시 숨가쁨이나 실신이 발생하기 쉬워 돌연사를 일으킬 위험도 있다.

3. 혈관

1. 혈관의 구조

1) 동맥(artery)

심장에서 말초로 향하는 혈관을 **동맥**이라고 하며, 대동맥에서 나뉘어 가는 동맥이 된다. 동맥의 벽은 내피세포와 소량의 결합조직으로 된 **속막**(내막, intima), 민무늬근육과 탄력섬유를 함유한 **중(간)막**(tunica media), 성긴결합조직(loose connective tissue)인 **바깥막**(외막, adventitia)으로 구성되며, 굵은 동맥에는 여기에 영양을 공급하는 혈관이 있다(그림 7-11).

동맥 가운데 대동맥은 **탄력동맥**(elastic artery)이라고 불리는데 중(간)막에 풍부한 탄력섬유를 가진다. 따라서 대동맥은 강한 탄력성을 나타내며 심장에서 단속적으로 박출되는 혈액은 지속적인 혈류가 되어 말초로 보내진다. 심장에서는 거의 0인 확장기혈압이 동맥에서는 일정한 수준으로 유지되는 것도 바로 이 탄력성 때문이다.

이에 비해 가는 동맥의 중(간)막에는 민무늬근육이 발달해 있어 **근육동맥**(muscular artery)이라고 불린다. 이러한 유형의 동맥은 민무늬근육이 말초혈류의 조절에 관여하기 때문에 분배동맥이라고도 한다.

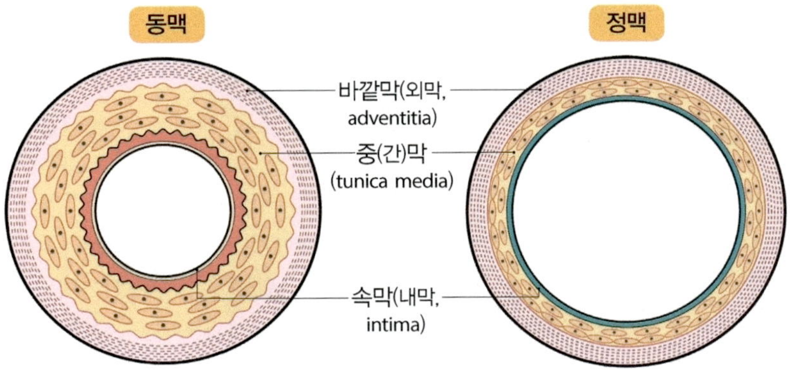

그림 7-11 동맥과 정맥의 구조

2) 정맥(vein)

정맥은 동맥과 마찬가지로 3층 구조를 나타내지만, 속막이나 중(간)막이 특히 얇기 때문에 탄력성이 부족하다(그림 7-11). 따라서 정맥은 혈액을 보내는 힘이 약해 심장으로 되돌아가려면 가슴안이나 심장의 음압(흡인력), 정맥 주위 근육수축(근육펌프) 등의 보조가 필요하다. 팔다리의 정맥은 **판막**(valve)이 있어 역류를 방지하는데 특히 다리에서는 중력에 의한 역류를 방지한다(그림 7-12).

다만, 정맥판막이 있는 정맥은 네발동물에서 심장보다 낮은 위치에 있는 정맥에 한하며, 심장보다 높은 위치에 있는 항문 부위 등에서는 관찰되지 않는다. 직립보행으로 사람의 항문은 심장보다 낮아졌지만, 원래 정맥판막이 없기 때문에 항문 부위의 정맥은 울혈을 일으키기 쉽다. 사람에게 치질이 발생하기 쉬운 이유도 바로 이 때문이다.

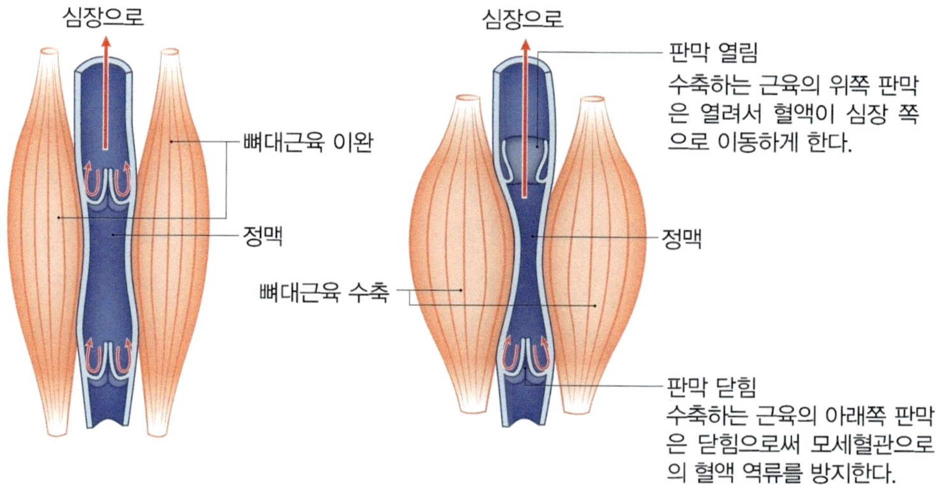

그림 7-12 **정맥판막**

3) 모세혈관(capillary)

모세혈관은 **세동맥**(arteriole)과 **세정맥**(venule)을 연결하는 지름 5~10μm의 가는 혈관이다. 그물 모양으로 연결되어 있어서 전체적인 용량이 크고 혈류도 느려 물질교환에 적합하다. 벽은 1층의 내피세포와 이것을 둘러싼 바닥막으로 구성되며, 특히 물질교환이 활발한 영역(신장 등)에서는 내피세포에 다수의 작은 구멍이 있어(창(문)모세혈관) 물질이 통과하기 쉬운 구조이다. 그리고 간 등에는 크게 확장된 모세혈관이 있는데, 이를 굴모세혈관(sinusoidal capillary)이라고 한다(그림 7-13).

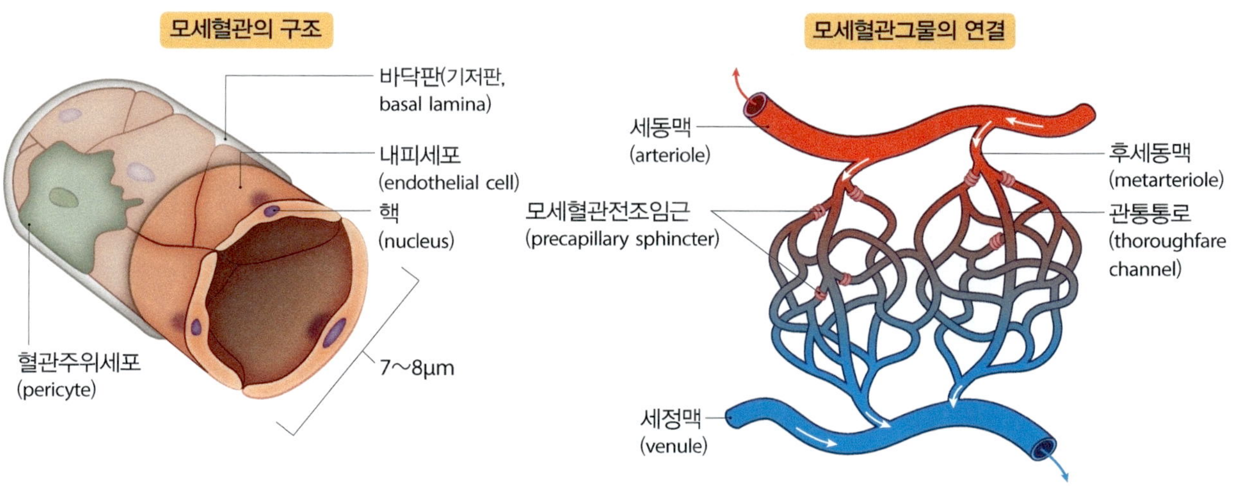

그림 7-13 **모세혈관**

2. 혈관연결

혈관 사이의 연결을 **혈관연결**이라고 한다. 특히 동맥과 동맥의 **연결**(문합, anastomosis)에서는 한쪽 동맥이 막혀도 다른 쪽에서 혈류가 보내지기 때문에 분포영역으로 가는 혈류를 유지할 수 있다. 이처럼 본래의 순환로와는 다른 연결로를 **곁순환**(collateral circulation)이라고 한다. 또 부위에 따라서는 모세혈관을 지나지 않고 동맥에서 정맥으로 직접 연결되는 경로가 있는데 이를 **동정맥연결**(arteriovenous anastomosis)이라고 한다. 동정맥연결은 손가락 끝이나 장융모 등에서 관찰되며 필요에 따라 모세혈관과 우회로의 혈류를 전환시키는 역할을 한다.

한편, 장기에 따라서는 분포하는 세동맥 간의 연결이 거의 없는 것이 있다. 이것을 **끝동맥**(종동맥, end artery)이라고 하는데 혈관에 경색이 일어나면 그 분포영역에는 혈액이 도달하지 않기 때문에 허혈괴사(경색)가 일어난다. 끝동맥은 심장, 폐, 뇌, 신장 등에 특징적으로 관찰되는 혈관분포이다(그림 7-14).

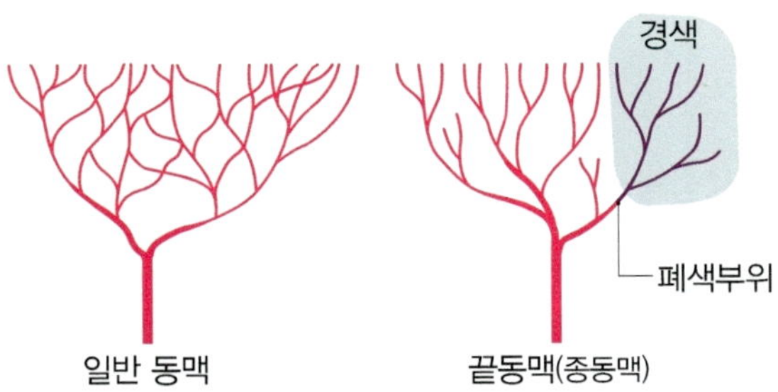

그림 7-14 혈관연결

Clinical Information

▶ 동맥류(동맥꽈리, aneurysm)

동맥벽의 이상으로 동맥 속공간이 부분적 또는 전체적으로 확장되어 혹 모양으로 형성된 것을 말한다. 병리학적으로는 동맥류의 벽에서 3층 구조(속막, 중(간)막, 바깥막)가 관찰되는지의 여부에 따라 진성동맥류, 박리동맥류, 가성동맥류로 분류된다.

▶ 혈전증(thrombosis)

혈액응고는 출혈 시에 혈관을 회복시키는 기전이며, 혈전도 본래는 손상부위를 막는 역할을 한다. 즉, 혈전형성은 생리적인 반응으로 보통은 불필요한 혈전이 생기지 않도록 조절된다(응고 · 섬유소용해계). 그런데 여러 가지 원인(응고억제인자 결핍, 섬유소용해기능 저하, 혈관내피 이상, 혈류정체, 혈액점조성 항진 등)으로 혈액응고와 섬유소용해의 균형이 무너지면 혈액 중에 불필요한 혈전이 형성된다. 이를 혈전증이라고 하며, 형성되는 장소에 따라 동맥혈전증과 정맥혈전증으로 분류된다.

4. 혈액

1. 혈액의 조성

혈액은 유동성 조직으로 세포성분인 **혈구**(hematocyte)와 세포사이질에 해당하는 **혈장**(plasma)으로 구성된다(그림 7-15). 시험관에 든 혈액을 원심분리하면 혈구는 침전되고(침전물), 혈장은 상청액으로 분리된다. 침전물의 대부분(99% 이상)은 적혈구이며, 백혈구와 혈소판은 그 위에 백색의 얇은 층을 형성한다. 혈액에서 적혈구가 차지하는 비율을 적혈구용적률(hematocrit)이라고 하며 보통 40~45%이다. 또한 혈장은 혈액의 55%를 차지하며 전해질이나 단백질 이외에 영양, 대사물, 호르몬 등을 포함한다.

혈구를 포함한 혈액은 물보다 무겁고(비중≒1.06), 점조성(끈기)도 물보다 5배나 강하다. 약알칼리성(pH 7.35~7.45)으로 NaCl을 함유하기 때문에 약간 짠맛이 난다.

혈액을 채취한 후 그대로 놓아두면 투명한 액체와 암적색의 응고물로 분리되는데, 이 응고물은 혈장 내 섬유소원(fibrinogen)이 **섬유소**(fibrin)로 변한 후 석출되어 혈구에 부착해서 생긴 것으로 핏덩이(피떡, blood clot)라고 한다. 그리고 투명한 액체를 **혈청**(serum)이라고 하는데 혈장과 마찬가지로 전해질이나 각종 단백질 등이 포함되어 있지만, 섬유소원(섬유소) 등의 응고에 작용하는 물질은 (이미 소비되었기 때문에) 포함되어 있지 않다.

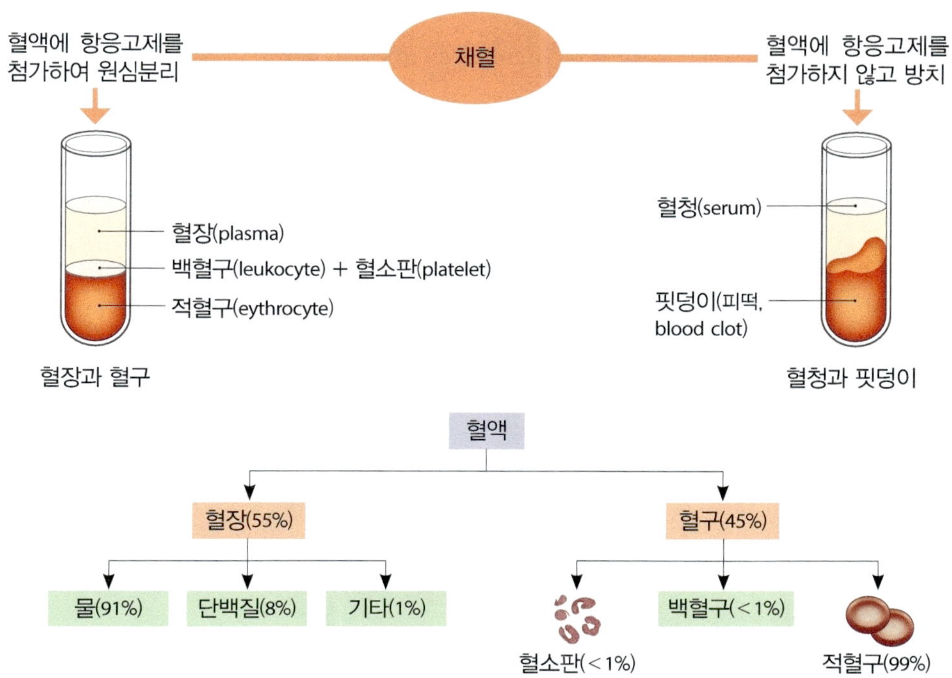

그림 7-15 혈액의 조성

2. 혈구의 구조

1) 적혈구(erythrocyte)

지름 약 7~8μm의 원반 모양을 한 무핵의 혈구로(그림 7-16), 혈액세포의 99%를 차지하며 $1mm^3$의 혈액 중에 450~500만 개가 존재한다. 성숙한 적혈구에는 핵이나 세포소기관이 없으며 세포질은 철을 함유한 복합단백질(혈색소)로 채워져 있다. 이 **혈색소**(hemoglobin)는 산소와 결합하여 전신의 조직이나 폐로 운반되어 기체교환(호흡)에 작용한다. 적혈구의 수명은 약 120일로, 노화 적혈구는 비장(지라, spleen)에서 파괴되고 철은 새로운 적혈구의 생성 재료로 재이용된다.

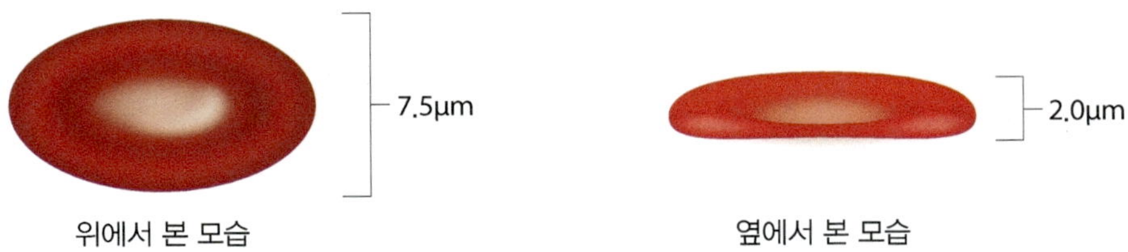

그림 7-16 적혈구의 형태

2) 백혈구(leukocyte)

지름 10~20μm의 혈구로, 생체 내에서는 다양한 형태를 나타내지만, 고정 표본에서는 원형과 유사한 형태의 유핵세포로 확인된다. 정상에서는 말초혈액 $1mm^3$ 중에 7,000개 정도 존재하는데, $10,000/mm^3$ 이상을 백혈구증가증(leukocytosis), $4,000/mm^3$ 이하를 백혈구감소증(aleukemia)이라고 한다. 백혈구는 과립의 유무에 따라 과립(백혈)구[중성구(neutrophil), 호산구(eosinophil), 호염기구(basophil)]와 무과립(백혈)구[단핵구(monocyte), 림프구(lymphocyte)]로 크게 나뉜다(그림 7-17).

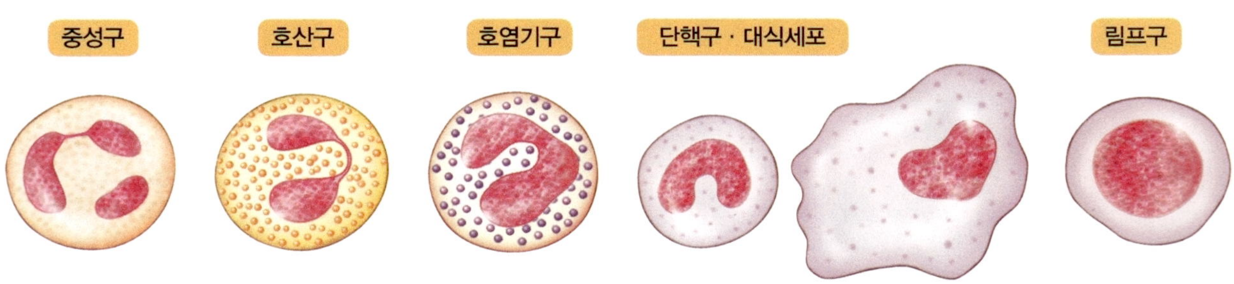

그림 7-17 백혈구의 종류

(1) 중성구(neutrophil)

막대 모양의 다분엽 핵을 가진 지름 약 10μm의 공 모양 세포로, 색소에 잘 염색되지 않는 소형 과립을 포함한다. 백혈구 중 가장 많으며(약 60%), 감염이 일어나면 혈류를 타고 국소에 이르러 조직 중으로 나와 세균을 포식한다. 포식한 세균은 과립 내의 용균효소(lysozyme) 등에 소화된다. 중성의 수명은 골수에 있을 경우 약 1주일이며, 말초혈액에 있을 때의 수명은 몇 시간밖에 되지 않는다.

(2) 호산구(eosinophil)

중성구보다 약간 크며(지름 10~12μm) 백혈구의 3%를 차지한다. 대부분 이분엽 핵으로 세포질에는 산성 색소에 염색되는 대형 과립(지름 0.7μm)이 있다. 과립에는 산성의 인산분해효소(phosphatase)나 과산화효소(peroxidase)와 같은 효소가 있는데 용균효소에 해당된다. 점막에 많이 분포하여 기생충의 감염방어에 작용하는 외에 천식 등의 알레르기질환에 의해 증가한다.

(3) 호염기구(basophil)

중성구와 거의 같은 크기로 U자~S자형의 핵을 가진다. 세포질에는 염기성으로 염색되는 대형 과립(지름 약 0.6μm)이 함유된다. 그 비율은 1%로 백혈구 중에서 가장 적지만, 과립에는 헤파린이나 히스타민이 함유되어 있어 **비만세포**(mast cell)와 함께 즉시형(I형) 알레르기에 관여한다. 말초혈액에서의 수명은 4일 정도이다.

(4) 단핵구(monocyte)

지름 10~15μm로 백혈구 중에서 가장 크고 신장 또는 말발굽 모양의 핵을 가진다. 무과립(백혈)구라고는 하지만, 회청색의 세포질에는 미세한 아주르과립(azurophil granule)이 있다. 단핵구는 조직 중으로 나와 **대식세포**(큰포식세포, macrophage)가 되는 세포로, 세균이나 바이러스 감염 세포, 종양세포 등을 포식하고 그 정보를 림프구에 전달하는 항원제시세포(antigen-presenting cell)로서도 작용한다.

(5) 림프구(lymphocyte)

대부분 지름 5~8μm로 작지만, 때로 지름 10μm 정도의 큰 림프구도 관찰된다. 작은 림프구의 세포질은 매우 적지만 리보소체(ribosome)를 풍부하게 함유하기 때문에 김자염색(Giemsa stain)에서 염기성(청색)으로 염색된다. 백혈구 중에서는 중성구 다음으로 많고(약 25%), 유소아에서는 40~60%를 차지한다.

림프구는 면역계통의 중심을 이루는 세포로, **B세포**(= B림프구)와 **T세포**(= T림프구)로 구분된다. B세포는 말초혈액 림프구의 1/4을 차지하며 항원에 접촉되면 형질세포로 분화해서 항체를 생산한다. 나머지 3/4은 T세포이며 항원을 직접 공격하는 세포면역(살해T세포) 외에 B세포에 의한 항체생산을 촉진(도움T세포)하거나 억제(억제T세포)한다. 수명은 B세포가 수개월, T세포가 수년에 이른다.

3) 혈소판(platelet)

거대핵세포(megakaryocyte)의 세포질에서 갈라져 나온 지름 2~3μm의 무핵 세포조각으로, 말초혈액 중에 20~40만/mm^3개 존재하며 수명은 10일 정도이다. 과립에는 세로토닌, 칼슘, ADP 등이 함유되어 있으며 혈관의 손상부위로 응집한 혈소판에서 방출된다. ADP는 혈소판 응집을 촉진하여 혈전형성 작용을 하고, 세로토닌이나 히스타민은 혈관을 수축시켜 지혈 작용을 한다.

3. 혈구형성

말초혈액에 있는 혈구(적혈구, 백혈구, 혈소판)는 수명이 짧아서 수일에서 수개월이면 새로운 세포로 바뀐다. 이처럼 새로운 혈구가 생성되는 과정을 **조혈** 또는 **혈구형성**(hemopoiesis)이라고 하며, 조혈이 이루어지는 부위(기관)를 조혈조직(기관)이라고 한다. 사람에서의 조혈은 태생기에는 난황주머니, 간, 비장 등에서 이루어지지만, 태생기 후반에서 생후에 걸쳐서는 골수조혈이 주체가 된다.

혈액세포는 골수의 조혈줄기세포에서 분화하여 성숙한 후 순환혈액으로 보내진다. 다만, 림프구의 일부는 미성숙 상태로 골수를 떠나 가슴샘이나 비장 등의 림프조직으로 들어가 분화하여 성숙한다. 따라서 골수조혈과는 별도로 다루어지는 경우도 많다.

모든 혈구는 **조혈줄기세포**가 분화, 성숙 과정을 거쳐 형성된다. 조혈줄기세포에서는 적혈구계, 과립구계, 거대핵세포계 등의 줄기세포가 생성되고, 각 계통별로 분화, 증식해서 성숙 혈구가 된다(그림 7-18).

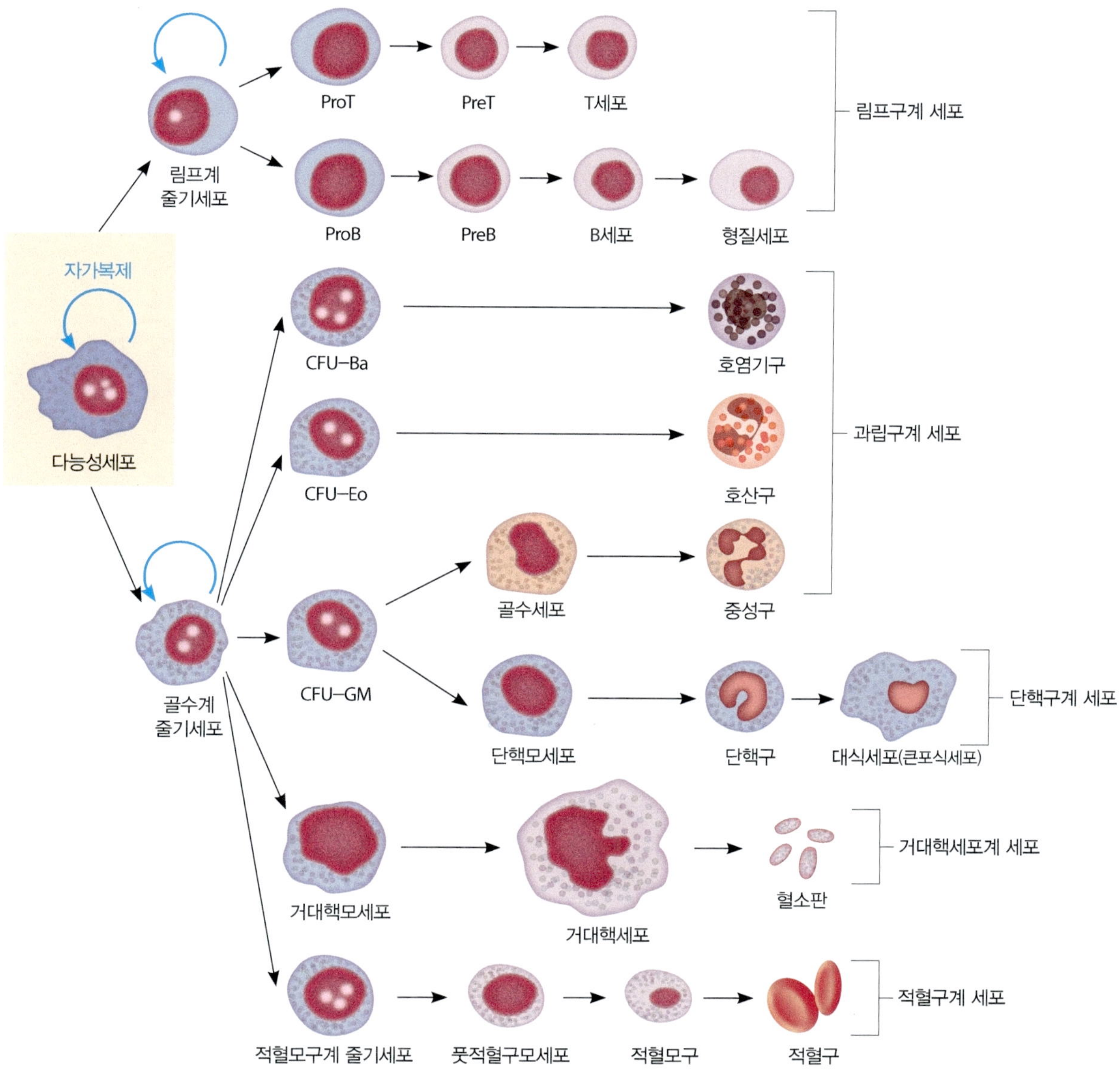

그림 7–18 **혈구의 분화**

1) 적혈구의 분화와 성숙

적혈구는 줄기세포 → 풋적혈구모세포(전적혈모구, proerythroblast) → 호염기적혈모구(basophilic erythroblast) → 다염(색)적혈모구(polychromatophilic erythroblast) → 정염(색)적혈모구(orthochromatic erythroblast)로 성숙하고 탈핵하여 그물적혈구(reticulocyte)가 된 후 성숙 적혈구가 된다. 그물적혈구라는 명칭은 그물 모양으로 보이는 리보소체(ribosome)에서 유래한다.

2) 과립(백혈)구의 분화와 성숙

과립(백혈)구(granulocyte)는 줄기세포 → 골수모세포(myeloblast) → 전골수세포(풋골수세포, promyelocyte) → 골수세포(myelocyte) → 늦골수세포(후골수구, metamyelocyte) 순으로 분화 및 성숙한 후 분엽핵을 가진 과립(백혈)구가 된다. 과립(백혈)구의 특수과립(중성구, 호산구, 호염기구)이 출현하는 것은 골수세포 단계이다.

3) 혈소판의 분화와 성숙

혈소판을 만드는 거대핵세포는 줄기세포 → 거대핵모세포(megakaryoblast) → 풋거대핵세포(전거핵구, promegakaryocyte) 순으로 성숙하며, 지름 100μm에 이르는 성숙 거대핵세포의 세포질이 갈라짐으로써 혈소판이 생성된다.

Clinical Information

▶ **백혈병**(leukemia)

어떠한 원인으로 혈액의 줄기세포에 DNA 변이가 일어나 그 계열의 비정상 백혈구(백혈병세포, leukemic cell)가 종양성으로 증식하는 병태를 백혈병이라고 한다. 정상적인 혈액세포의 생성이 억제되기 때문에 혈액 중에는 다수의 백혈병세포가 출현하여 골수를 비롯한 온몸의 장기에 침윤증식을 일으킨다. 정상 혈구는 조혈 장소를 잃게 되어 빈혈, 출혈경향, 감염성 증가 등이 나타나는 이외에 백혈구세포의 증식에 에너지가 소비되기 때문에 피로감 증가 등의 증상도 나타난다.

4. 지혈기전 (그림 7-19)

1) 일차 지혈

혈관이 손상을 받으면 혈소판이 끈 모양의 돌기를 내어 모인 후 혈중 본빌레브란드인자(von Willebrand factor)에 의해 혈관벽의 아교질원섬유에 유착된다. 이렇게 모인 혈소판은 섬유소원(fibrinogen)과 결합하여 혈전을 만드는데, 이 혈전을 일차 혈전(혈소판혈전)이라고 하며, 일차 혈전에 의한 지혈을 **일차 지혈**이라고 한다.

2) 이차 지혈

일차 지혈에 이어 섬유소와 혈구에서 강력한 혈전이 만들어지는 과정을 **이차 지혈**(혈액응고)이라고 한다. 이차 지혈은 여러 종류의 응고인자가 관여하는 복잡한 반응으로, 한마디로 말하면 '수용성 섬유소원(제I인자)이 불용성 섬유소가 되는 현상'이며, 섬유소에 혈구가 부착함으로써 혈전(핏덩이)이 생긴다. 응고인자의 대부분은 간에서 생성되므로 간기능이 장애를 받으면 출혈경향이 생기기도 한다.

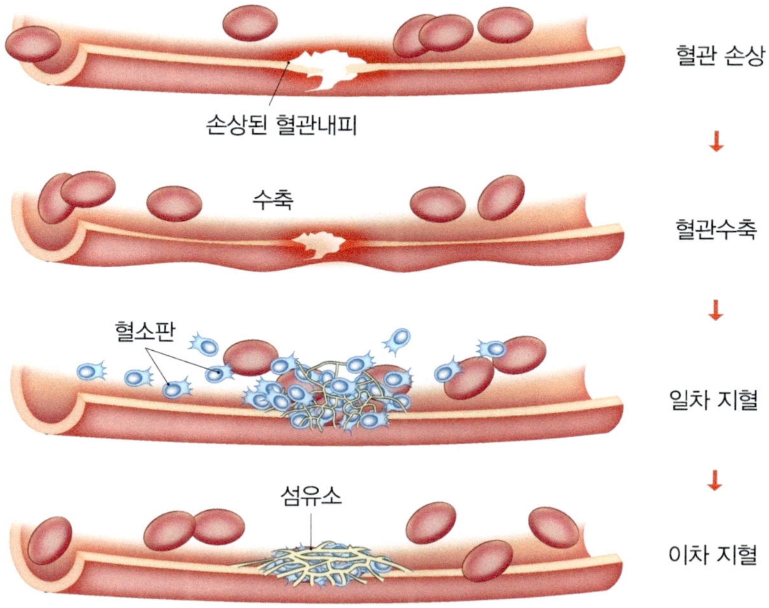

그림 7-19 **지혈기전**

3) 섬유소용해(fibrinolysis)

지혈을 끝낸 혈전(핏덩이)은 수일에 걸쳐 용해된다. 이 과정은 섬유소(fibrin)의 용해를 주체로 하기 때문에 **섬유소용해**라고 한다. 섬유소용해는 혈관 내에 생긴 혈전을 제거하기 위한 생리적 반응으로, **플라스민**(plasmin)이라는 단백질분해효소에 의해 일어난다. 플라스민은 혈액 중에서 활성화되지만, 너무 많으면 재출혈을 일으키기 때문에 미세하게 조절된다.

5. 혈액순환

온몸에 혈액을 순환시키는 계통을 **심혈관계통**이라고 하며 심장과 혈관으로 구성된다. 이 가운데 온몸에 영양과 산소를 보내는 경로를 **온몸순환**(전신순환, systemic circulation)이라고 하는데, 이 순환은 좌심실의 대동맥에서 시작하여 우심방의 위 · 아래대정맥(상 · 하대정맥)에서 끝난다.

온몸순환의 혈류는 심장에서 나온 후 대동맥으로 들어가고 이곳에서 갈라지는 가지를 통해 각 부위로 보내진다. 즉, 대동맥활(대동맥궁, aortic arch)에서 나온 가지는 머리와 목, 팔에 분포하고, 내림대동맥(하행동맥)

에서 나온 가지는 가슴, 배부위에 분포하며, 온엉덩동맥(총장골동맥)에서 나온 가지는 골반이나 다리에 분포한다(그림 7-20).

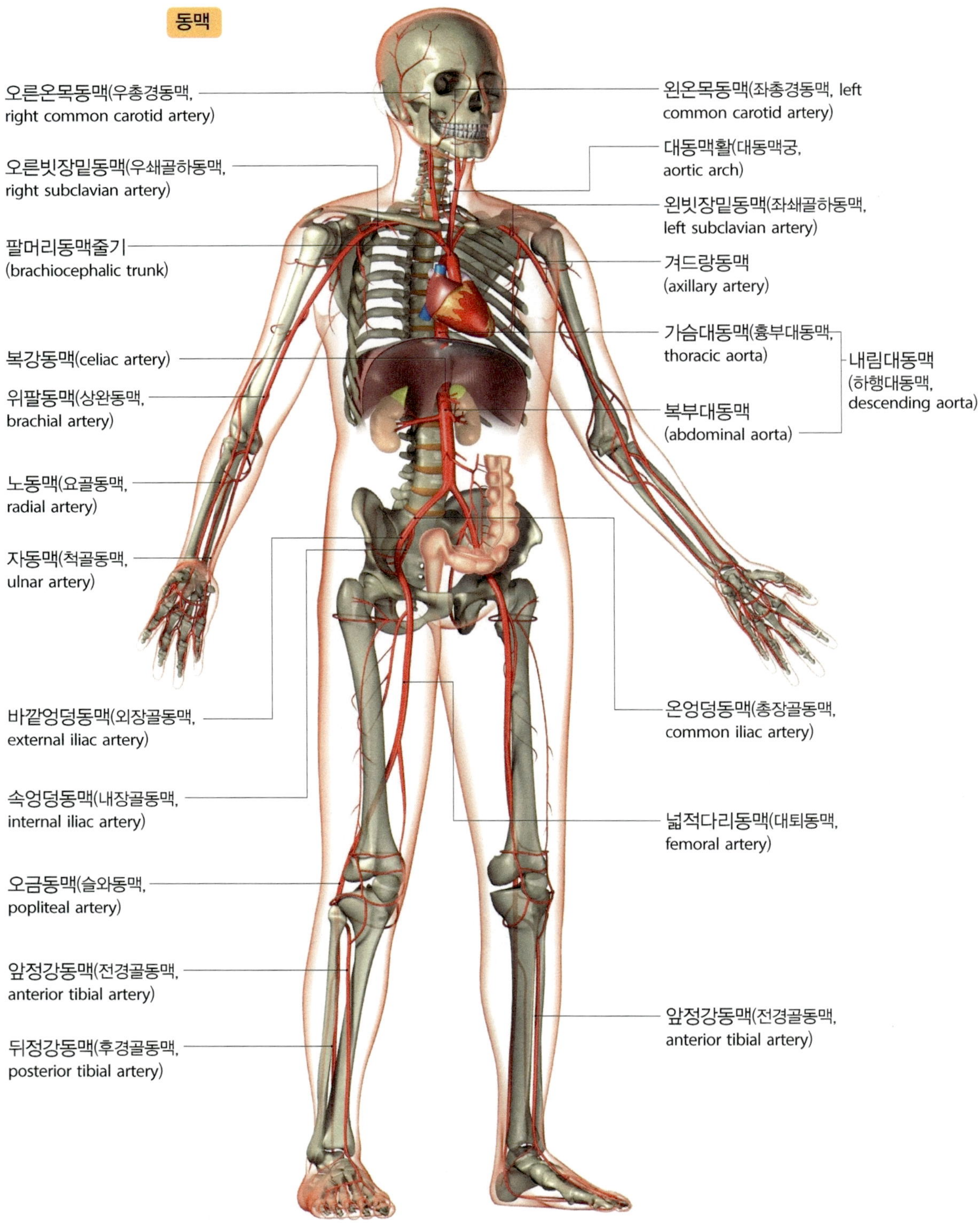

그림 7-20 온몸의 주요 혈관

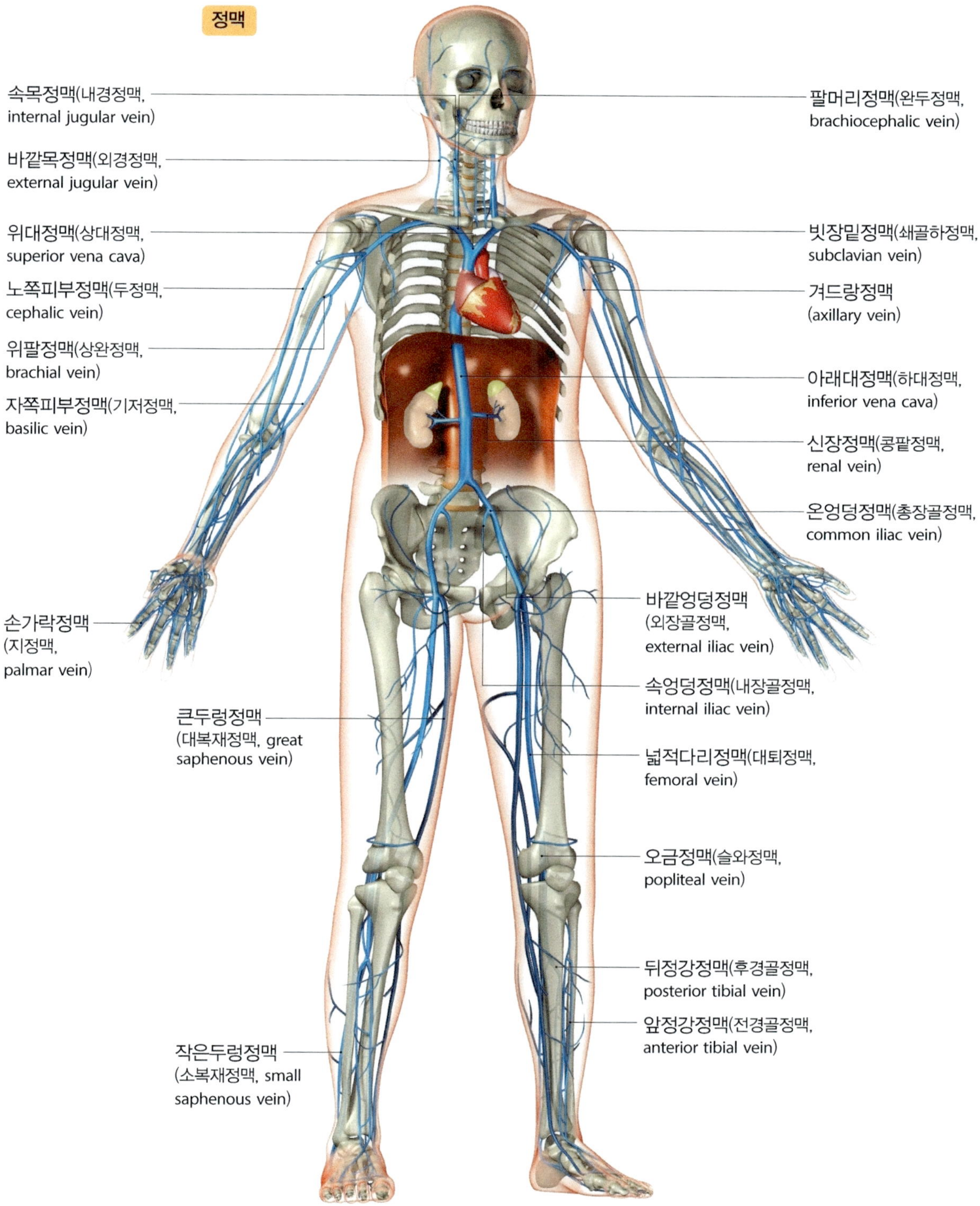

그림 7-20 온몸의 주요 혈관 (계속)

1. 머리와 목부위

1) 동맥의 흐름 (그림 7-21)

(1) 온목동맥(총경동맥, common carotid artery)

머리와 목 부위의 대표적인 동맥이다. 온목동맥은 **대동맥활**(대동맥궁, aortic arch; 오른쪽은 팔머리동맥줄기)에서 분지하여 갑상연골(방패연골) 윗모서리 높이에서 머리와 목 표면으로 혈류를 보내는 **바깥목동맥**(외경동맥, external carotid artery)과 머리(뇌)에 분포하는 **속목동맥**(내경동맥, internal carotid artery)으로 나뉜다.

온목동맥은 목부위에서 가장 굵지만, 대부분 목빗근(흉쇄유돌근)으로 덮여 있기 때문에 맥박은 아래턱각(하악각) 바로 아래에서 느껴지는 정도에 불과하다. 온목동맥의 맥박이 느껴지는 이 영역은 목빗근(흉쇄유돌근), 어깨목뿔근(견갑설골근), 두힘살근(이복근)으로 둘러싸여 있어서 목동맥삼각(경동맥삼각, carotid triangle)이라고 한다.

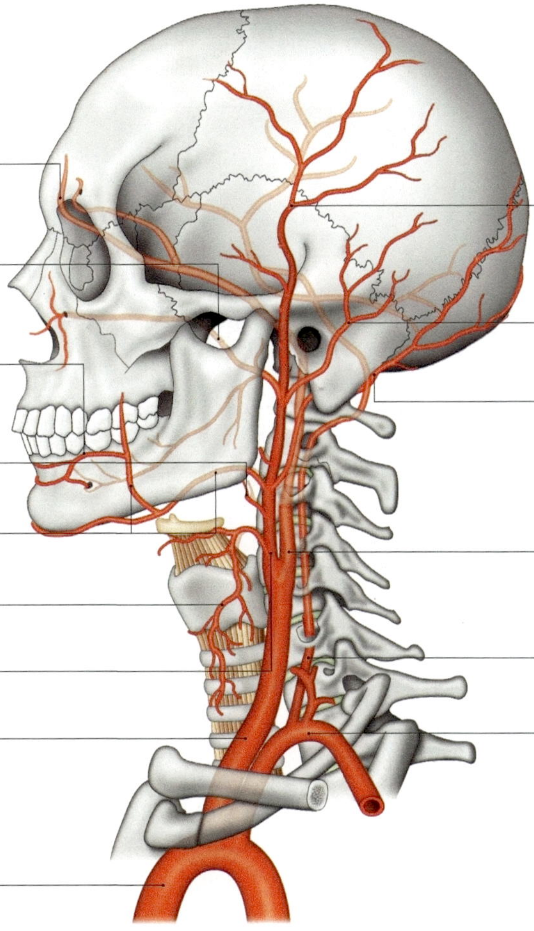

그림 7-21 머리와 목부위의 동맥

① 바깥목동맥(외경동맥, external carotid artery)

머리와 목의 표면에 분포한다. 바깥목동맥은 목에서 위갑상샘동맥(상갑상샘동맥, superior thyroid artery)이나 오름인두동맥(상행인두동맥, ascending pharyngeal artery)으로 나뉜 후 머리에서 혀동맥(설동맥, lingual artery), 얼굴동맥(안면동맥, facial artery), 후두동맥(뒤통수동맥, occipital artery), 뒤귓바퀴동맥(posterior auricular artery), 위턱동맥(상악동맥, maxillary artery)을 거쳐, 마지막에는 관자놀이를 올라가 표재측두동맥(얕은관자동맥, superficial temporal artery)에서 끝난다. 그 후 이들 혈류는 머리 표면의 정맥을 거쳐 속목정맥에 모이고 팔머리정맥(완두정맥), 위대정맥(상대정맥)을 거쳐 우심방으로 되돌아간다.

② 속목동맥(내경동맥, internal carotid artery)

주로 뇌에 혈액을 공급한다. 따라서 속목동맥은 목부분에서는 분지하지 않고 목동맥관(경동맥관, carotid canal)을 통과해 머리뼈안(두개강)으로 들어간 다음 가지를 낸다. 대표적인 가지는 앞대뇌동맥(전대뇌동맥, anterior cerebral artery)과 중(간)대뇌동맥(middle cerebral artery)으로 주로 대뇌반구(전두엽, 두정엽, 측두엽)나 그 깊은 부위(사이뇌, 대뇌바닥핵, 속섬유막 등)에 분포하는데, 안구에 영양을 공급하는 눈동맥도 속목동맥의 가지이다.

뇌에서 나온 정맥혈액은 경막의 정맥굴(정맥동)에 모인다. 대부분 속목정맥으로 들어가 팔머리정맥, 위대정맥을 거쳐 우심방으로 흘러들어 간다.

(2) 척추동맥(vertebral artery)

속목동맥과 함께 머리뼈안(두개강)에는 빗장밑동맥(쇄골하동맥, subclavian artery)의 가지인 **척추동맥**도 혈액을 공급한다. 척추동맥은 제6~제1목뼈(고리뼈)의 가로구멍(횡돌공)을 지나 올라간 후 큰구멍(대공)을 통해 머리뼈안으로 들어간다. 머리뼈안으로 들어간 척추동맥은 좌우가 합쳐져 **뇌바닥동맥**(뇌기저동맥, basilar artery)이 되며, 이곳에서 뇌의 뒤쪽 아래방향으로 가지를 낸다. 즉, 척추동맥은 속목동맥의 혈류가 도달하기 어려운 뇌줄기(중(간)뇌, 다리뇌, 숨뇌)나 소뇌 및 후두엽 등에 혈류를 보낸다(그림 6-17 참조).

2) 정맥의 흐름 (그림 7-22)

(1) 속목정맥(내경정맥, internal jugular vein)

뇌에서 오는 혈액이 모여 목정맥구멍을 통해 머리뼈안을 나와서 속목동맥, 이어서 온목동맥(총경동맥, common carotid artery)을 따라 목의 깊은층을 내려간다. 얼굴의 정맥혈이 모이는 얼굴정맥(안면정맥, facial vein), 아래턱뒤정맥(하악후정맥, retromandibular vein)도 속목정맥으로 들어가며, 두피에서 오는 정맥이 모여 가쪽목 피부를 내려가는 바깥목정맥(외경정맥, external jugular vein)은 속목정맥 아래끝 부근으로 들어간다.

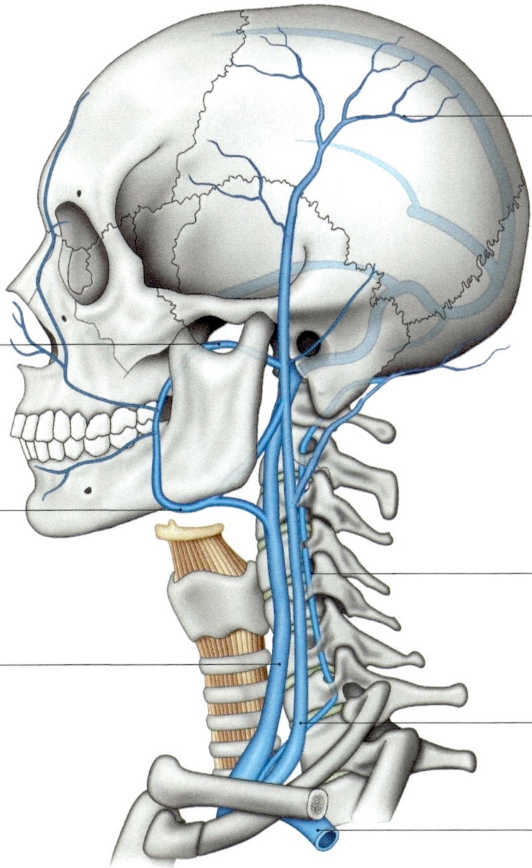

그림 7-22 **머리와 목부위의 정맥**

(2) 경막정맥굴(경막정맥동, dural venous sinus)

두 층으로 이루어진 경막(dura mater) 사이가 벌어져 생긴 정맥굴로, 머리뼈안에서 정맥 역할을 한다. 경막정맥, 이끌정맥(도출정맥, emissary vein) 외의 머리뼈안에서 오는 정맥이 모인다. 위시상정맥굴(상시상정맥동, superior sagittal sinus), 아래시상정맥굴(하시상정맥동, inferior sagittal sinus), 곧은정맥굴(직정맥동, straight sinus), 해면정맥굴(해면정맥동, cavernous sinus), 가로정맥굴(횡정맥동, transverse sinus) 등이 있는데, 모두 머리뼈바닥 내면 뒷부분을 통과하는 좌우의 구불정맥굴(구불정맥동, sigmoid sinus)을 지나 속목정맥으로 들어간다(그림 7-23).

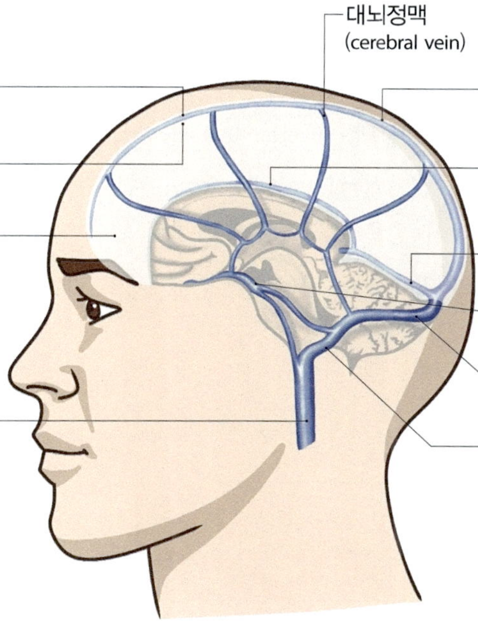

그림 7-23 **경막정맥굴**

2. 팔부위

1) 동맥의 흐름

팔의 동맥은 **빗장밑동맥**(쇄골하동맥, subclavian artery)에서 시작되어 **겨드랑동맥**(액와동맥, axillary artery)에 이어서 **위팔동맥**(상완동맥, brachial artery)으로 이른 후 팔(꿈치)오금(주관절와, cubital fossa)에서 **노동맥**(요골동맥, radial artery)과 **자동맥**(척골동맥, ulnar artery)으로 나뉜다(그림 7-24).

노동맥과 자동맥이 아래팔로 내려가서 손에 이르면 각각 깊은 · 얕은손바닥동맥활(심부 · 표재수장궁, deep · superficial palmar arch)을 형성하고 서로 연결됨과 동시에 손가락으로 향하는 가지를 낸다.

(1) 빗장밑동맥(쇄골하동맥, subclavian artery)

대동맥활(대동맥궁, aortic arch; 오른쪽은 팔머리동맥)에서 분지된 곳에서 시작하여 제1갈비뼈(늑골) 가쪽 모서리에서 겨드랑동맥(axillary artery)이 된다. 이 사이 빗장밑동맥은 척추동맥(vertebral artery) 외에 속가슴동맥(내흉동맥, internal thoracic artery → 앞가슴벽), 갑상목동맥줄기(갑상경동맥줄기, thyrocervical trunk → 목), 목갈비동맥줄기(costocervical trunk → 목, 가슴) 등의 가지를 낸다.

(2) 겨드랑동맥(axillary artery)

제1갈비뼈(늑골) 가쪽모서리에서 큰가슴근(대흉근; 큰원근) 아래모서리까지를 말한다. 이 경로에서 어깨와 가슴벽을 향하는 위가슴동맥(상흉동맥, superior thoracic artery), 가슴봉우리동맥(흉견봉동맥, thoracoacromial artery), 가쪽가슴동맥(외측흉동맥, lateral thoracic artery), 겨드랑이나 어깨뼈 하부에 분포하는 어깨밑동맥(견갑하동맥, subscapular artery), 어깨 부근에 분포하는 앞 · 뒤위팔휘돌이동맥(전 · 후상완회선동맥, anterior · posterior circumflex humeral artery)의 가지를 낸다.

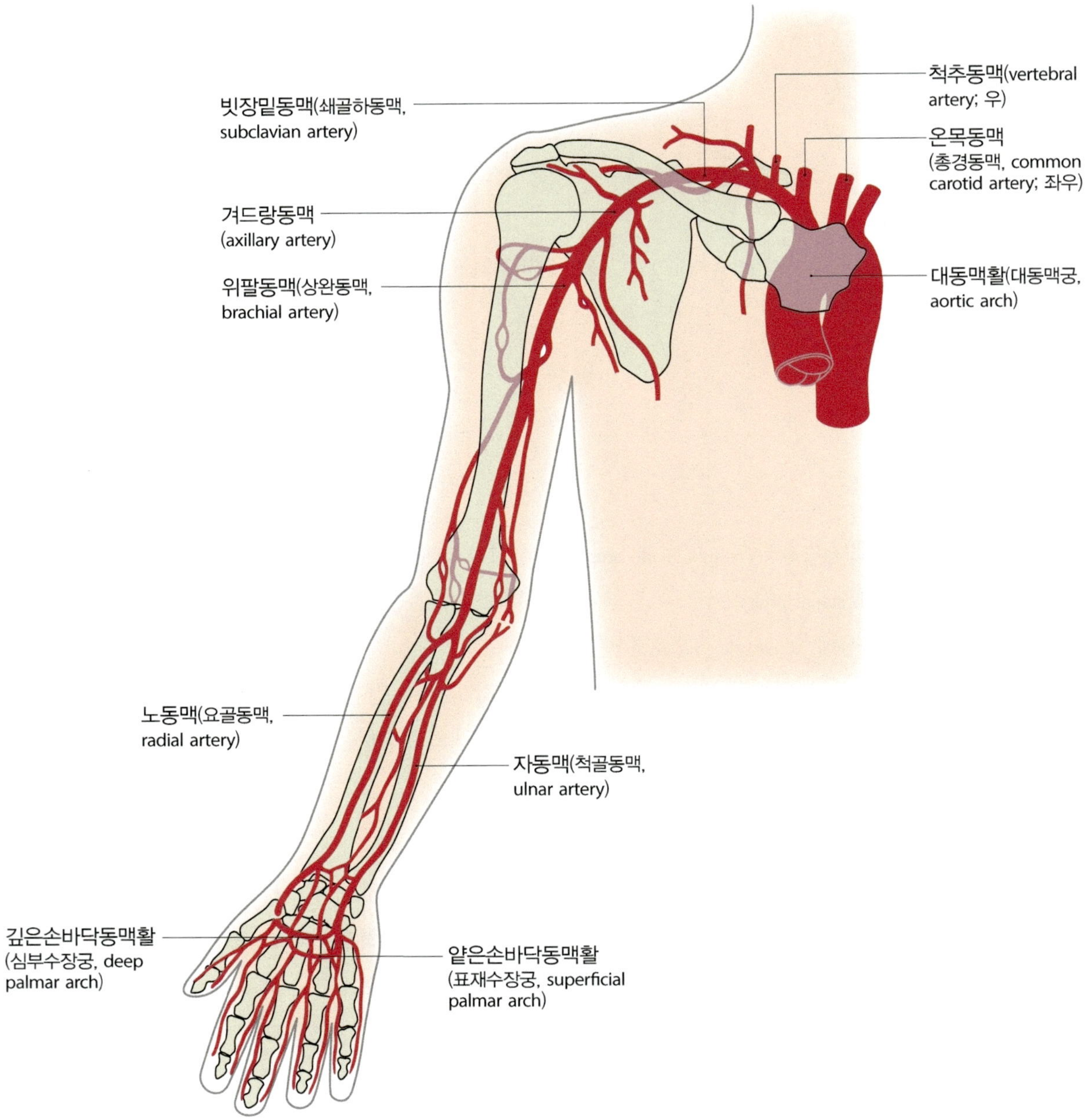

그림 7-24 팔의 동맥

(3) 위팔동맥(상완동맥, brachial artery)

겨드랑동맥에서 이어지며 위팔두갈래근(위팔이두근)의 안쪽모서리를 따라 내려가는 동맥으로, 팔(꿈치)오금에서 노동맥과 자동맥으로 나뉘어 끝난다. 깊은위팔동맥(상완심동맥, deep brachial artery)과 위 · 아래자쪽곁동맥(상 · 하척측측부동맥, superior · inferior ulnar collateral artery)의 가지를 내는데 모두 팔(꿈치)오금부분에서 팔꿈치관절의 동맥그물을 형성한다.

(4) 노동맥(요골동맥, radial artery)과 자동맥(척골동맥, ulnar artery)

팔(꿈치)오금에서 위팔동맥으로부터 분지되어 손을 향하며 깊은 · 얕은손바닥동맥활(심부 · 표재수장궁, deep · superficial palmar arch)을 형성한다. 이 사이 팔꿈치관절의 동맥그물을 형성하는 노쪽 · 자쪽되돌이동맥(요측 · 척측회귀동맥, radial · ulnar recurrent artery)의 가지를 내며 아래팔의 뼈몸통(골간)을 향하는 앞 · 뒤뼈사이동맥(전 · 후골간동맥, anterior · posterior interosseous artery) 등의 가지를 낸다. 또한 깊은 · 얕은손바닥동맥활에서는 등쪽손허리동맥(배측중수동맥, dorsal metacarpal artery → 등쪽손가락동맥)과 바닥쪽손허리동맥(장측중수동맥, palmar metacarpal artery → 바닥쪽손가락동맥)이 분지된다.

2) 정맥의 흐름

팔을 순환한 혈액을 심장으로 되돌리는 정맥의 경로는 크게 피부밑을 주행하는 **피부정맥**(표재 정맥)과 동맥을 따라 주행하는 **동반정맥**(심재 정맥)으로 나뉜다(그림 7-25).

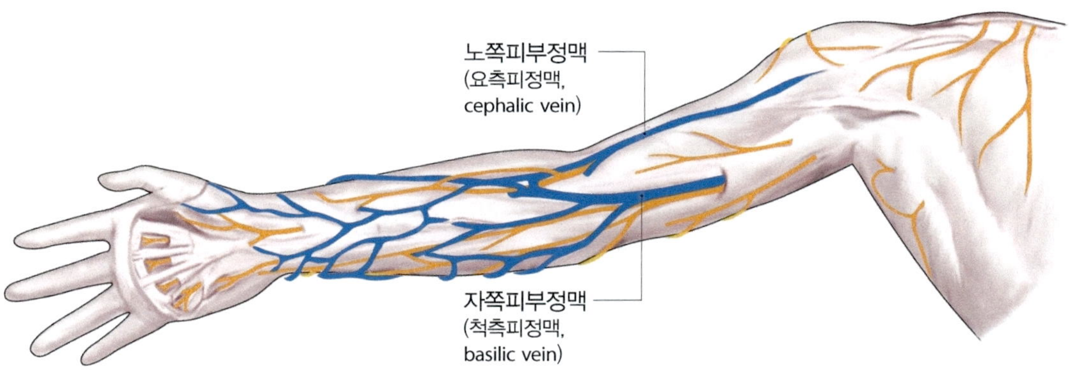

그림 7-25 **팔의 정맥**

(1) 피부정맥(cutaneous vein)

말초의 정맥그물에서 시작하여 피부밑을 올라가는 표재 정맥을 **피부정맥**이라고 한다. 손의 정맥그물에 시작되는 노쪽피부정맥(두정맥, cephalic vein)과 자쪽피부정맥(기저정맥, basilic vein)은 아래팔중간정맥(전완정중피정맥, median antebrachial vein)이나 중간팔오금정맥(정중주와정맥, median cubital vein) 등과 함께 팔(꿈치)오금에서 연결된다. 연결 형태는 개인차가 커서 M자형, N자형, H자형을 나타내는 외에 노쪽피부정맥과 자쪽피부정맥 사이에 연결이 관찰되지 않는 예도 있다. 이 부위에서는 비교적 얕은 곳을 정중신경(median nerve)이나 위팔동맥, 기타 피부신경이 지나가기 때문에 정맥주사나 채혈 시에 주의가 필요하다.

위팔에 들어가면 노쪽피부정맥은 위팔두갈래근의 가쪽모서리(체표에서는 가쪽두갈래근고랑이라고 불림)를 따라 올라가, 어깨세모근과 큰가슴근의 경계(어깨세모근가슴근고랑)를 통과해 빗장뼈 아래에서 겨드랑정맥(axillary vein)에 합류한다.

한편, 자쪽피부정맥은 위팔뼈 안쪽위관절융기 앞을 통과해 위팔로 들어가며, 위팔두갈래근 안쪽모서리(체표에서는 안쪽두갈래근고랑이라고 불림)를 따라 주행한 다음 위팔의 아래 1/3 부근에서 근막을 관통해 심부의 위팔정맥에 합류한다. 위팔정맥은 같은 이름의 동맥을 사이에 끼우고 2줄기가 주행하는데, 큰가슴근 아래모서리(겨드랑이 아래끝) 높이에서 1줄기로 합쳐져 겨드랑정맥이 된다.

(2) 동반정맥(accompanying vein)

심부의 동맥을 따라 주행하는(흐름은 역방향) 정맥을 **동반정맥**이라고 하며 동맥과 같은 이름으로 불린다. 일반적으로 동맥 1개를 사이에 끼우듯이 2개의 동반정맥이 관찰되는데, 겨드랑정맥(axillary vein)부터 심장 쪽에 걸쳐서는 1개의 정맥이 된다.

3. 다리부위

1) 동맥의 흐름

다리에 혈류를 보내는 동맥은 **넓적다리동맥**(대퇴동맥, femoral artery ← 바깥엉덩동맥)에서 유래한다. 넓적다리동맥은 고샅인대(inguinal ligament) 높이에서 바깥엉덩동맥(외장골동맥, external iliac artery)으로부터 이어지며, (다리)오금에서 **오금동맥**(슬와동맥, popliteal artery)이 된 후 **앞 · 뒤정강동맥**(전 · 후경골동맥, anterior · posterior tibial artery) 및 **종아리동맥**(비골동맥, fibular artery)으로 나뉘어 종아리를 내려간다. 이 가운데 앞정강동맥은 주로 발등에 분포하고, 뒤정강동맥은 발바닥에 분포한다(그림 7-26).

(1) 넓적다리동맥(대퇴동맥, femoral artery)

고샅인대 부분에서 바깥엉덩동맥으로부터 이어지는 동맥으로, 큰모음근이나 안쪽넓은근으로 둘러싸인 틈새인 모음근굴(내전근관, adductor canal)을 내려간 후 모음근힘줄 틈새(큰모음근의 널힘줄에 보이는 구멍)를 통과해 (다리)오금으로 나온 곳에서 오금동맥이 된다.

이 경로에서 여러 개의 가지를 내는데 그중 가장 큰 것은 깊은넓적다리동맥(심부대퇴동맥, deep femoral artery)으로 엉덩관절이나 넓적다리의 근육 무리에 영양을 제공하는 주요 동맥이다.

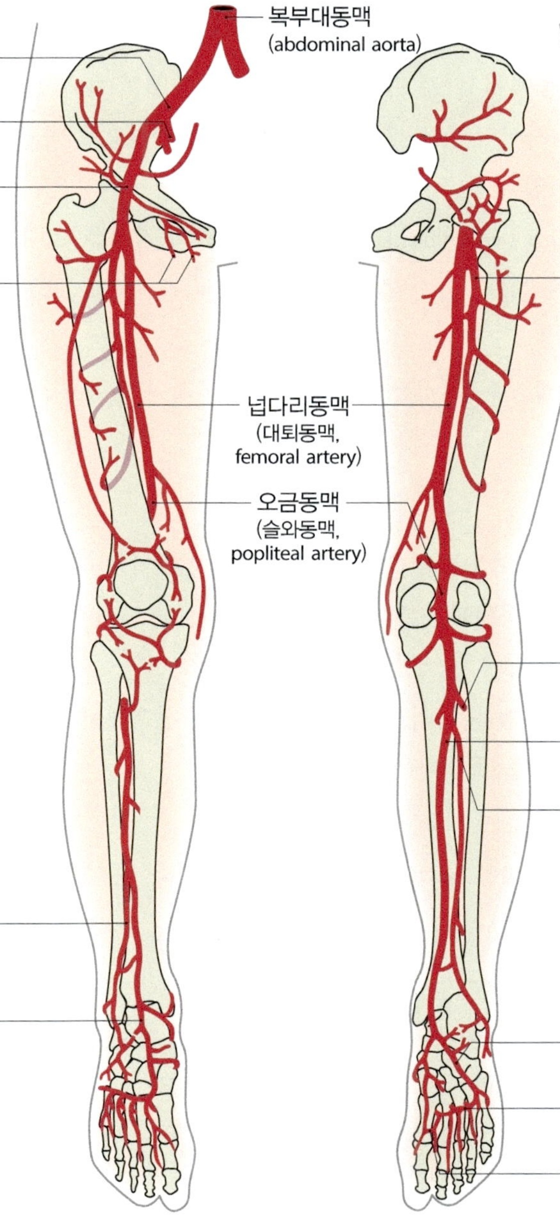

그림 7-26 **다리의 동맥**

(2) 오금동맥(슬와동맥, popliteal artery)

넓적다리동맥이 모음근힘줄 틈새를 통과해 (다리)오금으로 나온 곳에서 시작되며 앞 · 뒤정강동맥으로 분지되는 곳까지를 말한다. 그 사이 무릎관절 주변에 가지를 보내고 무릎관절의 동맥그물을 형성한다. 또한 종아리에서 발까지 혈액의 흐름은 오금동맥에 의존하기 때문에 오금동맥이 손상을 입게 되면 종아리나 발에 혈액의 흐름이 방해를 받는다.

(3) 정강동맥(경골동맥, tibial artery)과 종아리동맥(비골동맥, fibular artery)

종아리에서 발까지는 오금동맥에서 분지되는 앞 · 뒤정강동맥이 분포한다. **앞정강동맥**(전경골동맥, anterior tibial artery)은 종아리 뼈사이막(골간막) 위끝에서 종아리 앞면으로 나와 내려가다 발등동맥(족배동맥, dorsalis pedis artery)으로 이어진다.

한편, **뒤정강동맥**(후경골동맥, posterior tibial artery)은 가자미근의 깊은층을 내려가 안쪽복사 뒤쪽(발목굴)을 통과해 발바닥으로 나온 후 안쪽 · 가쪽발바닥동맥(내 · 외측족저동맥, medial · lateral plantar artery)이 되어 발바닥활을 형성한다.

종아리동맥(비골동맥, fibular artery)은 뒤정강동맥에서 나뉘어 가쪽복사나 발바닥 가쪽 부분에 분포한다.

2) 정맥의 흐름

팔의 정맥처럼 다리에도 피부정맥(표재 정맥)과 동반정맥(심재 정맥)이 있다. 피부정맥에는 **큰두렁정맥**(대복재정맥, great saphenous vein)과 **작은두렁정맥**(소복재정맥, lesser saphenous vein)이 있어 피부밑의 정맥혈액을 모은다.

한편, 동반정맥은 같은 이름의 동맥을 따라 주행하며 바깥엉덩정맥에서 온엉덩정맥을 지나 아래대정맥(하대정맥, inferior vena cava)으로 흘러들어 간다(그림 7-27).

(1) 큰두렁정맥(대복재정맥, great saphenous vein)

발 표층부의 정맥혈액을 넓적다리정맥으로 돌려보내는 가장 굵은 피부정맥이다. 종아리 안쪽에서 넓적다리 안쪽을 올라가서 두렁구멍(복재열공, saphenous hiatus; 넓적다리근막의 위안쪽에 보이는 구멍)을 지나 넓적다리정맥으로 들어간다. 종아리에서는 두렁신경(복재신경, saphenous nerve; 종아리 안쪽에서 발등 안쪽에 분포하는 피부신경)과 함께 주행한다.

특히 큰두렁정맥은 심장의 관상동맥우회술에 대용 혈관으로 사용되는데, 이때 판막이 방해가 되지 않도록 역방향으로 한다.

(2) 작은두렁정맥(소복재정맥, lesser saphenous vein)

발 표층부의 정맥혈액을 오금정맥으로 보내는 피부정맥이다. 종아리 윗부분에서는 장딴지 정중앙을 장딴지신경(비복신경, sural nerve; 종아리 뒷면 등에 분포하는 피부신경)과 함께 올라간다.

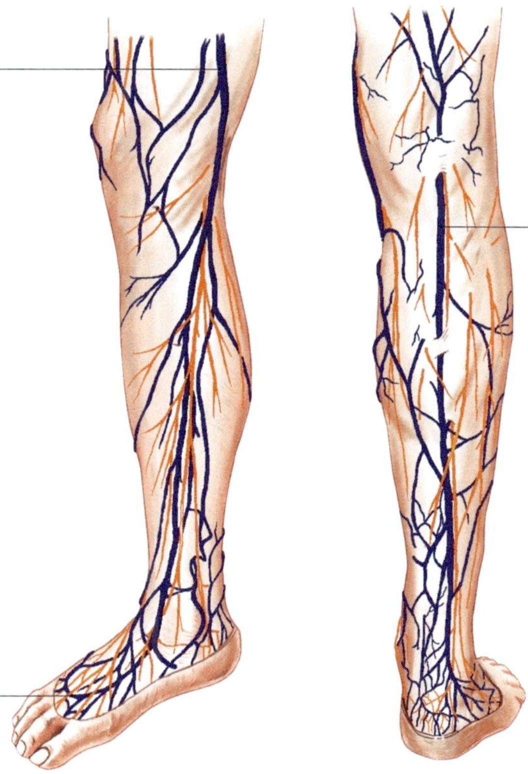

그림 7-27 다리의 피부정맥

4. 배부위

1) 동맥의 흐름

복벽이나 복부 장기에 분포하는 동맥은 대부분 **복부대동맥**(abdominal aorta)의 가지이다. 복부대동맥은 가슴대동맥(흉부대동맥, thoracic aorta)과 함께 내림대동맥(하행대동맥, descending aorta)이라고 불리며, 심장에서 나오는 대동맥의 가장 마지막 부분을 이룬다.

복부대동맥은 길이 15cm 정도로 가로막(횡격막)의 대동맥구멍(대동맥열공)을 관통한 곳(제12등뼈 위치)에서 시작하여 제4허리뼈 위치에서 좌우의 온엉덩동맥(총장골동맥, common iliac artery)으로 분지되어 끝난다(그림 7-28).

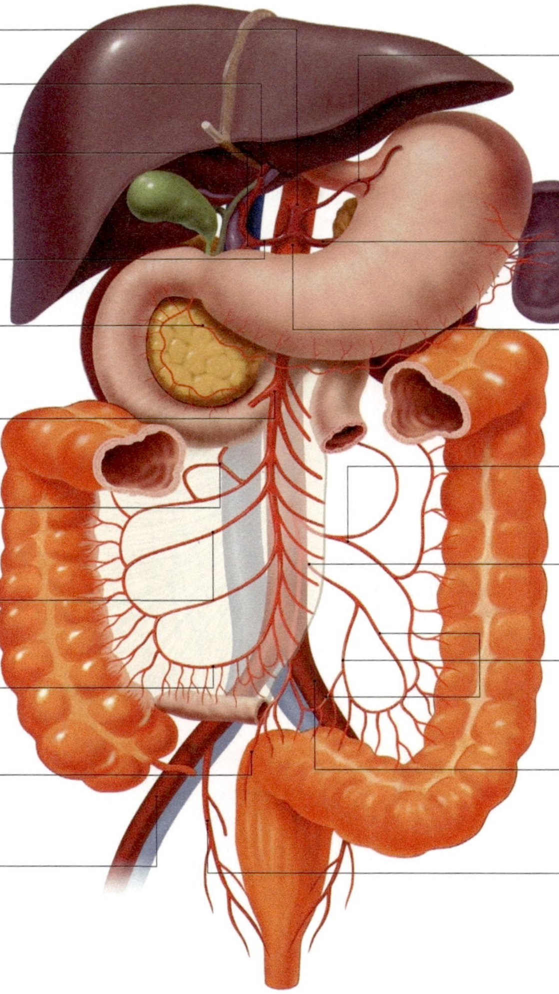

그림 7-28 **복부의 동맥**

(1) 복강동맥(celiac artery)

위와 그 주변 장기(위~십이지장, 간, 췌장, 비장 등)에 분포하는 복부대동맥의 가지는 제12등뼈 위치에서 분지된 후 바로 **좌위동맥**(왼위동맥, left gastric artery), **비장동맥**(지라동맥, splenic artery), **총간동맥**(온간동맥, common hepatic artery)의 3줄기로 나뉜다.

복강동맥에서 분지되는 3개의 가지 중에서 좌위동맥은 위의 작은굽이(소만곡, lesser curvature)를 따라 주행하여 위의 상반부에서 식도에 혈류를 보낸다. 비장동맥은 이름처럼 비장에 분포하며 이와 동시에 위의 큰굽이(대만곡, greater curvature) 쪽에 가지를 내어 위, 췌장, 큰그물막(대망, greater omentum; 위에서 늘어뜨려진 배막 구조) 등에 영양을 공급한다. 또 총간동맥은 간이나 담낭에 분포(고유간동맥)하면서 동시에 위, 십이지장과 췌장(머리부분)에도 가지를 낸다(위십이지장동맥).

(2) 상장간막동맥(위창자간막동맥, superior mesenteric artery)

주로 소장 대부분(십이지장의 하반부, 공장, 회장)과 대장 오른쪽(맹장, 상행결장, 횡행결장 일부)에 영양을 공급하는 복부대동맥의 가지를 말한다.

보통 제1허리뼈 높이에서 복부대동맥으로부터 분지되는데, 장간막 내에서 분지하며 각 소화관에 분포한다.

(3) 하장간막동맥(아래창자간막동맥, inferior mesenteric artery)

제3허리뼈 위치에서 분지되는 가지로 대장 왼쪽(횡행결장의 일부, 하행결장, 구불결장, 직장 윗부분)에 분포한다. 보통 하장간막동맥의 가지는 뒤복벽을 따라 주행하다 좌결장동맥(왼잘록창자동맥, left colic artery), 구불결장동맥(구불잘록창자동맥, sigmoid artery), 상직장동맥(위곧창자동맥, superior rectal artery) 등으로 나뉜다.

(4) 췌장 주변 동맥

동맥의 분포에 따라 영역을 구분하면 췌장은 ①비장동맥 계통이 분포하는 영역, ②총간동맥 계통이 분포하는 영역, ③상장간막동맥 계통이 분포하는 영역의 세 영역으로 나눌 수 있다.

췌장머리부분(십이지장에 접하는 부분)의 상반부는 주로 총간동맥(← 복강동맥)에서, 하반부는 상장간막동맥에서 영양을 공급받는다. 이에 비해 췌장몸통부분과 췌장꼬리부분은 주로 비장동맥(← 복강동맥) 가지에서 영양을 공급받는다(그림 7-29).

간혹 췌장 뒷면을 중심으로 후췌장동맥(뒤이자동맥, dorsal pancreatic artery)과 하췌장동맥(아래이자동맥, inferior pancreatic artery)이 발달해 있는 경우가 있다.

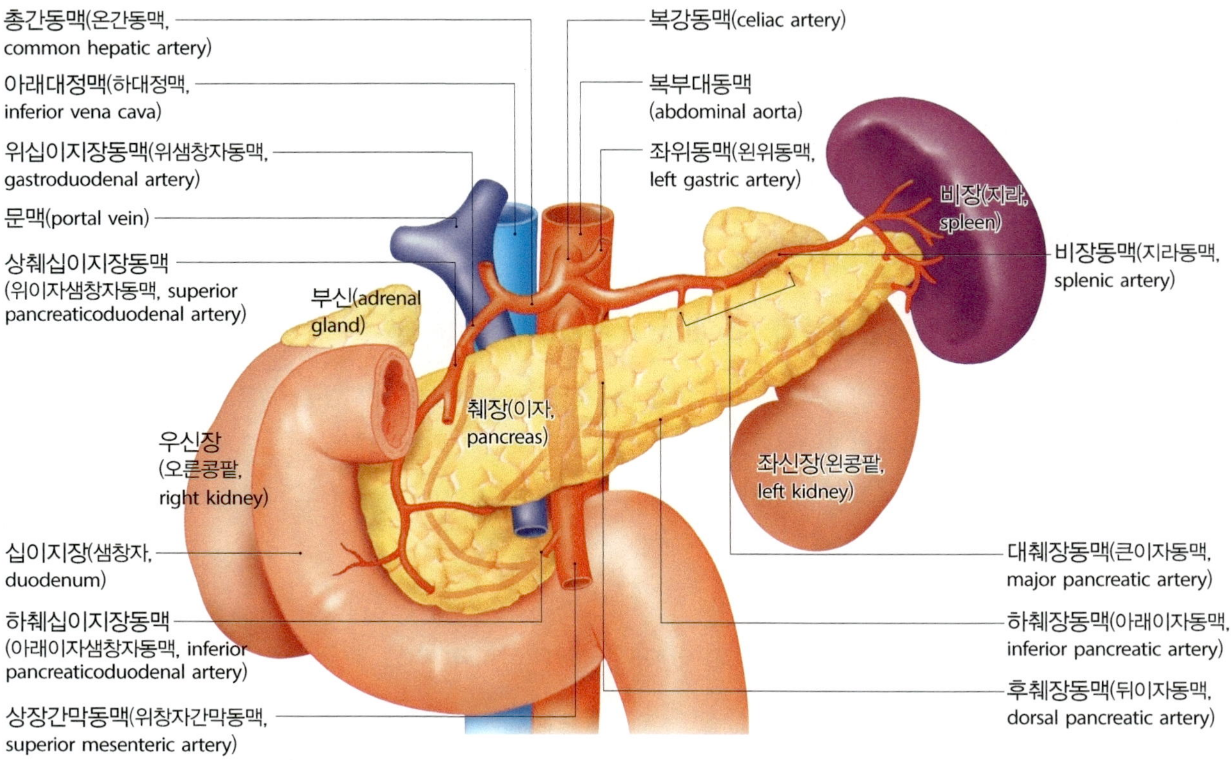

그림 7-29 **췌장 주변의 동맥**

2) 정맥의 흐름

복부를 흐르는 정맥계통에는 간을 통과하지 않고 아래대정맥(하대정맥, inferior vena cava)으로 직접 흘러들어 가는 경로와 간을 통과한 후 심장으로 돌아가는 경로(문맥계통)의 두 계통이 있다. 아래대정맥으로 직접 흘러들어 가는 것은 복부에서는 신장이나 복벽에서 나온 정맥이지만, 이외에 골반 장기나 다리의 정맥혈액도 아래대정맥으로 모인다.

한편, 대부분의 복부 장기, 특히 소화계통에서 나오는 혈액은 간에 모이고 간에서 대사된 후 아래대정맥을 거쳐 심장으로 되돌아간다(그림 7-30).

간은 소화관에서 흡수된 영양물을 이용할 수 있는 형태로 변화시키는 장소로, 간으로 혈액을 보내는 이 경로를 통틀어 **문맥계통**(portal system; **간문맥**)이라고 한다.

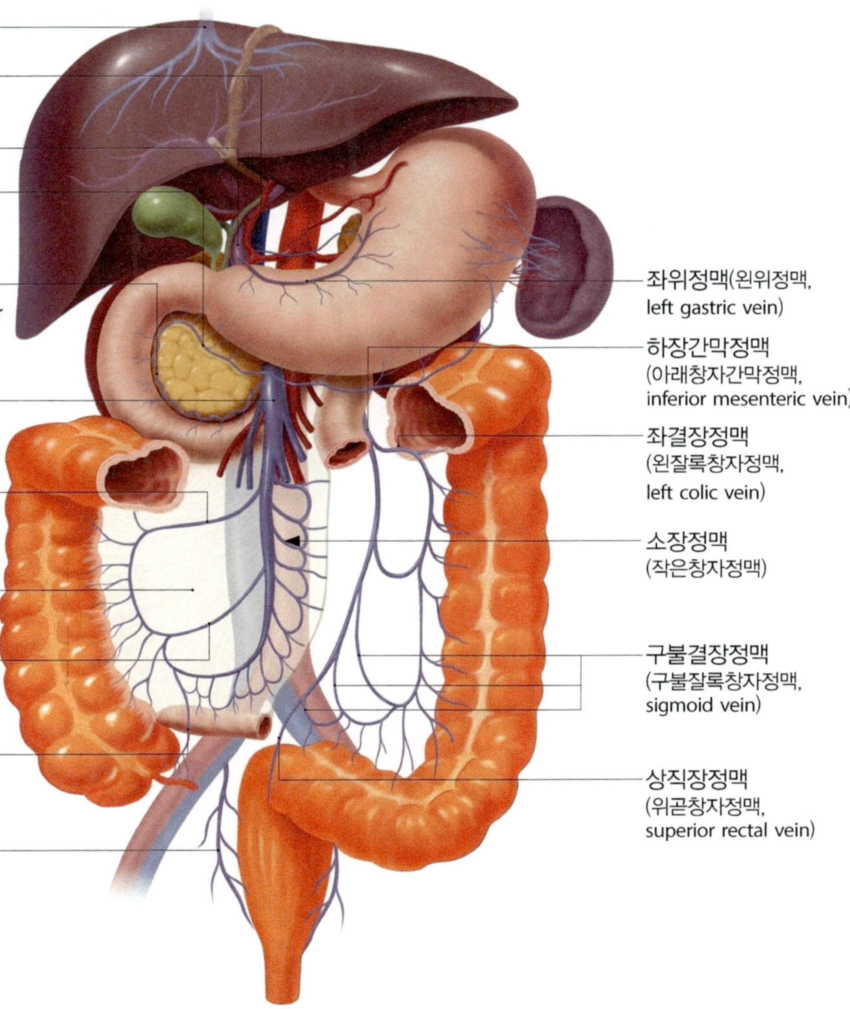

그림 7-30 **복부의 정맥**

(1) 문맥계통

복부 내장에서 나온 혈액은 **문맥**(portal vein)을 통해 간으로 보내진다. 문맥은 비장정맥(지라정맥, splenic vein), 상장간막정맥(위창자간막정맥, superior mesenteric vein), 하장간막정맥(아래창자간막정맥, inferior mesenteric vein)이 췌장 등쪽에서 합류하여 형성된 정맥을 말하는데, 외에도 위와 복벽의 정맥과도 연결되어 있다(그림 7-31).

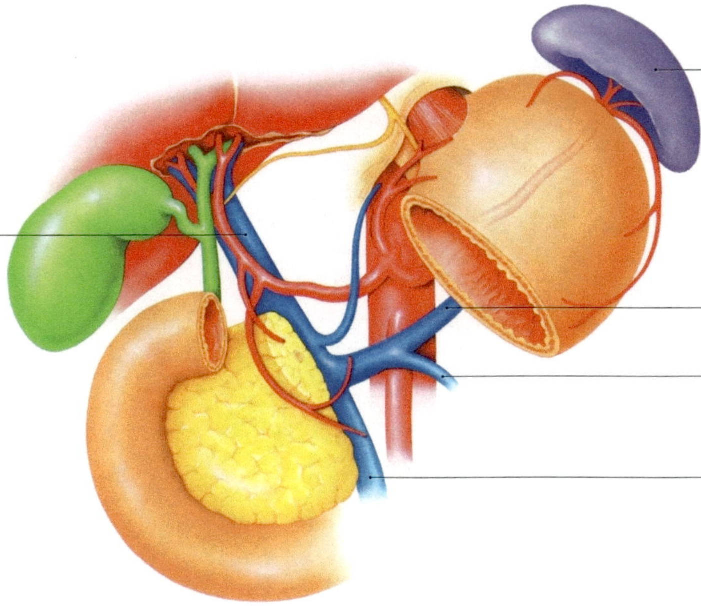

그림 7-31 문맥

① 비장정맥(지라정맥, splenic vein)

비장에서 나온 혈류는 비장정맥에서 문맥을 지나 간으로 보내진다. 이것은 비장에서 노후 적혈구로부터 포획한 혈색소를 간으로 운반하여 이곳에서 재이용하기 위해서이다.

이처럼 비장정맥은 비장에서 나온 혈액을 간으로 보내는 중요한 경로이지만, 간경화증(liver cirrhosis) 등으로 문맥압이 항진되면 역류가 일어나기 때문에 비장이 울혈을 일으켜 비대해지는 경우도 많다. 또한 비장정맥은 췌장몸통부분의 위모서리를 옆으로 주행해서 문맥으로 향하는 동안 위[짧은위정맥(short gastric vein), 위그물막정맥(위대망정맥, gastroepiploic vein)]나 췌장(췌장정맥)으로부터도 혈액을 받는다.

② 상장간막정맥(위창자간막정맥, superior mesenteric vein)

상장간막동맥과 마찬가지로 소장 및 대장의 오른쪽에 분포한다. 즉, 상장간막정맥은 장간막 내에서 공장정맥(빈창자정맥, jejunal vein), 회장정맥(돌창자정맥, ileal vein), 회결장정맥(돌주름창자정맥, ileocolic vein), 우결장정맥(오른잘록창자정맥, right colic vein), 중결장정맥(중간잘록창자정맥, middle colic vein) 등이 모여서 형성되며, 다시 췌십이지장정맥(이자샘창자정맥, pancreaticoduodenal vein)과 오른위그물막정맥(우위대망정맥, right gastroepiploic vein)을 받은 후 비장정맥과 합쳐져 문맥을 형성한다.

복부의 소화관에서 흡수된 영양분은 주로 상장간막정맥에 흡수되고 문맥을 통해 간으로 보내진다. 따라서 복용하는 약물도 대부분은 소장에서 흡수되어 상장간막정맥에 의해 간으로 보내져 처리된다.

③ 하장간막정맥(아래창자간막정맥, inferior mesenteric vein)

하장간막정맥은 대장 왼쪽부터 직장 상부까지의 혈액을 모아 문맥으로 흘러들어 간다. 이 영역은 소장에 비해 영양분 등의 흡수는 적지만 수분 흡수가 이루어지며, 특히 직장은 점막 아래의 정맥얼기를 통해 아미노산 등을 흡수한다.

또한 하장간막정맥은 직장 상부에 발생한 암의 혈행전이 경로이기도 한데, 대부분은 문맥을 경유해서 간전이를 일으킨다.

④ 좌위정맥(왼위정맥, left gastric vein)

하부 식도와 위에서 오는 혈류는 좌위정맥을 통해 문맥으로 흘러들어 간다. 다른 정맥에 비해 혈류는 적지만, 식도정맥얼기에서 위대정맥까지는 뒤가슴벽을 경유해서 연결되기 때문에 문맥과 위대정맥을 연결하는 우회경로로서도 중요하다. 간경화증 등이 있으면 문맥혈은 식도정맥얼기로 흘러들어 식도정맥류를 형성하여 가끔 식도에서 대량출혈을 일으키는 경우도 있다.

(2) 문맥계통의 우회경로

문맥계통을 구성하는 각 정맥에서 혈류는 보통 간을 향하지만, 간경화증 등으로 문맥의 혈류가 억제되면 정맥으로 역류하는 경우가 있다. 역류는 간을 통과하지 못한 문맥혈을 다른 경로(우회로)를 통해 심장으로 되돌리는 것을 말하며, 다음의 경로가 있다.

- 좌위정맥 → 식도정맥얼기 → 홀정맥(기정맥) → 위대정맥(상대정맥)
- 하장간막정맥(아래창자간막정맥) → 직장정맥얼기 → 속엉덩정맥(내장골정맥) → 아래대정맥(하대정맥)
- 배꼽곁정맥 → 복벽과 가슴벽의 정맥 → 빗장밑정맥(쇄골하정맥) → 위대정맥(상대정맥)

그러나 역류가 과도해지면 각 정맥의 분포영역에 울혈이 생기고 하장간막정맥계통에서는 직장정맥류(치질), 비장정맥계통에서는 비장비대, 좌위정맥계통에서는 식도정맥류 등이 발생한다.

5. 태아의 혈액순환

1) 태아 혈액순환의 특징

사람은 폐에서 산소를 받아들이고 섭취한 영양분을 간에서 대사함으로써 몸이 필요로 하는 물질을 생성한다. 이에 비해 태아는 산소나 필요한 물질을 모체로부터 제공받고 있어 태반(placenta)이 생후의 폐나 간의 기능을 대신한다. 즉, 태아에서는 태반을 통과하는 순환경로가 특히 중요하기 때문에 생후의 순환계통과는 다른 다음과 같은 구조를 가진다(그림 7-2 참조).

(1) 배꼽정맥(umbilical vein)

태반에서 산소나 필요한 물질을 흡수한 혈액은 탯줄(제대, umbilical cord)을 통해 태아의 체내로 들어가 배꼽정맥(낫인대의 아래모서리를 주행)을 경유하여 간으로 들어간다. 그러나 혈액은 간으로 진입하는 문맥에는 들어가지 않고 정맥관(ductus venosus)을 통과해 아래대정맥으로 들어간다. 태반에서 오는 혈액은 영양이 풍부하여 간에서 새로 만들어낼 필요가 없기 때문이다.

생후에는 배꼽정맥과 정맥관이 모두 제 역할을 다한 후 각각 닫혀서 끈 모양의 간원인대(round ligament of liver)와 정맥관인대(ligamentum venosum)가 된다.

(2) 타원구멍(타원공, foramen ovale)

아래대정맥의 혈액은 우심방으로 흘러들어 간다. 생후에는 우심방에서 우심실, 폐동맥을 지나 폐로 보내져 기체교환이 이루어지지만, 태아일 때는 그럴 필요가 없다. 그래서 우심방의 혈액은 심방중격(심방사이벽)에 있는 타원구멍을 통해 좌심방으로 유입되고 좌심실과 대동맥을 지나 온몸으로 보내진다.

출생 후 타원구멍은 닫혀서 타원오목(난원와, oval fossa)이라는 파임이 된다. 가끔 타원구멍이 닫히지 않고 남아 있는 경우가 있는데 이를 열린타원구멍(patent foramen ovale)이라고 한다.

(3) 동맥관(ductus arteriosus)

우심방의 모든 혈류가 타원구멍을 통해 좌심방으로 들어가는 것은 아니다. 예를 들어 머리와 목부위에서 나온 정맥혈액은 위대정맥에서 우심방으로 흘러들어 가는데, 그대로 우심실을 지나 폐동맥으로 향한다. 그러나 폐동맥으로 들어간 혈액 대부분은 폐에는 도달하지 않고 동맥관을 통해 대동맥으로 되돌아온다. 호흡하지 않는 태아의 폐는 혈관 저항이 높아서 폐동맥혈액은 동맥관을 통과해 대동맥으로 흘러들어 가기 때문이다.

동맥관은 출생 후 바로 막혀서 동맥관인대(ligamentum arteriosum)가 되는데, 때로 닫히지 않는 경우를 열린동맥관(동맥관개존증, patent ductus arteriosus)이라고 한다. 또한 대동맥에서 동맥관 합류부로부터 심장 쪽으로 나오는 동맥은 주로 머리와 목부위에 혈액을 공급하기 때문에 태아의 경우 상반신이 잘 발달한다. 이는 조기에 발달하는 뇌 등에 산소와 영양분을 보내는 기전이 된다.

(4) 배꼽동맥(umbilical artery)

태아의 혈액을 다시 태반으로 되돌리는 혈관이다. 좌우 속엉덩동맥(내장골동맥, internal iliac artery)의 가지로, 배꼽에서 배꼽동맥이 되어 태반을 주행하다가 생후에는 방광에서 배꼽 쪽 부분이 막혀 배꼽동맥인대(medial umbilical ligament; 안쪽 배꼽주름)가 되어 남게 된다.

2) 태반의 구조와 기능

태반(placenta)은 임신 시 형성되는 일시적인 기관이다. 태반의 기본적인 구조는 임신 4개월 무렵에 완성되는데, 그 이후에도 임신의 진행과 함께 발달하여 정상적으로 분만된 태반은 지름 20cm, 두께 2~3cm, 무게 약 500g의 원반 모양을 나타낸다(그림 7-32).

태반은 모체조직에서 유래하는 바닥쪽탈락막(기저탈락막, decidua basalia)과 태아조직인 융모막(chorion)이 합체하여 형성되는데, 대략 바닥쪽탈락막으로 이루어진 용기에 융모막이 들어간 구조이다. 바닥쪽탈락막이 만드는 용기에서 융모와 융모 사이의 공간을 융모사이공간(intervillous space)이라고 하며, 이곳은 모체의 혈관이 열려 속공간을 신선한 혈액이 채우고 있다. 이 혈액은 자궁동맥(uterine artery)에서 탈락막의 나선동맥(spiral artery)을 거쳐 융모사이공간으로 보내진 것이다.

한편, 융모에는 태아순환과 연결되는 모세혈관이 포함되어 있으며 배꼽동 · 정맥에 의해 태아순환과 연결되어 있다. 융모는 모체혈액으로 채워진 용기(융모사이공간) 속에 잠긴 상태에 있으며, 융모 내의 모세혈관과 융모사이공간의 모체 혈액 사이는 얇은 벽에 의해 나뉘어 있다. 이 얇은 벽구조를 태반장벽(placental barrier)이라고 하는데 물, 산소, 이산화탄소, 저분자물질, 호르몬, IgG(면역글로불린) 등은 통과하지만, 고분자물질이나 세균 등은 통과할 수 없는 구조이기 때문에 태아혈액과 모체혈액이 서로 섞이지 않고 물질교환을 할 수 있다. 그러나 이 태반장벽에도 한계가 있어 알코올 등의 약물이나 바이러스는 간단히 통과할 수 있기 때문에 모체의 약물복용이나 바이러스 감염이 태아에게 미치는 영향에 주의해야 한다. 또한 태반은 임신 유지에 필요한 호르몬의 분비에도 관여한다.

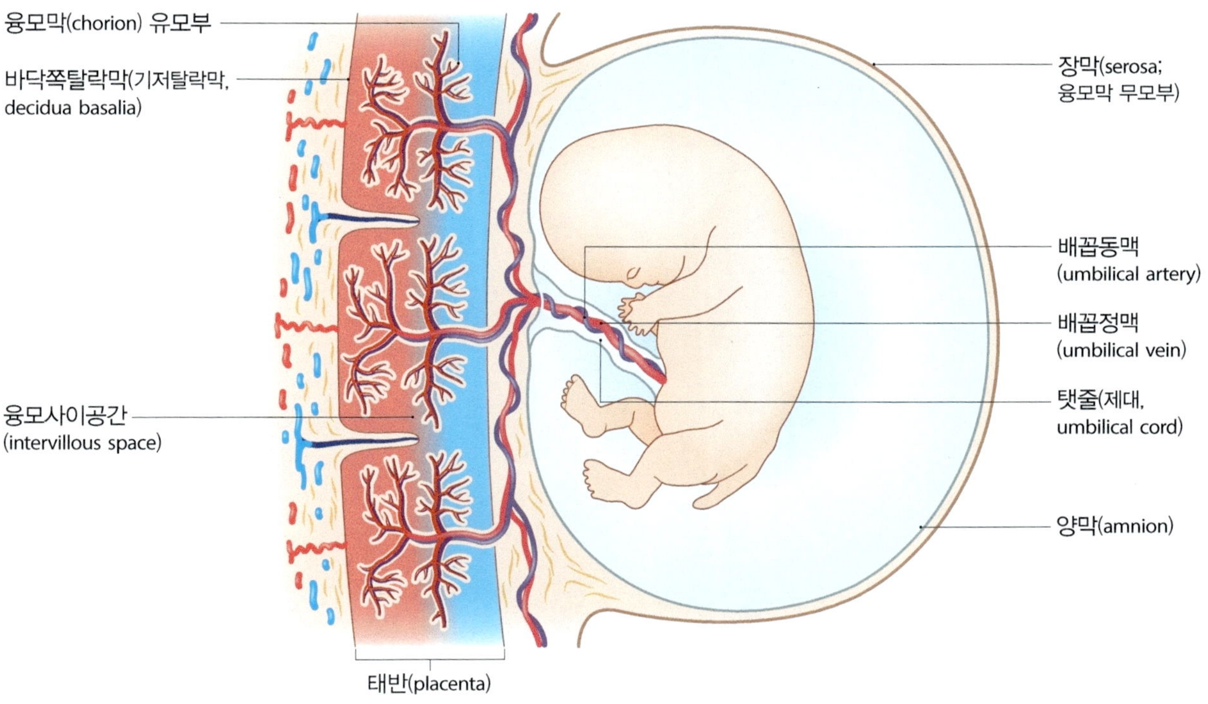

그림 7-32 태반의 단면

Clinical Information

▶ 팔로네증후(Fallot tetralogy)

팔로네증후는 폐동맥협착증(pulmonary stenosis), 심실중격결손(심실사이벽결손, interventricular septal defect), 대동맥걸침(aortic overriding), 우심실비대(right ventricular hypertrophy)를 4대 징후로 하는 선천심장기형으로, 발생학적으로는 '동맥줄기의 분할이상'에 의해 일어나는 발생이상으로 파악된다.

팔로네증후에서는 폐혈관의 저항이 높기 때문에 우심장계통에서 좌심장계통으로 혈류가 흘러들어 간다. 이 때문에 정맥혈액이 동맥혈액에 섞임으로써 청색증(cyanosis)이 나타나는데, 특히 목욕이나 운동에 의해 온몸으로 순환하는 혈류가 증가할 때 악화된다. 청색증은 신생아기부터 관찰되는데, 생후 3개월 무렵부터는 허파혈류 저하에 의한 동맥혈액의 산소 감소로 무산소발작(뇌의 산소부족에 의한 두통, 경련, 실신발작)도 일어난다.

요점정리

- 온몸을 순환한 혈액은 위·아래대정맥을 통해 우심방으로 되돌아오는데 이를 온몸순환(전신순환, systemic circulation)이라고 하고, 우심실에서는 폐동맥을 거쳐 혈액이 폐로 보내지며 폐정맥을 통해 좌심방으로 들어오는데 이를 폐순환(pulmonary circulation)이라고 한다.
- 심장(heart)은 가슴안(흉강) 중앙에서 약간 왼쪽으로 치우쳐 있으며, 좌우 폐 사이 세로칸(종격) 영역 아래의 가로막(횡격막, diaphragm) 윗면에 인접해 있다.
- 심장 내부는 중격(사이막, septum)과 방실판(막)(atrioventricular valve)에 의해 4개의 공간(우심방, 우심실, 좌심방, 좌심실)으로 나뉜다. 그 벽도 혈관벽과 마찬가지로 3층(심내막, 심근층, 심장외막)으로 구성된다.
- 심방과 심실을 연결하는 방실구멍이나 대동맥 또는 폐동맥 시작부위에는 판막(valve)이 있다. 이들 판막은 심내막으로 이루어진 주름으로, 혈류에 대응하여 열리고 닫힘으로써 혈액의 역류를 방지한다. 형태나 구조에 따라 방실판막과 동맥판막으로 나뉜다.
- 심장에는 특수심장근육이라는 근육이 있어서 자율적인 흥분과 수축을 하며, 그 흥분을 일반 심장근육에 전달함으로써 심장수축을 일으킨다. 이를 자극전도계통이라고 한다.
- 혈액은 유동성 조직으로 세포성분인 혈구(hematocyte; 적혈구, 백혈구, 혈소판)와 세포사이질에 해당하는 혈장(plasma)으로 구성된다.
- 온몸순환의 혈류는 심장에서 나온 후 대동맥으로 들어가고 이곳에서 갈라지는 가지를 통해 각 부위로 보내진다. 즉, 대동맥활(대동맥궁, aortic arch)에서 나온 가지는 머리와 목, 팔에 분포하고, 내림대동맥(하행동맥)에서 나온 가지는 가슴, 배부위에 분포하며, 온엉덩동맥(총장골동맥)에서 나온 가지는 골반이나 다리에 분포한다.

CHAPTER 08

림프계통

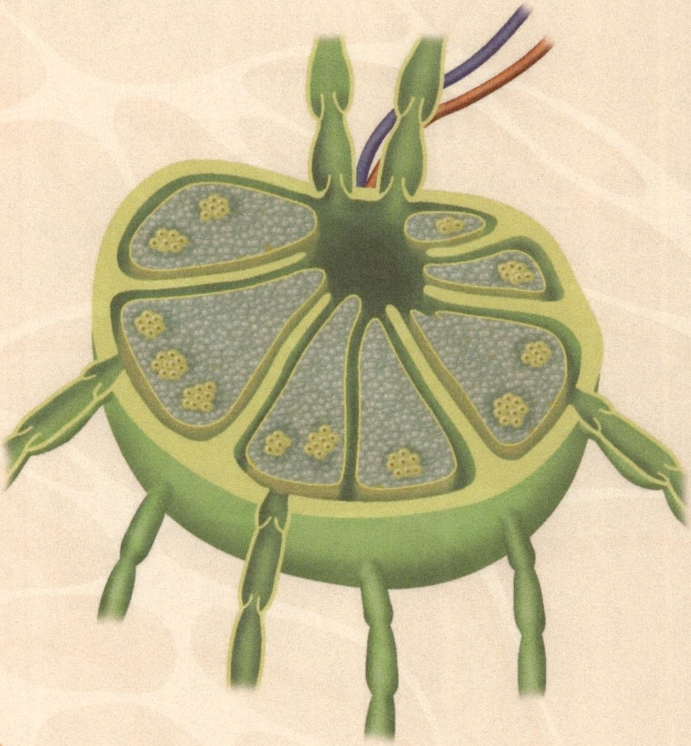

1. 림프계통의 구성
2. 면역

1. 림프계통의 구성

림프계통은 액체성분인 림프(lymph)를 운반하는 **림프관**(lymphatic vessel), 림프관 사이에 분포하는 **림프절**(lymph node), 림프조직의 집단인 **편도**(tonsil), **비장**(지라, spleen), **가슴샘**(흉선, thymus)으로 구성된다(표 8–1, 그림 8–1). 림프계통은 체액 순환에 작용하는 외에도 감염을 막는 역할을 한다.

림프계통은 림프모세관에서 시작하여 차츰 합류해서 굵은 림프관이 되어 정맥으로 흘러들어 간다. 림프관 안의 림프는 조직사이질에서 흡수된 조직액으로, 보통은 조직에서 만들어진 대사산물이나 온몸을 순환하는 면역세포(림프구)를 운반하지만, 때로는 침입한 병원체가 들어가기도 한다. 이 때문에 림프관 중간에는 여러 개의 림프절이 있어 침입한 병원체가 혈액순환으로 들어가지 않게 작용한다.

림프의 주요 세포성분은 림프구(lymphocyte)이며, 그 속에는 면역에 관여하는 T세포와 B세포, 자연살해세포(natural killer cell) 등이 있다. 림프절은 침입한 이물(질)이나 세균을 포획하고 림프절 내의 세포가 이를 포식하여 면역반응을 발동시킨다.

표 8–1 **림프계통의 구성**

구성	구조	특징 및 역할
액체(fluid)	림프(lymph)	림프관을 흐르는 액체로, 혈장과 비슷하다.
세포(cell)	림프구(lymphocyte)	특이방어 기능을 수행한다.
관(vessel)	림프관(lymphatic vessel)	말초에서 시작해서 정맥에 연결된다.
조직(tissue)	림프소절(lymphoid nodule), 점막관련림프조직(MALT), 편도(tonsil)	성긴결합조직과 림프구로 구성된다.
기관(organ)	림프절(lymph node), 가슴샘(thymus), 비장(spleen)	섬유결합조직으로 둘러싸인 림프조직 덩어리이다.

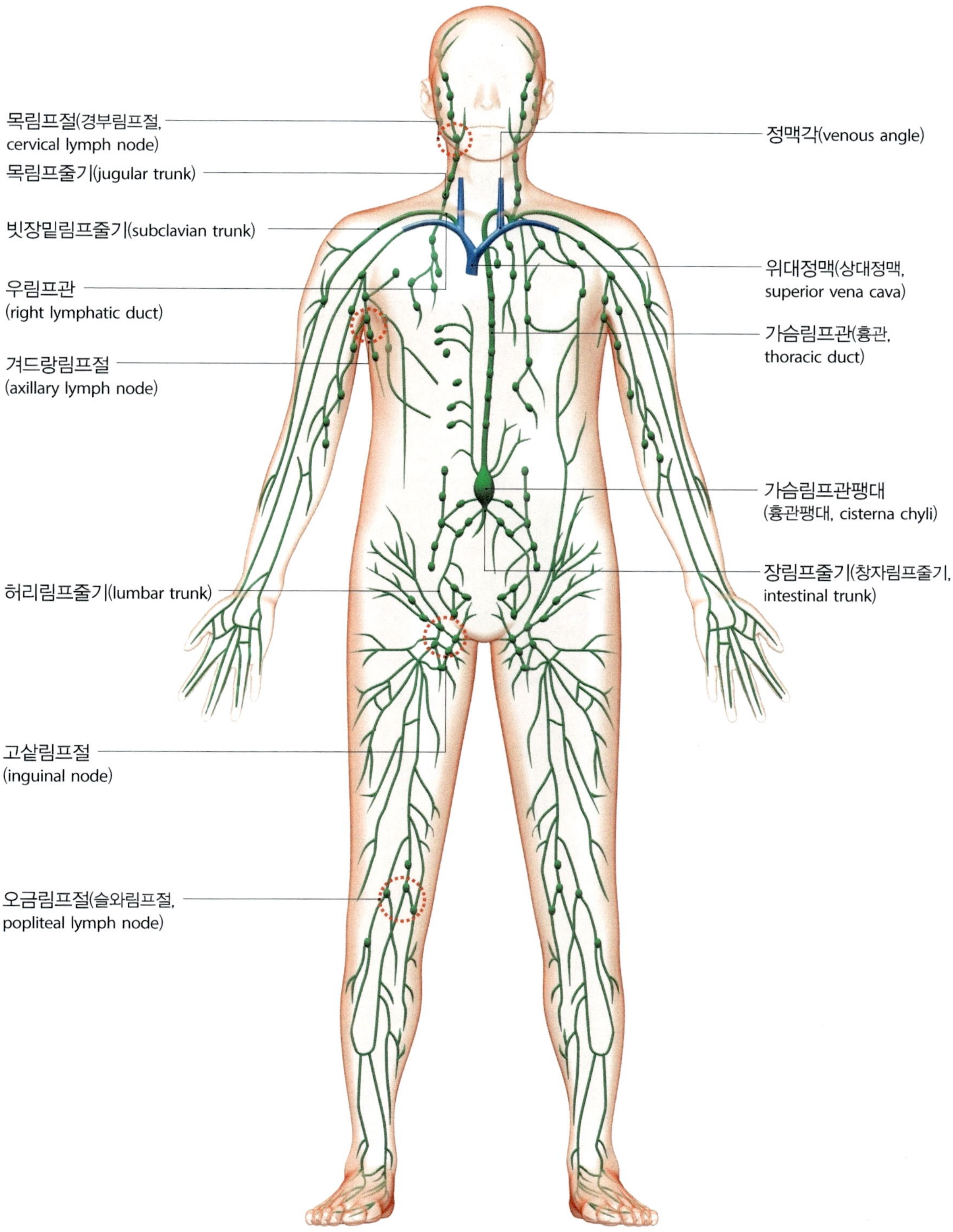

그림 8-1 온몸의 림프계통

1. 림프관

림프모세관(lymphatic capillary)은 모세혈관처럼 1층의 내피세포로 되어 있는데, 바닥막이 결여되어 있는 경우가 많아 조직액, 세균 등이 림프모세관으로 유입될 수 있다. 림프모세관은 림프집합관(collecting duct)으로 이행하는데 집합관의 관벽에는 내피세포와 바닥막, 나아가 수축성 세포가 존재한다(그림 8-2). 림프관에는 다수의 판막(valve)이 있어 림프의 역류를 방지한다. 림프관은 일반적으로 판막이 많이 존재하기 때문에 염주 같은 모양을 나타낸다.

좌우의 하반신과 왼쪽 상반신의 림프가 집합하는 관줄기를 **가슴림프관**(흉관, thoracic duct)이라 하고, 오른쪽 상반신의 림프가 집합하는 관줄기를 **우림프관**(right lymphatic duct)라고 한다(그림 8-3).

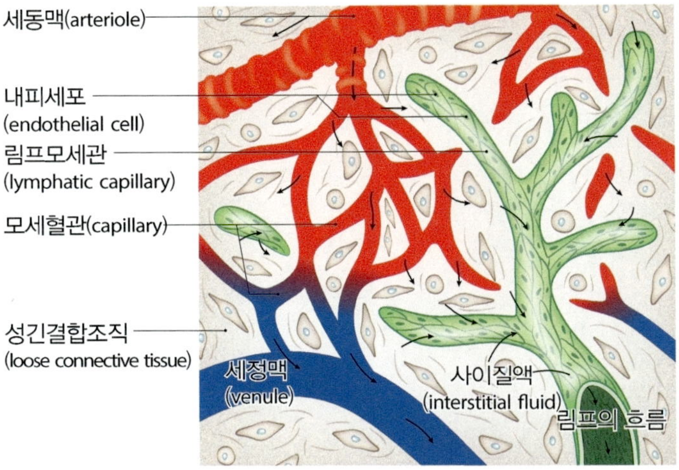

그림 8-2 림프모세관의 구조

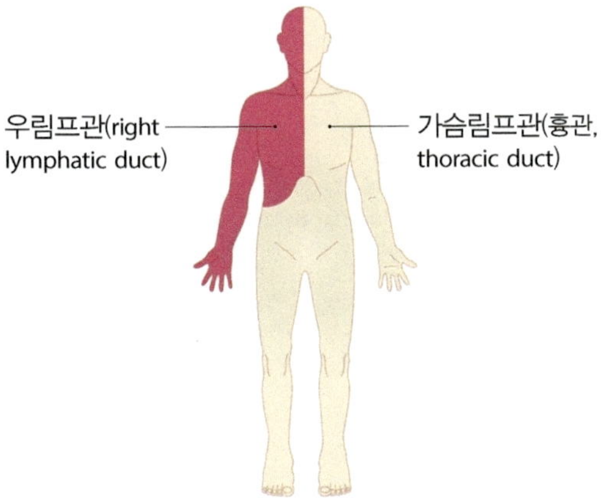

그림 8-3 가슴림프관과 우림프관의 분포영역

1) 가슴림프관(흉관, thoracic duct)

가슴림프관은 하반신 대부분의 림프와 왼쪽 상반신의 림프를 받아들이는 우리 몸에서 가장 큰 림프줄기(lymphatic trunk)이다(그림 8-4). 제1~2허리뼈 앞, 복부대동맥 뒤에서 다리 및 골반 내장에서 나오는 림프를 모은 좌우의 허리림프줄기(lumbar trunk)와 복부 내장에서 나오는 림프를 모은 1개의 장림프줄기(창자림프줄기, intestinal trunk)가 합류하여 시작된다.

합류부위는 다소 굵고 장림프줄기에서 유입되는 지방방울 때문에 백탁한 림프를 포함하는데, 이것을 **가슴림프관팽대**(흉관팽대, cisterna chyli)라고 한다. 가슴림프관팽대에 이어지는 가슴림프관은 복부대동맥의 오른쪽 뒤를 올라가서 대동맥과 함께 가로막을 빠져나와 가슴안으로 들어가고, 가슴대동맥 뒤를 제4등뼈 높이까지 올라가서 식도 뒤의 왼쪽으로 더 올라가 목으로 들어간 후 **왼쪽 정맥각**(venous angle)으로 들어간다. 정맥각으로 들어가는 부근에서 좌목림프줄기(left jugular trunk)와 좌빗장밑림프줄기(left subclavian trunk)를 받는다.

허리림프관줄기에 모인 다리의 림프관은 도중에 오금림프절, 고샅림프절을 경유한다. 다리, 볼기부위, 아래복벽, 음부 등에서 나오는 얕은 림프관은 얕은고샅림프절(superficial inguinal node)로 들어간다.

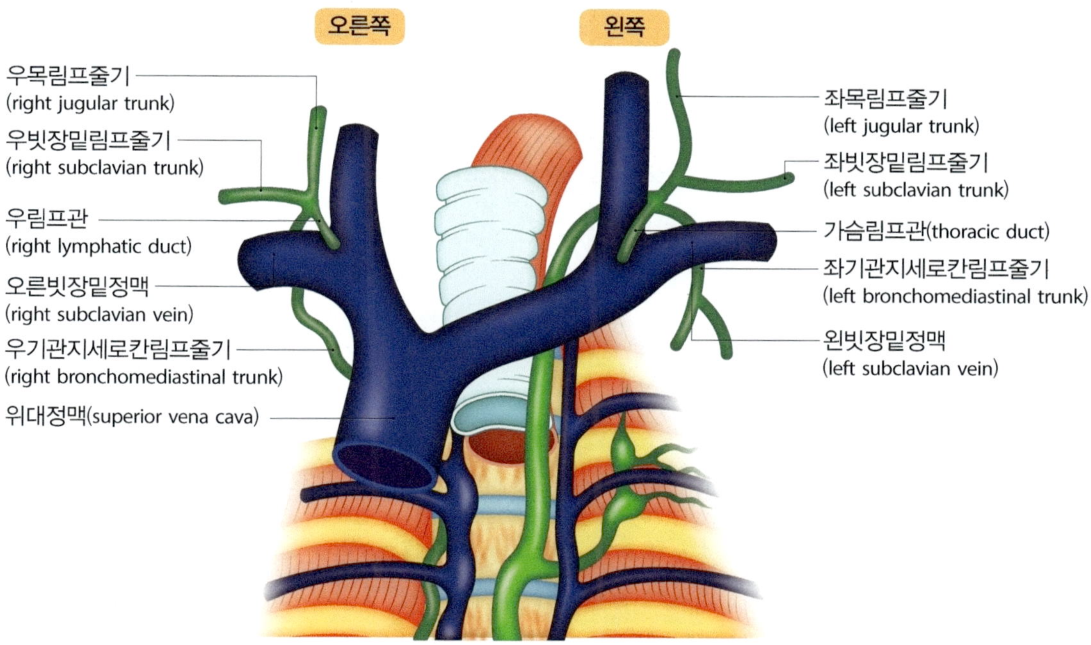

그림 8-4 가슴림프관과 우림프관

2) 우림프관(right lymphatic duct)

왼쪽의 가슴림프관에 해당하는 **우림프관**은 **오른쪽 정맥각**(venous angle)으로 들어가는데, 오른쪽 상반신, 즉 머리 · 목부위, 오른쪽 팔, 가슴부위의 림프가 집합하기 때문에 가슴림프관과는 비교도 되지 않을 정도로 규모가 작다(그림 8-4).

3) 기관지세로칸림프줄기(bronchomediastinal trunk)

뒤가슴벽에서 척주의 좌우를 올라가는 림프줄기로, 가슴벽 및 가슴안 내의 림프 대부분이 모인다. 대부분은 우림프관으로 들어가지만 왼쪽은 정맥각(venous angle) 부근에서 가슴림프관으로 합류하는 경우도 있다. 오른쪽은 정맥각 부근에서 우림프관을 거쳐 정맥으로 유입된다.

4) 빗장밑림프줄기(subclavian trunk)

팔 및 가쪽가슴부위의 림프를 모으는 줄기이다. 팔의 림프관은 팔(꿈치)오금에 있는 팔오금림프절(cubital lymph node)을 거친 후 겨드랑림프절(axillary lymph node)에 연결된다. 또한 가쪽가슴벽의 림프관도 겨드랑림프절로 모이고, 이것들이 합쳐져서 빗장밑림프줄기가 된다. 빗장밑림프줄기의 왼쪽은 정맥각 부근에서 가슴림프관으로 합류하고, 오른쪽은 우림프관로 흘러들어 간다.

5) 목림프줄기(jugular trunk)

머리, 얼굴, 목의 림프를 모으는 줄기이다. 머리부위에 귓바퀴뒤림프절(retroauricular lymph node), 목부위에 얕은목림프절(표재경부림프절, superficial cervical lymph node), 깊은목림프절(심경부림프절, deep cervical lymph node) 등이 있다. 목림프줄기의 왼쪽은 정맥각에 가까운 가슴림프관으로 유입되고, 오른쪽은 오른림프관줄기로 흘러들어 간다.

2. 림프절

림프절(lymph node)은 쌀알에서 콩알 크기의 기관으로, 내부는 림프가 흐르는 통로가 그물 모양을 이루며 림프구 등의 면역세포가 그 틈을 채운다(그림 8-5). 온몸의 림프관에 부속해 있으며 특히 목이나 팔다리가 시작되는 곳(겨드랑이, 고샅) 및 외부와 연결된 기관이나 소화관 주변에 모여 있다. 림프와 함께 흘러온 병원체나 이물(질)에 대해 면역반응을 일으키는 장소이며, 병원체를 포식 및 제거하거나 항체를 생산하여 온몸에 보내는 역할을 한다. 감염이 일어났을 때 림프절이 붓는 이유는 병원체에 대한 면역반응이 림프절에서 일어나고 있기 때문이다.

림프절의 볼록한 쪽으로 많은 **들림프관**(afferent lymphatic vessel)이 유입된다. 림프절의 오목한 쪽을 **문**(hilum)이라고 하며 혈관과 **날림프관**(efferent lymphatic vessel)이 출입한다. 결합조직의 피막이 바깥쪽을 덮고 내부로 뻗어 들어가 구획을 나누며 피막 아래에서 그물 모양으로 **림프굴**(림프동, lymphatic sinus)을 형성하면 여기로 림프가 유입된다. 림프절은 세포가 풍부한 피질(겉질, cortex)과 세포가 적은 수질(속질, medulla)로 나뉘는데, 피질에는 많은 수의 림프구 집단인 림프소절(lymphatic nodule)이 관찰된다.

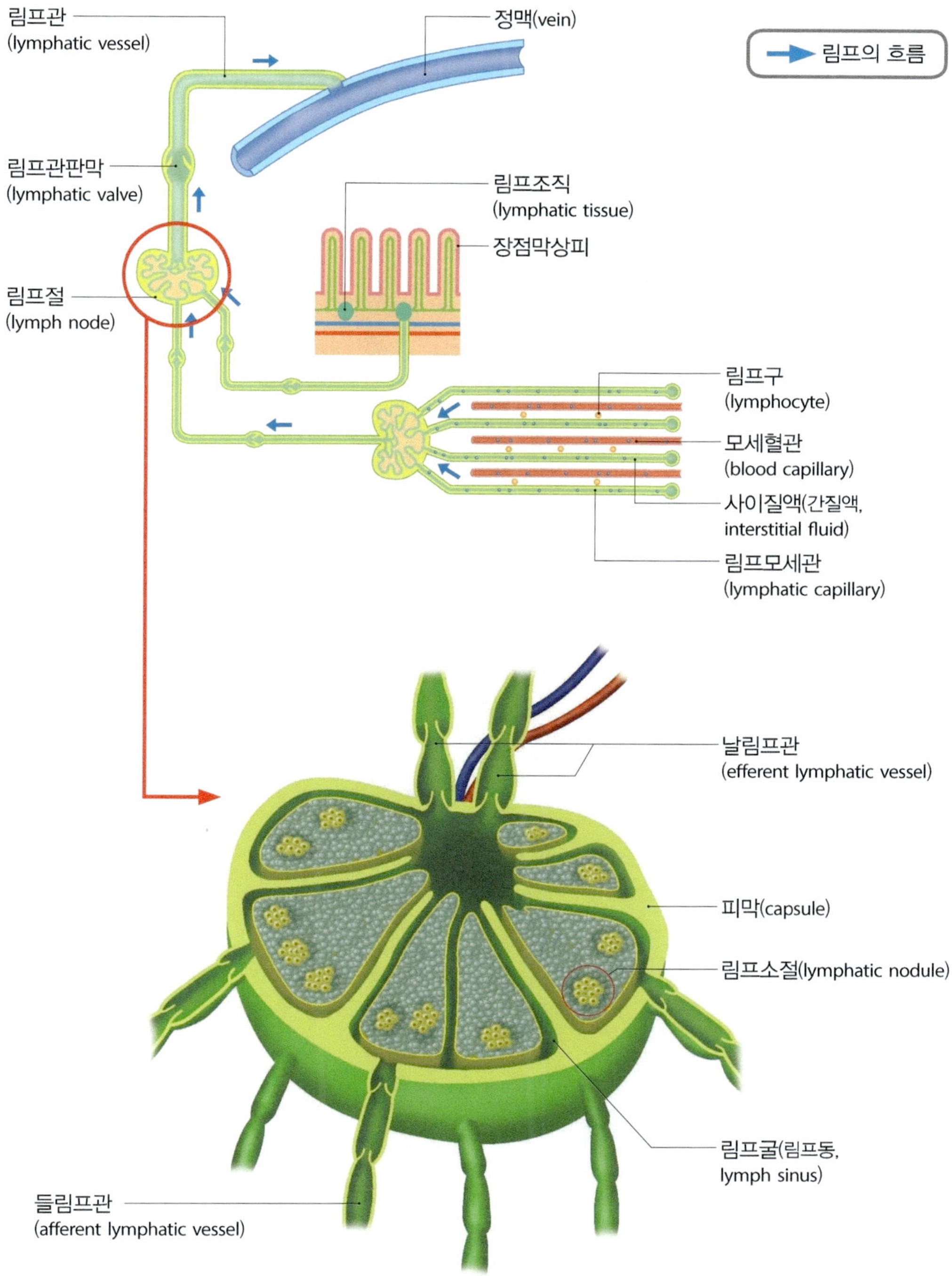

그림 8-5 림프관과 림프절

1) 목림프절(경부림프절, cervical lymph node)

목부위의 림프절은 얼굴이나 머리 · 목에서 이어지는 림프관에 부속해 있으며 **얕은목림프절**과 **깊은목림프절**로 나뉜다(그림 8-6). 두 림프절에서 나오는 림프는 합류하며 마지막에는 목림프줄기에서 합류한 후 여기에서 정맥으로 흘러들어 간다. 즉, 머리와 목에 발생한 염증이나 종양은 목림프절로 파급되며 이곳에 부기(종창) 등의 반응을 일으킨다. 따라서 목림프절은 임상에서 매우 중요한 정보원이 된다.

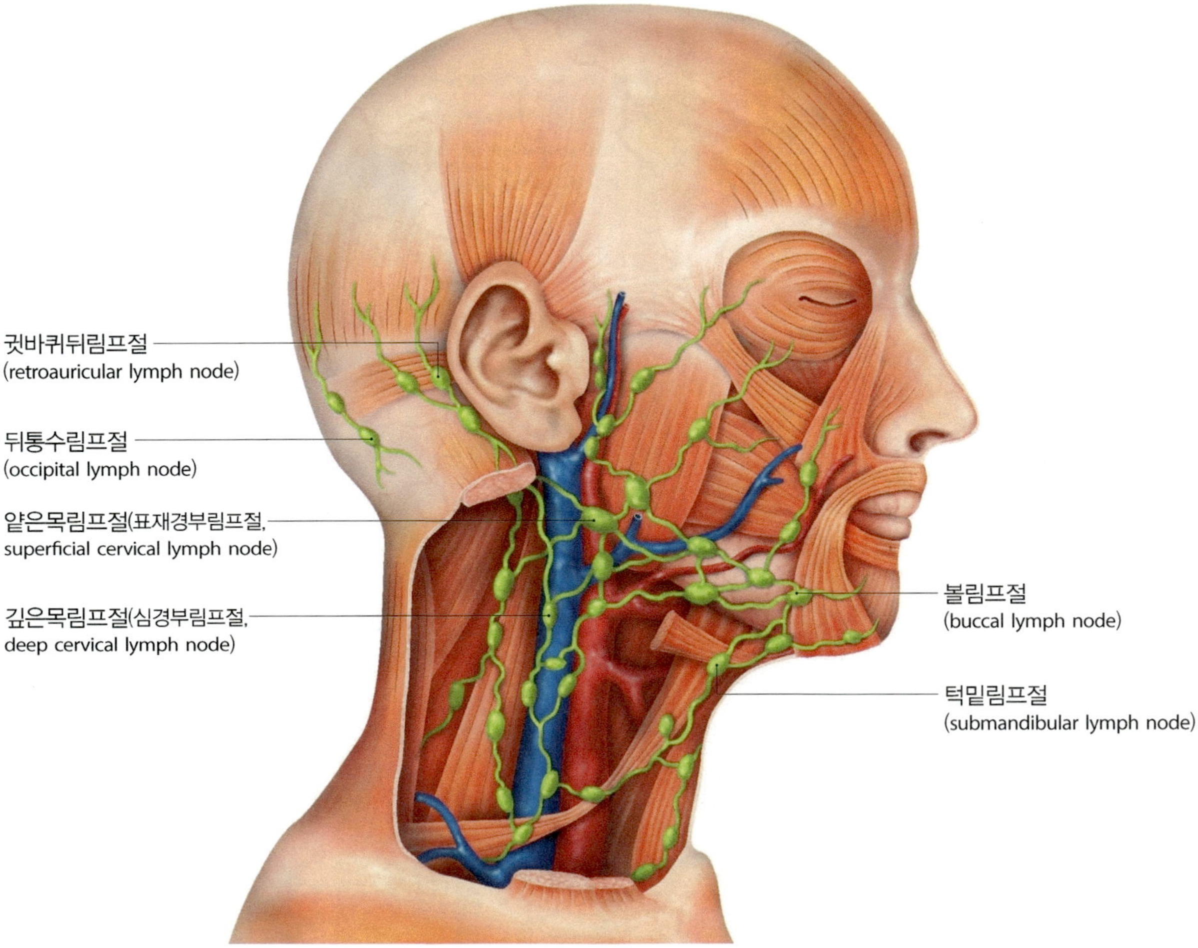

그림 8-6 **목부위의 림프절**

(1) 얕은목림프절(표재경부림프절, superficial cervical lymph node)

목빗근(흉쇄유돌근) 바깥층에서 바깥목정맥(외경정맥)을 따라 관찰되는 림프절 무리를 말한다. 가쪽 목부분에서 오는 림프와 함께 뒤통수림프절, 귓바퀴뒤림프절, 귓바퀴앞림프절 등에서도 림프를 받는다. 얕은목림프절에서 나오는 림프는 깊은목림프절 아래로 흘러들어 간다.

(2) 깊은목림프절(심경부림프절, deep cervical lymph node)

목빗근(흉쇄유돌근)의 속층에 있으며 속목정맥(내경정맥) 주위에 위치하는 림프절 무리를 말한다. 깊은목림프절은 머리와 목의 대부분 영역에서 림프를 모으는 외에 후두나 기관 주위에서도 림프를 받아 목림프줄기를 통과해서 정맥으로 흘러들어 간다. 그 밖에 얼굴이나 입안의 림프절을 모으는 턱밑림프절이나 코안, 부비동, 중이의 림프를 모으는 인두뒤림프절도 깊은목림프절과 연결된다.

또한 왼쪽 빗장위오목(쇄골상와)에서 관찰되는 빗장위림프절(깊은목림프절의 일부)은 임상에서는 복부의 암이 가슴림프관(흉관)에서 역행성으로 전이를 일으키는 림프절이라고 보며, 이를 피르호의 림프절이라고 부른다.

2) 겨드랑림프절(axillary lymph node)

겨드랑부위를 중심으로 관찰되는 림프절 무리를 말한다(그림 8-7). 팔이나 가슴벽의 림프는 그 대부분이 겨드랑림프절을 경유하여 정맥으로 흘러들어 가기 때문에 유방암 수술 등에서 겨드랑림프절이 제거되면 팔의 림프 흐름이 억제되어 팔에 현저한 부종(림프의 울체)이 발생한다.

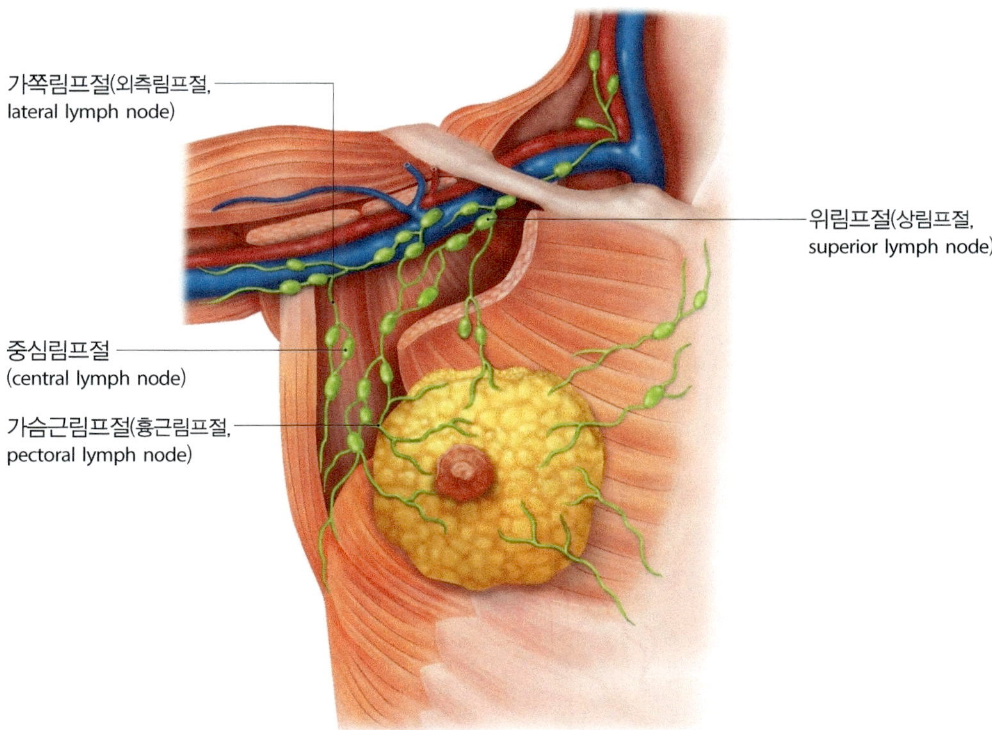

그림 8-7 겨드랑부위의 림프절

(1) 위림프절(상림프절, superior lymph node)

겨드랑의 가장 윗부분에 위치하는 림프절 무리이다. 빗장밑동·정맥을 따라 위치하며 다른 겨드랑림프절에서 오는 림프도 이곳으로 흘러들어 간다.

(2) 중심림프절(central lymph node)

겨드랑의 중심에 있으며 가장 잘 만져지는 림프절이다. 겨드랑동맥에 근접하여 다른 겨드랑림프절과 연결되기 때문에 각종 병태에서 붓는다.

(3) 가슴근림프절(흉근림프절, pectoral lymph node)

큰가슴근 속층에 위치하는 림프절 무리이다. 가슴벽이나 유방에서 오는 림프를 받아 중심림프절이나 위림프절로 보낸다. 특히 가슴근 사이에 있는 림프절은 유방암 전이부위로서 중요하다.

(4) 가쪽림프절(외측림프절, lateral lymph node)

겨드랑동·정맥의 말초 쪽을 따라 위치하는 림프절 무리로, 팔의 대부분에서 오는 림프를 받아 주로 중심림프절로 보낸다.

(5) 어깨밑림프절(견갑하림프절, subscapular lymph node)

어깨밑동·정맥을 따라 위치하며 가슴벽 뒷부분에서 오는 림프가 흘러들어 온다. 이곳에서 나온 림프는 중심림프절이나 위림프절로 보내진다.

3) 고샅림프절(inguinal node)

고샅부위에서 관찰되는 림프절 무리를 말한다(그림 8-8). 다리의 피부나 외음부 및 골반부 표층(항문, 질하부 등) 등에서 오는 림프를 모으는 **얕은고샅림프절**과 주로 다리 심부에서 오는 림프가 흘러들어 오는 **깊은고샅림프절**로 나뉜다. 이처럼 고샅림프절은 주로 다리 위로 향하는 림프관의 중계점으로 다리에 세균감염이 발생했을 때는 이곳이 방호벽이 된다.

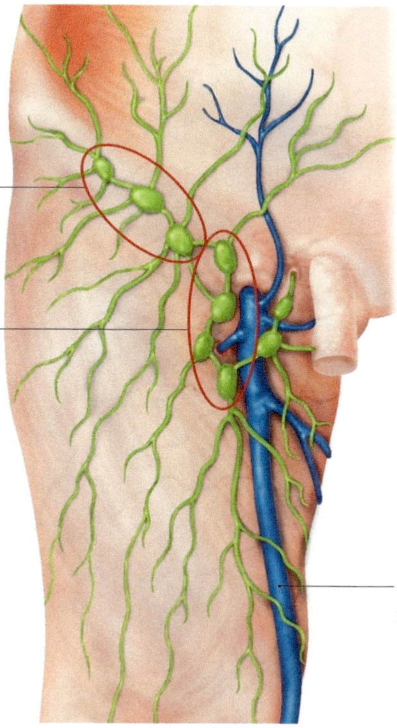

그림 8-8 **고샅부위의 림프절**

(1) 얕은고샅림프절(superficial inguinal lymph node)

고샅인대 아래에서 두렁구멍(복재열공, saphenous hiatus)까지의 영역으로, 넓적다리근막(대퇴근막) 위에 존재하는 표재성 림프절 무리를 말한다. 전체적으로 10개 정도 있으며 고샅인대 아래를 따라 배열되는 상위 무리와 큰두렁정맥의 상부 부근에 위치하는 하위 무리로 구별된다. 상위 무리는 하복부, 회음, 외음부, 엉덩이, 항문 하부, 질 하부 등에서 림프를 받아 주로 하위 무리로 보낸다.

한편, 하위 무리는 넓적다리~발의 안쪽 피부를 중심으로 림프를 모은다. 날림프관은 두렁구멍을 통과하여 깊은고샅림프절로 흘러들어 간다.

(2) 깊은고샅림프절(deep inguinal lymph node)

고샅림프절 가운데 넓적다리정맥 안쪽을 따라 배열되는 3~5개의 림프관 무리를 말한다. 다리의 깊은 곳이나 오금림프절에서 오는 림프와 함께 얕은고샅림프절 및 외음부(귀두 등)에서 오는 림프를 받는다. 날림프관은 넓적다리동·정맥과 함께 골반 안으로 들어가 온엉덩림프절(총장골림프절)에서 허리림프줄기를 통과한 후 가슴림프관팽대(흉관팽대, cisterna chyli)로 흘러들어 간다.

3. 가슴샘

가슴샘(흉선, thymus)은 복장뼈(흉골, sternum) 뒤쪽과 심장막 사이의 공간인 앞세로칸(전종격)에 위치한 기관이다. 가슴샘의 겉은 결합조직으로 된 **피막**(capsule)으로 싸이고, 속은 피막에서 연속된 사이벽(septum)에 의해 작은 **소엽**(lobule)으로 나뉜다. 가슴샘의 내부구조는 주변부의 **피질**(겉질, cortex)과 중심부의 **수질**(속질, medulla)로 구성된다(그림 8-9). 피질은 림프구가 밀집되어 있고, 수질에는 림프구가 적다. 가슴샘 수질에는 상피그물세포가 퇴화 변성된 가슴샘소체(thymic corpuscle)가 있는데, 상피그물세포가 동심원상으로 배열된 모양이다. 가슴샘은 출생 후부터 사춘기까지 점차로 커지다가 그 이후에는 나이가 들면서 서서히 퇴화하여 대부분 지방조직으로 바뀐다.

가슴샘에는 세포매개면역(cell mediated immunity)에 관여하는 **T세포**(T cell)가 모여 있다. 이 T세포는 골수에서 만들어진 미성숙한 세포가 혈류를 따라 가슴샘에 와서 기능적으로 성숙해진 세포이다.

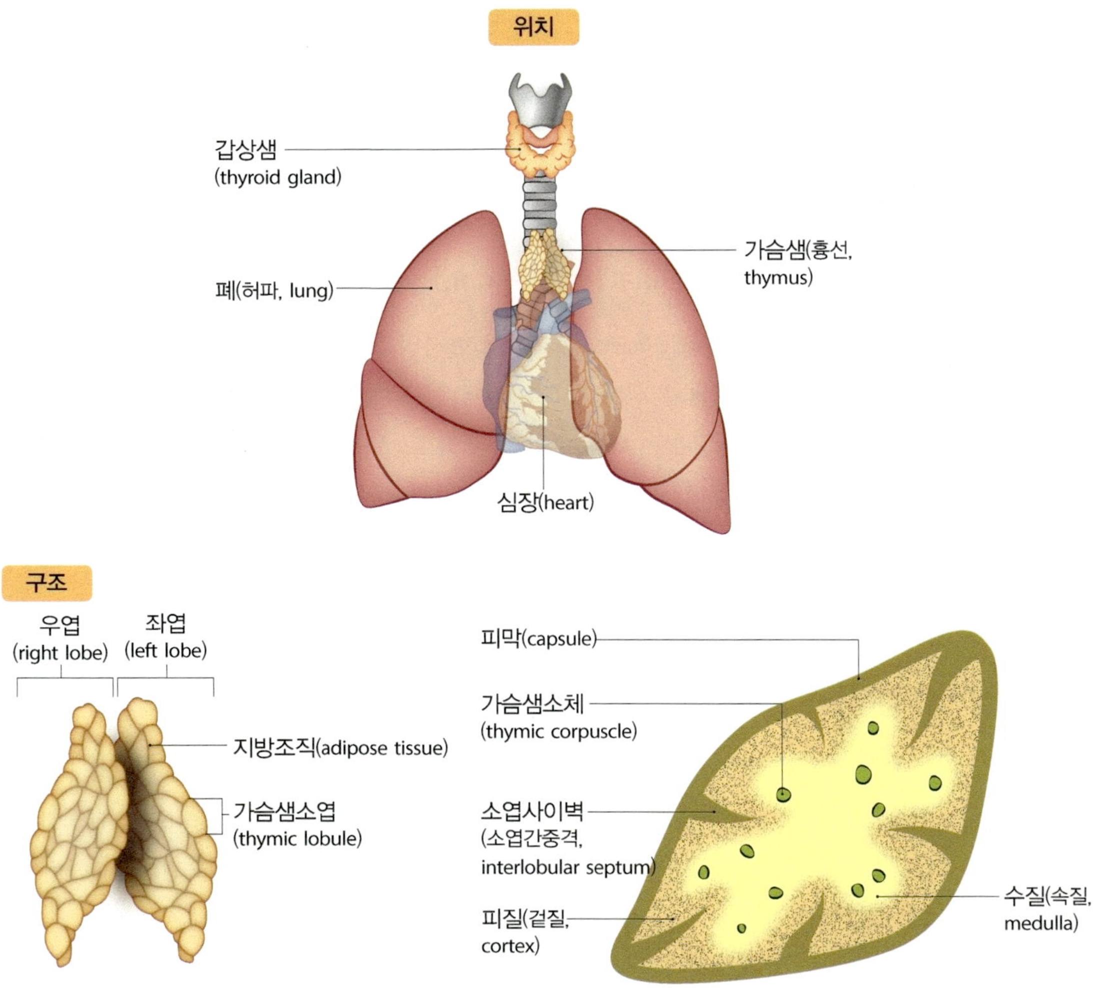

그림 8-9 가슴샘의 구조

4. 비장

비장(지라, spleen)는 복강의 왼쪽 위에 있는 실질기관으로, 본래 위에 소속된 혈액림프절(hemolymph node)이다. 바깥둘레는 두꺼운 결합조직의 **피막**으로 둘러싸이며, 피막이 실질 안으로 들어가 **비장잔기둥**(trabecula of spleen)이 된다. 비장잔기둥 사이에는 그물조직으로 혈액을 채우는 **비장수질**(지라속질, splenic pulp)이 있다. 비장수질에는 적혈구가 가득 차서 붉게 보이는 적색속질(red pulp)과 비장림프소절로 이루어진 백색속질(white pulp)이 있다. 적색속질에는 모세혈관이 확장된 비장동(지라굴, splenic sinus)이 그물 모양으로 연결되어 비장잔기둥 내의 정맥과 연결된다(그림 8-10).

적색속질 안에서 노후된 적혈구가 파괴되고, 비장을 통과하는 사이에 혈액 중의 세균이나 이물(질)은 포식되며, 비장림프소절에서 림프구를 생산하여 보충한다. 이처럼 비장은 림프절이나 림프관과 마찬가지로 림프계통 기관으로서 면역기능을 담당한다.

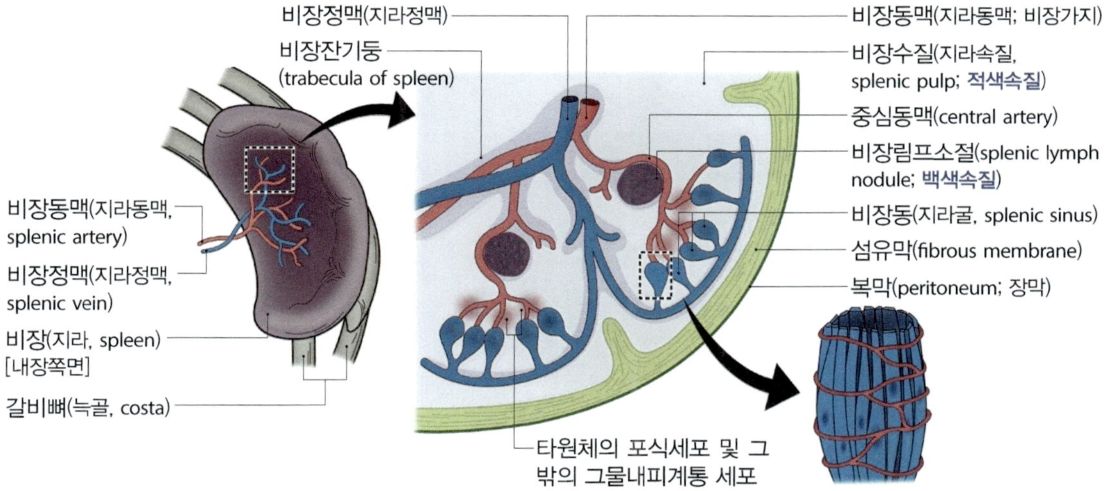

그림 8-10 비장의 구조

5. 편도와 무리림프소절

편도(tonsil)는 입안과 인두의 경계에 있는 림프조직 덩어리로, 위치에 따라 목구멍편도(구개편도, palatine tonsil), 인두편도(pharyngeal tonsil), 혀편도(lingual tonsil)로 나뉜다. 편도는 코나 입을 통해 들어오는 독소나 병원체로부터 보호하는 역할을 한다.

무리림프소절[집합림프소절, aggregated lymphatic nodule; 파이어반(Peyer patch)]은 소장의 상피 아래에 무리지어 있는 림프조직 덩어리로, 세균이 장벽을 통하여 복강으로 이동하는 것을 막는 역할을 한다(그림 8-11).

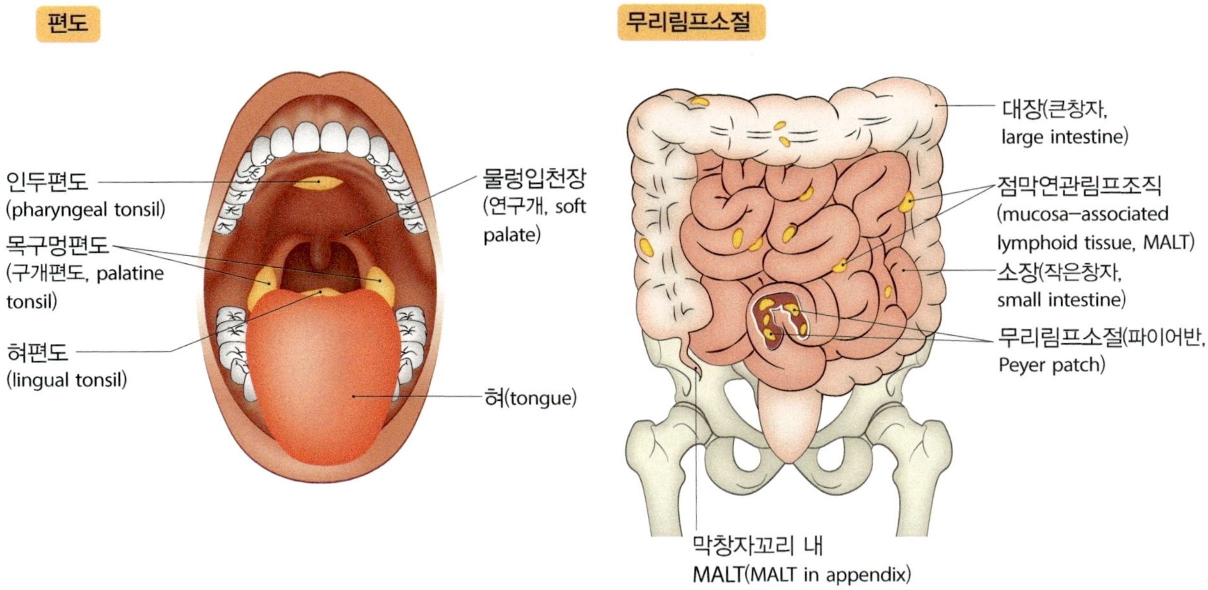

그림 8-11 편도와 무리림프소절

Clinical Information

▶ **악성림프종**(malignant lymphoma)

림프조직의 림프구에서 유래하는 악성종양을 가리키는데, 양성의 림프종은 존재하지 않기 때문에 단순히 림프종이라고도 한다. 악성림프종의 대부분은 목림프절에서 발생하여 급격하게 커지며 통증 없는 덩어리를 형성하며, 간혹 소화관이나 폐의 림프절에서 발생하는 것도 있다.

림프구는 백혈구의 일부로 백혈구와 마찬가지로 골수에서 생성되어 성숙된다. 즉, 악성림프종과 백혈병은 같은 계통에 속하는 질환이라고 할 수 있지만, 백혈병세포가 혈액 안을 흐르면서 증식하는 데 비해 악성림프종은 림프조직에서 증식하는 차이가 있다.

2. 면역

인체를 구성하는 세포는 정상적으로 기능하는 경우에는 아무 일도 일어나지 않지만, 병원체(세균, 바이러스 등)에 감염되거나 암세포가 생기면 자신의 세포가 아니라고 인식하여 이 식별된 세포를 죽여서 생체를 질병으로부터 보호하려는 기전이 갖추어져 있다. 이것은 외부의 이물(질)(비자기, nonself)이나 병원체로부터 신체를 지키는 생체방어기전으로 **면역**(immunity)이라고 한다.

생체방어기전은 크게 **비특이생체방어기전**과 **특이생체방어기전**으로 나뉜다(그림 8-12). 비특이생체방어기전은 외부 이물(질)을 절단해서 제거하는 기전으로, 병원체 침입 시에도 가장 먼저 작용한다. 한편, 특이생체방어기전은 일단 감염된 병원체(항원)를 기억하였다가 같은 병원체에 두 번 다시 감염되지 않도록 작용하는 기전으로, 이른바 면역기전에 해당한다. 즉, 같은 병원체가 다시 침입(감염)하면 이를 인식하여 그 병원체만 특이적으로 제거하여 처리하는 기전이다.

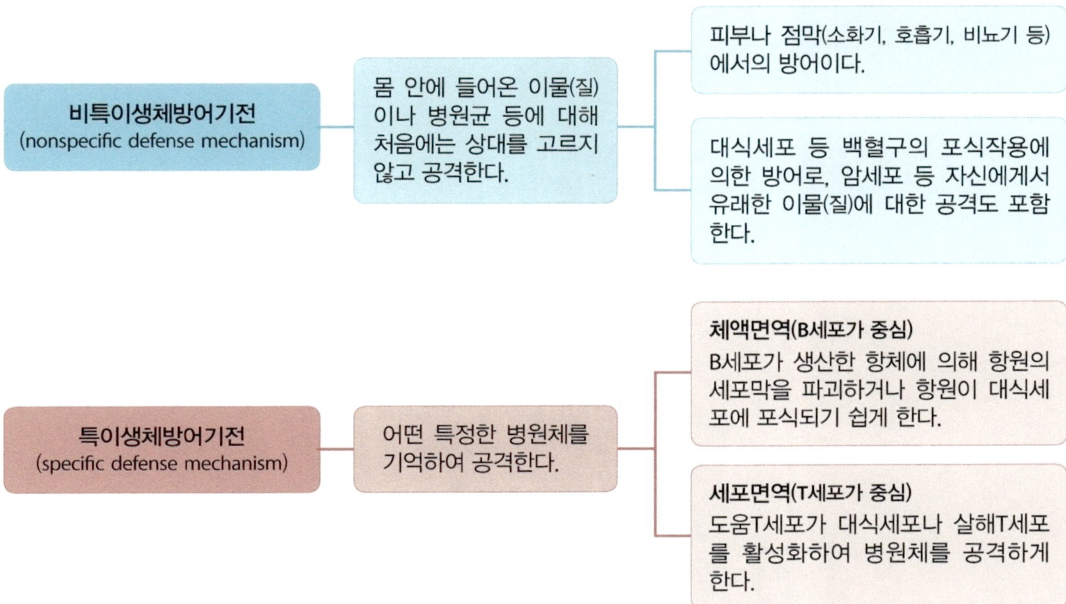

그림 8-12 **생체방어기전의 종류**

1. 비특이생체방어기전

지금까지 들어온 적이 없는 세균이나 바이러스 등이 인체 안으로 침입해오면 대식세포(큰포식세포)는 우선 그것이 이물(질)임을 인식하고 포식한다. 상대를 선택하지 않기 때문에 비특이생체방어기전(nonspecific defence mechanism)이라고 한다(그림 8-13).

이 기전에서 큰 역할을 하는 것은 백혈구 가운데 **중성구**(neutrophil)와 **단핵구**(monocyte)이다. 이들 세포는 보통 골수에 있지만, 병원체가 침입하면 혈류를 타고 감염부위에 모여 조직 중으로 나온 후 병원체를 포식하여 처리한다. 특히, 중성구는 병원체 침입 후 2시간 정도 후에 신속하게 감염부위로 모인다(이동). 또한 혈관 밖으로 나온 중성구는 혈관 안으로 되돌아오지 않으며 세균을 포식한 후의 잔해는 고름으로 처리된다.

한편, 단핵구는 중성구보다 뒤늦게 감염부위로 모인다. 단핵구는 크기가 가장 큰 백혈구(지름 10~15μm)로 혈관에서 조직 중으로 나와 **대식세포**(큰포식세포, macrophage)가 된다. 대식세포에는 중성구와 같은 강력한 포식작용이 있으며 세균 이외에 바이러스 감염 세포나 종양세포 등을 탐식한다. 또 대식세포는 포식한 병원체(항원)로부터 정보를 획득하여 그 정보를 림프구에 전달하는 역할도 하기 때문에 **항원제시세포**(antigen-presenting cell)라고도 부른다. 이 항원제시는 침입한 병원체가 과거에 침입(감염)한 것인지를 확인하기 위한 장치로서 중요하다.

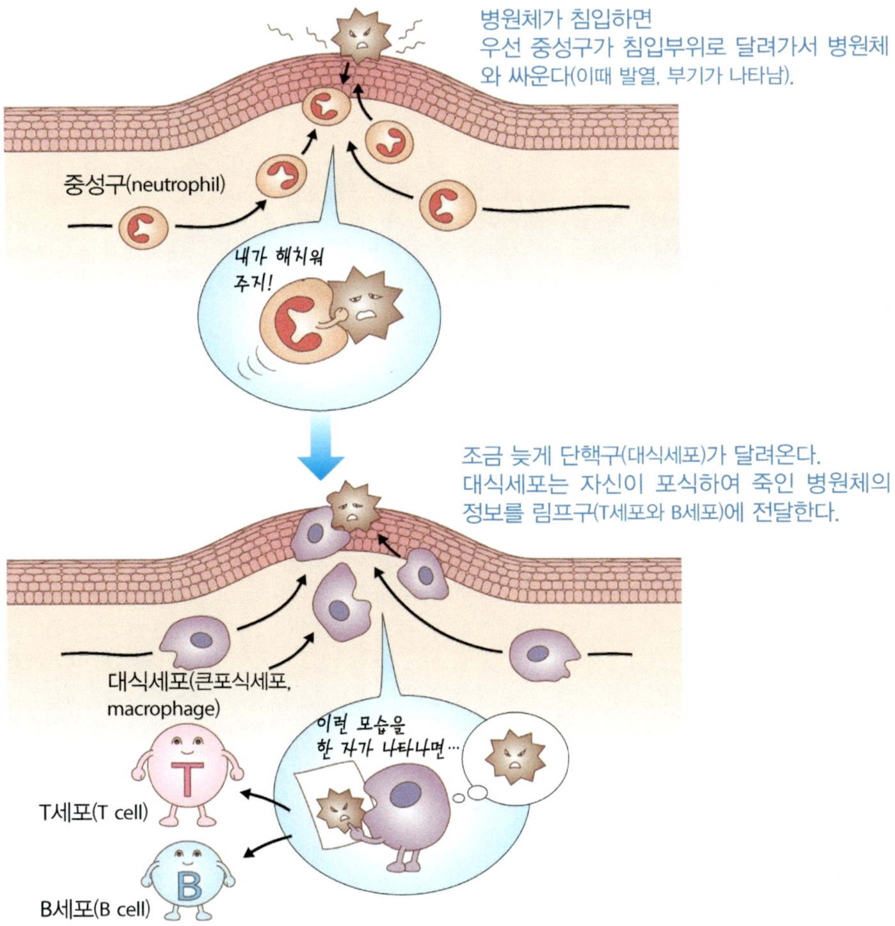

그림 8-13 **병원체 침입에 대한 방어 – 비특이생체방어기전**

2. 특이적 생체방어기전

이물(질)을 닥치는 대로 제거하는 비특이생체방어기전과 달리 특이생체방어기전(specific defence mechanism)은 기억된 병원체(항원)에만 특이적으로 일어나는 방어반응(면역반응)을 말한다(그림 8-14). 이 기전에는 **림프구**가 중심적인 역할을 하며, 특정 항원에 대해 효율적으로 작용하지만 기전이 성립되려면 일정한 시간이 필요하다.

이 면역기전에는 **T세포**(T cell)라는 림프구가 직접 이물(질)의 공격과 제거에 작용하는 **세포면역**(cellular immunity)과 **B세포**(B cell)라는 림프구가 항체를 생산해서 그 항체가 항원을 공격하는 **체액면역**(humoral immunity)이 있다.

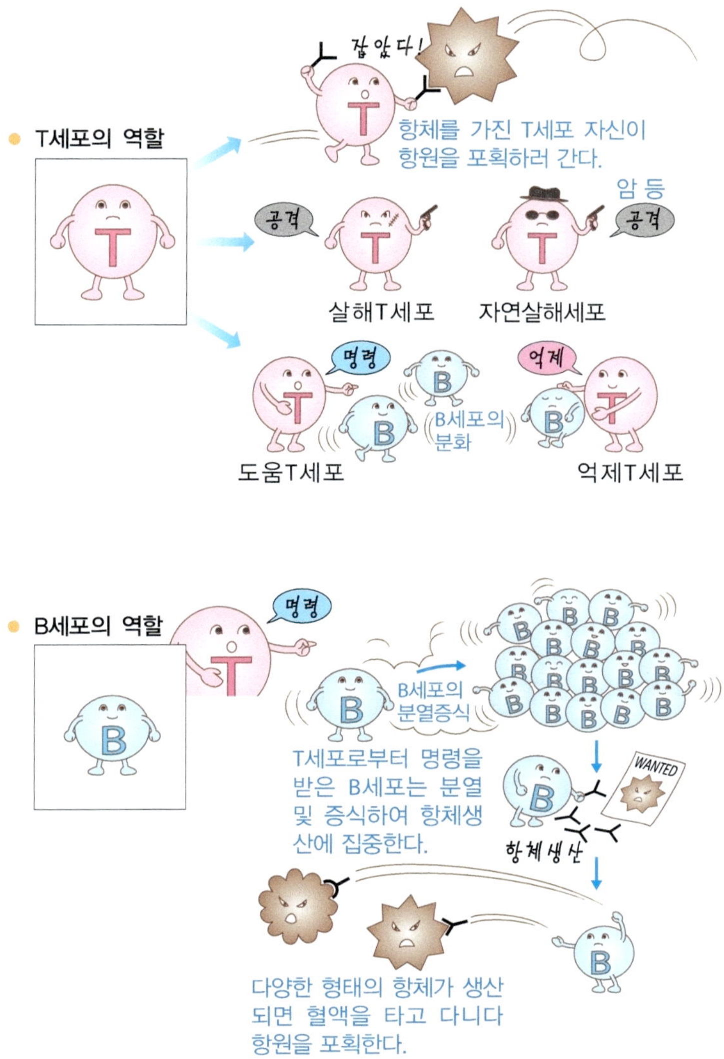

그림 8-14 T세포와 B세포의 역할 – 특이생체방어기전

1) 세포면역(cellular immunity)

침입한 병원체나 항원에 대해 T세포가 직접 공격하여 제거하는 방어기전을 말한다. T세포는 림프구의 일종으로 대식세포 등으로부터 항원제시를 받아 활동하는데, 단일 세포가 아니라 몇 가지 역할을 분담하는 그룹을 일컫는다.

(1) 살해T세포(killer T cell)

도움T세포로부터 내려진 명령(림포카인, lymphokine)에 의해 증식하여 병원체(항원)를 공격하는 림프구이다. 바이러스처럼 세포 내에 침입한 경우는 살해T세포가 감염 세포의 표면에 결합하여 세포 자체를 파괴한다. 이때 바이러스는 항체에 의해 불활성화된다.

(2) 도움T세포(helper T cell)

B세포가 항체를 생산하는 형질세포(plasma cell)로 분화되는 것을 돕는다. 그리고 살해T세포의 활성화에도 작용하여 면역반응을 증강시키는 역할도 한다. 또한 항원정보는 도움T세포에서 유래된 기억T세포(memory T cell)에 기억된다. 이 세포는 다음 항원접촉 시 효과T세포(effector T cell)로 분화되고 림포카인을 분비하여 면역반응을 신속하게 시작하는 데 작용한다.

(3) 억제T세포(suppressor T cell)

주로 도움T세포에 억제적으로 작용하여 B세포에 의한 항체 생산을 저하시키는 세포이다. 침입한 병원체가 사멸할 무렵 작용하여 T세포의 활동을 억제시켜 면역반응을 종식시키는 역할도 한다.

(4) 자연살해세포(NK세포, natural killer cell)

바이러스 감염 세포나 종양세포를 파괴하는 림프구를 가리킨다. 항원정보로 활성화되는 T세포나 B세포와 달리 원래 혈액 중에 일정 수(림프구의 2~10%)가 존재한다. NK세포는 노화와 함께 활성이 저하되는데, 이것은 노화와 함께 암 발생률이 높아지는 이유라고도 볼 수 있다.

2) B세포와 체액면역(humoral immunity)

면역글로불린(immunoglobulin, Ig)이라고도 불리는 한 무리의 단백질로 IgG, IgA, IgM, IgD, IgE 5종류의 항체가 주요 역할을 담당하는 방어기전을 **체액면역**이라고 한다. 이들 항체가 침입한 항원(병원체)에 특이적으로 결합함으로써 항원의 독성을 중화하거나 세균을 파괴한다. 그러나 항체는 세포 안으로 침투할 수 없기 때문에 세포 안으로 침입한 바이러스 등에 대한 체액면역의 효과는 낮다.

항체는 도움T세포의 도움으로 B세포에서 분화한 형질세포에서 생산되는데 다음과 같은 기전으로 생산된다. 침입한 항원을 포식한 대식세포는 그 정보를 림프구(도움T세포)로 전달하고(항원제시), 항원정보를 받은 도움T세포는 림포카인을 분비해서 B세포(형질세포)에서의 항체 생산을 촉진한다. 또한 형질세포로 분화하지 못한 일부 B세포는 항원정보를 기억한 기억B세포가 되어 장기간 체내에 머무른다.

Clinical Information

▶ 자가면역질환(autoimmune disorder)

면역계통이 자신의 정상세포와 조직을 공격할 때 발생한다. 항원인지 과정에 문제가 생기면 '자기'를 인지하지 못하고 자신을 공격하는 자가항체(autoanty body)를 만들어 자신의 세포와 조직을 공격하게 된다. 대표적 자가면역질환에는 만성류머티스관절염, 전신홍반루푸스, 쇠그렌증후군, 베체트병, 그레이브스병, 애디슨병 등이 있다.

▶ 면역결핍증(immunodeficiency disorders)

면역반응이 불충분하거나 차단된 상태를 말한다. 면역결핍증 환자는 감염으로부터 신체를 보호하는 능력이 현저히 떨어져 쉽게 병에 걸리고 회복이 느리다. 대표적 면역결핍증에는 중증복합면역결핍질환(SCID, 유전병), 후천면역결핍증(AIDS), 백혈병 등이 있고 장기이식 후 면역억제제 투여의 경우도 면역결핍증에 걸리기 쉽다.

▶ 과민반응(hypersensitivity)

항원에 대한 과도한 반응을 일으켜 조직에 손상을 주는 면역반응으로 기전에 따라 I, II, III, IV형으로 분류된다. 대표적인 과민반응은 I형으로, 알레르기반응이라고도 하며 항원과 접촉 후 30분 내에 반응이 나타나므로 즉시형 과민반응이라고도 한다. 급성중증과민증(anaphylaxis), 천식, 두드러기 증상이 유발된다. 아나필락시스는 알레르기항원이 혈액으로 들어와 발생하는 전신과민성반응으로, 심한 경우 광범위한 혈관확장, 저혈압으로 급성중증과민반응쇼크에 빠져 생명이 위험할 수 있다. II형은 부적합 수혈에 의한 용혈, 그레이브스병이 속하고, III형은 사구체신염, 전신홍반루푸스가 속하며, IV형은 지연형 과민반응이라고도 하는데 류마티스관절염, 다발경화증 등이 속한다.

요점정리

- 림프계통은 액체성분인 림프(lymph)를 운반하는 림프관(lymphatic vessel), 림프관 사이에 분포하는 림프절(lymph node), 림프조직의 집단인 편도(tonsil), 지라(비장, spleen), 가슴샘(흉선, thymus)으로 구성된다.
- 림프의 주요 세포성분은 림프구(lymphocyte)이며, 그 속에는 면역에 관여하는 T세포와 B세포, 자연살해세포(natural killer cell) 등이 있다. 림프절은 침입한 이물(질)이나 세균을 포획하고 림프절 내의 세포가 이를 포식하여 면역반응을 발동시킨다.
- 좌우의 하반신과 왼쪽 상반신의 림프가 집합하는 관줄기를 가슴림프관(흉관, thoracic duct)이라 하고, 오른쪽 상반신의 림프가 집합하는 관줄기를 우림프관(right lymphatic duct)라고 한다.
- 림프절(lymph node)은 쌀알에서 콩알 크기의 기관으로, 내부는 림프가 흐르는 통로가 그물 모양을 이루며 림프구 등의 면역세포가 그 틈을 채운다. 온몸의 림프관에 부속해 있으며 특히 목이나 팔다리가 시작되는 곳(겨드랑이, 고샅) 및 외부와 연결된 기관이나 소화관 주변에 모여 있다.
- 가슴샘(흉선, thymus)은 복장뼈(흉골, sternum) 뒤쪽과 심장막 사이의 공간인 앞세로칸(전종격)에 위치한 기관이다. 세포매개면역(cell mediated immunity)에 관여하는 T세포(T cell)가 모여 있다.
- 비장(지라, spleen)은 복강의 왼쪽 위에 있는 실질기관으로, 본래 위에 소속된 혈액림프절(hemolymph node)이다. 적색속질 안에서 노후된 적혈구가 파괴되고, 지라를 통과하는 사이에 혈액 중의 세균이나 이물(질)은 포식되며, 비장림프소절에서 림프구를 생산하여 보충한다.
- 외부의 이물(질)(비자기, nonself)이나 병원체로부터 신체를 지키는 생체방어기전을 면역(immunity)이라고 하며, 크게 비특이생체방어기전과 특이생체방어기전으로 나뉜다.
- 비특이생체방어기전에서는 지금까지 들어온 적이 없는 세균이나 바이러스 등이 인체 안으로 침입해오면 대식세포(큰포식세포)가 이를 이물(질)임을 인식하고 포식하고, 특이생체방어기전에서는 기억된 병원체(항원)에만 특이적으로 면역반응이 일어난다.

CHAPTER 09

호흡계통

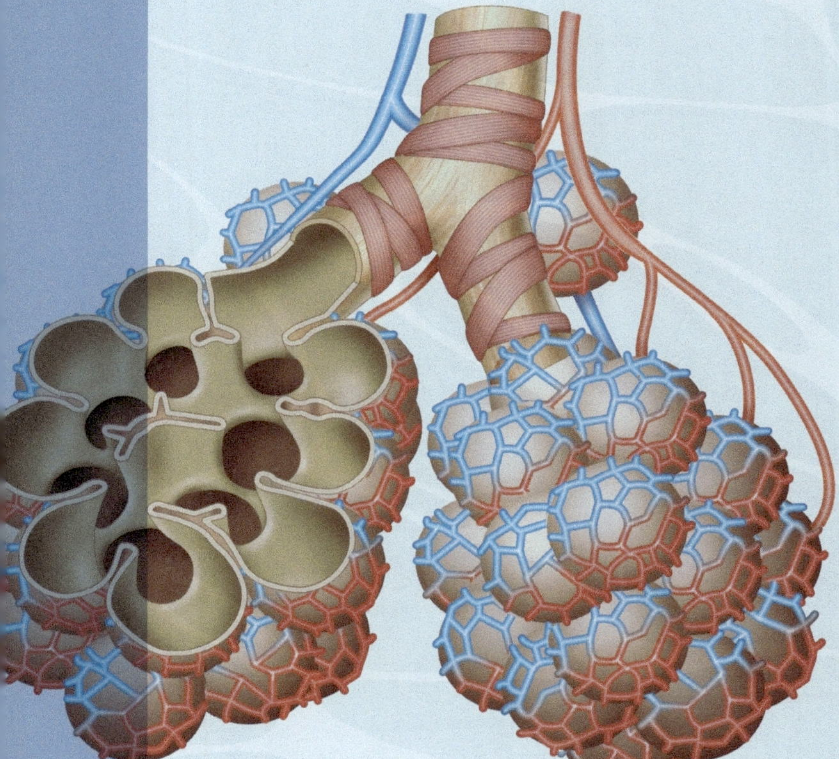

1. 호흡계통의 구성

2. 호흡기전

1. 호흡계통의 구성

호흡계통은 신체에 산소를 받아들이기 위한 기관으로 코에서 기관지까지의 공기의 출입과 발성에 관여하는 **기도**(숨길)와 **폐**(기체교환부분)로 구성된다(그림 9-1). 기도를 지나 폐에 도달한 들숨(inspiration) 중의 산소는 기체교환을 통해 혈액 중으로 흡수되고 대신 혈액 중의 이산화산소가 날숨(expiration)으로 배출된다.

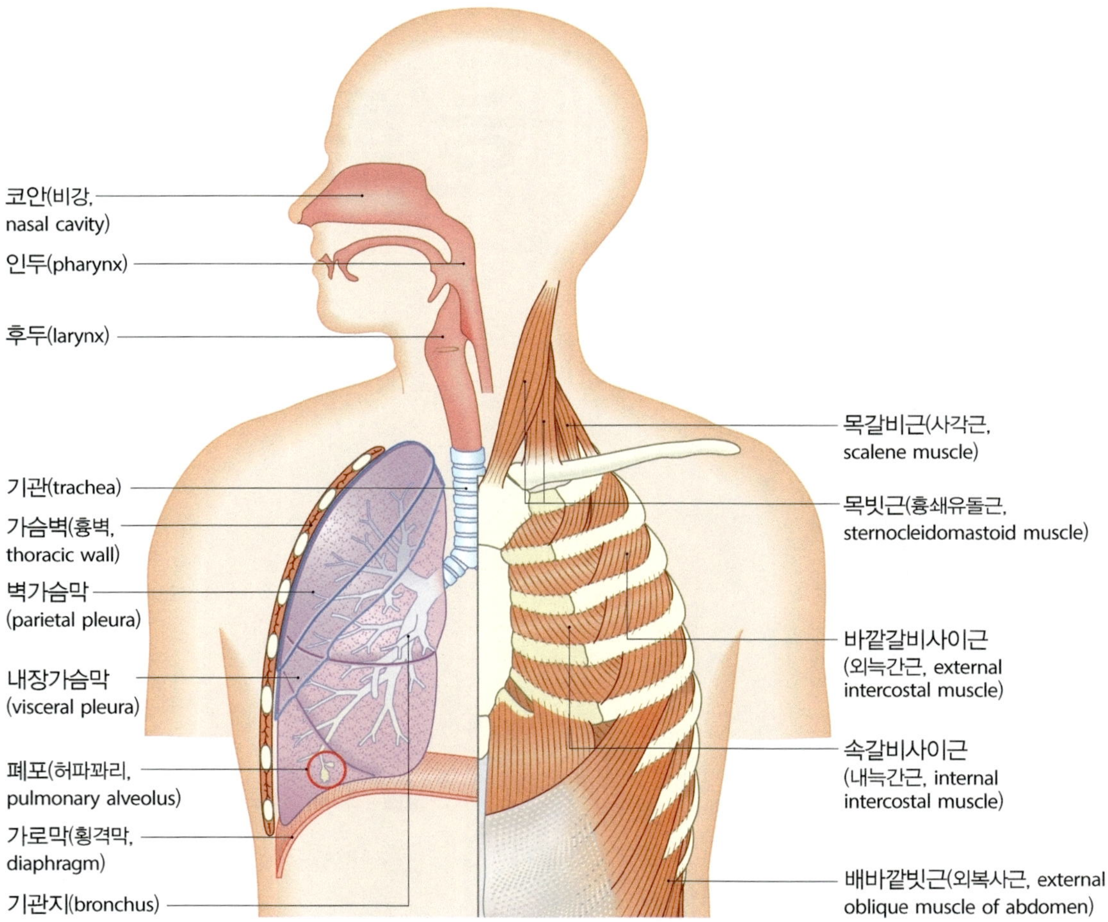

그림 9-1 호흡계통

1. 기도

호흡 시 공기의 통로가 되는 관을 **기도**(respiratory tract)라고 하며, 기도는 **상기도**와 **하기도**로 나뉜다. 바깥코(외비, external nose), 코안(비강, nasal cavity), 인두(pharynx)를 상기도라고 하고, 후두(larynx), 기관(trachea), 기관지(bronchus), 폐(허파, lung)를 하기도라고 한다. 기관지는 다시 주기관지, 엽기관지, 구역기관지, 세기관지, 종말세기관지, 호흡세기관지로 나뉘며 기체교환부분(폐포관, 폐포낭)과 연결된다. 일반적으로 폐 바깥쪽에 위치하는 기관지는 엽기관지의 시작부위까지이며, 그 아래부분은 폐내기관지(허파속기관지)이다.

바깥코 → 코안 → 인두 → 후두 → 기관 → 기관지 → 폐

상기도(upper airway) | 하기도(lower airway)

1) 코(nose)

(1) 바깥코(외비, external nose)

바깥코는 코안의 앞벽으로 얼굴 중앙에 삼각뿔 모양으로 돌출해 있다. 코끝 피부에는 기름샘이 발달해 있으며, 코끝 아래쪽에는 1쌍의 콧구멍(nostril)이 열린다.

(2) 코안(비강, nasal cavity)

코안은 콧구멍에서 시작하여 1쌍의 뒤콧구멍(후비공, choana)을 통해 인두(pharynx) 코부위로 이어진다. 코중격(코사이벽, nasal septum)이 좌우의 코안을 나누며, 위쪽에는 후각기관이 있다. 코안은 그 밖에 부비동과 연결되며 코눈물관(비루관, nasolacrimal duct)이 열린다. 코안뜰은 피부가 들어가 있는 곳으로 콧털(비모, vibrissae)이 있어 공기 중의 먼지를 차단한다(그림 9-2).

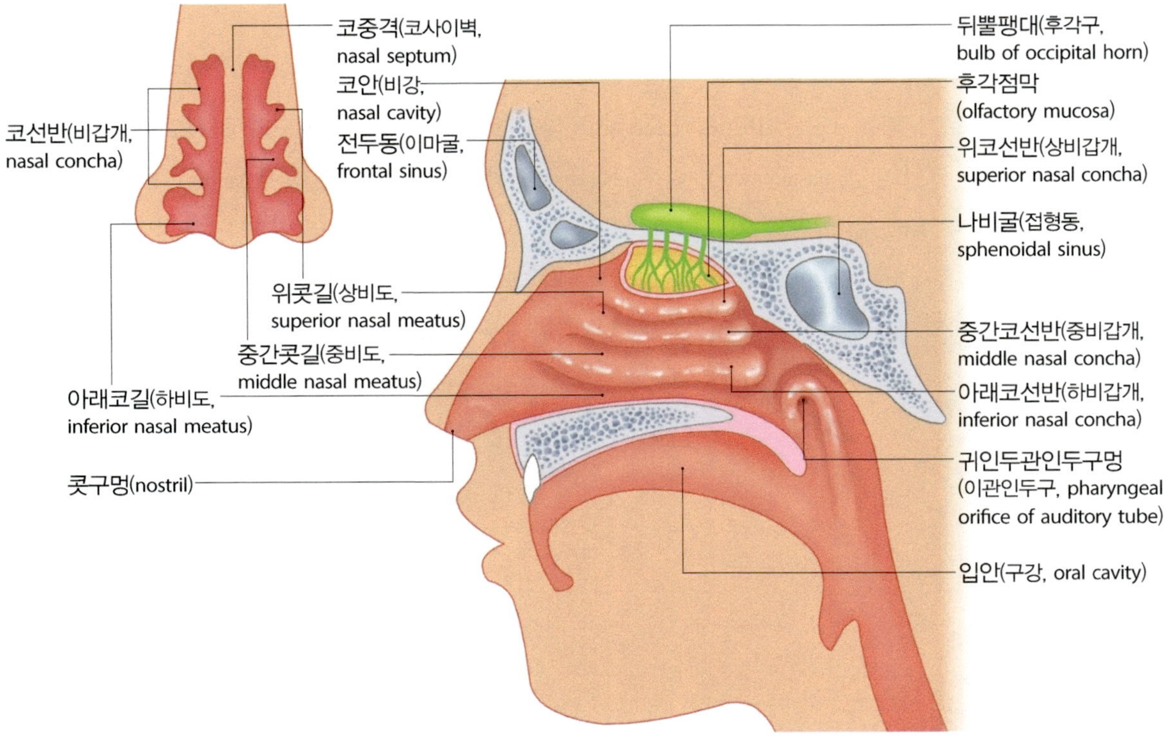

그림 9-2 코안

(3) 부비동(코곁굴, paranasal sinus)

부비동은 코안을 둘러싸는 머리뼈안의 빈 공간으로, 코점막이 계속 연결되어 속면을 덮고 코안으로 열린다. 부비동은 뼈를 가볍게 하고 호흡기관의 공기조절을 하며 뼈나 뇌로 가는 충격을 줄이고 목소리의 공명공간이 되는 등의 여러 가지 기능이 추측되고 있지만, 그 근거는 충분하지 않다(그림 9-3).

2) 인두(pharynx)

인두는 입안과 후두 뒤쪽에 위치하는 관 모양의 공간이다. 머리뼈바닥(두개저)에서 시작하여 식도로 이어지며 코부분, 입부분, 후두부분으로 나뉜다(그림 10-9 참조). 코안에서 후두로 가는 공기통로인 기도의 일부이면서 입안에서 식도로 가는 음식물 통로인 소화관의 일부이기도 하다(자세한 내용은 Chapter 10 소화계통을 참조).

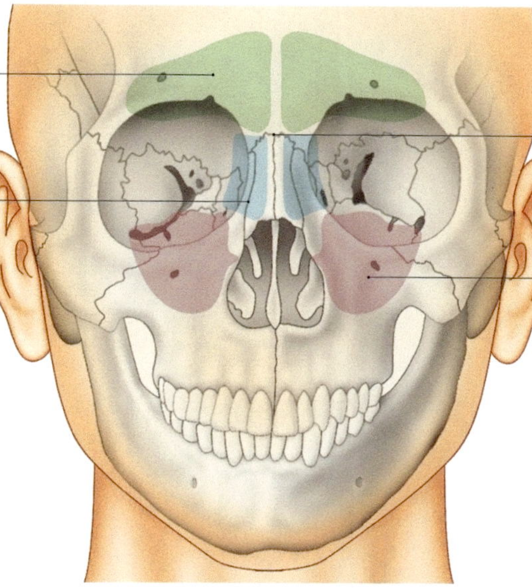

그림 9-3 **부비동의 위치**

3) 후두(larynx)

후두는 인두에서 이어져 기관(trachea)으로 넘어가기까지 약 5cm 정도의 공간으로, 상기도의 일부를 구성하면서 발성기관으로도 작용한다(그림 9-4).

후두 내부에는 연골로 된 뼈대가 있는데 이를 통틀어서 **후두연골**(laryngeal cartilage)이라고 한다. 후두연골에는 후두(덮)개의 형태를 만드는 후두(덮)개연골(epiglottic cartilage), 남성에서는 앞목 부분에 아담사과(후두융기)로서 만져지는 갑상연골(방패연골, thyroid cartilage), 후두와 기관 이행부를 구성하는 반지연골(윤상연골, cricoid cartilage), 성대와 연결되어 그 운동에 관여하는 모뿔연골(arytenoid cartilage)이 있다(그림 9-5).

사춘기에는 특히 남성의 경우 갑상연골이 발육하여 후두융기가 뚜렷하게 돌출되며 또 그 내부의 성대가 연장되기 때문에 '변성'이 일어난다. 또한 목뿔뼈(설골)는 C_3 위치, 후두융기(갑상연골)는 C_4 위치에 있기 때문에 체표에서 기준이 된다.

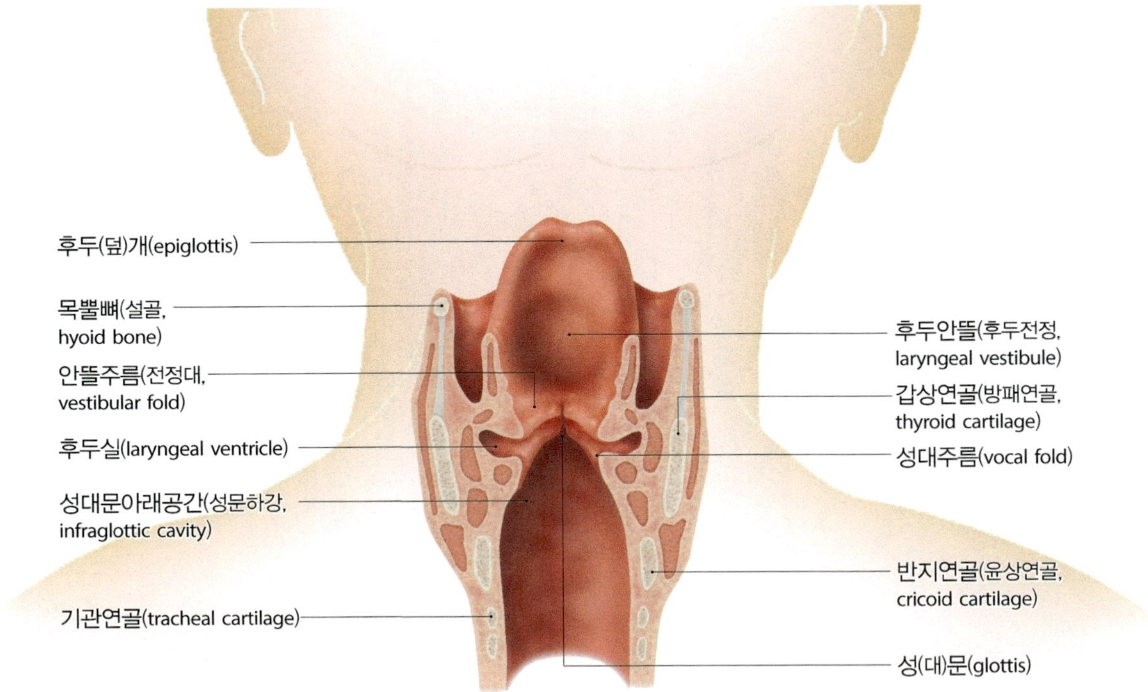

그림 9-4 **후두의 구조**

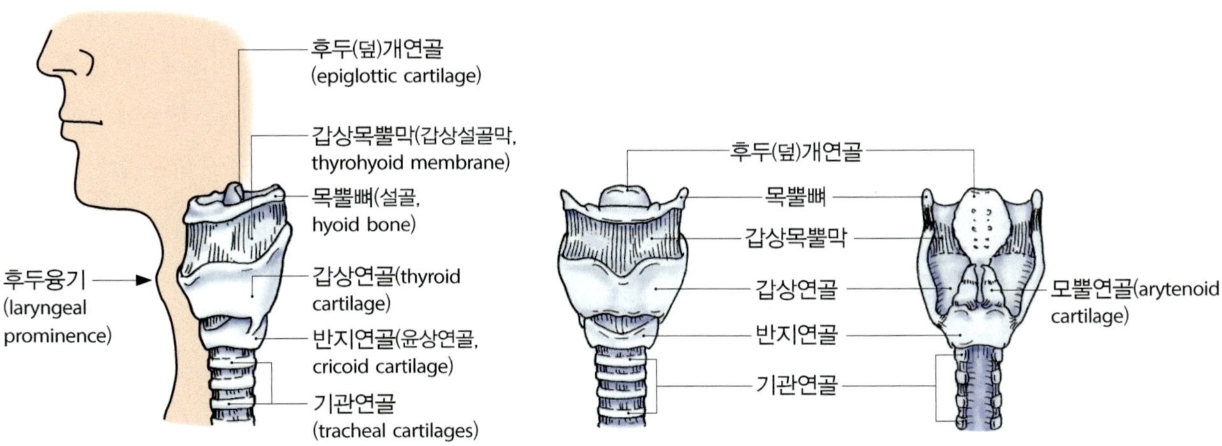

그림 9-5 **후두연골**

(1) 성대문의 구조

후두에는 발성기관인 **성(대)문**(glottis)이 있다. 성(대)문은 양 가쪽벽에서 시작되는 **안뜰주름**(전정주름, vestibular fold)과 **성대(주름)**(vocal fold)에 의해 좁혀진 부분으로, 특히 좌우의 성대(주름)에 끼인 틈새를 성대문틈새(성문열, rima glattidis)라고 한다.

성대문틈새는 호흡 시에는 열려 있지만 발성 시에는 닫히는데 그 틈새로 공기를 통과시킴으로써 성대(주름)를 진동시켜 소리를 낸다(그림 9–6). 발성을 포함해서 후두의 운동에는 후두근육이라는 근육들이 관여하는데, 그 대부분은 되돌이후두신경(반회후두신경, recurrent laryngeal nerve ← 미주신경)에서 유래하는 아래후두신경(하후두신경, inferior laryngeal nerve)의 지배를 받는다.

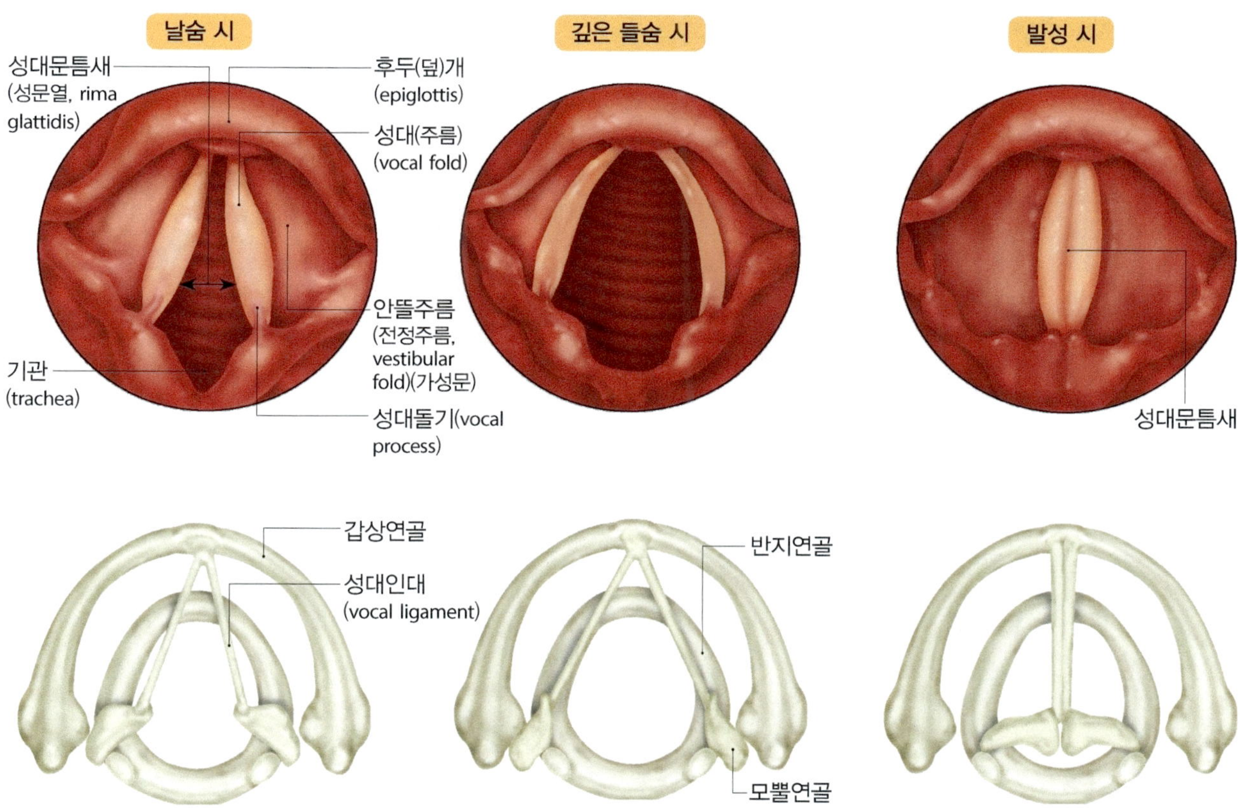

그림 9–6 성대와 연골의 움직임

(2) 발성기전

성대문틈새가 닫힌 상태에서 공기를 통과시키면 성대가 진동되어 발성이 일어난다. 호흡 시에는 성(대)문이 열려 있기 때문에 발성은 일어나지 않지만, 재채기 시에는 반사적으로 성(대)문이 닫히기 때문에 발성이 일어나는 경우가 있다. 모음과 자음 등의 발음은 혀나 입의 모양으로 바뀌지만 목소리의 높이는 성대의 긴장(← 후두근육의 작용)에 의해 변화된다. 즉, 발성의 바탕이 되는 것은 후두근육이며, 표 9-1과 같은 작용을 한다.

표 9-1 **발성에 관여하는 후두근육**

종류	작용
반지방갑상근(윤상갑상근, cricothyroid muscle)	성대를 긴장시킨다(고음을 낸다).
갑상모뿔근(thyroarytenoid muscle) / **성대근**(vocal muscle)	성대를 이완시킨다(저음을 낸다).
뒤반지모뿔근(후윤상모뿔근, posterior cricoarytenoid muscle)	성(대)문을 넓힌다.
가쪽반지모뿔근(외측윤상모뿔근, lateral cricoarytenoid muscle) / **가로·빗모뿔근**(횡·경사모뿔근, transverse·oblique arytenoid muscle)	성(대)문을 좁힌다. 특히 후두근육은 반지갑상근(위후두신경 지배)을 제외하고 아래후두신경(← 되돌이후두신경)의 지배를 받는다.

4) 기관(trachea)

기관은 후두(larynx)에서 이어지는 길이 약 10cm, 굵기 약 1.5cm의 관을 말한다(그림 9-7). 말발굽 모양의 연골 약 20개가 그 뼈대를 형성하는데 기관 뒷면은 연골이 없어서 막부분이라고 하며, 뒤쪽에 인접하는 식도의 연동운동을 방해하지 않는 구조이다. 기관 속면의 점막은 섬모상피로 이루어지며 점막밑조직에는 점액을 분비하는 기관샘이 있다. 섬모는 입쪽을 향해 항상 운동하며 침입한 먼지 등을 점액과 함께 배출하는 역할을 한다.

5) 기관지(bronchus)

기관이 좌우의 (주)기관지로 나뉘는 부분을 **기관갈림**(기관분기, bifurcation of trachea)이라고 한다. 그 각도는 오른쪽(수직면에 대해 25°)보다 왼쪽(수직면에 대해 45°)이 크며, (주)기관지는 오른쪽(약 3cm)보다 왼쪽(4~5cm)이 길다. 우기관지는 위 · 중간 · 아래, 좌기관지는 위 · 아래의 **엽기관지**(lobar bronchus)로 나뉜 후 폐 속으로 들어간다.

폐내기관지(허파속기관지)는 계속 분지하여 가늘어지는데, 16회 정도 분지한 후 **종말세기관지**(terminal bronchiole)가 되며, 다시 수차례 분지하여 폐포(허파꽈리, pulmonary alveolus)에 이른다. 한편, 가장 가는 기도인 **세기관지**(bronchiole)의 굵기는 약 0.5mm이다(그림 9-7).

기관지의 벽은 **점막상피**, **민무늬근육**, **연골**, **바깥막**의 4층으로 구성되며, 이 구조는 구역기관지까지 유지되는데, 연골은 종말세기관지 이후에 소실된다. 또한 종말세기관지까지의 점막상피는 섬모원주상피이며, 종자세포(germ cell), 기관지샘(bronchial gland), 세기관지세포(bronchiolar cell, Clara cell) 등에서 점액이 분비된다. 점막상피의 섬모는 항상 코안 쪽으로 운동하며 진입한 이물(질)을 점액으로 싸서 가래로 배출한다. 이때 기도의 민무늬근육이 수축하여 기침을 일으킨다.

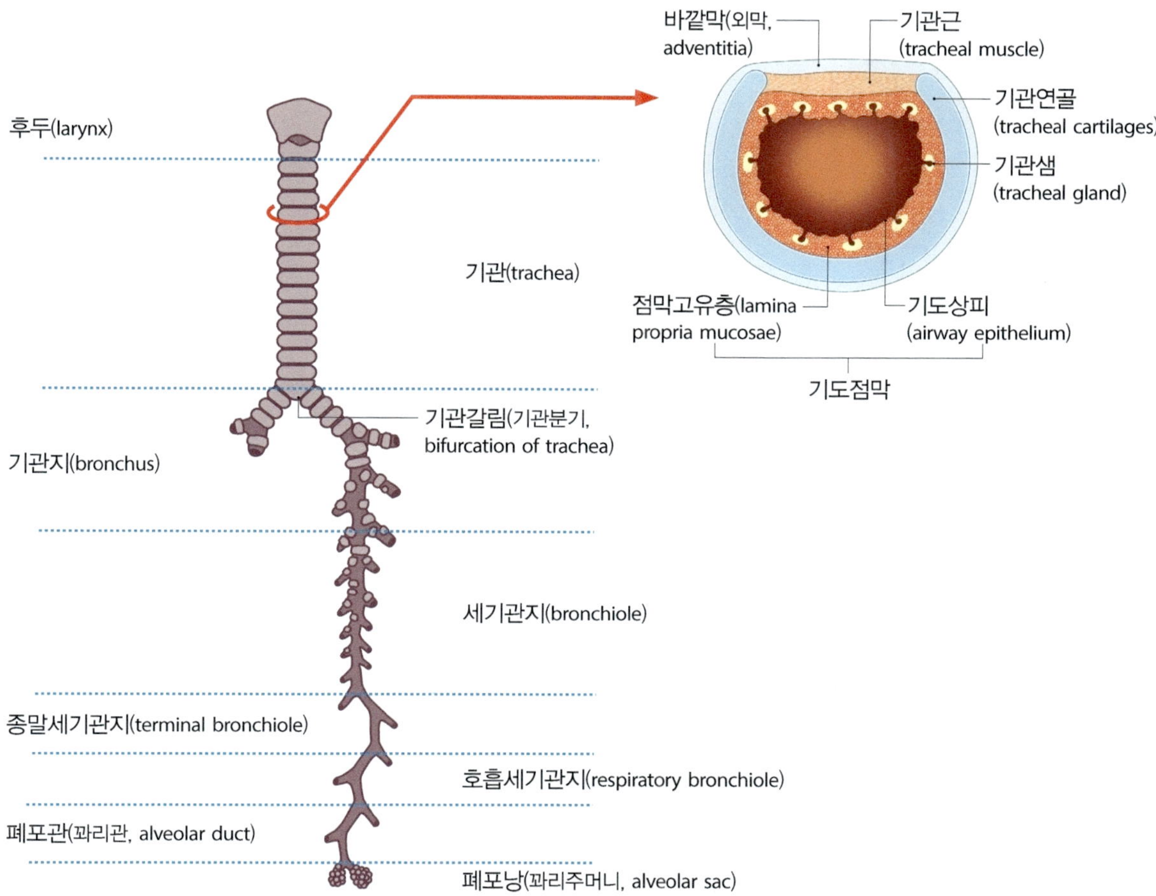

그림 9–7 기관과 기관지

2. 폐

폐(허파, lung; 기체교환부분)는 가슴우리(흉곽, thoracic cage)의 정중앙부분인 세로칸(종격, mediastinum)을 제외한 대부분을 차지하는 큰 장기로, 성인의 경우 오른쪽 500~600g, 왼쪽 400~500g 정도이다(그림 9–8). 또한 폐는 표면이 얇은 장막(내장가슴막)으로 둘러싸인 스펀지 같은 장기이며, 스펀지 구멍에 해당하는 **폐포**(허파꽈리, pulmonary alveolus)와 이것을 둘러싸는 **모세혈관그물**로 구성된다.

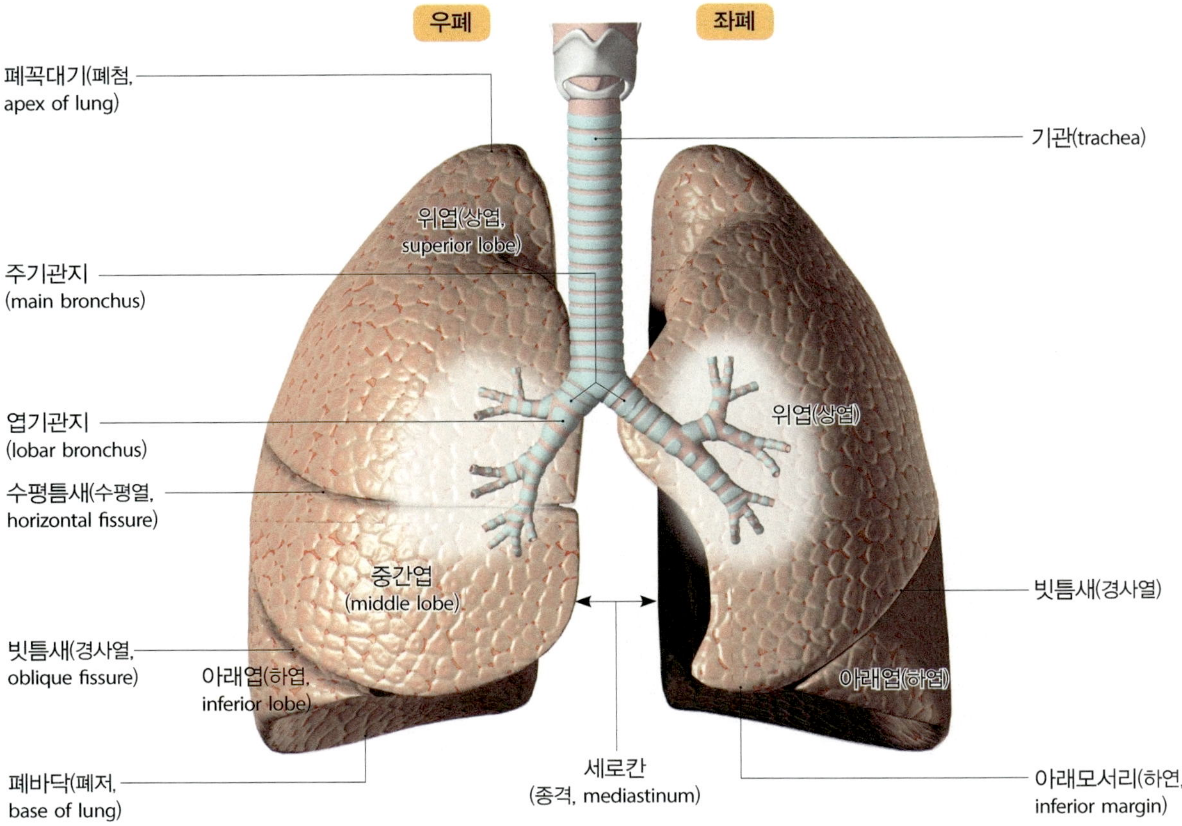

그림 9–8 **폐와 기관 · 기관지**

1) 폐의 형태와 구역

폐는 원뿔을 정중면에서 세로로 잘라 오른쪽과 왼쪽으로 나눈 듯한 형태이며 자른 면이 서로 마주 보고 있다. 그 사이에 약간 왼쪽으로 기운 심장이 있어서 왼쪽 폐는 오른쪽 폐보다 작다. 폐의 위쪽 끝을 **폐꼭대기**(폐첨, apex of lung)라고 하며 빗장뼈(쇄골) 위 2~3cm 부근에 닿고, 아랫부분을 **폐바닥**(폐저, base of lung)이라고 하며 가로막(횡격막, diaphragm) 위에 위치한다. 안쪽의 기관지나 폐동 · 정맥이 출입하는 부분을 폐문(허파문, pulmonary hilum)이라고 한다.

폐를 앞에서 보면 가쪽 중앙부근에서 안쪽 아래로 비스듬하게 난 틈새가 있는데 이를 빗틈새(경사열, oblique fissure)라고 한다. 우폐에는 빗틈새 약간 위에 거의 수평으로 난 틈새가 있으며 이를 수평틈새(수평열, horizontal fissure)라고 한다. 이들 틈새에 의해 우폐는 위엽(상엽, superior lobe), 중간엽(middle lobe), 아래엽(하엽, inferior lobe)의 3엽으로, 또 좌폐는 위엽과 아래엽의 2엽으로 나뉜다(그림 9–8). 이 폐엽은 다각형 소엽이 모여 이루어지며 기관지와 폐동 · 정맥의 분포에 따라 기관지폐구역(bronchopulmonary segment)으로 나뉜다(그림 9–9).

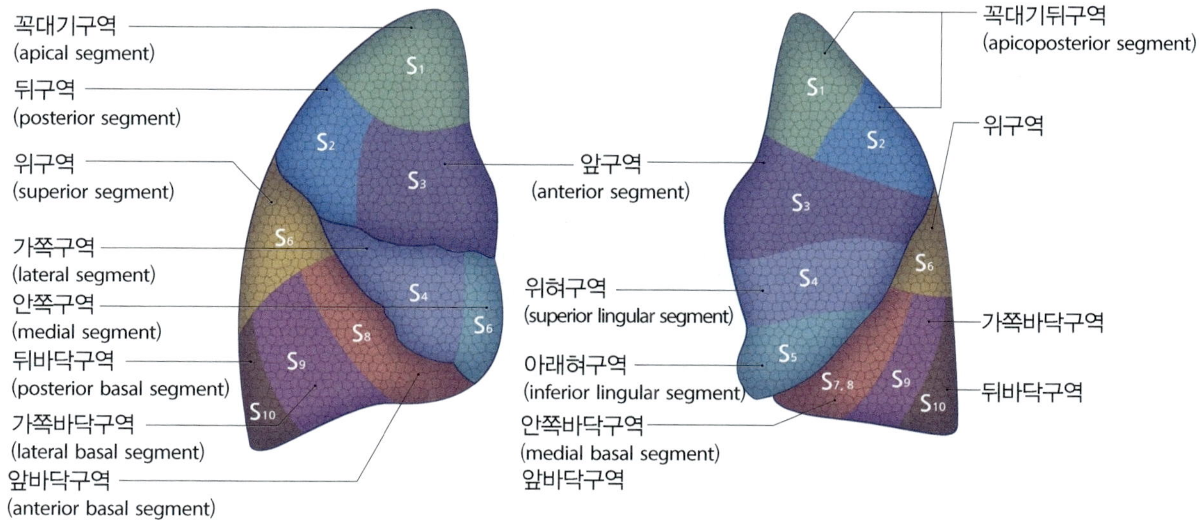

그림 9-9 **기관지폐구역**

2) 폐포(허파꽈리, pulmonary alveolus)

폐를 구성하는 **폐포**는 지름 0.2mm 정도의 주머니 모양 구조로, 그 수는 좌우 양쪽 폐에서 약 3억 개에 달한다. 폐포의 벽은 편평한 I형 상피세포와 정육면체의 II형 상피세포로 구성되며, 그 주위에는 모세혈관이 그물 모양으로 둘러싼다(그림 9-10). I형 상피세포가 폐포 면적의 90% 이상을 차지한다. II형 상피세포에서는 표면활성물질(surfactant)을 분비하여 폐포의 표면장력을 줄이는 데 도움을 준다. 또한 폐포대식세포(alveolar macrophage)가 존재하여 혈액 중 세균 또는 종양 절편이나 혈전을 걸러내는 역할을 한다.

폐포에 이른 들숨 중의 산소는 폐포벽을 사이에 두고 위치한 모세혈관 안의 적혈구로 보내지고, 반대로 혈액 중의 이산화탄소는 폐포로 보내진다. 이 과정을 **기체교환**(gas exchange)이라고 하며, 폐포로 나온 이산화탄소는 날숨으로 배출된다(그림 9-11).

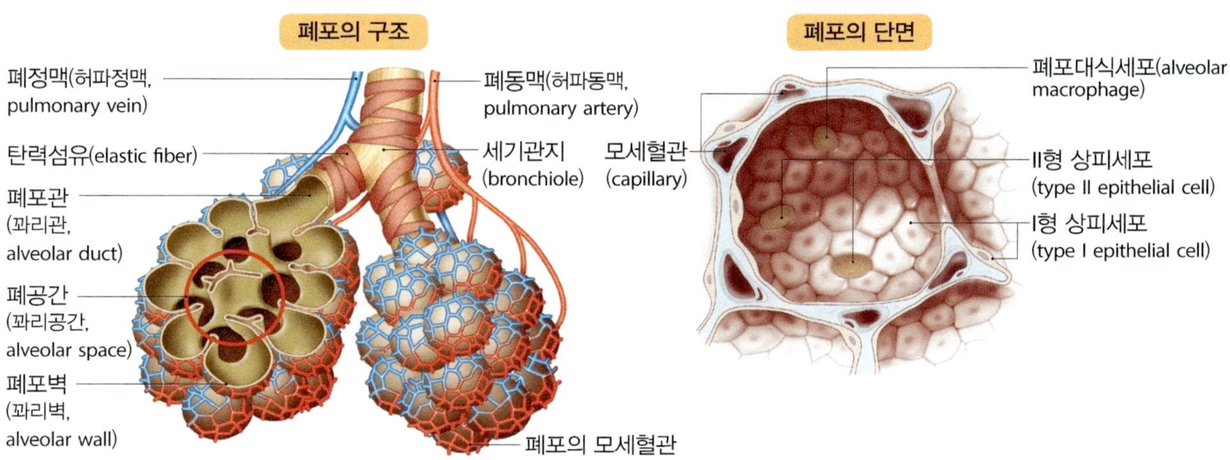

그림 9-10 **폐포**

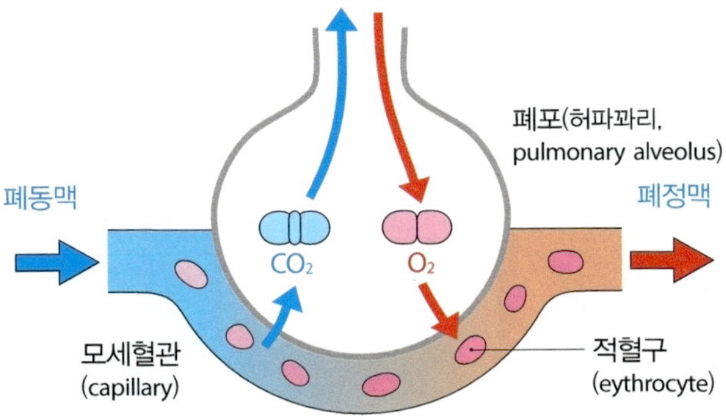

그림 9-11 **기체교환 기전**

3) 폐의 혈관

온몸에서 심장으로 되돌아온 정맥혈은 폐로 보내져 이산화탄소를 방출하고 그 대신 신선한 산소를 받아들인다. 즉, 폐는 심장에서 보내오는 정맥혈의 기체교환 장소이다. 폐로 혈액을 보내는 것은 우심실에서 시작되는 **폐동맥**(pulmonary artery)으로, 기관갈림을 따라 분지되는데 마지막에는 모세혈관그물이 되어 폐포를 둘러싼다. 그리고 기체교환으로 산소를 공급받은 혈액은 **폐정맥**(pulmonary vein)으로 모였다가 심장으로 되돌아와 온몸으로 박출된다.

보통 폐로 보내진 정맥혈은 40mmHg의 산소와 46mmHg의 이산화탄소를 포함하는데, 기체교환을 통해 산소는 100mmHg, 이산화탄소는 40mmHg가 된다.

폐에는 폐동 · 정맥 외에 기관지동 · 정맥이 분포한다. 기체교환이라는 폐의 작용에 관여하는 폐동 · 정맥(기능혈관)에 비해, 기관지동 · 정맥은 폐에 영양을 제공하는 점에서 영양혈관으로 불린다. **기관지동맥**(bronchial artery)은 주로 대동맥에서 시작되어 기관지를 따라 폐 속으로 들어가 기관지와 폐포에 영양을 공급한다. 그리고 **기관지정맥**(bronchial vein)은 세기관지 주위의 혈액을 모아 동맥과 반대의 경로로 폐를 나온 후 홀정맥(기정맥, azygos vein)에서 위대정맥(상대정맥, superior vena cava)을 경유해 심장으로 되돌아간다.

Clinical Information

▶ **기관지염**(bronchitis)

기관지염은 감기 등에 합병되는 경우가 많다. 기도 점막이 부어서 섬모 기능이 저하되고 점액분비가 항진되기 때문에 가래 배출이 어려워 쌕쌕거림(천명, wheeze; 호흡 시의 잡음)이나 기침, 호흡곤란을 일으킨다. 특히 소아나 체력이 저하된 고령자 등에서는 세기관지염(bronchiolitis)으로 진행되는 경우가 있어 주의가 필요하다.

3. 가슴막과 세로칸

1) 가슴막(흉막, pleura)

가슴막은 얇은 장막으로, 가슴안(흉강, thoracic cavity) 내벽에 달라붙은 **벽가슴막**(parietal pleura)과 폐 표면에 달라붙은 **내장가슴막**(visceral pleura)의 2층으로 구분된다. 이들 막 사이에는 가슴막안(흉막강, pleural cavity)이 있고 소량의 장액이 들어 있다.

호흡운동으로 폐가 움직일 때 가슴막안은 가슴막삼출액에 의해 벽가슴막과 내장가슴막의 마찰을 방지하는 역할을 한다(그림 9–12).

2) 세로칸(종격, mediastinum)

세로칸은 좌우 폐 사이, 구체적으로는 좌우 가슴막안 사이에 있는 부분으로, 앞쪽은 복장뼈, 뒤쪽은 척주, 아래쪽은 가로막에 의해 나뉘어 있다.

세로칸에는 심장, 가슴샘(흉선), 기관, 기관지, 식도, 대동맥, 대정맥, 가슴관(흉관), 신경 등의 기관이 존재한다(그림 9–12).

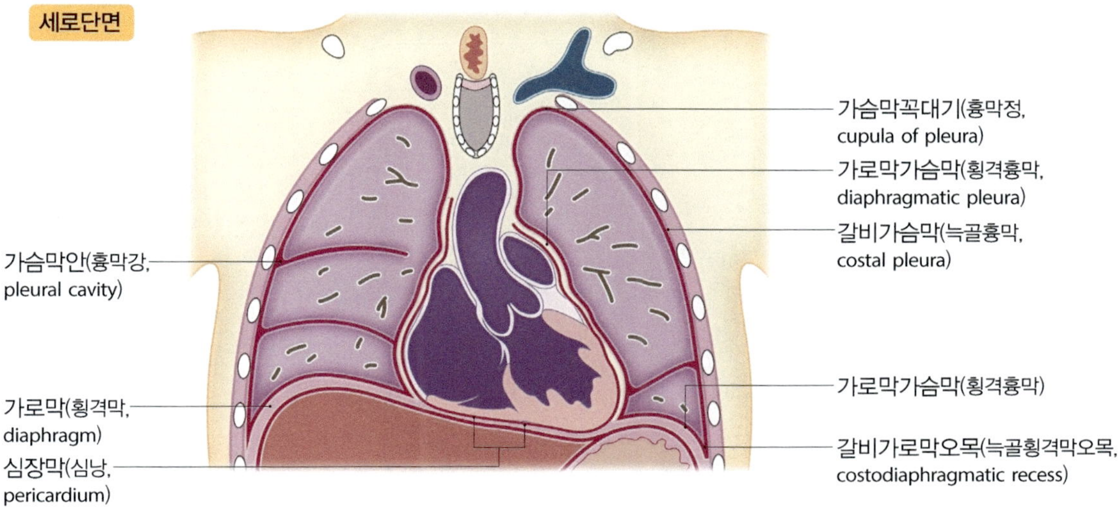

그림 9–12 가슴막과 세로칸

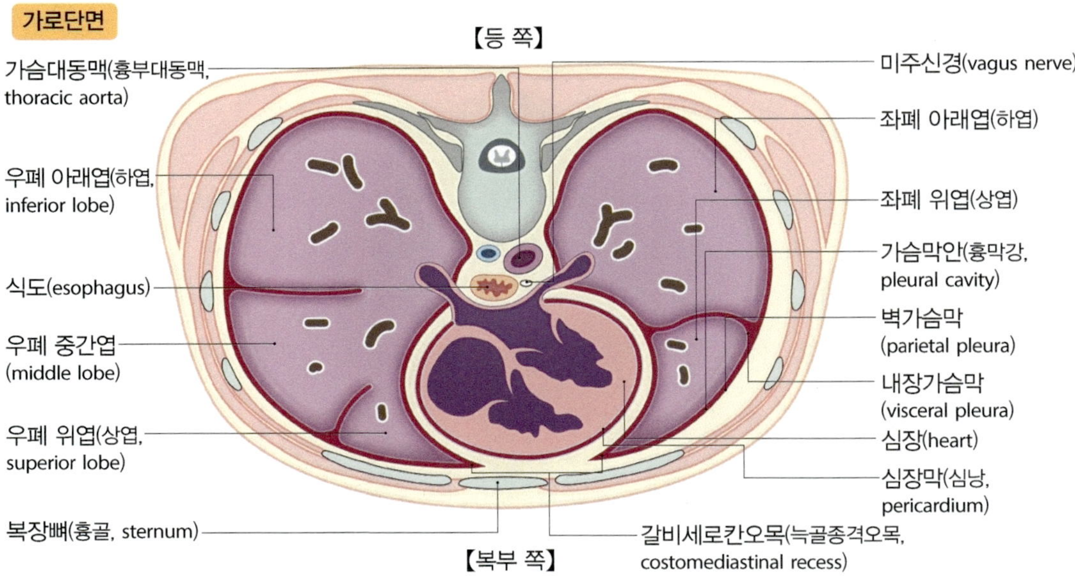

그림 9–12 가슴막과 세로칸 (계속)

2. 호흡기전

1. 호흡

사람은 하루에 평균 2,400kcal의 에너지가 필요하며 이 에너지는 영양소(탄수화물, 지방, 단백질)를 체내에서 연소함으로써 얻을 수 있다. 연소란 산소를 사용해서 대사하는 것을 말하며, 그 결과 체내에는 이산화탄소가 발생한다. 따라서 사람은 외부로부터 산소를 받아들이고 이산화탄소를 배출해야 하는데, 이 과정을 **호흡**(respiration)이라고 한다. 다만, 들이 마신 산소는 그대로 대사에 사용되는 것이 아니라 혈액순환을 통해 폐에서 온몸의 조직으로 운반된 후 사용된다. 즉, 호흡에는 외부와 혈액 사이의 **외호흡**(external respiration)과 혈액과 온몸 조직 사이의 **내호흡**(internal respiration)이 있으며, 폐는 외호흡의 장소이다.

1) 호흡운동(respiratory excursion)

폐에 신선한 공기를 받아들이는 것을 호흡(환기)이라고 하는데, 가슴우리(흉곽)의 운동(호흡운동)을 통해 **들숨**과 **날숨**이 교대로 반복된다(그림 9–13). 즉, 들숨은 가슴우리를 확장시켜 폐에 공기를 받아들이는 동작, 날숨은 가슴우리를 수축시켜 폐의 공기를 내보내는 동작이다. 이러한 호흡운동은 **가로막**(횡격막, diaphragm)이나 **갈비사이근**(늑간근, intercostal muscle)의 작용으로 일어나는 가슴우리의 운동이며, 여기에 관여하는 근육을 **호흡근육**이라고 한다.

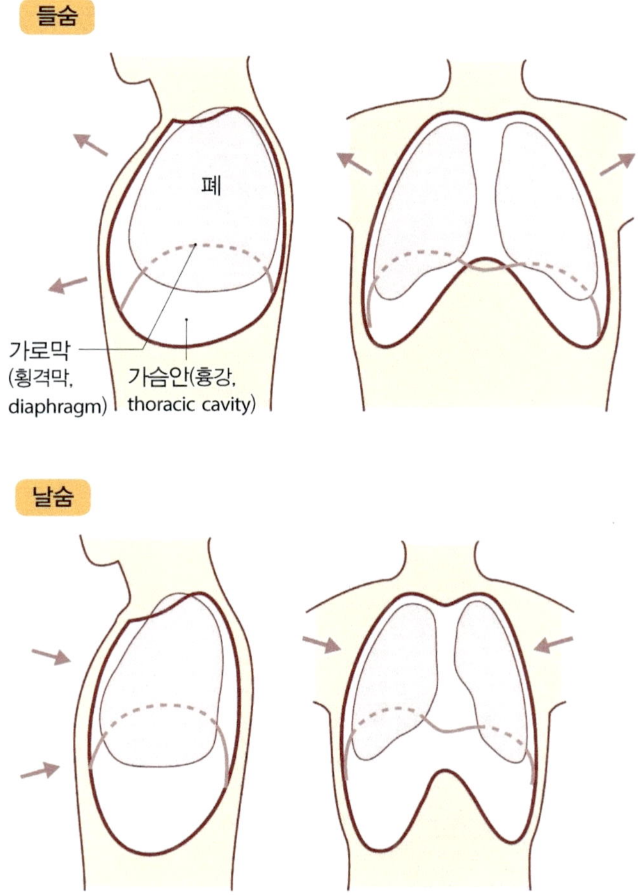

그림 9-13 **가슴우리와 호흡운동**

2) 들숨(inspiration)

들숨은 가로막과 바깥갈비사이근(외늑간근)의 작용으로 일어난다. 가슴우리의 아래입구를 막는 가로막은 보통 돔(dome) 상태이지만 수축되면 편평해지기 때문에 가슴안은 아래로 확장된다. 또 바깥갈비사이근이 수축되면 갈비뼈나 복장뼈가 가쪽으로 들려 올라가기 때문에 가슴안은 전후좌우로 확장된다. 이에 따라 가슴안이 확대되어 내압이 내려가고 폐가 확장됨으로써(폐포 속이 음압화) 공기의 유입이 일어난다.

일반적으로 가로막은 안정 시 호흡의 경우 1~2cm, 심호흡의 경우 약 10cm 위아래로 이동한다. 가로막의 면적을 300cm^{2}라고 하면 안정 시에는 약 0.45L, 심호흡 시에는 3L가 된다.

3) 날숨(expiration)

날숨은 기본적으로 수동적인 운동이며 가로막이나 바깥갈비사이근의 이완과 폐의 복원력에 의해 일어난다. 즉, 폐가 복원되는 힘으로 공기가 밀려나가는 기전이다.

특히 속갈비사이근(내늑간근)은 자연적인 날숨에서 숨을 더 내뱉을 때 작용하며, 복벽의 근육과 함께 가슴우리의 용적을 축소시키는 근육이다.

2. 기체교환

1) 외호흡(external respiration)

심장에서 폐로 보내진 혈액에 산소를 공급하고 동시에 이산화탄소를 배출하는 기전을 **외호흡**(폐호흡)이라고 한다. 외호흡은 외부와 폐포 사이의 공기교환(환기)과 폐포와 혈액 사이의 기체교환으로 구분된다(그림 9-14).

외호흡에서는 대부분의 산소가 적혈구의 혈색소와 결합해서 운반되는데 100mL의 혈액이 운반하는 산소량은 약 20mL이다.

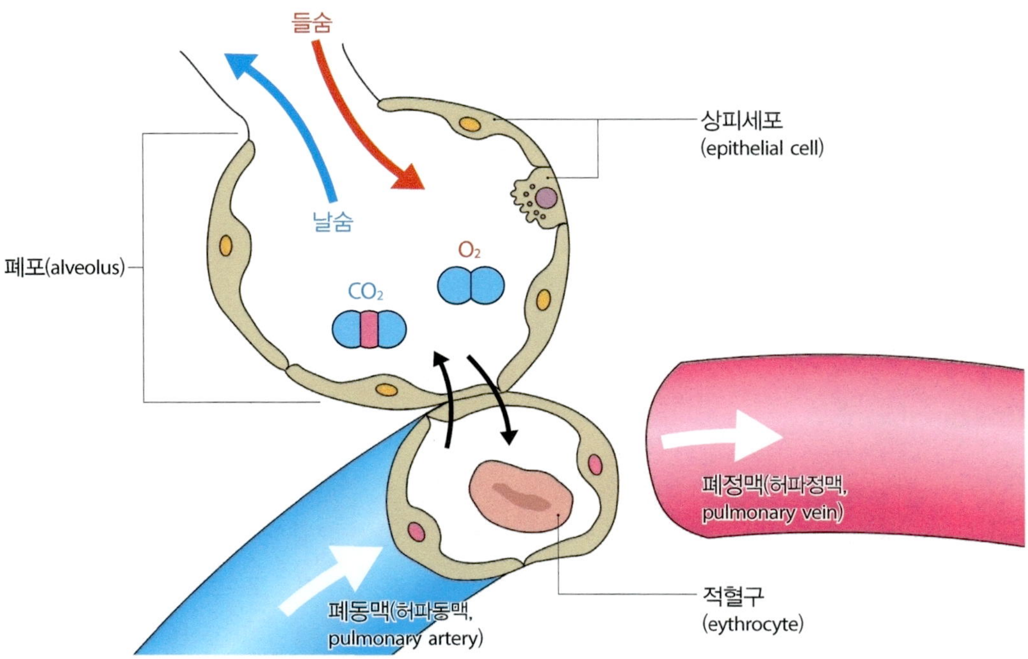

그림 9-14 폐포에서의 기체교환

2) 내호흡(internal respiration)

폐에서 혈액으로 흡수된 산소는 온몸의 조직으로 보내져 기체교환을 통해 산소는 혈액에서 조직으로, 이산화탄소는 조직에서 혈액으로 이동한다. 이 기체교환을 **내호흡**(조직호흡)이라고 한다.

요점정리

- 호흡계통은 신체에 산소를 받아들이기 위한 기관으로 코에서 기관지까지의 공기의 출입과 발성에 관여하는 기도(숨길)와 폐(기체교환부분)로 구성된다.
- 호흡 시 공기의 통로가 되는 관을 기도(respiratory tract)라고 하며, 기도는 상기도와 하기도로 나뉜다. 바깥코(외비, external nose), 코안(비강, nasal cavity), 인두(pharynx)를 상기도라고 하고, 후두(larynx), 기관(trachea), 기관지(bronchus), 폐(허파, lung)를 하기도라고 한다.
- 폐(허파, lung 기체교환부분)는 가슴우리(흉곽, thoracic cage)의 정중앙부분인 세로칸(종격, mediastinum)을 제외한 대부분을 차지하는 큰 장기로, 스펀지 구멍에 해당하는 폐포(허파꽈리, pulmonary alveolus)와 이것을 둘러싸는 모세혈관그물로 구성된다.
- 폐를 구성하는 폐포는 좌우 양쪽 폐에서 약 3억 개에 달하며, 폐포의 벽은 편평한 I형 상피세포와 정육면체의 II형 상피세포로 구성된다. I형 상피세포가 폐포 면적의 90% 이상을 차지한다. II형 상피세포에서는 표면활성물질(surfactant)을 분비하여 폐포의 표면장력을 줄이는 데 도움을 준다.
- 폐포에 이른 들숨 중의 산소는 폐포벽을 사이에 두고 위치한 모세혈관 안의 적혈구로 보내지고, 반대로 혈액 중의 이산화탄소는 폐포로 보내진다. 이 과정을 기체교환(gas exchange)이라고 하며, 폐포로 나온 이산화탄소는 날숨으로 배출된다.
- 폐에 신선한 공기를 받아들이는 것을 호흡(환기)이라고 하는데, 가슴우리(흉곽)의 운동(호흡운동)을 통해 들숨과 날숨이 교대로 반복된다.
- 심장에서 폐로 보내진 혈액에 산소를 공급하고 동시에 이산화탄소를 배출하는 기전을 외호흡(external respiration; 폐호흡)이라고 한다.
- 폐에서 혈액으로 흡수된 산소는 온몸의 조직으로 보내져 기체교환을 통해 산소는 혈액에서 조직으로, 이산화탄소는 조직에서 혈액으로 이동하는데 이 기체교환을 내호흡(internal respiration; 조직호흡)이라고 한다.

CHAPTER 10

소화계통

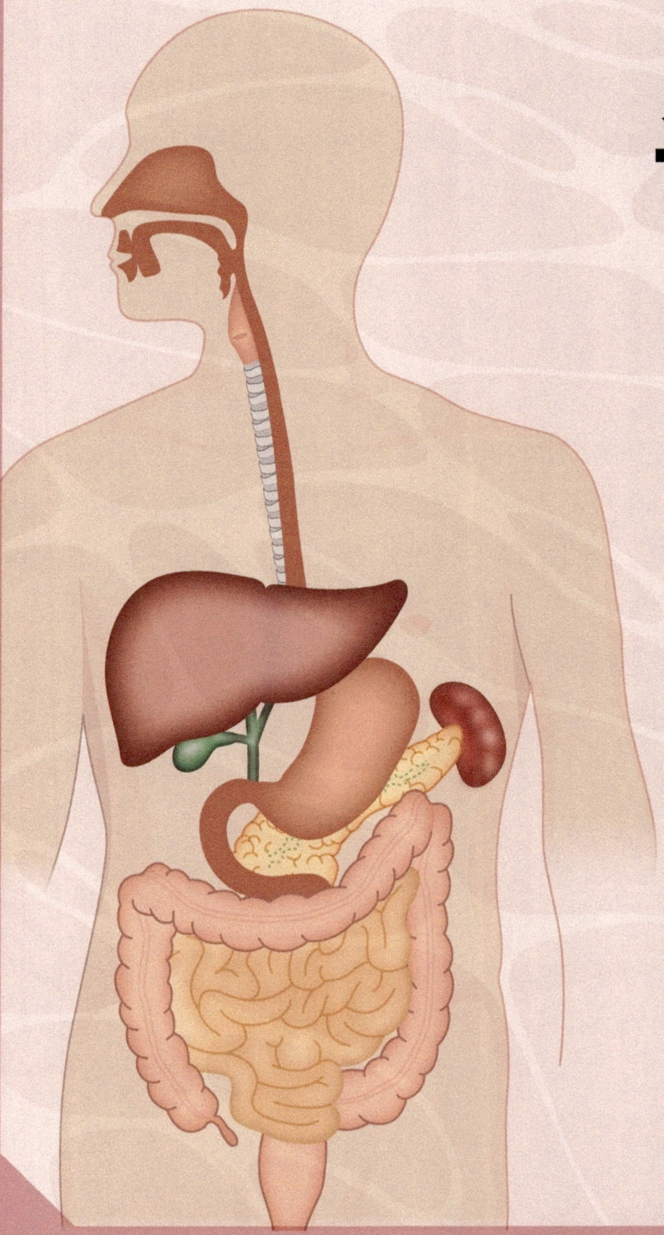

1. 소화계통의 구성과 구조
2. 소화관
3. 소화부속기관

1. 소화계통의 구성과 구조

1. 소화계통의 구성

사람이 생명을 유지하려면 음식물 속에 들어 있는 탄수화물, 단백질, 지방 등의 영양소를 체내로 흡수해야 한다. 하지만 음식물 속의 영양소는 분자가 지나치게 커서 그대로는 체내로 흡수할 수 없어 분해해서 분자를 작게 만들어야 한다. 이처럼 체내에서 음식물의 분자를 분해하는 과정을 **소화**(digestion)라고 한다.

이처럼 사람이 정상적인 기능을 수행하기 위해 음식물을 섭취하고 이를 물리적, 화학적으로 분해하여 영양분을 흡수하며 찌꺼기는 몸 밖으로 배출하는 일련의 기관계통을 **소화계통**(digestive system)이라고 한다.

소화계통은 입안(구강), 식도, 위, 소장(작은창자), 대장(큰창자), 항문으로 이어지는 **소화관**(digestive tract)과 침샘(타액샘), 간, 담낭(쓸개), 췌장(이자) 등의 **소화샘**으로 이루어진다(그림 10-1).

2. 소화계통의 기본구조

소화관은 내부에 공간이 있는 속빈장기로, **점막**, **근육층**, **장막**이라는 3층 구조의 벽으로 이루어진다. 점막은 입안에서 직장(곧창자)까지 이어지는 소화관의 가장 안쪽 층이다. 근육층은 근(육)섬유가 뻗은 방향에 따라 돌림층(circular layer)과 세로층(longitudinal layer)으로 나뉜다. 장막은 내장을 덮는 반투명의 얇은 막으로, 장액을 분비하여 다른 기관과의 마찰을 방지하는 역할을 한다.

한편, 간, 췌장(이자), 침샘(타액샘) 등의 **소화샘**은 내용물이 들어 있는 실질장기이며, 음식물을 분해 및 흡수하기 위해 효소 등을 함유한 분비물을 배출한다(그림 10-2).

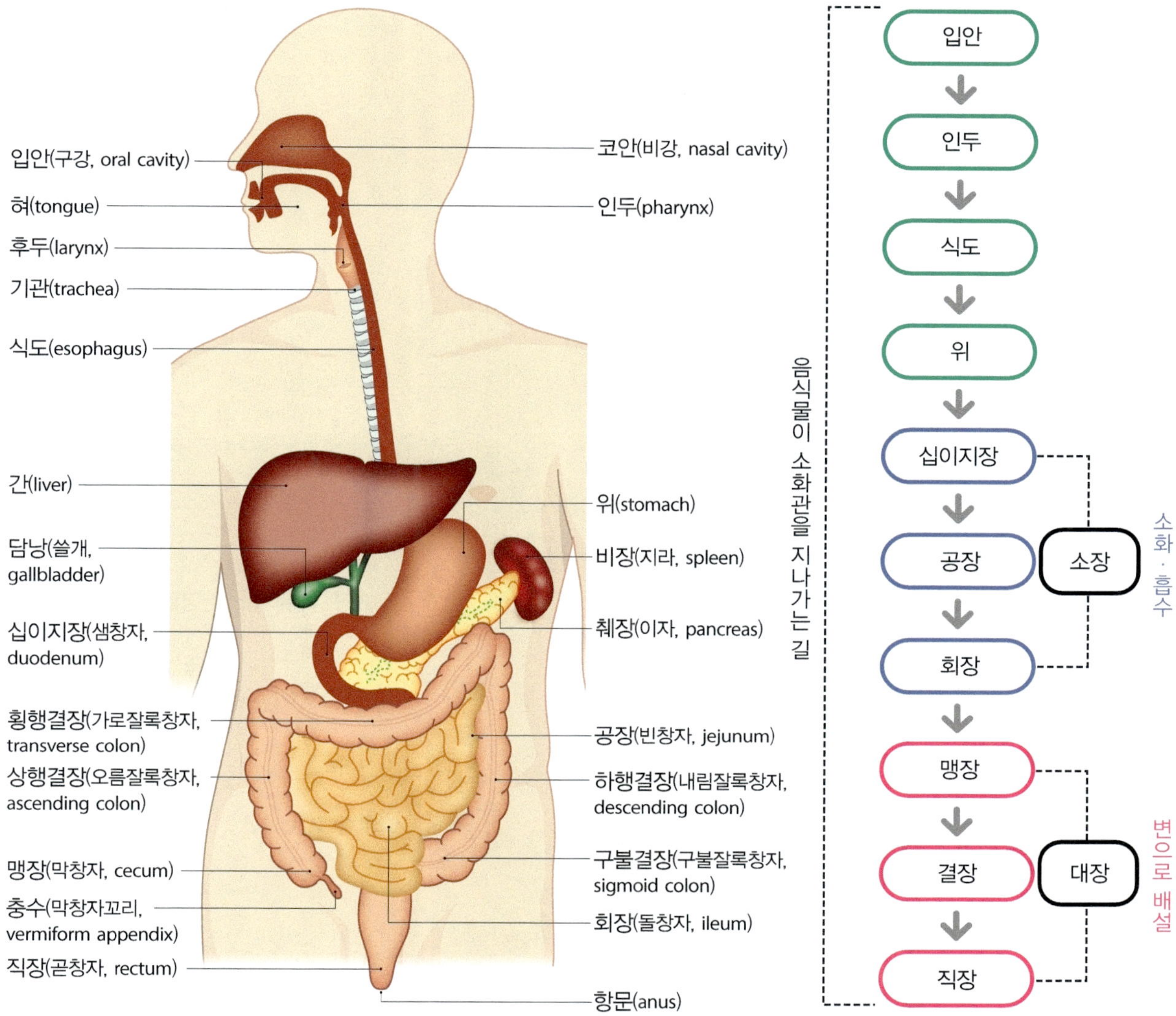

그림 10-1 소화계통의 구성

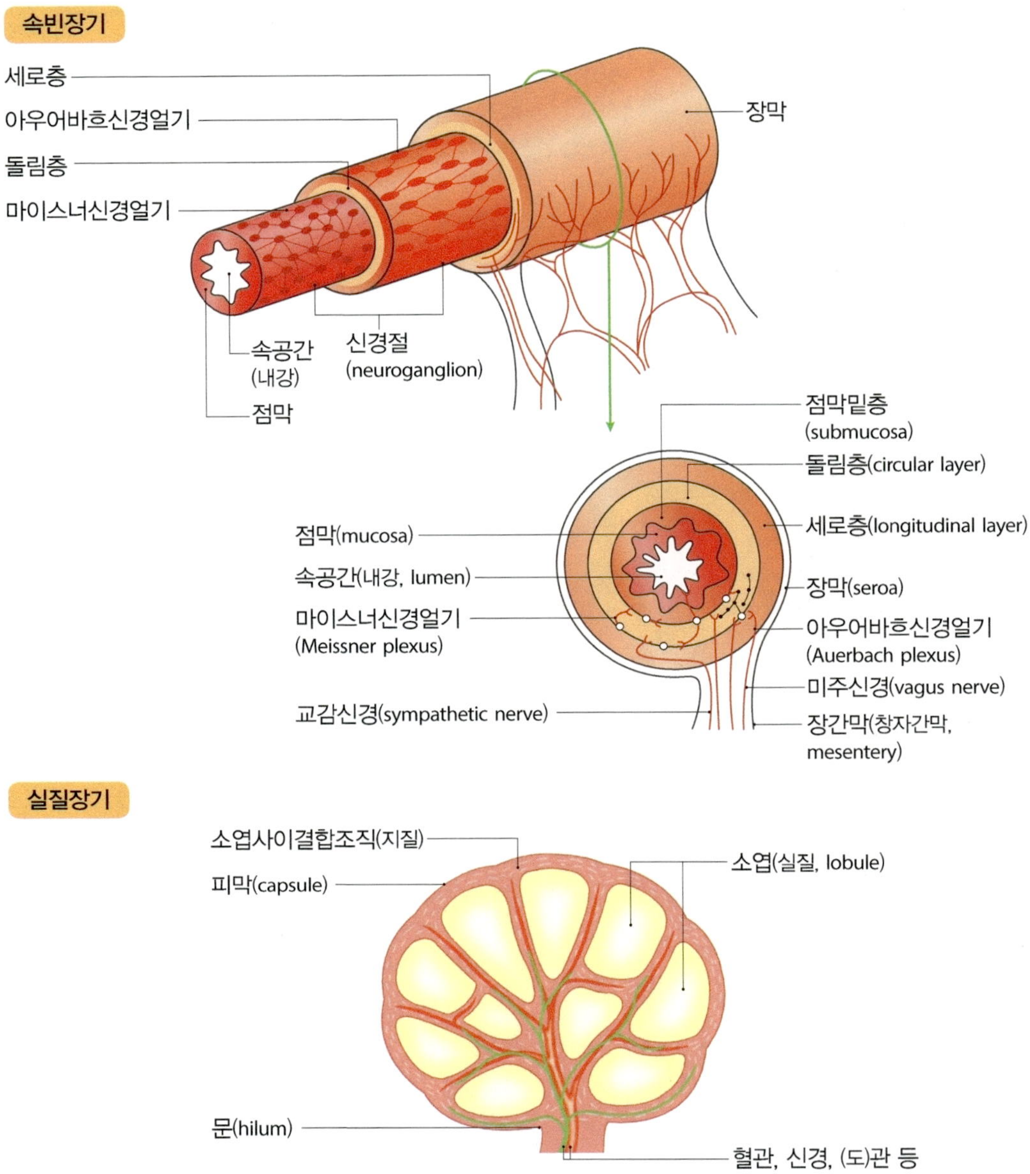

그림 10-2 소화계통의 기본구조

1) 점막(mucosa)

안쪽에서 바깥쪽으로 표 10-1과 같이 4층으로 이루어진다.

표 10-1 점막의 구성

구성	설명
점막상피(mucous epithelium)	소화관 가장 안쪽의 속면을 덮고 있으며 상피세포로 이루어진다.
점막고유층(lamina propria mucosae)	상피 아래에 있는 비교적 치밀한 결합조직층이다.
점막근(육)판(lamina muscularis mucosae)	민무늬근육의 얇은 층으로, 점막고유층과 점막밑층을 구분한다.
점막밑층(submucous layer)	성긴결합조직층으로 여기에 점막밑신경얼기(점막밑신경총, submucosal plexus)가 있다.

2) 근육층(muscular coat)

기본적으로는 **속돌림층**(inner circular layer)과 **바깥세로층**(external longitudinal layer)의 2층으로 된 민무늬근육층이다. 속돌림층과 바깥세로층 사이에는 근육층신경얼기[myenteric plexus; 아우어바흐신경얼기(Auerbach plexus)]가 있는데, 그물 모양으로 배열되어 장벽 주위를 완전히 둘러싸고 있으며(그림 10-2), 다수의 신경절(nerve ganglion; 말초의 신경세포 집합)이 포함되어 있어 장의 운동을 조절한다.

3) 장막(serosa)

소화관 표면은 장막으로 덮여 있는데, 장막은 내장을 덮는 반투명의 얇은 막으로 **장액**(serous fluid)을 분비하여 다른 기관과의 마찰을 방지하는 역할을 한다.

2. 소화관

1. 입안

입안(구강, oral cavity)은 얼굴의 아래 1/3을 차지하는 소화관의 입구부분으로, 앞쪽은 입을 통해 외부로 열리고 뒤쪽은 인두(입부분)로 이어진다. 천장부분은 단단입천장과 물렁입천장, 바닥부분은 혀에 의해 형성되며, 가쪽면은 볼에 의해 구분된다. 또한 입안과 인두는 물렁입천장에 의해 커튼 모양으로 경계를 이루며(목구멍), 그 양쪽에 목구멍편도가 있다(그림 10-3).

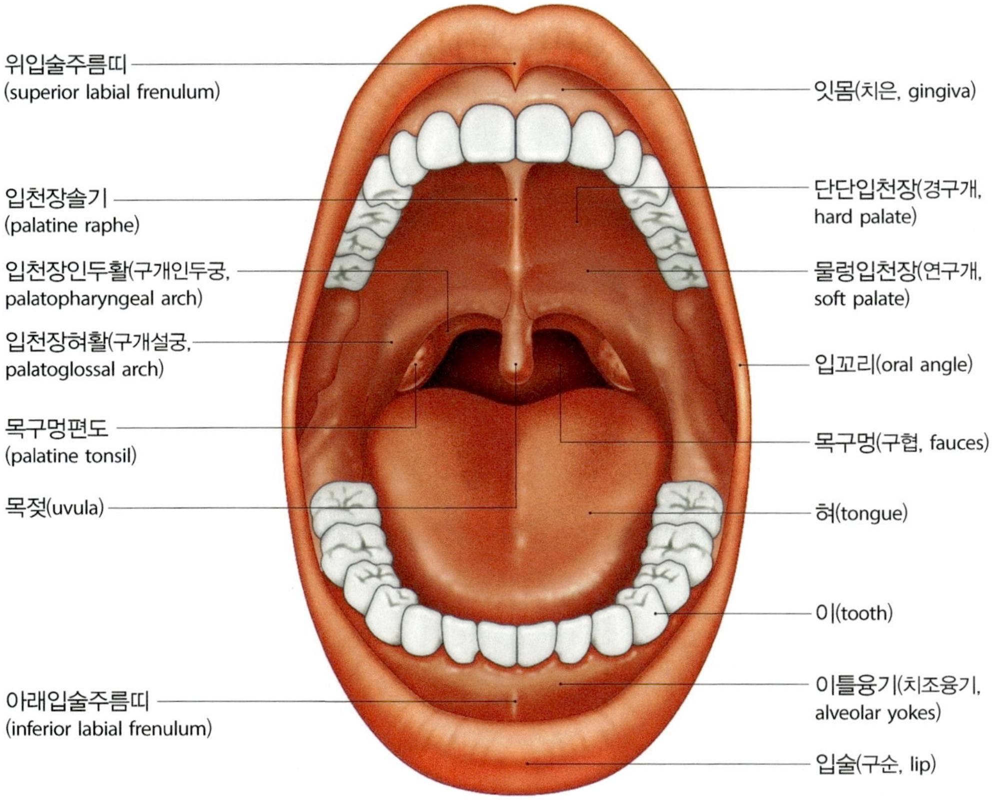

그림 10-3 입안의 구조

1) 입술

입술(구순, lip)은 위입술과 아래입술로 구성되며 **입술틈새**(구강열, rima of mouth)를 둘러싼다. 위입술(upper lip)은 코입술고랑(nasolabial sulcus), 아래입술(lower lip)은 턱끝입술고랑(mentolabial sulcus)이 각각의 경계부위이다. 또 위입술 중앙에는 **인중**(philtrum)이라는 고랑이 있으며, 입술틈새의 양 끝을 **입꼬리**(oral angle)라고 한다(그림 10-4).

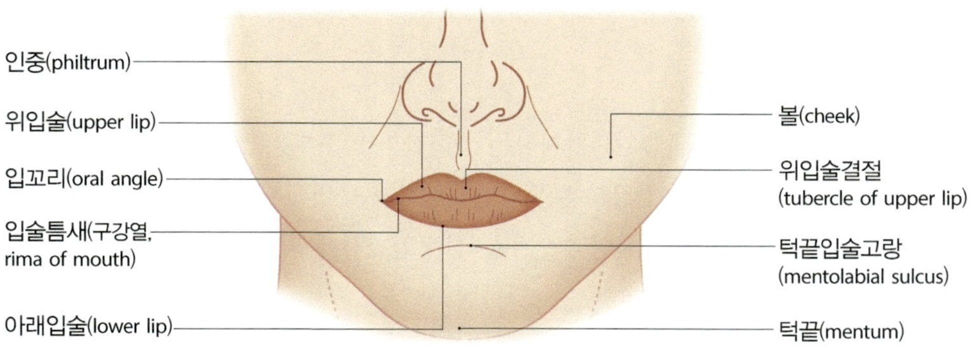

그림 10-4 입술부위의 명칭

2) 이

이(teeth)는 씹기 작용을 하는 부속의 소화기관으로, 소아에게서 관찰되는 **젖니**(유치, deciduous tooth)와 12세 이후에 관찰되는 **간니**(영구치, permanent tooth)가 있다.

(1) 이의 구조

이의 기본적인 구조는 공통적으로 **이머리**(치관, dental crown; 잇몸에서 위쪽으로 나와 있는 부분)와 **이뿌리**(치근, dental root; 이틀뼈 안에 묻혀 있는 부분), 그리고 이머리와 이뿌리의 경계를 이루는 **이목**(치경, dental cervix)으로 구분된다.

이의 본체는 **상아질**(dentin)이라는 석회화된 결합조직이며, 그 성분의 약 70%가 칼슘염이다. 상아질 내부에는 치수공간(pulp cavity)이라는 빈 공간이 있어 상아질로 가지를 보내는 혈관, 신경, 림프관 등이 통과한다.

한편, 상아질 표면은 **사기질**(법랑질, enamel)과 **시멘트질**(cementum)로 덮여 있다. 이머리를 덮는 사기질은 90%가 인산칼슘으로 신체에서 가장 단단한 부분이다. 씹기에 의한 손상이나 교모로부터 이를 보호하지만 신경이나 혈관이 분포되지 않아서 감각은 없다. 그리고 이뿌리의 표면은 시멘트질의 얇은 뼈아교질(골질, ossein)로 덮여 있으며 턱뼈의 이틀(치조)은 **치주인대**(periodontal ligament)에 의해 연결된다(그림 10-5).

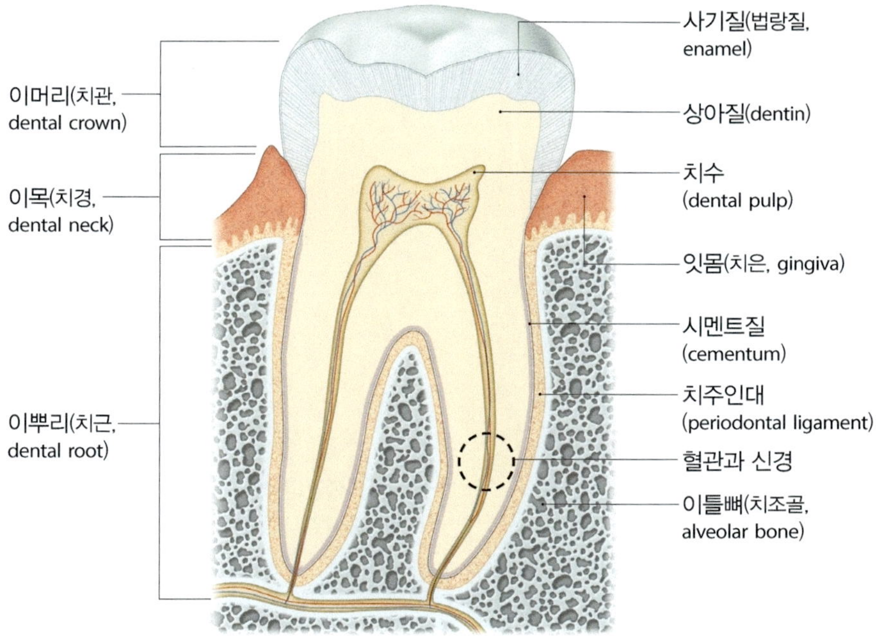

그림 10-5 이의 구조

(2) 이의 종류

이는 이머리의 형태에 따라 끌 모양의 **앞니**(incisors), 송곳 모양의 **송곳니**(견치, canine), 윗면이 편평하고 교두(cusp)라는 돌기를 가진 **작은어금니**(소구치, premolar) 및 **큰어금니**(대구치, molar)로 나뉜다. 이뿌리는 큰어금니에서 2, 3개로 나뉜다. 성인은 한쪽(1/4 부분)에 앞니 2개, 송곳니 1개, 작은어금니 2개, 큰어금니 3개로 총 8개 이가 있다. 따라서 위턱에 16개, 아래턱에 16개로 총 32개가 된다(그림 10-6). 사람의 이는 **젖니**(유치, deciduous tooth; 탈락치아)와 **간니**(영구치, permanent tooth)로 크게 나뉘며, 젖니는 앞니 2개, 송곳니 1개, 어금니 2개로 5개, 총 20개로 구성된다.

젖니는 태생 3개월에 턱부위 입안점막에서 발생하며, 생후 6~7개월에 앞니가 나기 시작해서 송곳니, 제1 · 제2어금니 순서로 만 2~3살까지 모두 완성된다. 간니는 태생기 후반에 발생하기 시작하여 만 6~9살에 큰어금니가 나기 시작하고 젖니가 빠지면서 간니로 교체된다. 제3큰어금니는 만 15~30살 사이에 나는데, 이를 사랑니(지치, wisdom tooth)라고 한다.

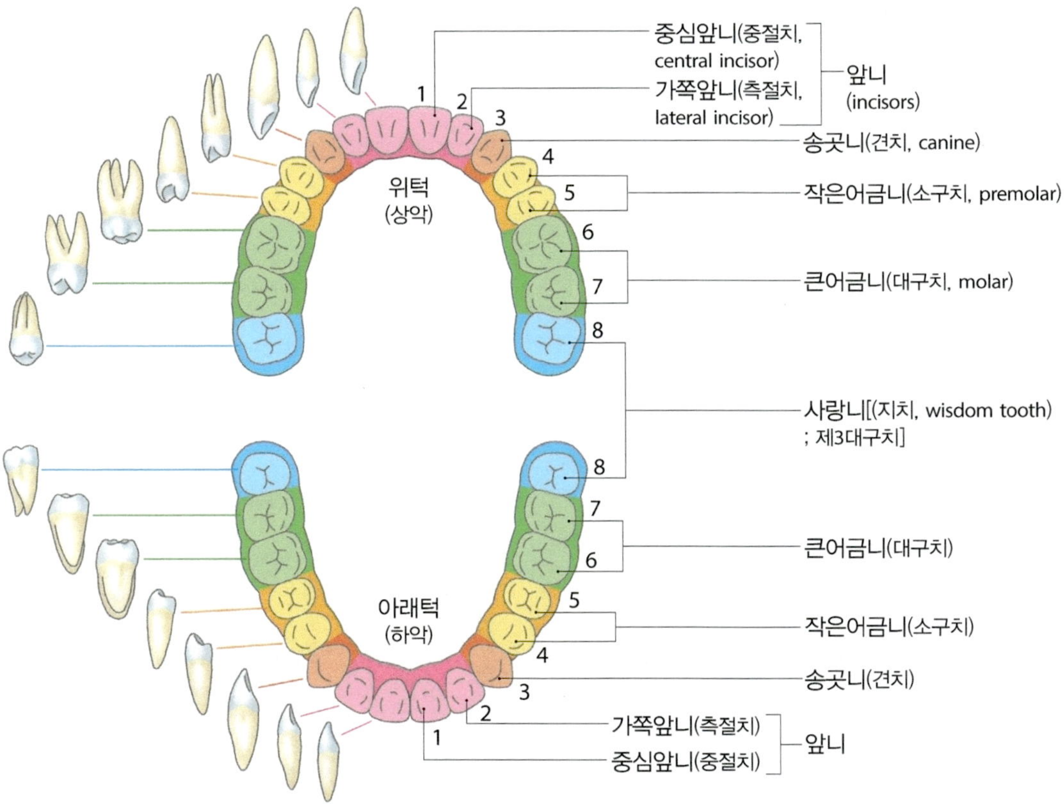

그림 10-6 이의 종류

3) 입천장

입안의 위쪽 벽인 **입천장**(구개, palate)은 코안의 바닥이기도 하며 입안과 코안을 경계 짓는 부분이다(그림

10–3 참조). 위턱뼈와 입천장뼈가 토대를 이루는 앞부분을 **단단입천장**(경구개, hard palate)이라고 한다. 뒷부분은 뼈가 없고 근육만 있어서 **물렁입천장**(연구개, soft palate)이라고 하는데 표면이 점막으로 덮여 있다. 물렁입천장은 음식물을 삼킬 때 들려 올라가 인두후벽과 맞닿아 코안을 차단하는 역할을 한다. 따라서 이 기능이 장애를 입으면 음식물이 코로 나온다.

4) 혀

혀(tongue)는 입안에 있는 길쭉한 모양의 가로무늬근육(횡문근) 덩어리로 혀점막이 둘러싸고 있다. 소화기관인 동시에 미각기관이며 발음에도 관여한다.

앞에서부터 **혀끝**(설첨, apex of tongue), **혀몸통**(설체, body of tongue), **혀뿌리**(설근, lingual root)로 구분된다. 혀몸통 윗면을 혀등(설배, dorsum of tongue)이라고 하며, 혀뿌리는 앞에서는 보이지 않는 위치에 있고 인두 앞벽의 일부를 이룬다. 혀등에는 실모양유두, 버섯유두, 잎새유두, 성곽유두 4종류의 **혀유두**(lingual papilla)가 존재한다(그림 10–7, 표 10–2).

실모양유두를 제외한 나머지 유두에는 **맛봉오리**(taste bud)가 있다. 맛봉오리는 맛을 느끼는 미각세포가 모여 이루어진 미각기관으로, 맛구멍(taste pore)이라는 작은 구멍을 가진다. 1개의 성곽유두에는 약 200개의 맛봉오리가 있으며 쓴맛, 짠맛, 단맛, 신맛을 감지하고 온도 및 압력을 감지한다.

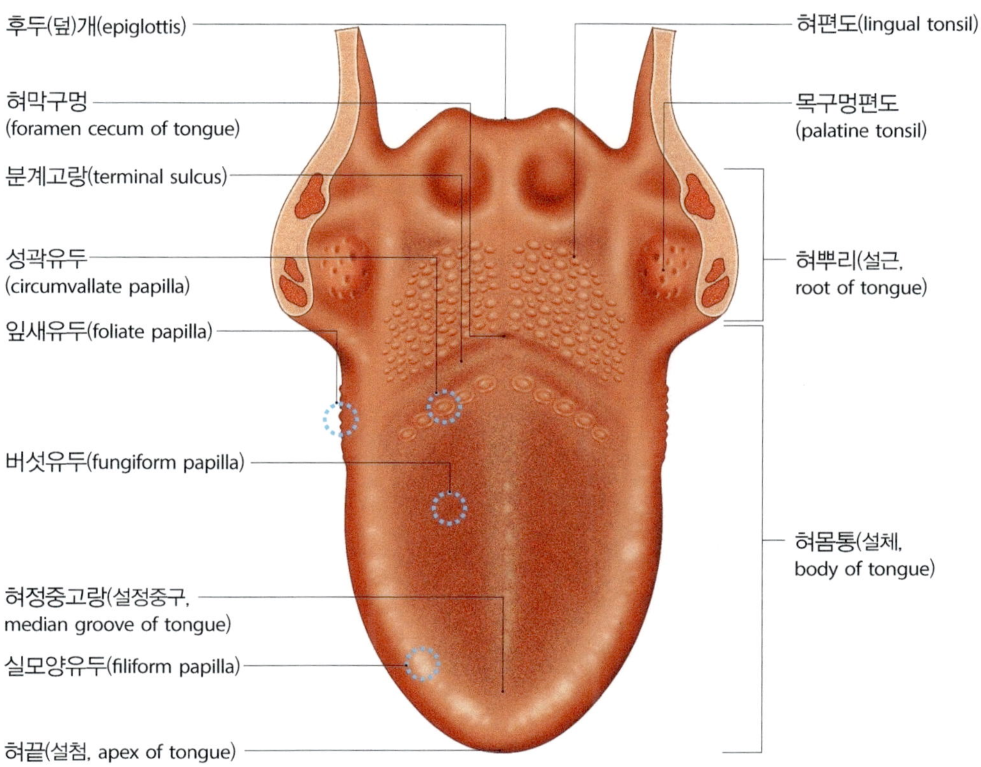

그림 10–7 혀의 구조

표 10-2 **혀유두의 종류**

종류	설명
실모양유두(filiform papilla)	혀등에 빼곡하게 나 있는 작은 유두로, 혀등이 하얗게 보이는 것은 이 때문이다.
버섯유두(fungiform papilla)	혀등에 흩어져 있는 약간 큰 유두로, 붉은 점으로 보인다.
잎새유두(foliate papilla)	혀뿌리에 가까운 가쪽모서리에 파인 형태로 보인다.
성곽유두(circumvallate papilla)	혀몸통과 혀뿌리의 경계에 있는 분계고랑(terminal sulcus) 앞에 배열된 큰 유두이다.

5) 침샘

침샘(타액샘, salivary gland)은 입안에 침(타액)을 분비하는 샘을 일컫는다. 보통 침샘이라고 하면 **귀밑샘**(이하샘), **턱밑샘**(악하샘), **혀밑샘**(설하샘) 등을 가리키는데 이 3가지를 큰침샘(major salivary glands)이라고 한다(그림 10-8).

사람은 하루에 1.0~1.5L의 침을 분비하는데, 이 중 95%는 큰침샘에서 분비된다. 그 밖에도 침샘에는 육안으로 보이지 않는 입술샘(labial gland)과 혀샘(lingual gland) 등이 있으며, 이들을 통틀어 작은침샘(minor salivary glands)이라고 한다.

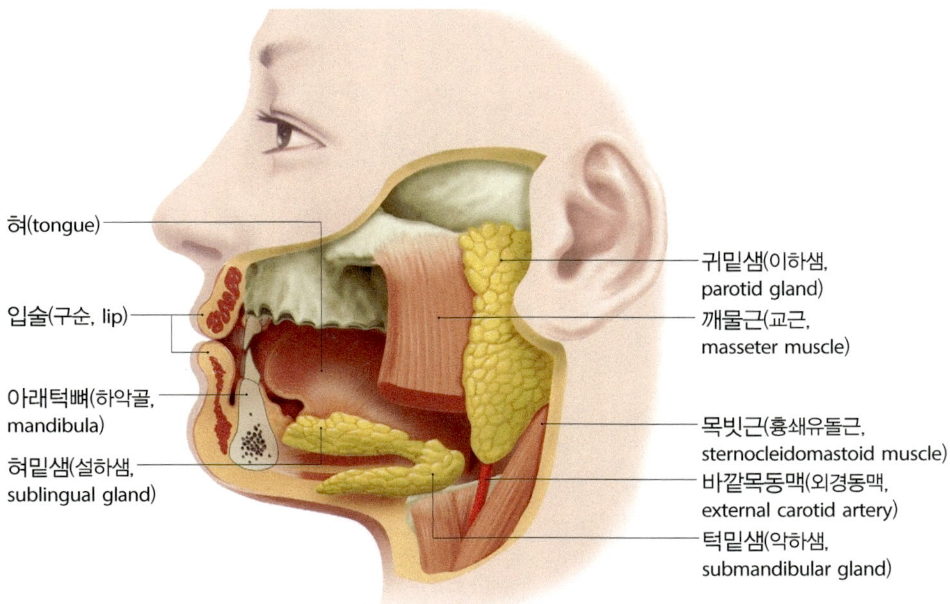

그림 10-8 **큰침샘의 위치**

(1) 귀밑샘(이하샘, parotid gland)

귓바퀴(이개, auricle) 앞쪽 아래의 피부 밑에 위치한 큰침샘으로, 귀밑샘관은 볼근(협근)을 지나 위턱 제2큰어금니와 마주보는 볼점막의 귀밑샘유두(parotid papilla)로 열린다.

귀밑샘에서 분비되는 침은 녹말분해효소(amylase)를 함유한 수용성 장액으로, 침 전체의 약 20%에 해당한다.

(2) 턱밑샘(악하샘, submandibular gland)

아래턱뼈와 두힘살근으로 둘러싸인 삼각영역인 턱밑삼각(submandibular triangle)에 위치한다. 턱밑샘관은 길이 5cm 정도로 큰혀밑샘관과 함께 혀밑언덕(sublingual caruncle)으로 열린다.

턱밑샘은 점액샘과 장액샘이 섞인 혼합샘이지만, 사람의 경우 대부분이 장액샘이다. 턱밑샘에서 분비되는 침은 전체의 65%를 차지하며, 장액성분에는 과산화효소(peroxidase)나 용균효소(lysozyme) 등의 살균물질도 들어 있다.

(3) 혀밑샘(설하샘, sublingual gland)

여러 개의 샘몸통(body of gland)이 합쳐진 형태의 침샘으로, 다수의 (도)관이 있다. 가장 큰 (도)관인 큰혀밑샘관은 턱밑샘관과 함께 혀밑언덕으로 열리지만, 다른 짧은 (도)관인 작은혀밑샘관은 혀밑주름(sublingual fold)을 따라 열린다.

혀밑샘은 점액샘이 더 많은 혼합샘으로 분비량은 전체의 7~8%이다.

memo

침의 조성과 기능

침(타액, saliva)은 99% 이상이 물이지만, 용질성분으로 나트륨, 칼륨, 인산, 중탄산 같은 이온 외에도 점액소(뮤신, mucin)나 녹말분해효소(amylase)를 함유한다. 점액소는 점성이 있는 당단백질로 침에 점성을 주어 입안을 습윤한 환경으로 만드는 데 작용하며, 씹기 기능을 원활하게 하고 점막 표면을 보호한다.
한편, 녹말분해효소는 녹말 등의 탄수화물을 맥아당으로 분해하는 소화효소로 주로 귀밑샘에서 분비되는 침에 함유되어 있다. 음식물을 충분히 씹으면 침에 함유된 녹말분해효소의 작용으로 전분의 70% 정도가 맥아당으로 가수분해된다. 또한 침은 거의 중성인데 이것이 산성으로 기울면 치아의 탈회(deliming)가 일어나기 쉬우며 치주질환이나 치아우식(충치) 등을 일으키는 원인이 된다.

memo

침의 분비기전

침의 분비는 자율신경계통의 지배를 받는다. 일반적으로 부교감신경이 자극을 받으면 침이 분비되고, 교감신경이 자극을 받으면 침의 분비가 억제되는데, 실제로는 어느 쪽이 우위에 있는가에 따라 침의 양이나 조성이 달라진다. 즉, 부교감신경이 자극을 받으면 혈관이 확장되어 대량의 장액이 분비되는 데 비해 교감신경이 자극을 받으면 혈관이 수축되어 점성이 있는 소량의 침이 분비된다. 또한 침은 안정 시에도 부교감신경에 의해 소량 분비되며, 점막을 습윤하게 함으로써 입술이나 혀의 운동을 원활하게 한다.

입으로 음식물이 들어와 혀나 입안 점막에 닿으면 그 자극은 뇌줄기의 침분비중추(위아래침분비핵)에 전달되어 침분비반사가 일어난다. 침분비 명령은 주로 얼굴신경이나 혀인두신경에 있는 부교감신경세포에 의해 보내져 침샘의 분비가 촉진된다. 음식물을 연상시키는 냄새나 소리 등의 자극에도 침이 분비되는데, 이는 대뇌피질에 남아 있는 기억이 관여하는 조건반사로, 대뇌에서의 자극이 뇌줄기의 침분비중추를 자극함으로써 일어난다.

2. 인두

인두(pharynx)는 입안(구강)과 식도 사이에 위치한 관 모양의 공간으로, 인두의 가장 윗부분은 코안과 이어진다. 인두공간(pharyngeal cavity)은 **코부분**(nasal part), **입부분**(oral part), **후두부분**(occipital region)의 3부분으로 나뉜다(그림 10-9).

인두는 소화계통으로서 입안과 식도를 연결하고, 호흡계통으로서 코안과 후두를 연결한다. 따라서 인두에서는 음식물의 통로와 공기의 통로가 교차하게 된다. 이 교차점에서는 음식물이나 공기 중 어느 하나만 통과할 수 있으며 삼킬 때에는 호흡이 멈추고, 호흡할 때에는 삼키기가 불가능해진다. 그런데 종종 후두(덮)개에 장애가 있으면 폐흡인을 일으켜 음식물이 기도로 들어가는 경우가 발생하기도 한다.

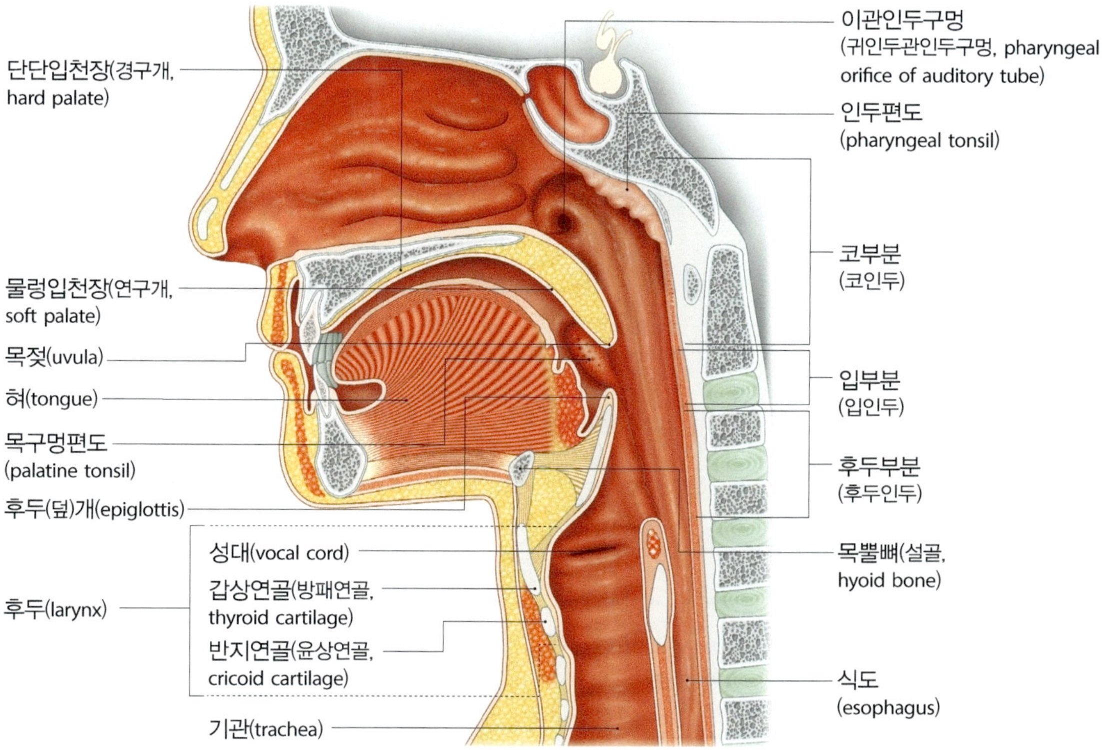

그림 10-9 인두의 구조

memo

삼킴운동

입안으로 들어온 음식물이 인두와 식도를 지나 위로 보내지는 과정을 삼킴(연하, swallowing)라고 하는데 입안기, 인두기, 식도기의 3단계 과정으로 이루어진다.

❶ 입안기(1단계)

입안으로 들어온 음식물을 덩어리로 만든 후 혀를 뒤쪽 위로 당겨 입안의 음식물 덩어리를 인두로 보내는 단계이다. 삼킴반사가 일어나기 전까지이며, 혀근육의 작용에 의한 자발운동(voluntary movement)이다.

❷ 인두기(2단계)

목구멍 점막의 접촉자극을 통해 혀, 입천장, 인두가 음식물 덩어리를 인두로 보낸다. 음식물 덩어리가 식도조임근을 완전히 통과하는 시기로, 불수의적 연동운동과 삼킴무호흡이 일어난다.

또한 다음과 같은 운동이 반사적으로 일어난다.

- 입천장근육이 목구멍을 좁혀 음식물 덩어리가 입안으로 역류되는 것을 막는다.
- 물렁입천장이 들려 올라가 음식물 덩어리가 코안으로 역류되는 것을 막는다.
- 입안바닥이나 인두 및 후두가 들려 올라가 후두구멍을 막는다.
- 인두 수축근육에 의해 음식물 덩어리를 식도로 보낸다.

memo

삼킴운동 (계속)

❸ 식도기(3단계)

식도의 연동운동에 의해 음식물 덩어리를 들문(분문, cardia)으로 보낸다. 식도의 연동운동은 매초 4cm 정도의 속도로 진행된다.

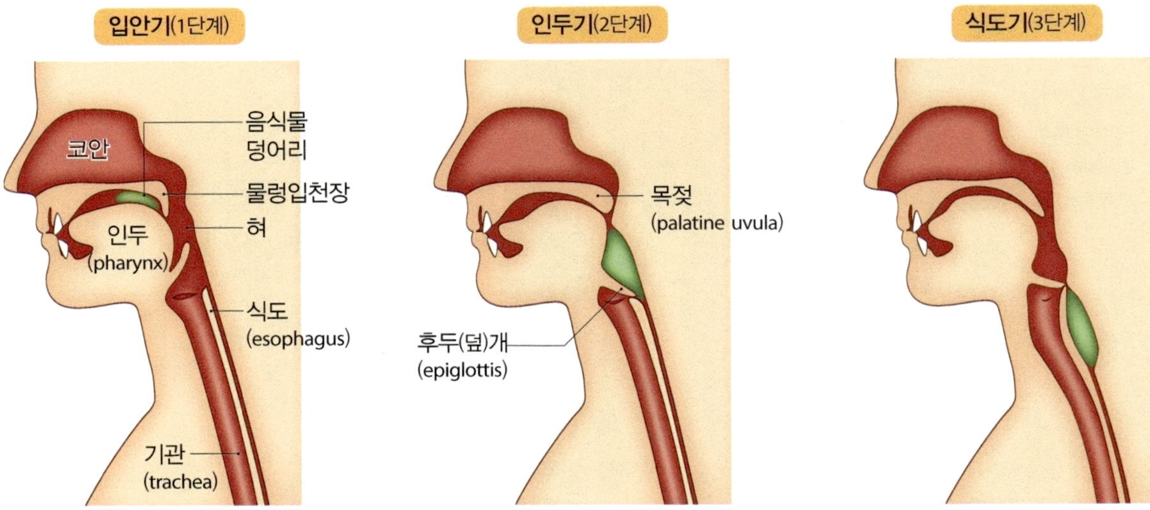

Clinical Information

▶ **흡인**(aspiration)

식도로 보내져야 하는 음식물 덩어리나 액체가 기관 안으로 잘못 넘어가는 것을 흡인이라고 한다. 의식장애나 삼킴장애가 원인인 경우와 들숨과 삼킴 동작을 동시에 함으로써 발생하는 경우가 있다. 동물의 후두는 입안보다 높은 곳에 위치하지만, 사람의 후두는 혀뿌리 아래쪽에 위치하기 때문에 흡인을 일으키기 쉽다.

3. 식도

식도(esophagus)는 인두에서 이어져 위에 도달하는 관 모양의 기관으로, 음식물의 운반을 담당한다. 길이는 약 25cm, 속공간의 지름은 2cm가 채 못되며, 시작부위, 기관갈림과의 교차점, 가로막 관통부위(아래끝)에서 좁아지는데 이 부분을 **생리적협착부위**(physiological constriction)라고 한다(그림 10–10). 특히 아래 끝은 보통 속공간이 닫혀 있어 위액의 역류를 막는다. 위액이 역류되면 명치가 쓰리고 아픈 증상이 나타난다.

식도는 속빈장기의 전형적인 기본구조를 나타낸다. 점막상피는 중층편평상피이며, 근육층에서 위쪽 1/3은 인두근육에서 이어지는 뼈대근육이다. 또한 가운데 1/3은 뼈대근육과 민무늬근육이 섞여 있으며, 아래쪽 1/3은 민무늬근육만으로 되어 있다. 식도 이하의 소화관 근육은 모두 민무늬근육이다.

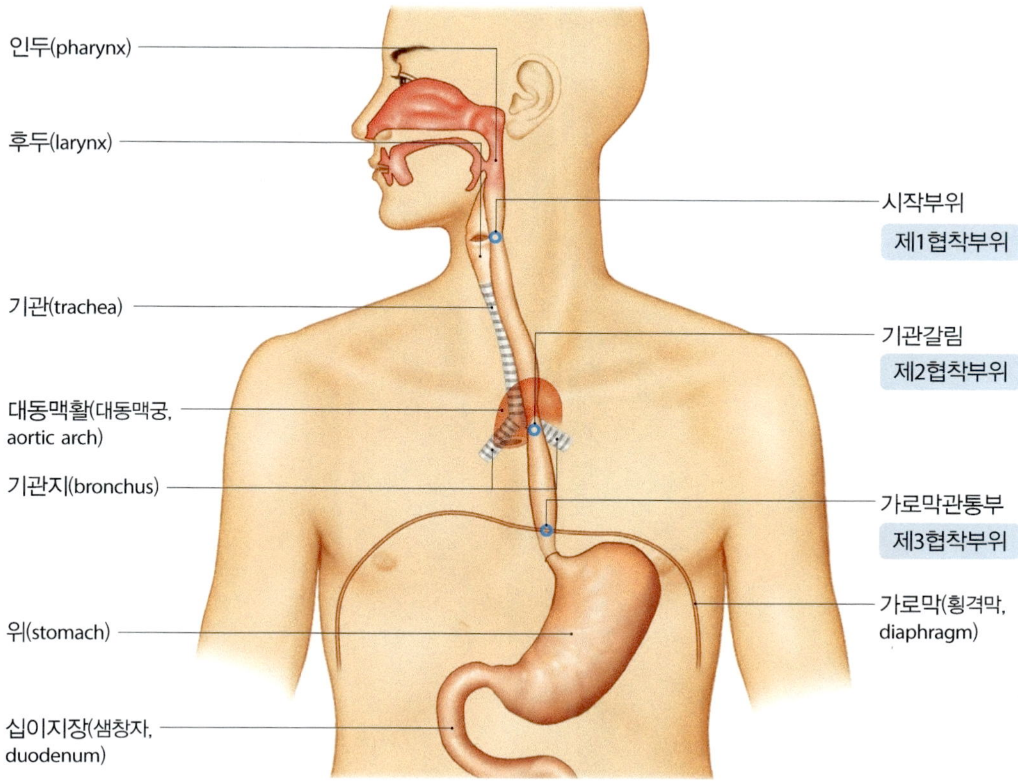

그림 10-10 식도의 생리적협착부위

4. 위

1) 위의 위치와 형태

위(stomach)는 식도와 십이지장을 연결하는 주머니 모양의 기관으로(그림 10-11), 왼쪽 갈비밑부위에서 명치부위, 배꼽부위에 걸쳐 위치한다. 복강에서는 정중앙보다 약간 왼쪽, 간 뒤쪽 아래에서 가로막 바로 아래에 있으며, 앞벽과 뒤벽 및 오른모서리(작은굽이, 위각)와 왼모서리(큰굽이)가 구별된다.

위의 **큰굽이**(대만곡, greater curvature)에는 큰그물막(대망, greater omentum)이라는 복막 구조가 늘어뜨려져 있으며 횡행결장 앞을 지나 앞치마 모양으로 복강 앞면을 덮는다. 큰그물막은 림프조직이 풍부하여 염증이 생기면 이를 감싸서 복강으로 파급되는 것을 막는다.

위가 식도와 연결되는 부분을 **들문**(분문, cardia)이라고 하며 가로막의 식도구멍(esophageal hiatus) 2cm 정도 아래(제11등뼈 높이) 부분에 있다. 들문 왼쪽은 **위바닥**(위저, fundus of stomach)으로 확장된 모습을 나타내며, 위몸통을 지나 날문(제1허리뼈 높이)에 이르러 십이지장과 연결된다. 보통 들문과 위바닥 사이는 들문파임(cardiac notch)으로 구분되는데 이것은 위 내용물의 역류방지장치이다. 영아는 들문파임이 덜 발달해 있기 때문에 수유 후 트림을 시키지 않으면 젖을 잘 토하게 된다.

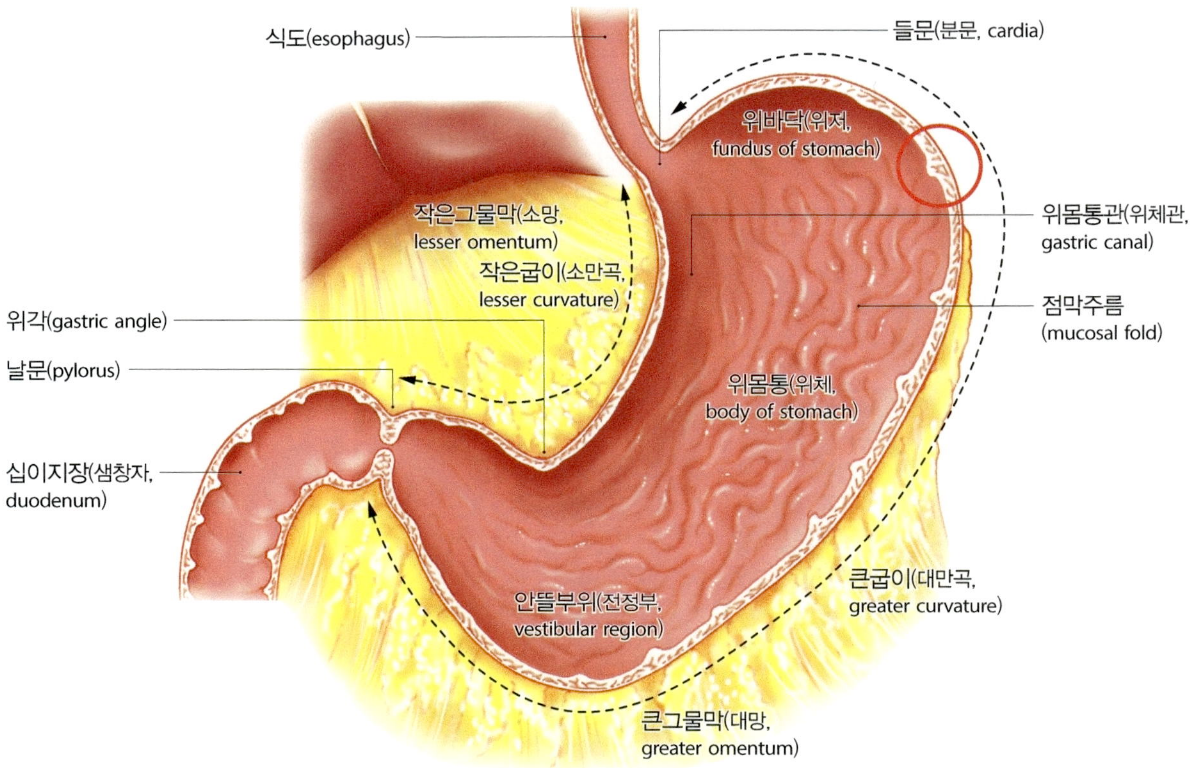

그림 10-11 위의 구조

2) 위벽의 구조

위벽은 안쪽에서부터 **점막**, **근육층**, **장막**의 3층으로 이루어진다(그림 10-12).

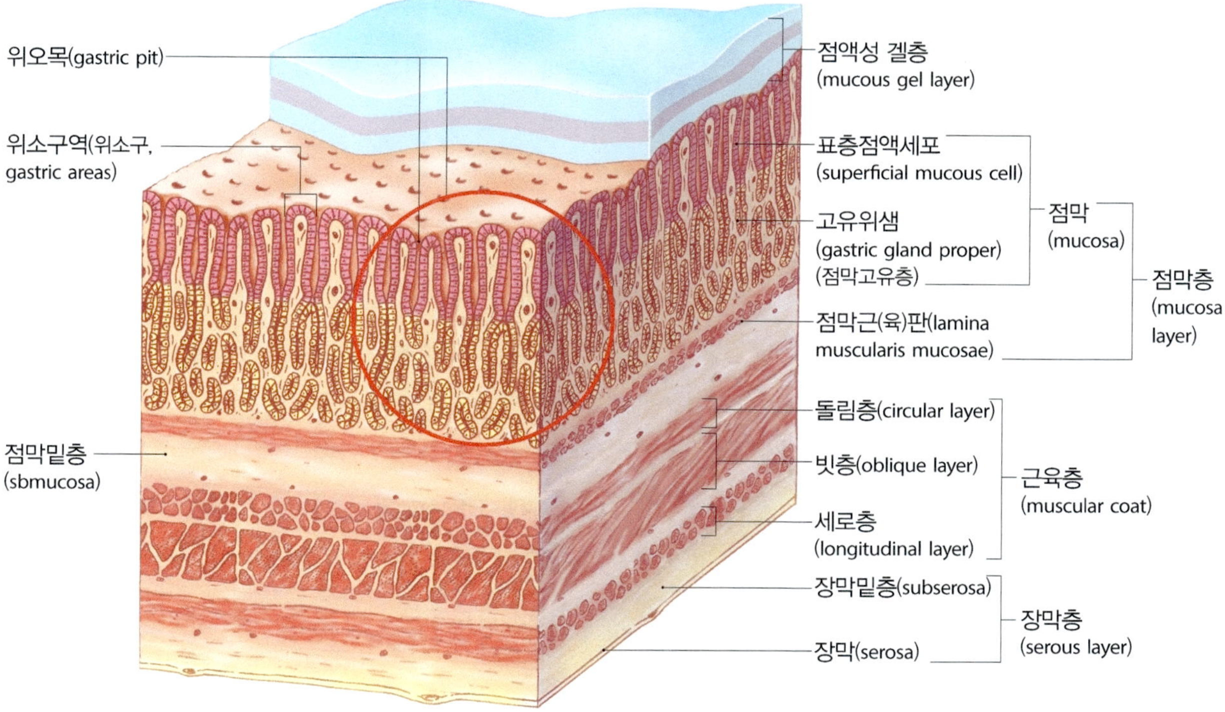

그림 10-12 위벽의 구조

(그림 10-11에서 빨간색 동그라미 부분을 확대한 모습)

(1) 점막(mucosa)

표면은 단층의 원주상피(columnar epithelium)로 이루어진다. 그 심부(점막고유층)에는 위액을 분비하는 **위샘**(gastric gland)이 열린다. 위에 분포하는 혈관이나 신경은 점막의 밑층을 지나간다.

(2) 근육층(muscular coat)

위벽의 근육층은 **바깥세로층**(external longitudinal layer), **중간돌림층**(middle circular layer), **속빗층**(inner oblique layer) 3층의 민무늬근육(평활근)으로 구성된다.

바깥세로층은 식도 바깥층에서 이어지며 십이지장의 바깥세로층으로 이어진다. 중간돌림층은 식도 속층에서 십이지장의 속돌림층으로 이어지며, 특히 날문에서 발달하여 날문조임근(pyloric sphincter)을 형성한다. 속빗층은 식도의 속돌림층 일부가 분화한 것으로 들문을 목도리처럼 둘러싸는 근육섬유로 되어 있다. 이에 따라 위 속면에는 세로로 주행하는 주름이 형성되며 그 작은굽이 쪽에 위몸통관(gastric canal)이라는 오목한 부분이 생긴다.

(3) 장막(serosa)

위의 바깥면은 장막성 복막으로 덮여 있으며, 작은굽이(소만곡)에서는 작은그물막(소망, lesser omentum)으로, 큰굽이(대만곡)에서는 큰그물막(대망, greater omentum)으로 이어진다.

3) 위샘의 구조

위점막 표면은 단층원주상피로 덮여 있으며 얕은 고랑에 의해 위소구역(위소구, gastric areas)으로 나뉜다. 위소구역에는 많은 수의 **위오목**(gastric pit)이 있으며 그 바닥으로 **위샘**(gastric gland)이 열린다. 위샘은 점막고유층에 있는 관 모양의 샘으로 그 심부는 점막근(육)판에 의해 점막밑층과 경계를 이룬다(그림 10-12).

위샘은 **들문샘**(분문샘, cardiac gland), **위바닥샘**(fundic gland), **날문샘**(pyloric gland)으로 구성되며, 위바닥샘이 위액 분비의 주체이다. 위바닥샘은 심부의 으뜸세포(주세포, principal cell; 펩시노겐 분비), 샘목이나 샘바닥에서 관찰되는 벽세포(parietal cell; 염산 분비), 구멍 부근에서 관찰되는 덧세포(accessory cell; 점액 분비)로 이루어지며, 위바닥에서 위몸통에 걸쳐 넓게 분포한다(그림 10-13). 그 밖에도 샘바닥에는 호르몬을 분비하는 세포도 있다. 또한 들문샘이나 날문샘은 점액분비에 관여한다.

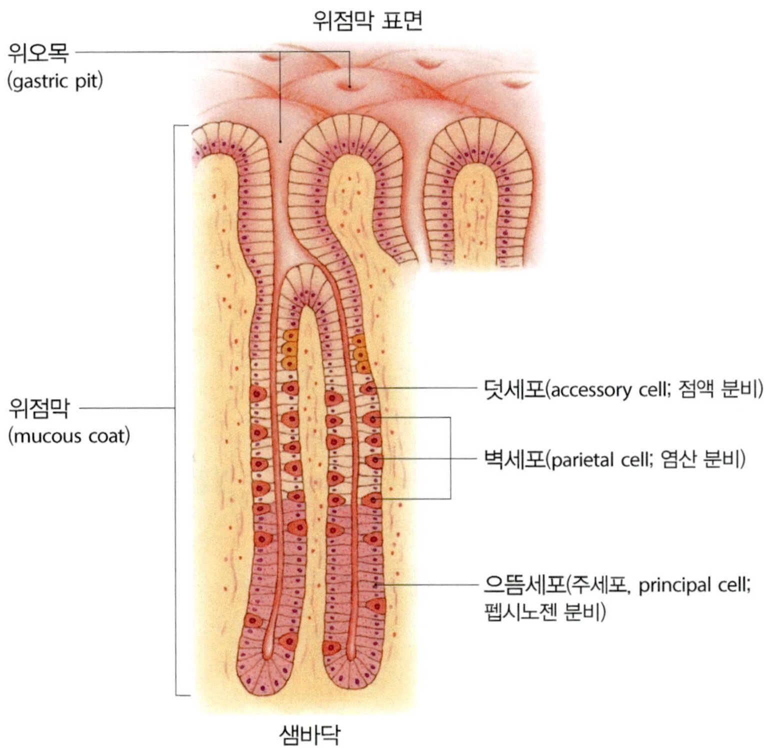

그림 10-13 위의 점막과 샘

(그림 10-12에서 빨간색 동그라미 부분을 확대한 모습)

4) 위의 혈관과 신경

위에 분포하는 좌우의 위동맥(gastric artery)이나 좌우의 위그물막동맥(위대망동맥, gastroepiploic artery)은 모두 복강동맥(← 복부대동맥)에서 시작된다.

한편, 위에서 나온 정맥혈은 다른 복부 소화관과 마찬가지로 문맥을 통해 간으로 보내진다. 또 위에는 미주신경(부교감신경)과 교감신경이 분포하는데 그중에서 미주신경이 위의 연동운동과 위산의 분비 촉진에 작용한다.

memo

위의 분비기능

위는 위바닥샘(fundic gland)에서 염산이나 펩신(펩시노젠)을 함유한 위액(gastric juice)을 분비하여 음식물의 부패를 방지하고 소화에 관여한다. 위액은 음식물 섭취 등의 자극이 일어나면 분비가 촉진되지만, 지방이나 산이 십이지장으로 넘어가면 분비가 억제된다.

위의 연동운동

위의 연동운동은 위몸통에서 날문(pylorus)을 향해 일어난다. 이때 날문은 닫히고 음식물은 위액과 섞여 죽 모양이 된다. 음식물이 죽 모양이 되면 연동운동은 더욱 강해져 위내압이 상승한다. 위내압이 십이지장압보다 높아지면 날문이 강제로 열리고 음식물은 십이지장으로 이동하게 된다.

십이지장으로의 이동은 식후 10분 무렵부터 시작되며 영양소에 따라 다르지만 보통 3~6시간이 소요된다. 이동 시간은 일반적으로 탄수화물이 가장 빠르고(2~3시간), 단백질(4~5시간), 지방이 가장 느리다(7~8시간). 즉, 지방이나 단백질이 풍부한 음식물은 위에 머무르는 시간이 길기 때문에 포만감이 좋다고 한다.

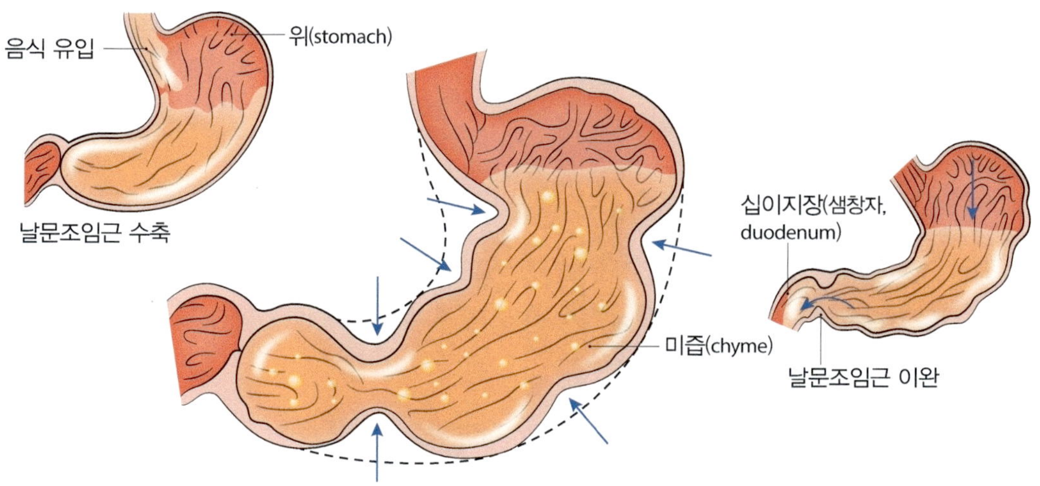

Clinical Information

▶ **소화궤양**(peptic ulcer)

소화궤양은 위와 십이지장이 염산이나 펩신을 함유한 위액에 노출되어 발생한다. 위액은 강한 산성의 소화액이기 때문에 소화관 점막에는 이에 대한 방어기전(점액이나 중탄산이온, 세포 교체에 의한 점막 유지, 점막 회복을 위한 풍부한 혈류 등)이 갖추어져 있다. 그러나 점막에 대한 공격인자가 방어인자보다 강하면 위와 십이지장의 점막이 약해져 궤양이 생긴다. 궤양의 공격인자는 위액 외에도 점막손상인자(알코올, 활성산소, 비스테로이드항염증제) 및 위나선균(*Helicobacter pylori*) 등이 있으며, 스트레스에 의한 궤양도 많이 발생한다. 스트레스에 의해 자율신경계통이나 내분비계통의 조화가 무너지면 그것이 방어인자와 공격인자의 균형에 영향을 미쳐 궤양이 생기게 된다.

▶ **속쓰림**(heartburn)

식사 후 명치부위에서부터 복장뼈(흉골) 뒷면에 느껴지는 작열감이나 통증을 말한다. 위 내용물이 식도로 역류하면서 발생하는 경우가 많으며 위산에 의한 식도점막의 염증이 원인이다.

▶ **구역질**(retching)**과 구토**(emesis, vomiting)

구역질과 구토는 반드시 연속되는 증상은 아니지만 보통 일련의 증상으로 다루어진다. 구역질이란 인두에서 명치부위에 걸쳐 느껴지는 '토할 것 같은 불쾌감'을 가리킨다. 각종 감각자극이 구토중추를 자극하여 생기는 반응으로, 일반적으로 침분비 항진, 식은땀, 맥박 변화, 저혈압 등의 자율신경증상이 확인된다. 그리고 구토는 위 내용물이 식도를 지나 역류하여 입으로 분출되는 현상이다.

5. 소장

1) 소장의 위치와 형태

소장(작은창자, small intestine)은 제1허리뼈(요추) 높이에서 위의 날문에서 이어지는 소화관으로, 약 6m에 걸쳐 복강을 구불거리며 내려온 후 오른쪽 엉덩뼈(장골) 앞에서 대장(맹장)과 연결된다(그림 10–14). 일반적으로 소장은 **십이지장**(샘창자), **공장**(빈창자), **회장**(돌창자)의 세 부분으로 나뉜다.

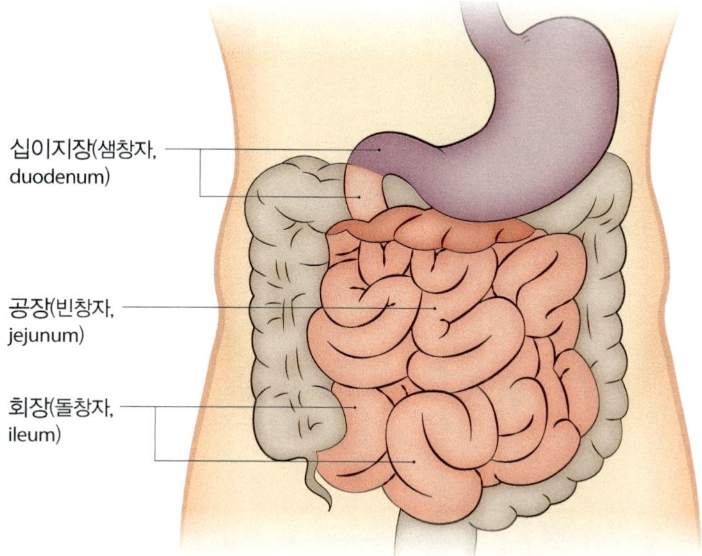

그림 10-14 소장의 위치와 형태

(1) 십이지장(샘창자, duodenum)

위의 출구(날문)에서 이어지는 소장의 첫 부분을 십이지장이라고 하며, 뒤복벽에 접하는 복막뒤기관에 포함된다. 십이지장은 췌장머리를 감싸듯이 위치한 C자형 소화관으로, 길이는 손가락 12마디(약 25cm) 정도이며 날문 쪽에서 **위부분**, **내림부분**, **수평부분**, **오름부분**의 4부분으로 구분된다(그림 10-15).

십이지장 내림부분의 중앙 부근에는 **대십이지장유두**(greater duodenal papilla; 파터팽대)와 **소십이지장유두**(lesser duodenal papilla)가 있으며 각각 췌장액의 분비관인 주췌관, 부췌관과 연결된다. 특히 대십이지장유두에는 주췌관과 총담관(담즙 분비관)이 함께 열리고 합류부위는 오디조임근(sphincter of Oddi)에 의해 둘러싸여 있다.

십이지장벽은 소장의 다른 부분(공장, 회장)과 마찬가지로 점막, 근육층, 장막(바깥막)으로 구성되며, 그 앞면은 복막으로 덮여 있다. 속면의 점막 표면에는 발달한 **돌림주름**(circular fold)과 장융모(intestinal villus)가 있으며, 각종 소화관호르몬을 분비하는 세포가 있다(그림 10-16).

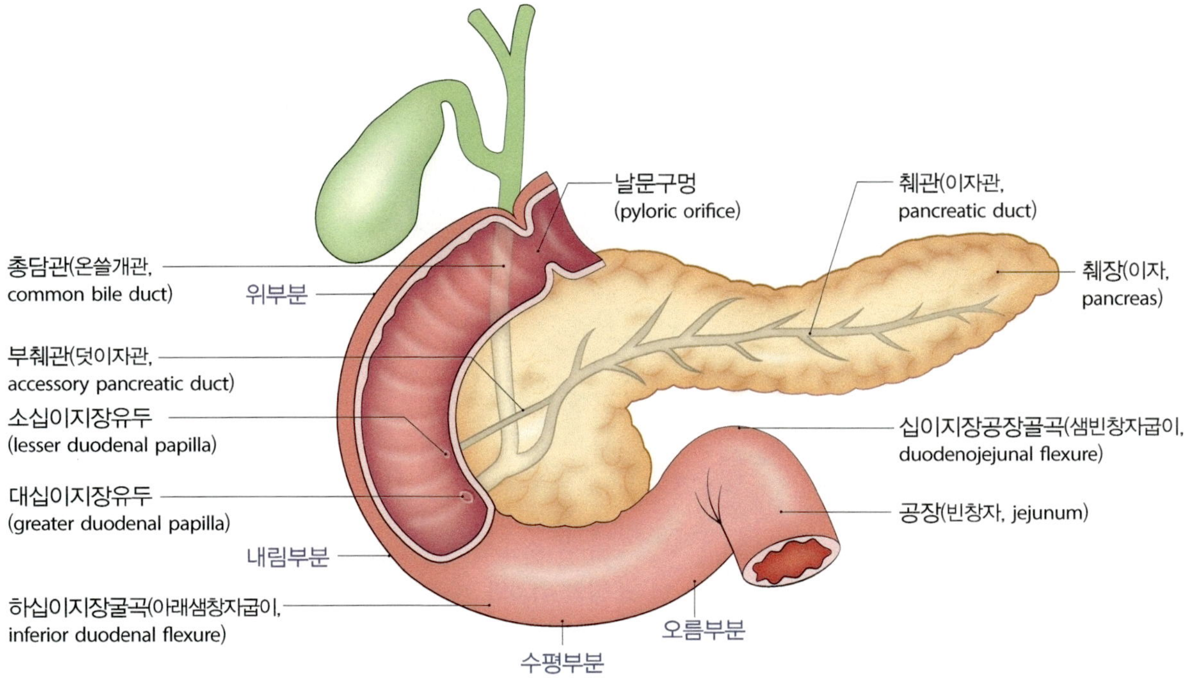

그림 10–15 십이지장

(2) 공장(빈창자, jejunum)과 회장(돌창자, ileum)

십이지장의 말단에서 맹장(막창자, cecum)까지의 부분에서 앞의 2/5는 **공장**이고, 나머지 3/5이 **회장**이지만 그 경계가 명확하지는 않다. 대략 배꼽 왼쪽 윗부분에 위치하는 것이 공장, 오른쪽 아래에 위치하는 것이 회장이다.

공장은 길이가 약 2.5m이며, 해부 시 내용물이 관찰되지 않는다고 해서 이러한 명칭이 붙었다. 회장은 길이가 약 3.5m로 소장 중 가장 긴 부분이다.

소장에서 대장으로 연결되는 부분인 회맹부(돌막창자부분)는 직각으로 교차해 있으며, 내부에는 회맹판막(돌막창자판막, ileocecal valve)이 있어 대장 내용물의 역류를 방지한다.

2) 소장벽의 구조

소장벽도 다른 소화관과 마찬가지로 **점막**(mucosa), **근육층**(muscular coat), **장막**(serosa)의 3층으로 구성된다(그림 10–16). 또한 음식물의 소화와 흡수가 대부분 소장에서 이루어지기 때문에 점막에는 영양분을 효율적으로 흡수하기 위한 **돌림주름**(circular fold), **장융모**(intestinal villius)와 같은 독특한 구조가 있다.

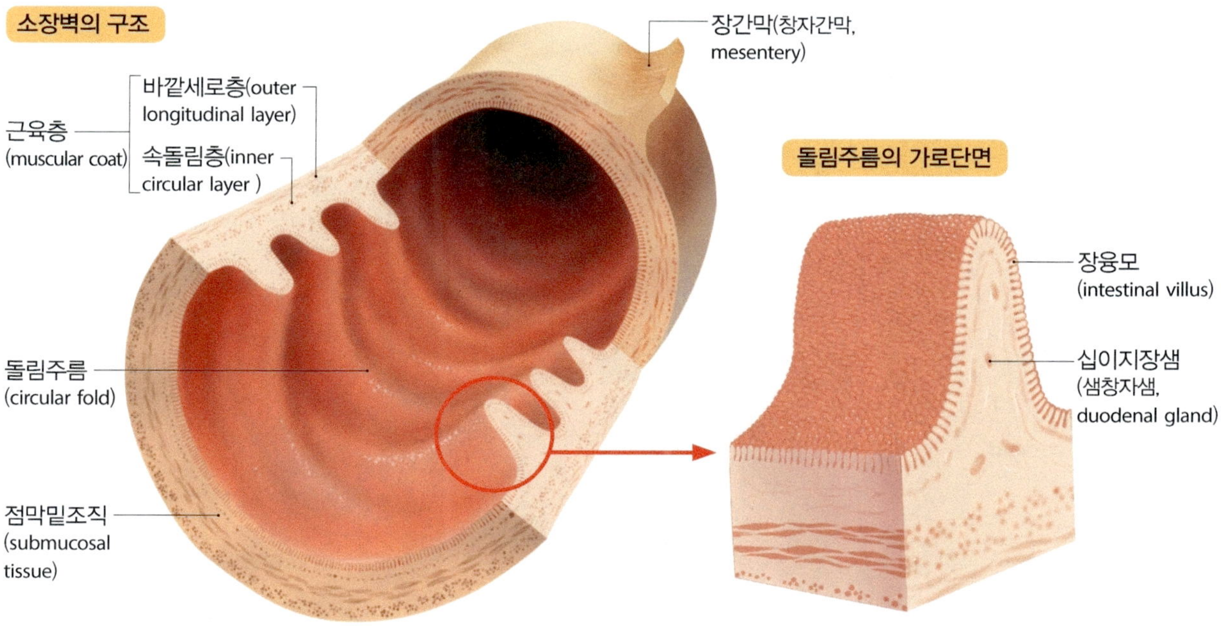

그림 10–16 **소장벽의 구조**

(1) 돌림주름(circular fold)

소장 점막에는 **돌림주름**이 관찰되는데 돌림주름은 소장의 길이 축에 대한 직각 방향으로 나 있다(그림 10–16). 십이지장의 시작부위나 회장의 끝부분에서는 보이지 않지만 특히 공장 윗부분에서 가장 발달해 있다. 이 돌림주름은 소장의 흡수면적을 약 3배 넓힌다.

돌림주름은 점막밑조직을 포함한 점막 전층이 주름 모양으로 돌출되어 형성되며, 주름 표면에는 점막고유층의 융기에 의해 형성된 장융모가 밀집해 있다. 한편, 돌림주름의 심부는 점막밑조직이며 내부에는 신경, 혈관, 림프관 등이 있다.

(2) 장융모(intestinal villus)

돌림주름 표면에는 점막상피와 점막고유층에 의해 형성된 **장융모**가 밀집해 있다. 장융모는 높이 1mm 정도의 손가락 모양 돌기로 $1mm^2$ 당 20~40개가 있으며, 이에 의해 흡수면적은 약 30배 증가한다(그림 10–16). 또 공장의 장융모는 손가락 모양이지만, 십이지장은 폭이 넓은 잎 모양 융모가 많고 회장은 가늘고 짧은 융모가 많다.

장융모에는 점막고유층으로 이루어진 심부가 있는데 여기에 세동맥, 세정맥, 모세혈관그물, 림프모세관(가슴림프관팽대) 등이 포함된다. 융모를 덮고 있는 상피세포에 흡수된 영양분은 모세혈관이나 가슴림프관팽대(흉관팽대, cisterna chyli)로부터 혈액 또는 림프 속으로 들어간다. 또한 장융모의 시작부위 사이에는 상피가 관모양으로 움푹 들어간 **장샘**(intestinal gland)이 있다(그림 10–17).

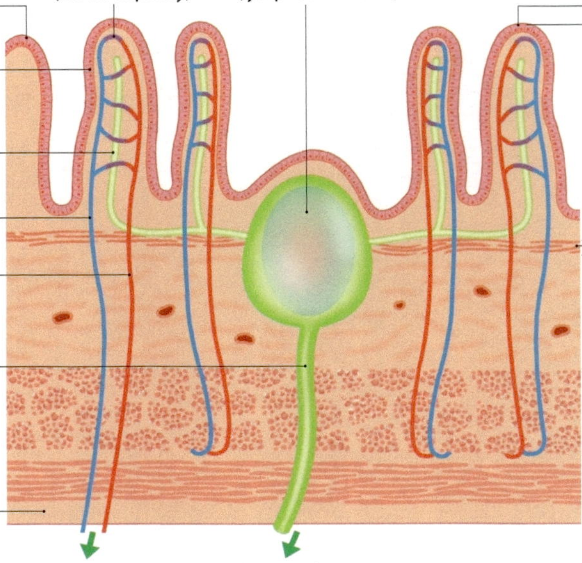

그림 10-17 **장융모와 장샘**

memo

소장에서의 소화와 흡수

섭취된 음식물은 소화액에 함유된 소화효소에 의해 화학적으로 처리(관내소화)되는데, 탄수화물은 주로 이당(류)(disaccharide), 단백질은 올리고펩타이드(oligopeptide; 2~3개의 아미노산으로 이루어진 펩타이드)까지 분해된다. 그러나 장에서 흡수되려면 더 분해되어야 하는데, 이 과정은 미세융모에 들어 있는 각종 효소에 의해 이루어진다(막소화라고도 함). 이 과정에서 탄수화물은 포도당, 단백질은 작은 펩타이드나 아미노산으로 분해되어 장상피로 흡수되며, 흡수된 영양분은 다시 장융모의 중심에 있는 모세혈관 내로 흡수된다.

한편, 지방은 조금 다른 과정으로 소화 및 흡수된다. 지방은 담즙의 작용으로 유화된 후 췌장지방분해효소(pancrelipase)에 의해 지방산과 글리세라이드로 분해되어 장에서 흡수된다. 그리고 흡수된 지방산과 글리세라이드는 세포 내에서 재합성되어 암죽미립(chylomicron)이 되어 장융모의 세포 틈새로 방출된다. 암죽미립은 거대한 입자이기 때문에 모세혈관에는 흡수되지 않고, 장융모 내에 있는 림프관인 암죽관(lacteal vessel)에 흡수된 후 정맥계통을 경유하여 혈액순환계통으로 들어간다.

이처럼 음식물의 영양분은 대부분 소장을 통해 순환계통으로 흡수되는데, 그 과정에서 소장점막의 장융모나 장상피세포의 미세융모가 중요한 역할을 한다.

6. 대장

1) 대장의 위치와 형태

대장(큰창자, large intestine)은 소장에서 이어지는 길이 약 1.5m의 소화관으로, 복강 주변을 둘러싸듯이 위치한다. **맹장**(약 5cm), **결장**(약 1.3m), **직장**(약 15cm)으로 구성되며, 결장은 다시 상행결장, 횡행결장, 하행결장, 구불결장으로 나뉜다(그림 10-18). 특히 직장 말단의 5cm 정도 부분을 항문관(anal canal)이라고 한다.

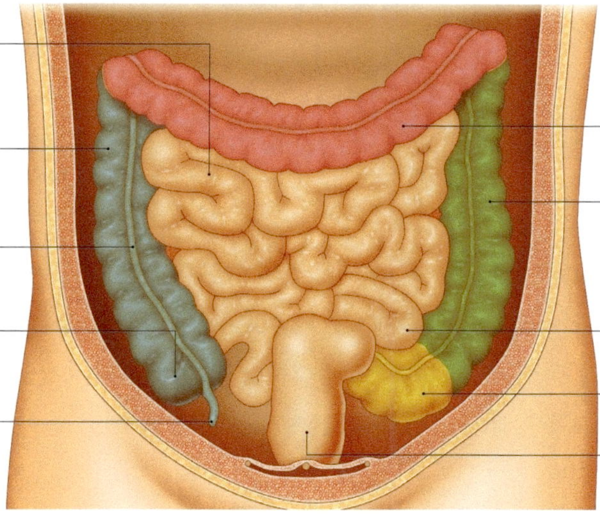

그림 10-18 대장의 위치

(1) 맹장(막창자, cecum)

회장이 대장과 연결되는 부위를 회맹부(돌막창자부분)라고 하고, 그 연결구멍인 회맹구멍(돌막창자유두구멍, ileocecal opening)에서 아래쪽의 주머니 모양 부분을 **맹장**이라고 한다(그림 10-19). 회맹구멍에는 회장의 돌림근육이 조임근처럼 둘러싸고 있어서 대장의 내용물이 역류하는 것을 막고 있지만, 영유아의 경우 회장이 현저하게 돌출되어 있기 때문에 대장 속공간으로 크게 파고 들어가 장중첩증(intussusception)을 일으키기도 한다.

맹장은 거의 전체가 복막으로 싸여 있으며, 맹장에는 장간막은 없지만 회장과의 사이에 복막의 주름(회맹장주름)을 가진다. 따라서 장간막이 없음에도 불구하고 맹장은 큰 이동성을 나타내며, 때로 과도한 이동이나 꼬임을 일으키는 경우가 있다.

한편, 맹장의 뒤쪽 아래에는 길이 5~6cm, 두께 0.5cm 정도의 손가락 모양 돌기가 관찰되는데 이를 **충수**(막창자꼬리, vermiform appendix)라고 한다. 내부는 막혀 있는 관이며, 점막 밑에는 다량의 림프조직이 들어 있다. 충수에서 발생하는 고름염증을 충수염(appendicitis)이라고 하는데, 흔히 맹장염이라고 부르기도 한다.

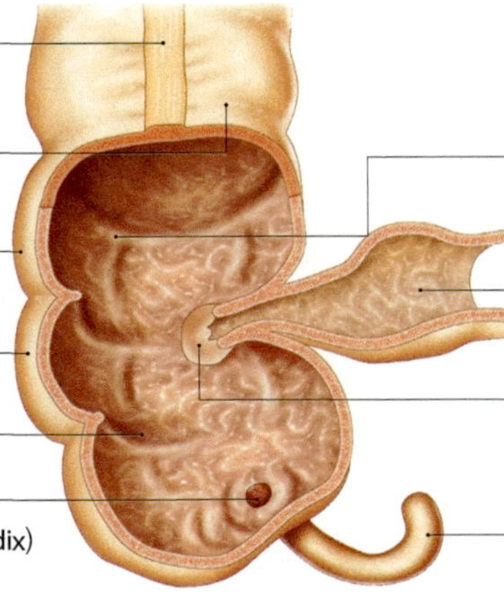

그림 10-19 **맹장과 결장**

(2) 결장(잘록창자, colon)

결장은 오른쪽의 엉덩뼈오목(장골와, iliac fossa; 골반의 오른쪽 상부) 맹장에서 시작하여 오른쪽 뒤복벽을 올라간(**상행결장**) 다음, 간 아랫면에 인접한 곳(간굽이)에서 왼쪽으로 구부러져 **횡행결장**이 된다. 그리고 위 큰굽이(대만곡)의 앞쪽 아래에서 왼쪽으로 주행하다가 비장 아래(비장굽이)에서 구부러져 **하행결장**이 된 후 다시 왼쪽 엉덩뼈오목(장골와)에서 **구불결장**이 되며, 제3엉치뼈 높이에서 직장으로 이행한다(그림 10-18 참조).

결장에는 다른 소화관과는 다른 특징적인 구조가 있다(그림 10-19).

① 결장끈(잘록창자띠, taenia coli)

결장 표면에 세로로 주행하는 3개의 끈 모양 구조로, 결장벽의 세로근육층(longitudinal muscle layer)이 모여 형성된 것으로, 횡행결장에서 쉽게 구별할 수 있다.

② 결장팽대(잘록창자팽대, haustrum)

결장끈은 보통 긴장되어 있기 때문에 결장은 부분적으로 수축되어 주름 모양으로 올록볼록하다. 그중에서 결장 표면의 볼록한 부분을 **결장팽대**이라고 한다. 또 속공간면에는 결장반달주름(semilunar fold of colon)이 있는데, 이것은 세로근육이 수축했을 때 점막이 당겨지기 때문에 생기는 주름으로 세로근육이 펴지면 없어진다.

③ 복막주렁(epiploic appendage)

결장끈 표면에 있는 작은 돌기를 **복막주렁**이라고 한다. 복막주렁은 밑층의 지방조직이 부분적으로 모여 형성된 것이다.

(3) 직장(곧창자, rectum)과 항문(anus)

구불결장에서 이어지는 소화관의 끝부분을 **직장**이라고 하며, 그 길이는 약 20cm 정도된다. 직장은 방광과 전립샘(여성에서는 자궁) 뒤쪽에서 엉치뼈 앞면을 따라 내려가 골반가로막(pelvic diaphragm; 골반바닥의 근육)을 관통한 곳에서 항문관으로 이동한다. 골반가로막을 관통하기 직전의 직장은 확장되어 **직장팽대**(곧창자팽대, rectal ampulla)를 형성한다.

직장이 골반가로막을 관통해서 항문으로 열리기까지의 3cm 정도 부분을 **항문관**(anal canal)이라고 한다(그림 10-20).

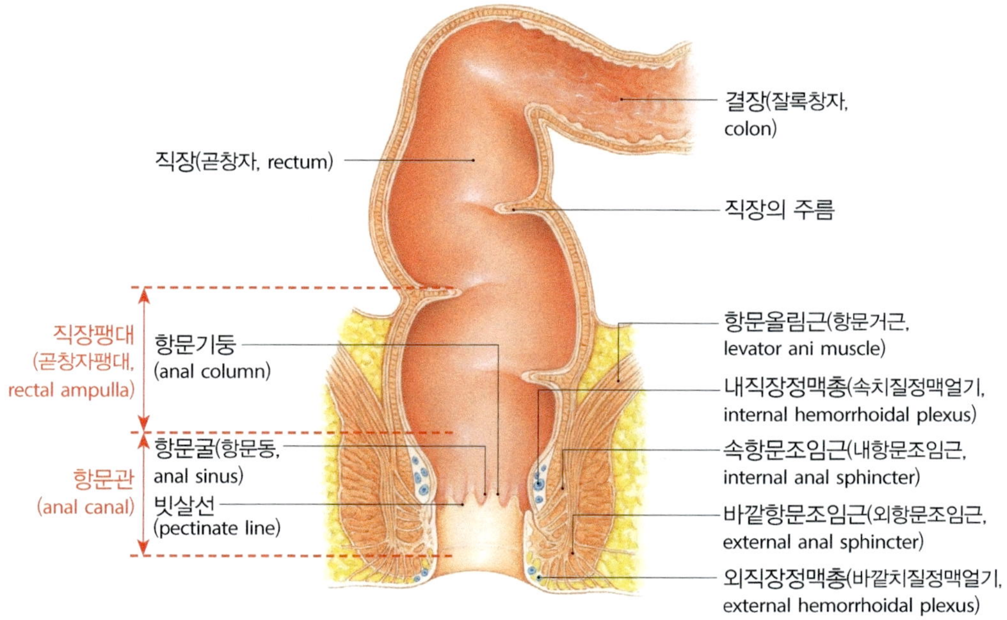

그림 10-20 직장과 항문

① 직장팽대(곧창자팽대, rectal ampulla)

직장 아래의 확장부분을 말하며, 골반가로막을 관통하는 바로 위에 위치한다. 직장팽대 부분의 윗부분 속면에는 여러 개의 가로주름이 있다.

② 항문관(anal canal)

항문관은 직장이 체벽을 관통하는 부분으로 실질적인 항문이다. 항문관 속면에는 **항문기둥**(anal column)이라는 세로주름이 있다. 항문기둥 아래모서리를 연결하는 선을 **빗살선**(pectinate line; 항문에서 약 2cm)이라고 하는데 직장 점막은 이 선을 경계로 원주상피에서 중층편평상피로 바뀐다. 또 빗살선 부근에는 속항문조임근(내항문조임근, internal anal sphincter) 높이와 일치하는 띠 모양의 영역이 있다.

2) 대장벽의 구조

결장은 기본적으로는 복부의 다른 소화관과 마찬가지로 **점막**, **근육층**, **장막**의 3층 구조이지만 다른 부분에서는 볼 수 없는 몇 가지 특징적인 구조를 이룬다(그림 10-21).

결장의 점막에는 소장에서 관찰되는 돌림주름이나 장융모가 없어 점막 표면이 매끄러운데, 이러한 구조 대신 결장반달주름이 있고 깊은 장움이 밀집해 있다. 결장의 **장움**(intestinal crypt)은 길이 약 0.5mm로 입쪽 부위는 주로 흡수상피세포로 구성되지만, 항문에 가까울수록 점액을 분비하는 술잔세포(goblet cell)가 대다수를 차지한다. 장움은 소화액을 분비하는 장샘은 아니지만 점액(pH 약 8.4)을 분비하며, 이 점액은 점막을 보호하고 장 내용물의 원활한 이송을 돕는다. 장움이나 점막을 구성하는 상피세포는 1주일 정도의 주기로 교체된다. 결장의 점막고유층, 점막근(육)판, 점막밑조직은 기본적으로 소장과 같다. 점막고유층에는 림프구, 형질세포, 호산구 등을 함유한 **홑림프소포**(단일림프소포, solitary follicle)가 있으며, 발달한 것은 점막밑조직까지 도달해 있다.

한편, 근육층은 소화관의 일반 구조와는 달리 바깥세로층이 3개의 **결장끈**(잘록창자띠, taenia coli)이라는 근육다발이 된다. 이 때문에 결장은 부위에 따라 속돌림층만으로 구성되는 근육층을 가진다. 두 근육층 사이에는 아우어바흐신경얼기(Auerbach plexus)라는 자율신경얼기가 발달하여 근육의 긴장과 수축에 관여한다.

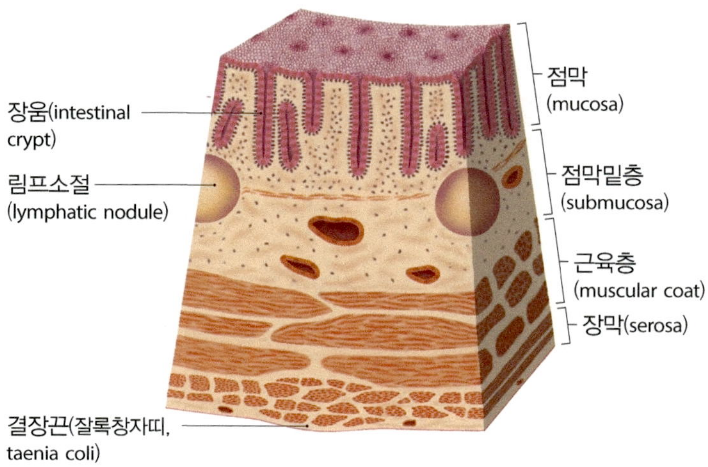

그림 10-21 대장벽의 구조

memo

대장의 흡수와 배변

대장은 소화작용이 거의 없고 주로 수분흡수와 배변형성의 역할을 한다.

보통 식후 4~5시간이 지나면 창자 내용물은 회맹장부분을 지나 상행결장으로 보내지며 상행결장으로 들어간 내용물은 1~2시간 정체되는데, 이것은 상행결장에서 일어나는 연동운동과 역연동운동 때문이다. 이 운동에 의해 장 내용물의 수분이 흡수되어 반유동체가 되고(식후 약 7시간), 1시간 정도 더 지나 횡행결장에 도달할 무렵에는 죽상이 된다. 장 내용물은 하행결장에 이르면 수분이 더 흡수되면서 고형화가 진행되어 반고형상의 분변이 형성된다(식후 약 12시간). 형성된 분변은 구불결장에 수시간 머물다가 직장으로 들어오면 내압이 항진되어 변의를 일으킴과 동시에 반사적으로 배설을 촉진한다(배변반사).

이처럼 대장에서의 내용물 운반은 18시간 정도에 걸쳐 이루어지며 이 사이에 수분흡수나 창자세균에 의한 발효 등이 일어난다. 어떠한 원인으로 대장 내용물의 수분흡수가 억제되거나 반대로 장에서 수분분비가 과도해지면 수분량이 증가한 죽상 또는 액상의 대변이 배출된다. 이것을 설사라고 하며 이때는 장운동도 비정상적으로 항진된다. 반대로 장운동의 저하나 과도한 수분흡수에 의해 분변의 고형화가 항진되면 변비를 일으킨다. 변비는 대장 내에서 분변 통과가 지연되는 것을 의미하며 원인으로는 대장의 기능장애(경련성 변비, 이완성 변비 등)와 직장의 배변기능 저하(습관성 변비) 등이 있다.

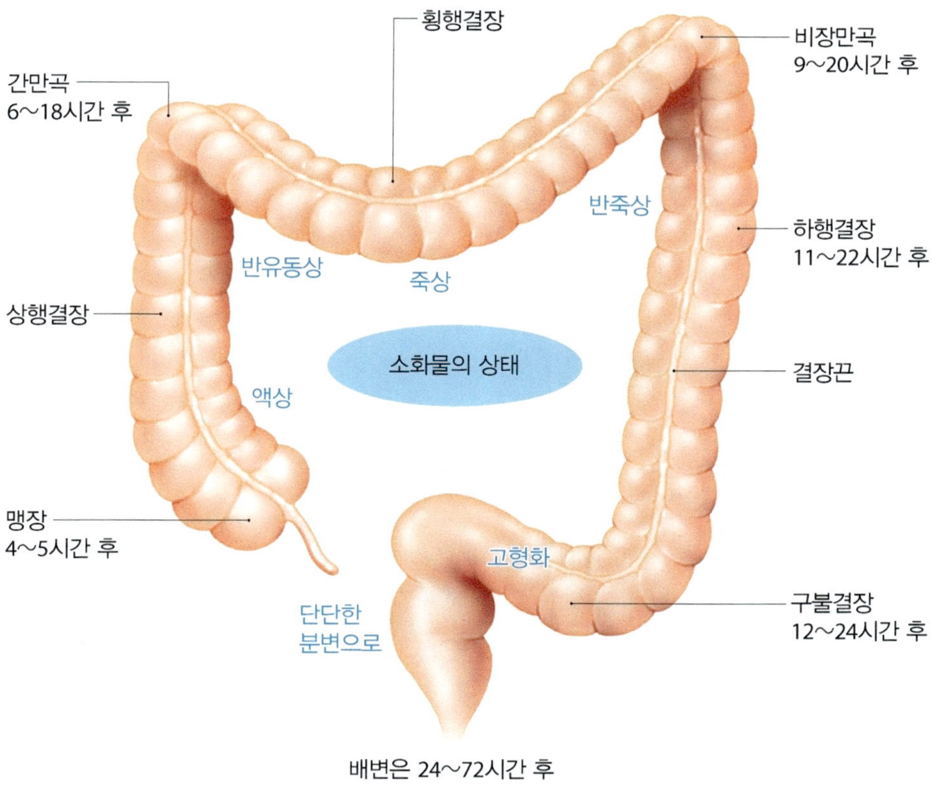

Clinical Information

▶ 충수염(appendicitis)

분석(대변돌, stercolith) 등으로 인해 충수(막창자꼬리, vermiform appendix)의 속공간이 막혀 내압항진에 의한 순환장애나 세균감염에 의해 고름염증을 일으키는 것을 말한다. 일반적으로 급성으로 발병하는 경우(급성 막창자꼬리염)가 많다. 초기 단계에는 충수가 전체적으로 붓고 세균감염에 의해 속공간에 고름이 고이기 시작하다가 병태가 진행됨에 따라 혈관확장과 충혈이 심해지고 충수 내에 고름집이 형성된다. 더 악화되면 현저하게 붓고, 마지막에는 충수벽이 터져 복강 내에 고름이 배출된다.

▶ 대장용종증(polyposis coli)

대장 점막에 융기된 국한성 종양으로 상피성이 대부분이다. 병리조직학적으로는 암으로 발전할 가능성이 있는 종양성 용종(샘종성)과 비종양성(양성) 용종으로 크게 나뉜다. 일반적으로 대장용종증의 80%는 구불결장이나 직장에 형성되는 샘종성 용종이며, 그 가운데 10%가 암으로 진행된다.

▶ 대장암(colorectal cancer)

대장에 생기는 악성종양을 통틀어 대장암(결장직장암)이라고 하는데 대장암은 장에서 원발하는 암의 대부분을 차지한다. 대장암은 직장이나 구불결장이 호발 부위로, 대장암의 약 50%가 직장암, 약 20%가 결장암이다. 원래 대장암은 서양에서 많이 발생한다고 알려져 있으나 최근에는 우리나라도 증가 경향에 있는데 식생활의 변화(동물성 지방섭취 증가)가 그 원인이라 할 수 있다.

▶ 치핵(hemorrhoid)

항문관의 점막 밑에는 빗살선을 끼고 직장정맥얼기와 항문정맥얼기가 관찰된다. 이들 정맥얼기에 울혈이 일어나 정맥얼기가 혹 모양으로 확장된 것을 치핵이라고 한다. 항문관의 정맥에는 판막이 없고 심장보다 낮은 위치에 있다는 점이 울혈의 요인이 되고 있는데, 여기에 변비나 과도한 힘주기 등의 자극이 가해지면 정맥류(varix)를 일으키기 쉽다.

▶ 항문샛길(anal fistula)과 치열(anal fissure)

항문관의 빗살선 부근에는 여러 개의 항문주위샘(anal gland) 구멍이 있는데, 이곳에서 세균감염이 일어나 고름염증을 일으키는 경우가 있다. 일반적으로 항문주위샘의 급성고름염증을 항문주위고름집(perianal abscess), 만성고름염증을 항문샛길(anal fistula)이라고 한다. 항문주위고름집은 항문주위샘을 따라 고름집이 생기고 통증, 발열, 오한 등의 증상이 나타난다.

한편, 단단한 분변의 배설 등에 의해 항문관 아랫부분 피부에 작은 열상이 생긴 것을 치열(anal fissure)이라고 한다. 치열이 있으면 배변 시 심한 통증이나 출혈이 나타나기 때문에 배변을 참게 되고, 그러다 변비가 더 악화되어 반복적으로 열상을 일으키게 된다. 특히 탄력성이 없는 항문 뒷면에 발생하는 경우가 많으며 만성화되면 분변 내의 세균에 감염되기 쉽다.

3. 소화부속기관

1. 간

1) 간의 위치와 형태

간(liver)은 복강의 오른쪽 상부, 가로막(횡격막) 바로 아래에 위치하는 인체에서 가장 큰 실질장기이다(그림 10-22). 무게는 신생아의 경우 체중의 약 1/20, 성인의 경우 체중의 1/50(1.2~1.5kg)을 차지하며, 40세 무렵에 최대가 된다. 정상인 경우 그 대부분이 오른갈비활(우늑골궁, right costal arch) 뒤에 숨어 있기 때문에 체표에서는 거의 만져지지 않는다. 전체적으로 둥그스름한 삼각뿔이 옆으로 누워 있는 형태이며, 바깥표면은 윗면에서 앞면에 걸쳐 가로막에 접하는 **가로막면**(횡격면, diaphragmatic surface)과 뒷면에서 아랫면에 걸친 **내장면**(viceral surface)으로 나뉜다(그림 10-23). 내장면은 위, 십이지장, 횡행결장, 우신장 등 복부의 내장과 인접하고 가로막면은 가로막에 인접해 있기 때문에 호흡운동(가로막의 수축)에 동반하여 위아래로 이동한다(호흡성 이동).

간실질은 간세포(hepatocyte)와 혈관의 집합체로 이루어진 구조로 풍부한 혈류(매분 약 1L)를 받기 때문에 인체에서 가장 뜨거운 장기이기도 하다. 또 간세포는 뛰어난 예비능력과 재생능력을 갖추고 있어 80% 가까이 손상되어도 증상이 나타나지 않기 때문에 침묵의 장기라고도 한다.

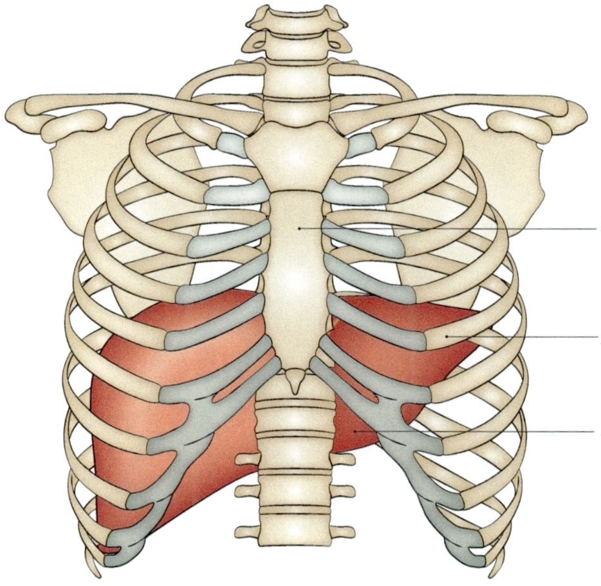

그림 10-22 간의 위치

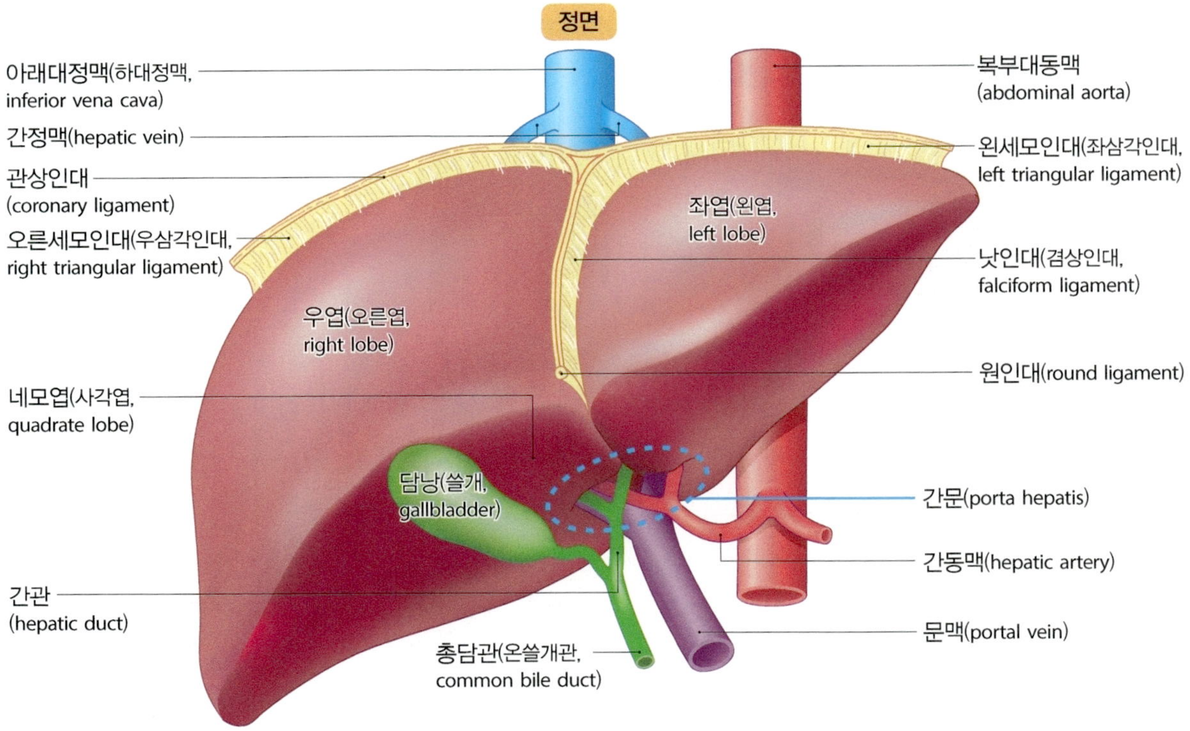
정면
아래대정맥(하대정맥,
inferior vena cava)
간정맥(hepatic vein)
관상인대
(coronary ligament)
오른세모인대(우삼각인대,
right triangular ligament)
우엽(오른엽,
right lobe)
네모엽(사각엽,
quadrate lobe)
담낭(쓸개,
gallbladder)
간관
(hepatic duct)
총담관(온쓸개관,
common bile duct)
복부대동맥
(abdominal aorta)
왼세모인대(좌삼각인대,
left triangular ligament)
좌엽(왼엽,
left lobe)
낫인대(겸상인대,
falciform ligament)
원인대(round ligament)
간문(porta hepatis)
간동맥(hepatic artery)
문맥(portal vein)

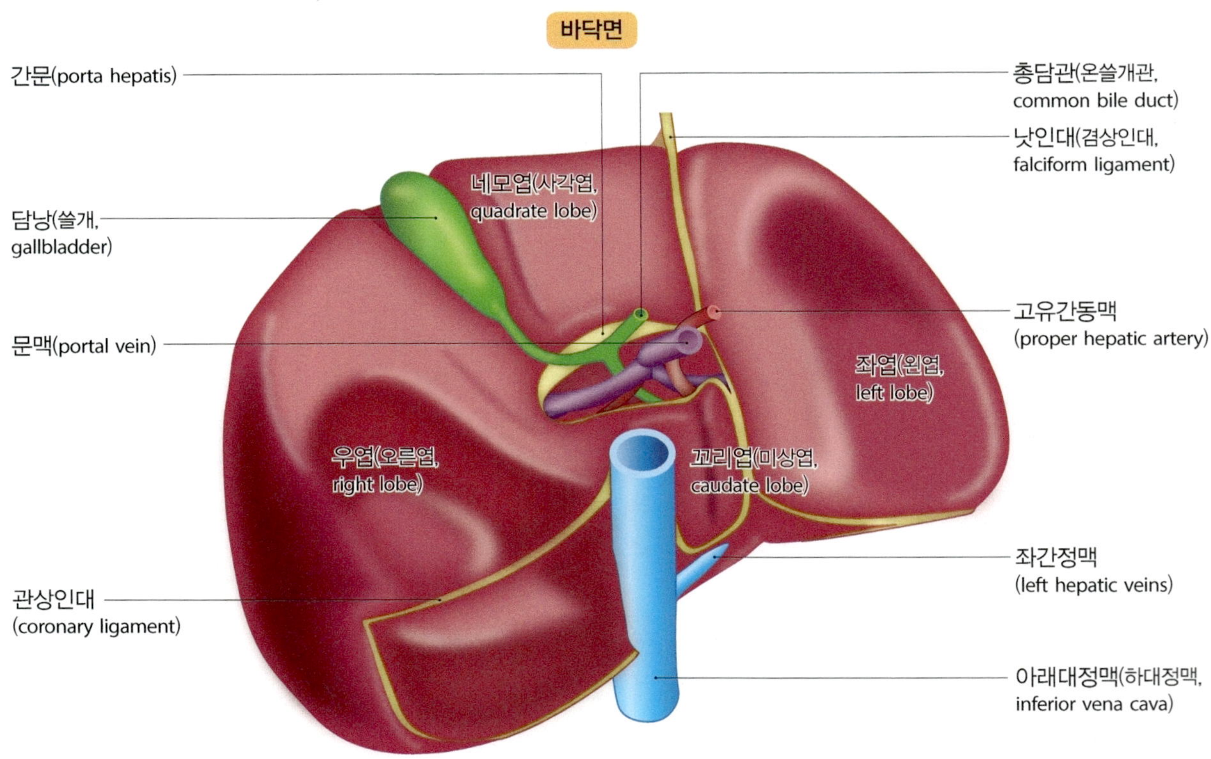
바닥면
간문(porta hepatis)
담낭(쓸개,
gallbladder)
문맥(portal vein)
관상인대
(coronary ligament)
네모엽(사각엽,
quadrate lobe)
우엽(오른엽,
right lobe)
꼬리엽(미상엽,
caudate lobe)
좌엽(왼엽,
left lobe)
총담관(온쓸개관,
common bile duct)
낫인대(겸상인대,
falciform ligament)
고유간동맥
(proper hepatic artery)
좌간정맥
(left hepatic veins)
아래대정맥(하대정맥,
inferior vena cava)

그림 10-23 간의 형태

2) 간의 구역 분류

간은 낫인대(겸상인대, falciform ligament)를 기준으로 **우엽**(오른엽, right lobe; 전체의 약 4/5)과 **좌엽**(왼엽, left lobe)으로 나뉜다. 아랫면에는 H자 형태의 홈이 있는데 이 홈에 의해 앞쪽의 **사각엽**(네모엽, quadrate lobe)과 뒤쪽의 **꼬리엽**(미상엽, caudate lobe)으로 구분된다. H자의 가로선에 해당하는 중앙부분에는 문맥(portal vein), 간동맥(hepatic artery), 간관(hepatic duct; 담즙의 수송로)이 출입하는 **간문**(porta hepatis)이 있으며, 그 오른쪽 앞아랫면에 담낭(쓸개, gallbladder)이 인접해 있다(그림 10-23).

3) 간의 구조

간은 약 2,500억 개의 **간세포**(hepatocyte)가 배열되어 형성하는 **간세포줄**(hepatic cord)과 그 사이를 지나가는 **굴모양혈관**(sinusoid)으로 구성된다. 간세포줄은 굴모양혈관이 흘러들어 가는 중심정맥을 중심으로 간소엽(hepatic lobule)이라는 집합체를 형성한다. 간소엽은 지름 1~2mm의 육각기둥 모양이며 소엽사이결합조직(글리슨집, Glisson sheath)에 둘러싸인 간실질조직이다(그림 10-24).

간소엽 주위의 모서리에는 문맥 가지인 **소엽사이정맥**(interlobular vein), 간동맥에서 이어지는 **소엽사이동맥**(interlobar artery), 그리고 간세포가 분비하는 담즙을 간관으로 내보내는 **소엽사이담관**(interlobular bile duct)이 배열되는데, 이를 **간세동이**(hepatic triad)라고 한다.

소엽사이동 · 정맥은 간소엽으로 들어가기 직전에 합류하여 굴모양혈관으로 들어가고 이곳에서 간세포의 처리를 받은 후 중심정맥을 지나 간정맥으로 흘러들어 간다. 한편, 간에서 합성된 담즙은 간세포 사이의 틈새인 담세관으로 분비되고 이곳에서 소엽사이담관을 지나 간관에 이르며 간문을 통해 간 밖으로 나간다.

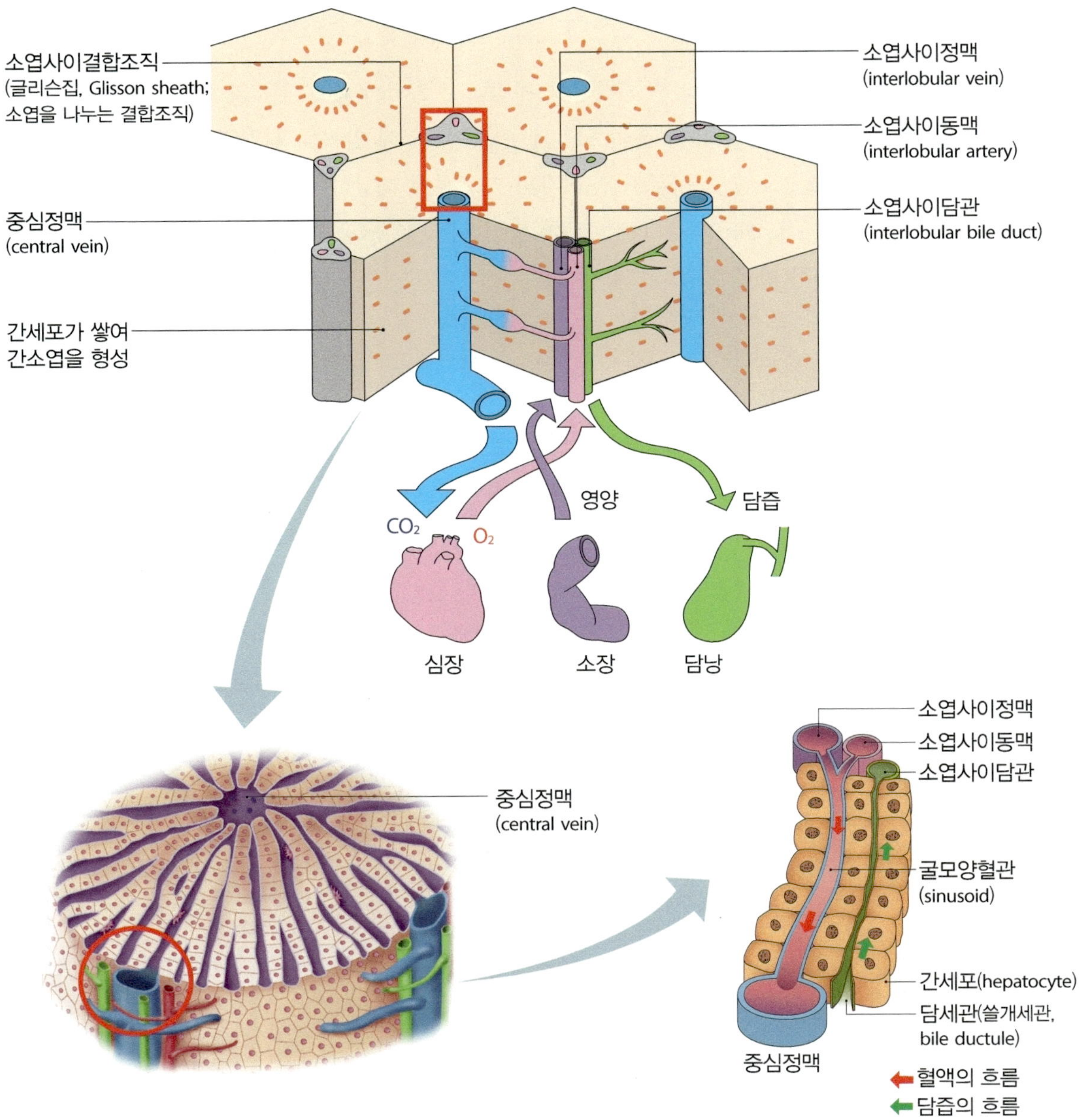

그림 10-24 간의 미세구조

4) 간의 혈관계통

소화관을 비롯한 각종 복부 장기에서 나오는 혈액은 각각의 정맥을 통과해 **문맥**(portal vein)으로 흘러들어갔다가 문맥에서 간으로 보내진다. 즉, 위나 장에서 흡수된 영양소와 약물은 모세혈관에서 흡수되어 직접 온몸순환으로 들어가지 않고 문맥에서 간으로 보내지며, 간에서 대사된 후 혈류로 돌아와 심장에서 온몸으로 분배된다(그림 10-25). 이처럼 문맥은 간의 기능에 관여하는 물질을 보내기 위한 혈관이기 때문에 '간의 기능혈관'이라고 불린다.

한편, **간동맥**은 복강동맥(celiac artery; ← 복부대동맥)의 가지로, 산소가 풍부한 동맥혈을 공급하는 역할을 하기 때문에 '간의 영양혈관'이라고 한다. 그러나 실제로 문맥혈에는 산소도 풍부하게 함유되어 있어서 간이 필요로 하는 산소량의 약 절반은 문맥혈에 의해 공급된다고 할 수 있다.

간으로 유입되는 혈액의 80%는 문맥혈, 20%는 간동맥혈이다. 이들 혈관은 간 내에서 많이 분지되었다가 서로 합류한 후 간세포줄 사이를 주행하는 굴모양혈관으로 연결된다. 간으로 흘러들어 간 혈액은 굴모양혈관을 통과하는 사이에 간세포와 물질교환이 이루어지고 그 후에는 중심정맥(central vein)에서 간정맥(hepatic vein)으로 흘러들어 갔다가 간 뒷면을 주행하는 아래대정맥(하대정맥, inferior vena cava)에서 심장으로 보내진다.

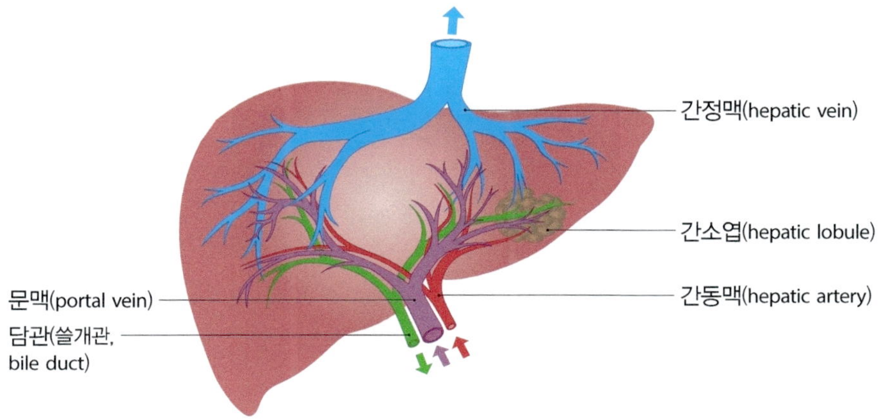

그림 10-25 **간의 혈류**

memo

간의 기능

간은 영양물질 대사, 약물 분해 및 해독, 담즙 생성, 혈액응고물질 생성, 조혈 및 적혈구 처리 등의 기능을 한다. 간에서 처리된 물질은 혈액순환을 통해 온몸으로 보내지거나 담즙과 함께 담관 안으로 배출된다. 그러나 간의 처리능력을 초과하여 섭취된 물질은 혈액순환을 통해 몇 번이고 간을 순환하게 된다. 예를 들어 음주에 의해 흡수된 알코올도 간에서는 아세트알데하이드, 아세트산에서 이산화탄소, 물 등으로 분해되는데, 간의 처리능력을 넘어서 술을 마시면 분해되지 못한 아세트알데하이드가 온몸으로 보내져 두통이나 구역질 등의 숙취 증상을 일으키게 된다.

memo

간의 기능 (계속)

담즙 합성	담즙을 만들어 소장 안으로 배설한다. 담즙의 주성분은 빌리루빈, 담즙산, 콜레스테롤이며 이러한 성분들은 장운동을 촉진하며 지방 유화를 돕는 작용을 한다.
당원 형성과 저장	포도당을 모아서 당원 형태로 일시 저장하고 다시 포도당으로 재변환시켜 혈액 중의 포도당 농도(혈당치)를 안정시킨다.
혈장단백질 합성	약간의 감마글로불린을 제외한 알부민 등 혈장 속의 단백질을 대부분 합성하여 혈액 중으로 보낸다.
해독	지용성 물질 등을 배설하기 쉽도록 산화와 환원 등의 처리를 하여 수용성으로 바꾸어서 약물, 대사산물, 독성물질 등을 해독하여 소변이나 담즙을 통해 배설한다.
요소형성 대사	아미노산이 분해되어 형성된 암모니아(NH_3)를 간에서 요소(urea)로 전환시켜 혈액 중으로 방출한다. 암모니아가 요소로 전환되지 않으면 혼수 또는 사망하게 된다
지질 대사	지방산을 분해하여 콜레스테롤, 인지질 등을 합성하며, 지질단백질을 혈액 중으로 보내 지질대사에 관여한다.
비타민과 호르몬 대사	비타민 A, B, D 등을 저장하며, 각 장기에서 생성되는 호르몬을 분해하여 간기능 장애가 발생하면 호르몬 대사장애가 발생한다.

Clinical Information

▶ 급성간염(acute hepatitis)

바이러스 감염, 약물, 알레르기 등에 의한 급성염증성간장애로, 일반적으로 A~E형 간염바이러스가 원인이 되어 발생한다. 손상된 간조직에서는 간세포 비대와 괴사, 림프구 침윤, 결합조직의 섬유화와 소엽 구조의 변형 등이 관찰된다.

▶ 만성간염(chronic hepatitis)

자가면역이나 대사이상 등 각종 원인에 의한 염증성 간기능장애가 6개월 이상 계속되는 것을 만성간염이라고 한다. 염증을 동반하는 간세포괴사와 섬유화가 특징인데 염증은 문맥 영역과 그 주변 및 간소엽에서 림프구 침윤이 주로 나타나며, 염증반응이 심한 경우에는 간세포괴사도 관찰된다. 한편, 섬유화는 문맥 영역 주위에서 시작되어 문맥 영역을 연결하는 가교 섬유화를 형성한 후 간경화증으로 진행된다.

Clinical Information

▶ 간경화증(liver cirrhosis)

다양한 원인으로 발생하는 만성진행성의 간기능장애 말기상태를 말한다. 간세포에는 강한 재생능력이 있기 때문에 간세포장애가 가벼운 정도라면 회복이 잘되지만, 장애가 심하고 지속적인 경우 간은 섬유화에 의해 단단해지고 간세포와 합쳐져 재생결절이라는 덩어리 모양의 구조로 형성된다. 결절은 간조직 내의 혈관을 압박해서 문맥압항진을 일으키며 그 밖에도 간 내의 혈류를 억제하기 때문에 간세포장애를 더욱 심화시킨다. 그 결과 알부민 합성 저하에 의한 부종 및 복수나 소화관출혈 등이 생기며 간암 발생의 위험률도 높아진다.

▶ 간암(hepatoma)

간에 발생하는 악성종양을 일컬어서 간암이라고 하며 원발 간암과 전이 간암으로 분류한다. 원발 간암이란 악성종양이 간에 처음 나타나는 간암으로 간세포암종, 담관세포암종, 낭샘암종 등이 있는데, 간세포암종의 빈도가 가장 높다. 이에 비해 전이 간암은 간 이외의 장기에서 처음 발생한 악성종양이 간동맥이나 문맥을 경유하여 간에 착상 및 증식한 것이다. 빈도는 원발 간암과 비교하여 8배 높은데, 간동맥 경유에서는 폐암, 신장암, 자궁암 등이 전이되고 문맥 경유에서는 위암이나 췌장암이 전이된다.

2. 담낭

담낭(쓸개, gallbladder)은 길이 약 8cm, 용량 약 50mL의 가지 모양 기관으로, 간의 우엽 아래에 위치한다(그림 10-26).

간에서 만들어진 담즙(쓸개즙, bile)이 담낭으로 보내져 수분이 흡수되고 농축된다. 담낭이 미주신경이나 콜레시스토키닌(cholecystokinin)의 작용으로 수축되면 담즙이 십이지장으로 분비되는데, 이 담즙의 수송경로를 **담관**(쓸개관, bile duct)이라고 한다. 담관은 간내 담관(담세관, 소엽사이담관)과 간외 담관(간관, 담낭관, 총담관)으로 구분되는데, 담낭을 포함해서 **담도**(쓸개길, biliary tract)라고도 한다.

담낭과 담관은 담낭관으로 연결된다. 담낭관(쓸개주머니관, cystic duct)은 길이 3cm, 속지름 3mm 정도의 관으로, 내부에는 나선주름의 판막 구조를 가진다. 담낭관은 담낭에서의 담즙 분비뿐만 아니라 간에서 생성된 담즙을 담낭으로 보내는 경로이며, 나선주름은 그 조절을 담당한다.

또한 총담관(온쓸개관, common bile duct)은 췌장머리를 지나 대십이지장유두로 열린다. 대십이지장유두에는 오디조임근(sphincter of Oddi)이 있어서 식사가 시작되면 이완되어 담즙을 방출한다. 오디조임근은 보통 수축해 있으며 간에서 오는 담즙은 담낭으로 보내진다.

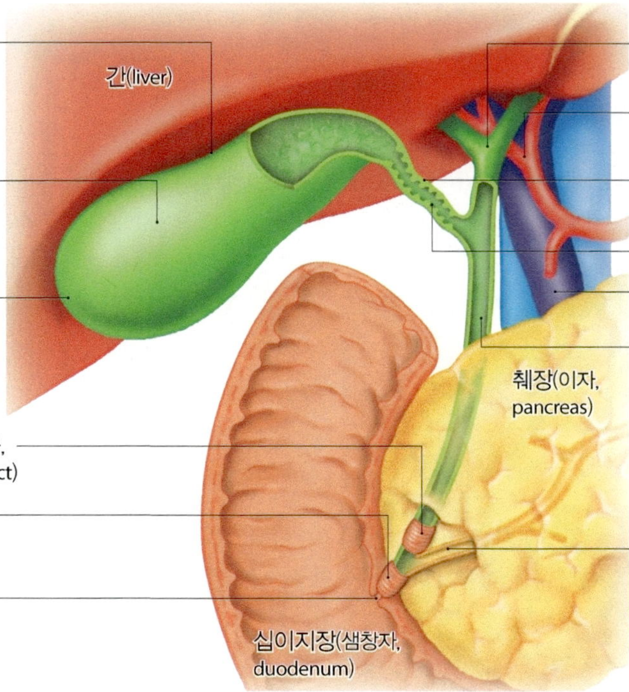

그림 10-26 **담낭과 담관**

memo

담즙의 분비

담즙은 간세포에서 하루 약 0.5L 생성되는 분비액으로 담즙산, 빌리루빈(담즙색소) 등을 함유한다. 담즙산은 지질을 유화하여 소장에서 지질이 흡수되도록 작용한다. 빌리루빈(bilirubin)은 혈색소에서 생성되는 색소로 소화에는 관여하지 않지만, 활성산소에 대한 방어작용을 하며 자신이 산화됨으로써 세포의 산화손상을 막는다. 특히 신생아는 산소에 대한 저항성이 낮기 때문에 빌리루빈을 증가시킴으로써 방어하고 있다(신생아황달). 또한, 담즙색소는 장내세균의 작용으로 유로빌리노겐(urobilinogen)으로 변화하며 이것이 대변이나 소변의 색상이 된다.

보통 담즙이 혈액으로 누출되는 일은 없으며 혈중 빌리루빈농도도 0.2~0.8mg/dL(혈청의 담황색은 빌리루빈에 의한 것임)이지만, 간경화증 등으로 빌리루빈이 혈액으로 다량 누출되면 온몸의 조직에 침착되어 황달(icterus)이 나타난다.

Clinical Information

▶ **담석증**(cholelithiasis)

담즙에 함유된 빌리루빈이나 콜레스테롤이 결정화되어 담도 내에 결석을 생성한 것을 담석증이라고 한다. 절반 이상은 증상 없이 경과하지만, 급성복증이나 담도감염을 일으키는 경우도 있다. 담석이 형성되는 장소는 담낭이 가장 많지만, 간내담관, 담낭관, 총담관에 형성되기도 한다. 70%는 콜레스테롤을 주성분으로 하는 콜레스테롤담석이고 30%는 빌리루빈을 주성분으로 하는 색소담석이지만, 실제로는 이 두 가지 성분이 혼합된 결석이 절반을 차지한다.

3. 췌장

췌장(이자, pancreas)은 위 뒤쪽에서 뒤복벽(제1~2허리뼈 앞면)에 접하는 길이 약 15cm, 무게 약 100g의 샘으로 뒤쪽에는 척주, 아래대정맥(하대정맥), 복부대동맥 등이 위치한다. 췌장은 십이지장에 둘러싸인 **췌장머리**(head of pancreas)와 비장에 접하는 **췌장꼬리**(tail of pancreas) 그리고 이 둘을 연결하는 **췌장몸통**(body of pancreas)으로 이루어지며 복강동맥과 상장간막동맥으로부터 영양을 공급받는다(그림 10-27).

췌장은 췌장액을 만드는 외분비부와 호르몬을 분비하는 내분비부(랑게르한스섬)로 이루어진다. 췌장의 대부분은 외분비부이며, 그 (도)관인 췌관은 대십이지장유두로 열린다. 한편, **랑게르한스섬**(island of Langerhans)은 내분비세포의 집합체로 약 100만 개가 흩어져 있는데, A(α)세포, B(β)세포, D(δ)세포 등으로 구성되며 당대사에 관여하는 호르몬을 분비한다.

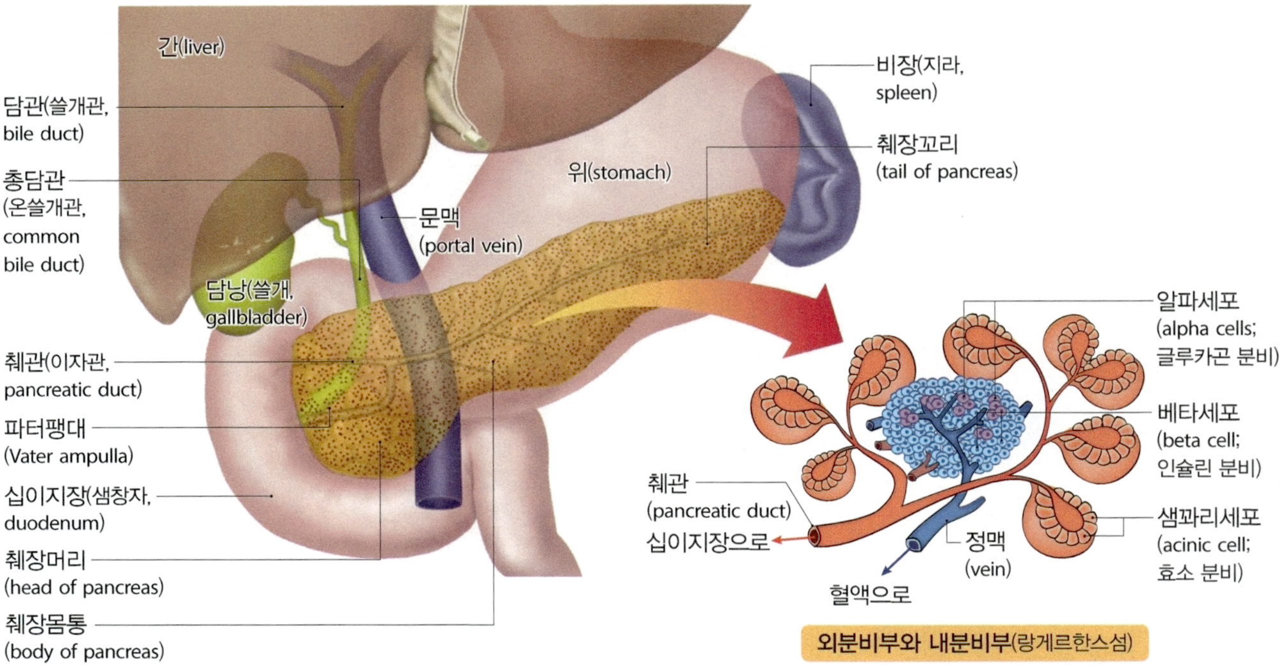

그림 10-27 췌장의 구조

memo

췌장액의 분비

췌장액은 중탄산염에 의해 알칼리성을 나타내는 무색투명의 소화액으로, 하루에 약 1L가 분비된다. 췌장액에는 단백질분해효소(트립신 등), 탄수화물분해효소(아밀라아제, 말타아제 등), 지방분해효소(리파아제 등)가 함유되어 있지만, 이들 효소는 산성 환경에서는 효과를 발현하지 못하기 때문에 중탄산염을 함께 분비함으로써 위산을 포함한 음식물 덩어리를 중화하여 효소가 작용하기 쉬운 환경을 만든다.

췌장액의 분비는 미주신경반사와 호르몬에 의해 조절된다. 예를 들어 미각이 자극을 받으면 췌장액의 분비가 신속하게 증가하는데 보통 1~2시간 동안 지속된다. 한편 호르몬에 의한 조절은 쓸개즙, 산, 알코올, 지방 등이 샘창자 점막을 자극하면 십이지장 점막에서 세크레틴이나 판크레오자이민(CCK-PZ)이 분비되어 일어난다. 세크레틴은 산의 자극으로 분비되고 중탄산염을 함유한 췌장액의 분비를 촉진한다. 또 판크레오자이민은 단백질의 분해산물이 자극이 되어 소화효소가 풍부한 췌장액의 분비를 촉진한다.

요점정리

- 사람이 정상적인 기능을 수행하기 위해 음식물을 섭취하고 이를 물리적, 화학적으로 분해하여 영양분을 흡수하며 찌꺼기는 몸 밖으로 배출하는 이 일련의 기관계통을 소화계통(digestive system)이라고 한다.
- 소화계통은 입안(구강), 식도, 위, 소장(작은창자), 대장(큰창자), 항문으로 이어지는 소화관(digestive tract)과 침샘(타액샘), 간, 담낭(쓸개), 췌장(이자) 등의 소화샘으로 이루어진다.
- 소화관은 내부에 공간이 있는 속빈장기로, 점막, 근육층, 장막이라는 3층 구조의 벽으로 이루어진다.
- 점막은 입안에서 직장(곧창자)까지 이어지는 소화관의 가장 안쪽 층이다. 근육층은 근(육)섬유가 뻗은 방향에 따라 돌림층(circular muscle layer)과 세로층(longitudinal layer)으로 나뉜다. 장막은 내장을 덮는 반투명의 얇은 막으로, 장액을 분비하여 다른 기관과의 마찰을 방지하는 역할을 한다.
- 식도(esophagus)는 인두에서 이어져 위에 도달하는 관 모양의 기관으로, 시작부위, 기관갈림과의 교차점, 가로막 관통부위(아래끝)에서 좁아지는 생리적협착부위(physiological constriction)가 있다.
- 소장(작은창자, small intestine)은 제1허리뼈(요추) 높이에서 위의 날문에서 이어지는 소화관으로, 십이지장(샘창자), 공장(빈창자), 회장(돌창자)의 세 부분으로 나뉜다.
- 소장벽도 다른 소화관과 마찬가지로 점막(mucosa), 근육층(muscular coat), 장막(serosa)의 3층으로 구성되며, 영양분을 효율적으로 흡수하기 위한 돌림주름(circular fold), 장융모(intestinal villias)와 같은 독특한 구조가 있다.
- 대장(큰창자, large intestine)는 소장에서 이어지는 길이 약 1.5m의 소화관으로, 복강 주변을 둘러싸듯이 위치한다. 맹장(약 5cm), 결장(약 1.3m), 직장(약 15cm)으로 구성되며, 결장은 다시 상행결장, 횡행결장, 하행결장, 구불결장으로 나뉜다.

CHAPTER 11

비뇨계통

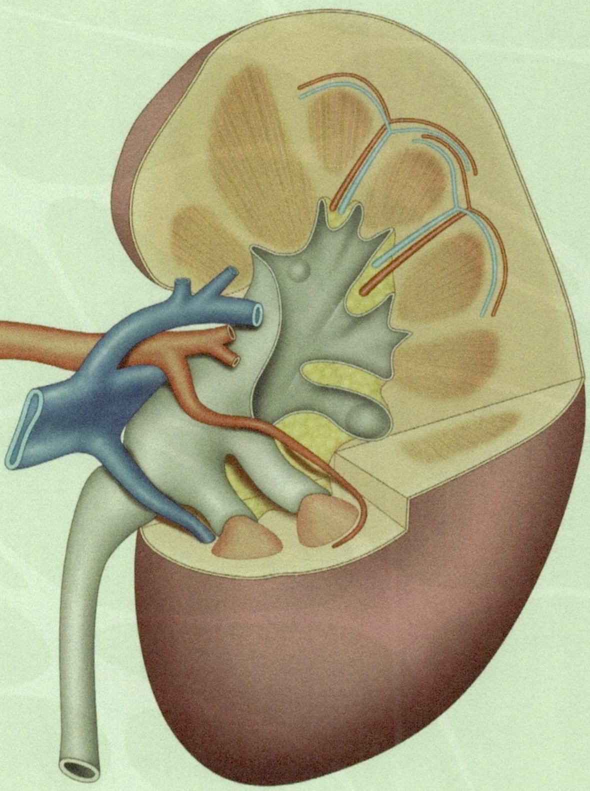

1. 비뇨계통의 구성
2. 신장
3. 요관
4. 방광
5. 요도

1. 비뇨계통의 구성

비뇨계통은 소변을 생성하는 **신장**과 그 소변을 체외로 배설하는 **요관**, **방광**, **요도** 등으로 구성된다(그림 11-1). 신장(kidney)은 소변을 생성하는 기관이며, 신장 사구체에서는 혈액을 여과하여 원뇨를 만들고, 사구체에서 이어지는 요세관에서는 원뇨 중의 유용한 성분이나 물을 재흡수하여 소변을 만든다. 요관(ureter)은 소변을 방광으로 보내고, 방광에 축적된 소변은 의지에 따라 요도를 통해 배설된다. 요도(urethra)는 남녀 차이가 현저하여 여성의 요도는 3~4cm로 짧고, 남성의 요도는 10~15cm로 길며 정액의 통로가 되므로 생식계통의 일부로 다루어지기도 한다.

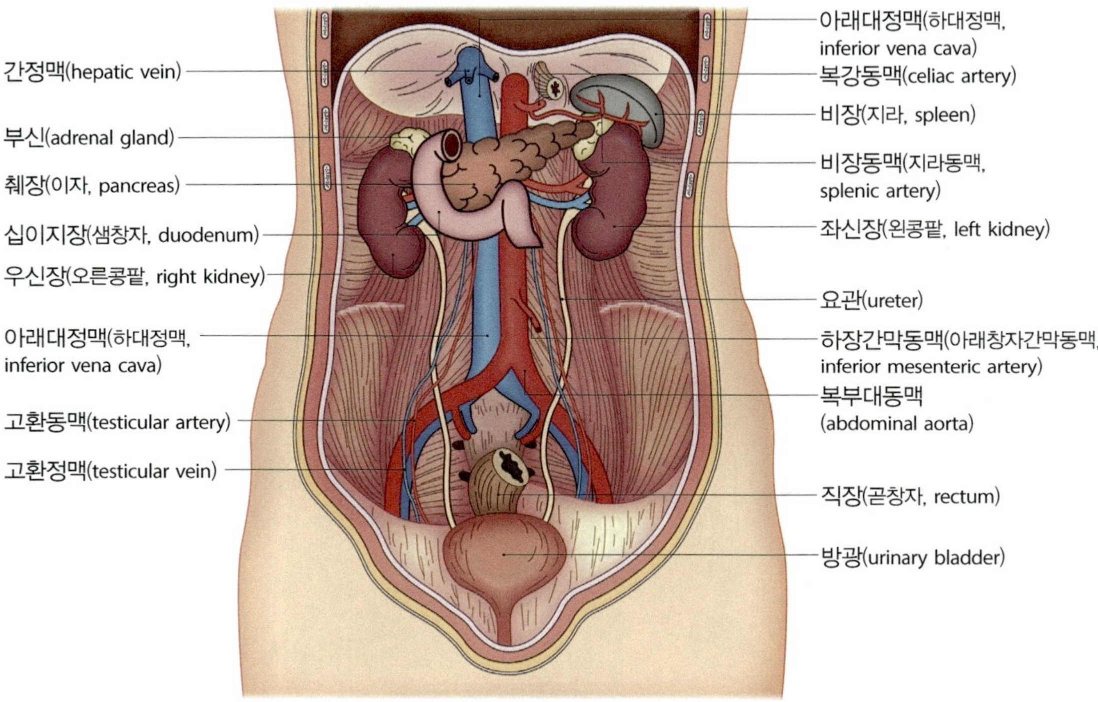

그림 11-1 비뇨계통의 구성

2. 신장

1. 신장의 위치와 형태

신장(콩팥, kidney)은 척주를 사이에 낀 등부분의 양쪽에 위치하며 체표에서의 위치기준으로는 팔꿈치 높이와 일치한다. 신장은 길이 약 10cm, 폭 약 5cm, 무게 100~120g의 강낭콩 모양 기관으로, 좌신장(왼콩팥, left kidney)은 제12등뼈~제3허리뼈 높이에 있으며 우신장(오른콩팥, right kidney)은 그 위에 간이 있어서 좌신장보다 다소 낮게 위치한다(그림 11-1). 또 신장은 뒤복벽에 인접해 있고 앞면이 복막으로 덮인 복막뒤기관에 속하지만, 주위가 두꺼운 지방조직으로 둘러싸여 있기 때문에 뒤복벽과의 연결이 느슨하여 호흡 시 가로막의 운동에 따라 위아래로 2~3cm 움직인다(호흡성 이동).

신장의 안쪽 중앙에는 **신장문**(콩팥문, renal hilum)이라는 움푹한 곳이 있는데, 이곳은 대동맥에서 신장으로 흘러들어 가는 **신(장)동맥**(콩팥동맥, renal artery), 신장을 통과한 혈액을 아래대정맥(하대정맥, inferior vena cava)으로 되돌려 보내는 **신(장)정맥**(콩팥정맥, renal vein), 소변의 배출로인 **요관**(ureter)이 출입하며, 그 밖에 신장신경얼기에서 나온 자율신경섬유도 출입한다. 또한 요관은 신장문의 심부인 **신장동**(콩팥굴, renal sinus)에서는 **신우**(콩팥깔때기, renal pelvis)로 이어지고 그 후 **신배**(콩팥잔, renal calyx)와 연결된다. 생성된 소변은 신배에서 신우와 요관을 경유해서 방광으로 보내진다(그림 11-2).

2. 신장의 구조

신장은 **피질**(겉질, cortex; 표층)과 **수질**(속질, medulla; 심층)로 나뉜다. 피질은 풍부한 혈류를 받기 때문에 붉고, 수질은 주로 소변을 내보내는 관 구조로 되어 있기 때문에 옅은 색을 띤다. 수질을 구성하는 것은 10~20개의 **신장피라미드**(콩팥피라미드, renal pyramid)라는 구조로, 소변의 수송관인 **요세관**(uriniferous tubule)과 **집합관**(collecting duct)이 모여 구성된다(그림 11-2). 신장피라미드는 꼭대기가 신장문 쪽을 향한 삼각뿔 모양이며 그 끝은 신장유두(콩팥유두, renal papilla)를 형성하여 신장동(콩팥굴, renal sinus) 안으로 돌출되어 있는데, 이곳에 신장피라미드 안의 집합관(유두관)이 열린다.

한편, 피질은 피막 밑의 영역으로 신장피라미드를 둘러싸듯이 위치함과 동시에 인접한 신장피라미드 사이에 끼인 부분(신장기둥)을 메운다. 신장피질에는 혈액을 여과하여 원뇨를 만드는 **콩팥소체**(renal corpuscle)가 들어 있으며 이곳으로 풍부한 혈액을 보내는 혈관도 관찰된다.

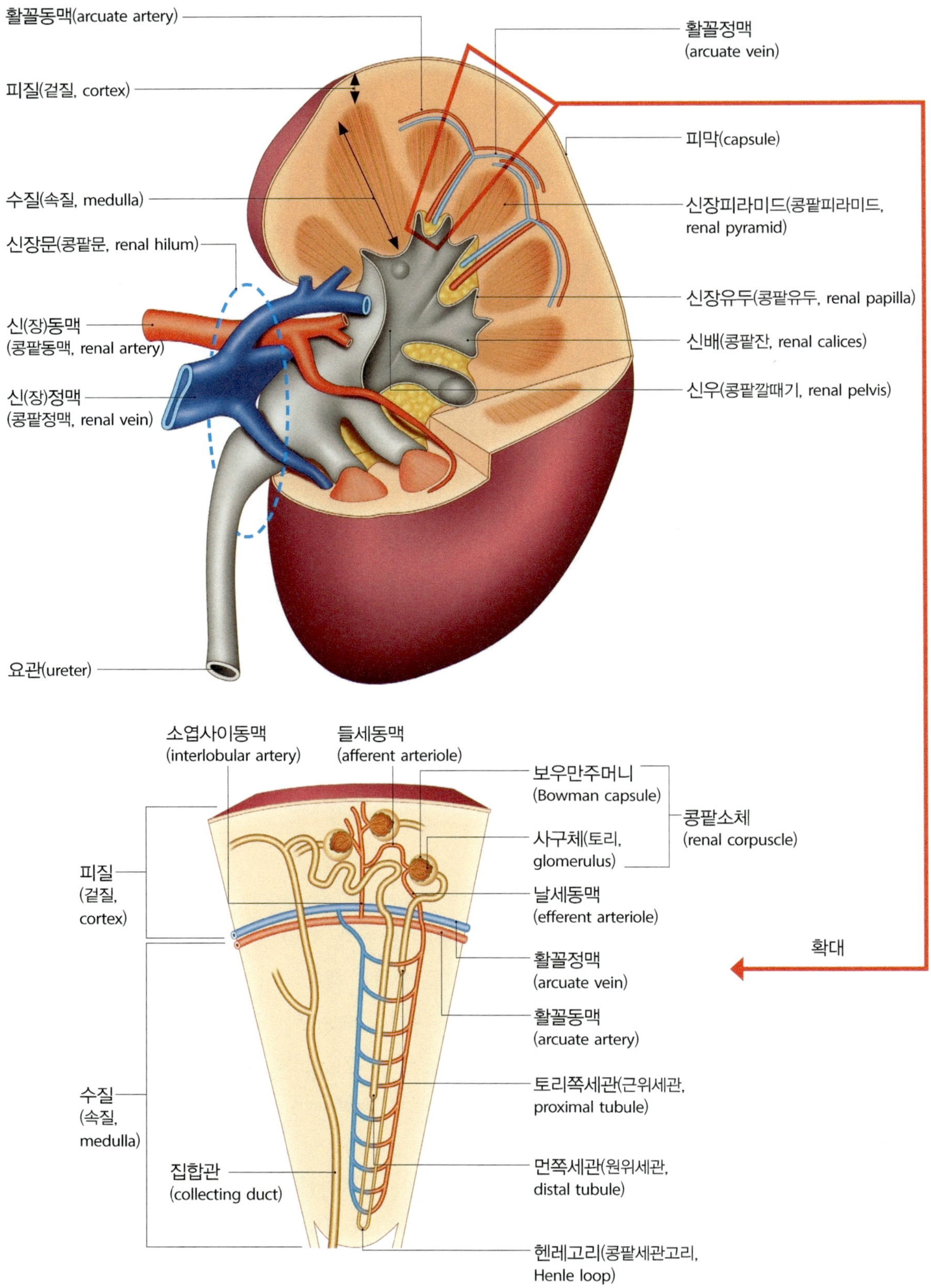
활꼴동맥(arcuate artery)
피질(겉질, cortex)
수질(속질, medulla)
신장문(콩팥문, renal hilum)
신(장)동맥
(콩팥동맥, renal artery)
신(장)정맥
(콩팥정맥, renal vein)
요관(ureter)
활꼴정맥
(arcuate vein)
피막(capsule)
신장피라미드(콩팥피라미드,
renal pyramid)
신장유두(콩팥유두, renal papilla)
신배(콩팥잔, renal calices)
신우(콩팥깔때기, renal pelvis)
확대
소엽사이동맥
(interlobular artery)
들세동맥
(afferent arteriole)
보우만주머니
(Bowman capsule)
콩팥소체
(renal corpuscle)
사구체(토리,
glomerulus)
날세동맥
(efferent arteriole)
피질
(겉질,
cortex)
활꼴정맥
(arcuate vein)
활꼴동맥
(arcuate artery)
토리쪽세관(근위세관,
proximal tubule)
수질
(속질,
medulla)
먼쪽세관(원위세관,
distal tubule)
집합관
(collecting duct)
헨레고리(콩팥세관고리,
Henle loop)

그림 11-2 신장의 구조

1) 신장단위(콩팥단위, nephron)

1개의 **콩팥소체**와 여기에서 이어지는 **요세관**을 합쳐서 **신장단위**라고 한다(그림 11-3). 신장의 구성단위로서 1개의 신장에 약 100만 개가 있다.

신장단위는 사구체에서 대충 여과한 대량의 원뇨와 요세관에서 필요한 물질(물, 포도당, 전해질, 비타민, 호르몬 등)을 재흡수하고, 불필요한 물질(요소, 요산, 크레아티닌, 요산염 등)은 배설하는 기능을 한다.

2) 콩팥소체(renal corpuscle)

신장피질에서 관찰되는 지름 0.2mm 정도의 구조로, 1개의 신장에 약 100만 개가 있다. **콩팥소체**는 혈액을 여과하여 원뇨(소변의 바탕)를 만드는 곳으로, 모세혈관이 실타래 모양으로 형성된 **사구체**(토리, glomerulus)와 이를 둘러싼 **사구체주머니**(토리주머니, glomerular capsule)로 구성된다(그림 11-3).

사구체는 들세동맥(afferent arteriole)에서 분지된 모세혈관에 의해 형성되는 구조로, 다시 합류하여 날세동맥(efferent arteriole)이 된 후 콩팥소체를 떠난다(세동맥의 출입구를 혈관극이라고 함). 콩팥소체의 혈관극(vascular pole)에는 **사구체옆장치**(토리곁장치, juxtaglomerular apparatus)라는 내분비세포 무리가 있어 혈압조절에 관여하는 레닌(renin)이라는 물질을 분비한다.

사구체의 역할은 모세혈관을 흐르는 혈액을 여과하여 원뇨를 만들고 사구체주머니에서 요세관으로 내보내는 것이다. **사구체여과**에 의해 생성된 원뇨는 사구체주머니로 모이고 이곳에서 요세관으로 보내진다.

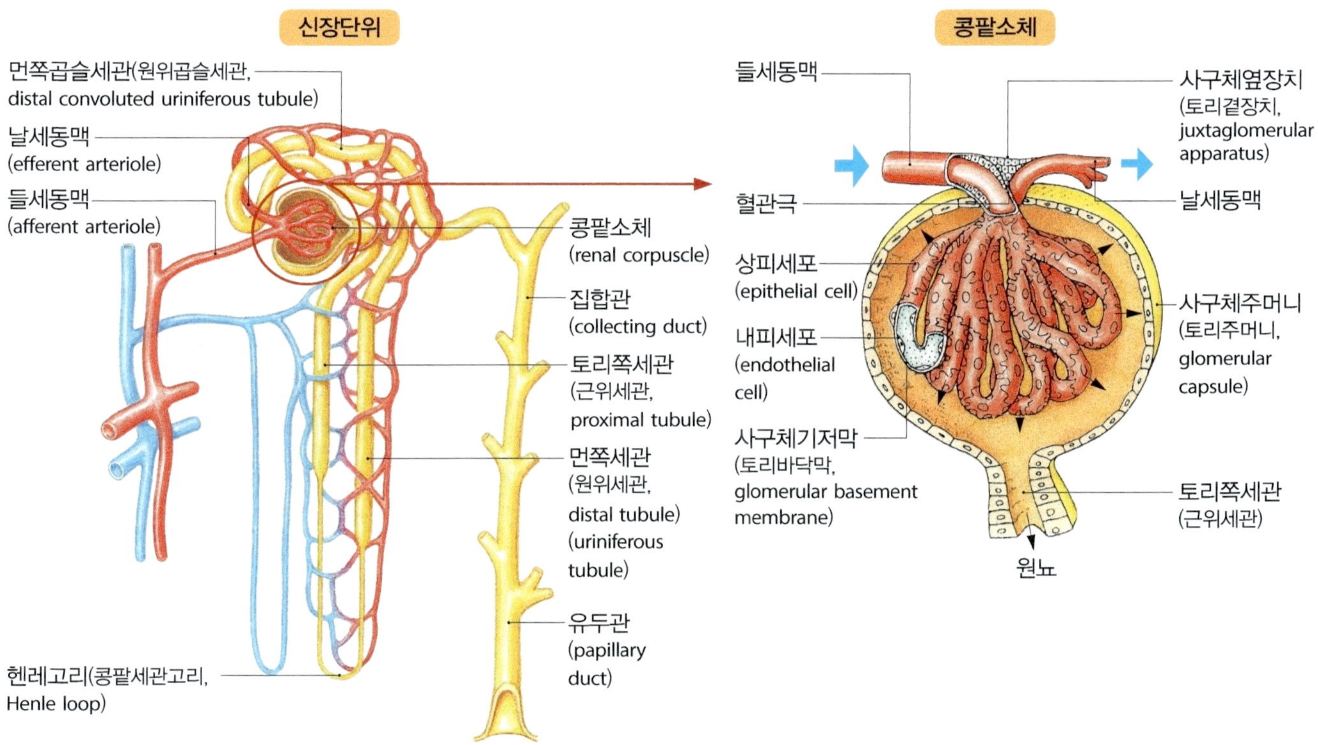

그림 11-3 신장단위와 콩팥소체

3) 요세관(uriniferous tubule)

콩팥소체의 사구체주머니에서 나오는 길이 15cm 정도의 관으로(그림 11–2, 11–3), 1개의 콩팥소체에서 1개의 요세관이 나오기 때문에 이를 합쳐서 신장단위라고 한다. **요세관**은 콩팥소체에서 시작해서 일단 신장수질까지 내려간 후 U턴(**헨레고리**라고 함)해서 피질로 되돌아가 콩팥소체 부근에서 들세동맥에 접하면서 **집합관**으로 흘러들어 간다. 이 과정에서 요세관은 부위와 형태에 따라 명칭을 바꾸어 **토리쪽곱슬세관**(근위곱슬세관, proximal convoluted tubule), **헨레고리**(콩팥세관고리, Henle loop), **먼쪽곱슬세관**(원위곱슬세관, distal convoluted tubule) 등으로 불린다. 요세관벽은 1층의 상피세포로 이루어지는데, 세포의 종류는 부위에 따라 다르며 특히 토리쪽세관의 세포에서는 활발하게 재흡수가 이루어지는 것을 반영하듯이 다수의 미세융모가 있다.

요세관은 전체에 걸쳐 모세혈관(← 날세동맥)에 둘러싸이며 이곳에서 원뇨에 함유된 전해질이나 수분의 재흡수가 이루어진다.

4) 집합관(collecting duct)

몇 개의 요세관이 합류하여 생긴 관이다(그림 11–3). **집합관**은 신장수질을 내려가면서 서로 모여 마지막에는 유두관(papillary duct; 지름 약 0.2mm)을 형성한 후 신장유두 끝에서 열린다. 보통 1개의 유두에 20~30의 유두관이 열린다.

3. 신장의 혈관

신장은 **신(장)동맥**(콩팥동맥, renal artery)으로부터 혈액공급을 받는데, 복부대동맥(abdominal aorta)에서 갈라진 신(장)동맥은 각 신장의 신장문(콩팥문)으로 들어간다. 신장문으로 들어온 신(장)동맥은 분지하여 **엽사이동맥**(interlobar artery)이 되고, 다시 피질과 수질의 경계를 가로로 주행하는 **활꼴동맥**(arcuate artery)이 된다. 이 동맥에서 피질을 향해 **소엽사이동맥**(interlobular artery)으로 분지되며 이것은 또 다수의 **들세동맥**(afferent arteriole)으로 분지되어 각 신장단위로 이동한 후 사구체의 모세혈관그물로 이어진다.

사구체에서 여과된 혈액은 **날세동맥**(efferent arteriole)으로 나와 세관주위모세혈관(peritubular capillary)을 형성하고 곧은혈관그물을 이룬 뒤 **소엽사이정맥**(interlobular vein)으로 들어간 후 **활꼴정맥**(arcuate vein)을 따라 신장단위를 떠나서 **엽사이정맥**(interlobar vein), **신(장)정맥**(콩팥정맥, renal vein)을 거쳐 아래대정맥(하대정맥, inferior vena cava)으로 배출된다(그림 11–4).

신장은 안정 상태에서 심(장)박출량 25%의 혈액을 받아들여 산소와 영양분을 공급하고 혈액에서 불필요한 용질과 수분을 빠르게 제거하여 소변으로 배출한다. 제거된 물질을 제외한 혈액은 신(장)정맥을 통해 온몸순환으로 돌아오고 아래대정맥으로 들어간다.

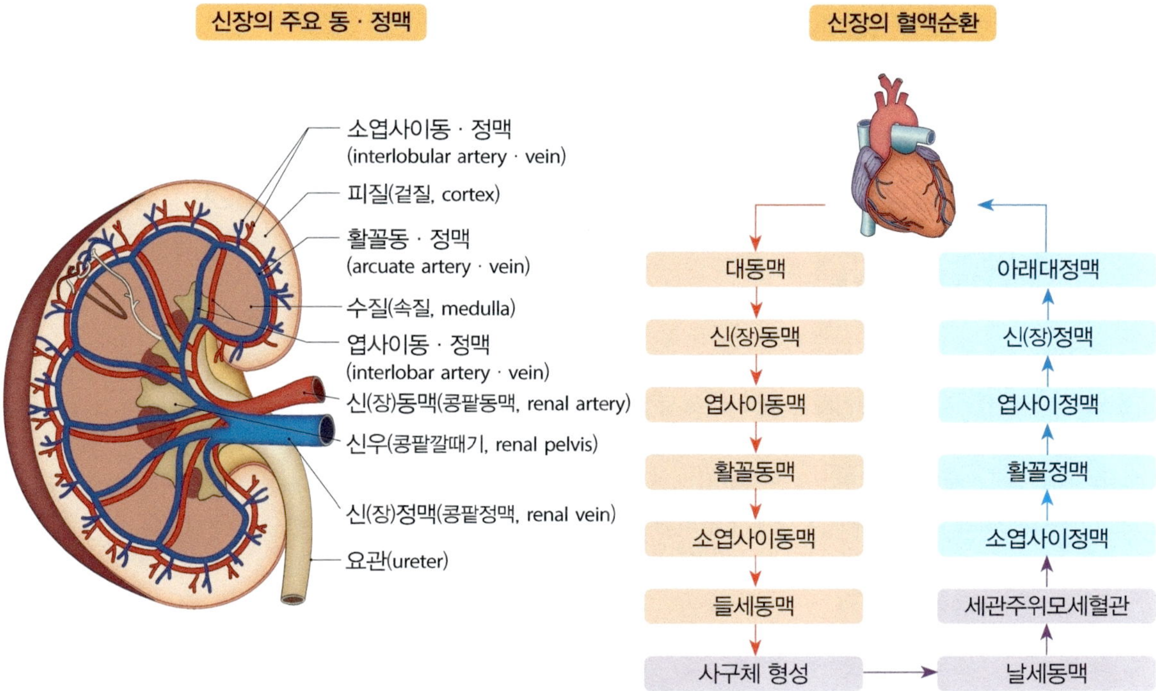

그림 11-4 **신장의 혈관과 혈액순환**

memo

소변의 생성기전

혈액이 신장 내의 콩팥소체를 흐르는 사이에 여과되어 원뇨가 만들어지고, 이 원뇨가 요세관을 통과하는 사이에 필요한 물질이 재흡수된 후 소변으로서 배출되는데, 사구체여과, 요세관재흡수, 요세관분비의 3단계로 이루어진다.

성인의 하루 소변량은 약 1,000~1,500mL이며, 이 중 95%가 물, 나머지 5%가 고형성분이다. 고형성분의 주요 성분은 요소, 요산, 크레아티닌, 염소, 소듐, 포타슘, 암모니아 등이다. 정상적인 소변은 담황색을 띠고 비중 1,015~1,030, pH 5~7을 나타낸다.

❶ 사구체여과

혈액이 사구체를 통과하는 사이에 혈구와 단백질 이외의 성분인 수분, 요소, 요산, 크레아티닌, 전해질, 당 등이 여과되어 원뇨가 만들어진다.

신장에는 항상 심(장)박출량의 1/4에 해당하는 혈액(약 1,200mL)이 흐르며, 하루에 약 160L의 원뇨가 만들어진다. 사구체에서 여과된 원뇨에는 단백질이 거의 함유되어 있지 않다.

memo

소변의 생성기전 (계속)

❷ 요세관재흡수

원뇨가 요세관을 흐르는 동안에 인체에 필요한 물질인 물, 소듐이온(Na+), 포도당, 아미노산 등이재흡수되어, 주변의 모세혈관 내 혈액으로 되돌아간다. 원뇨가 하루에 약 160L 만들어지지만, 그중에서 물의 99%는 재흡수되고 나머지 1%가 소변으로 배설된다.

❸ 요세관분비

원뇨가 요세관을 지나면서 인체가 필요로 하지 않는 PAH(파라아미노히퓨르산, paraaminohippuric acid), 암모니아(NH3) 등의 물질은 요세관 주위 모세혈관으로 분비되어 소변으로 배설된다.

사구체에서는 신장으로 들어오는 혈장량의 20%가 여과된 후 요세관에서 재흡수되지 못한 노폐물이 배설되므로 나머지 80%의 노폐물 제거는 요세관 분비기전에 따라 분비되어 100% 모두 소변으로 배설된다.

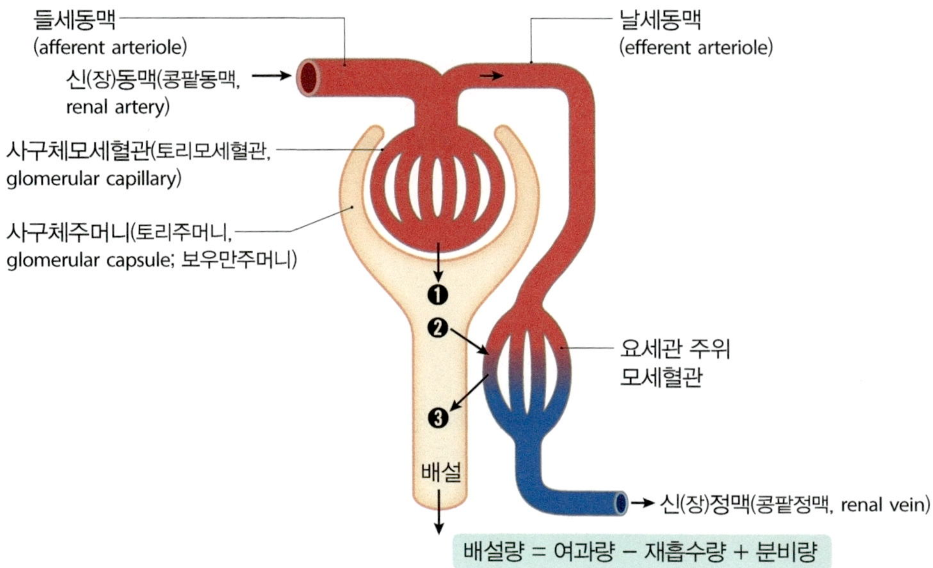

❶ 여과	❷ 재흡수	❸ 분비
사구체 → 사구체주머니	요세관 → 요세관 주위 모세혈관	요세관 주위 모세혈관 → 요세관

3. 요관

요관(ureter)은 신우(콩팥깔때기)에서 시작하여 신장문을 나와 방광으로 들어가는 길이 25~30cm, 지름 약 5~6mm의 가늘고 긴 관으로, 신장에 모인 소변을 방광으로 운반하는 역할을 한다(그림 11-1 참조).

복막에 덮여서 뒤복벽을 하행하다가 온엉덩동·정맥의 앞에서 교차하여 골반안으로 들어가는데 남성은 정관 뒤에서 교차하고, 여성은 자궁경부 및 질천장 바깥쪽을 통과해서 모두 방광바닥에 도달했다가 방광벽을 비스듬하게 관통해서 방광으로 열린다.

점막상피는 방광과 마찬가지로 이행상피로 덮여 있어 잘 늘어나는 성질이 있다. 근육층 안쪽은 세로층(longitudinal layer)이고 바깥쪽은 돌림층(circular layer)이며, 하부는 다시 그 바깥쪽이 세로층으로 둘러싸이며 바깥막으로 덮인다.

요관에는 3곳의 **협착부**가 있어 결석이나 암의 호발부위가 된다.

- **요관 협착부**
  ① 신우에서 요관 이행부분
  ② 온엉덩동맥(총장골동맥)과의 교차부분
  ③ 방광벽을 관통하는 부분

4. 방광

1. 방광의 구조

방광(urinary bladder)은 신장에서 생성된 소변을 일시적으로 저장하는 주머니 모양의 근육성 기관으로 직장, 자궁과 함께 골반안 내에 위치한다. 방광은 골반안에서는 두덩결합(치골결합, pubic symphysis) 바로 뒤에 위치하며 윗면부터 뒷면까지는 복막으로 덮여 있다. 전체적인 형태는 둥그스름한 삼각뿔 모양으로 꼭대기의 끝에 해당하는 부위를 **방광꼭대기**(방광첨, apex of bladder), 뒤아래면에 해당하는 영역을 **방광바닥**(방광저, fundus of bladder)이라고 한다(그림 11-5).

방광에는 신장에서 이어지는 좌우 1쌍의 요관이 열리며 소변은 이곳을 통해 방광으로 모인다. 이때 요관은 방광벽을 비스듬하게 관통하며 일종의 판막 구조를 형성한다. 즉, 요관의 벽 안쪽 부분은 방광에 소변이 고이면 닫혀 방광 안의 소변이 역류되는 것을 막는 구조이다. 또한 방광 속면에 있는 요관의 개구부인 요관구멍(ureteral opening)은 요도로 가는 출구인 속요도구멍(내요도공, internal urethral opening)과 함께 삼각형 영역(방광삼각)을 형성한다. 방광삼각은 방광 속면의 방광바닥에 해당한다.

방광의 용량은 350~450mL인데, 실제로는 우유팩 1팩(약 200mL) 정도의 소변이 고이면 '요의'를 느낀다. 다만, 어떠한 이상으로 배뇨불능(소변정체) 상태가 되면 최대 2,000mL의 소변이 고이는 경우도 있다. 방광 속면은 이행상피라는 점막으로 덮여 있는데 비어 있는 상태에서는 주름이 다수 관찰되지만, 소변으로 채워지면 방광벽이 늘어나 주름도 사라진다. 특히 방광은 비어 있는 상태에서는 두덩결합의 등쪽에 가려져 있지만, 소변이 고이면 공 모양으로 확대되어 앞복벽을 따라 위쪽으로 들려 올라간다.

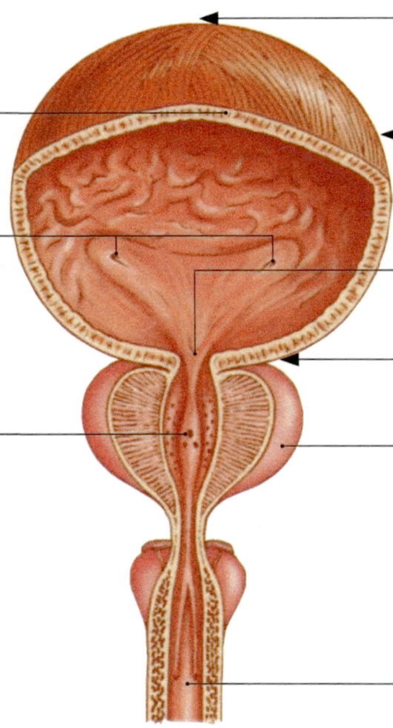

그림 11-5 방광의 구조

2. 남녀 방광의 차이

남성은 방광 등쪽에 직장이 위치해 있으며 둘 사이에는 복막강의 바닥부분이 이루는 오목한 부분(직장방광오목)이 확인된다. 여성에서는 방광과 직장 사이에 자궁(질)이 위치하기 때문에 방광, 자궁, 직장을 구분하듯이 복막에 오목한 부분이 형성된다. 이것을 직장자궁오목(retrouterine pouch; 더글라스와)이라고 하는데 선 자세에서 복막강 가장 아랫부분에 있고 체표에서는 회음 아래 심층에 위치한다(그림 11-6).

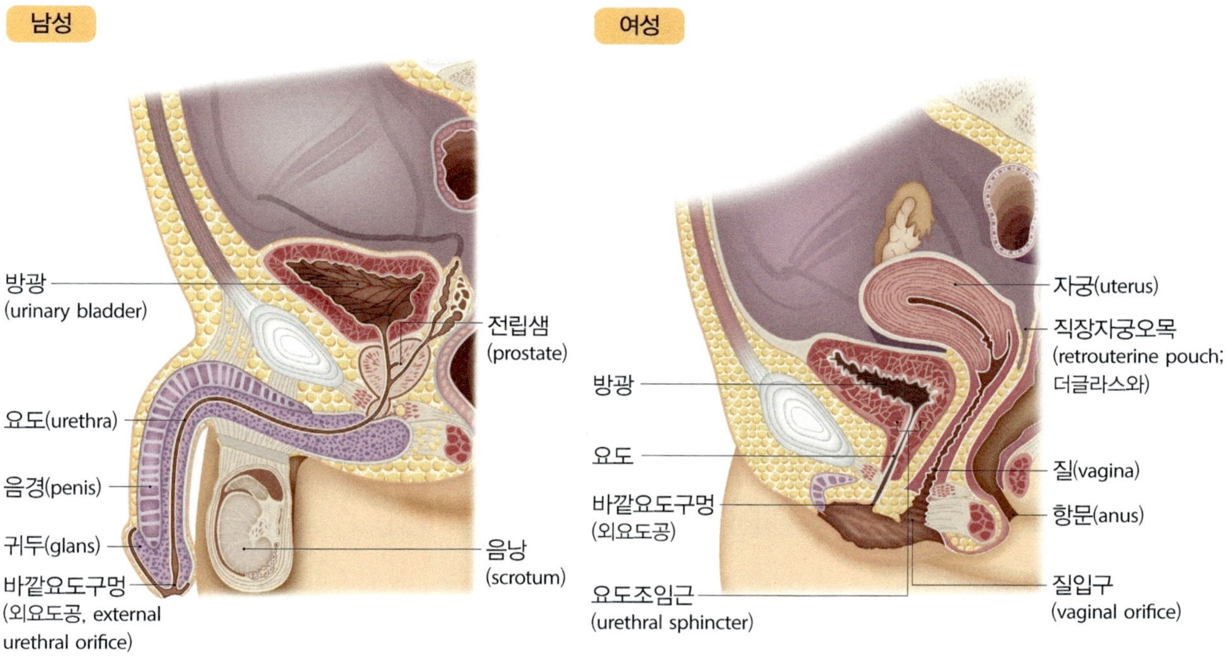

그림 11-6 **남녀의 방광과 요도**

memo

방광의 기능

방광에 소변이 고이면 방광의 내압이 상승한다. 소변이 200mL 정도 고이고 방광내압이 15~20cmH2O에 도달하면 그 정보는 방광에 분포하는 골반내장신경의 들신경(구심신경, afferent nerve)을 통해 엉치척수의 배뇨중추로 전달된다.

배뇨중추에서 내려진 명령은 골반내장신경의 날신경(원심신경, efferent nerve)을 통해 방광으로 보내지며, 방광의 민무늬근육을 수축하여 배뇨압을 가함과 동시에 속요도구멍을 연다. 이때 명령은 요도조임근 등에도 보내지며 방광 수축과 함께 이들 근육을 이완해서 배뇨를 일으킨다(배뇨반사, micturition reflex). 배뇨 중인 방광은 지속적으로 수축되어 배뇨압을 50cmH2O로 유지한다. 배뇨가 끝나면 방광은 이완되고 요도조임근도 수축해서 요도가 닫힌다.

방광내압이 요도의 압력을 넘을 경우 요실금(urinary incontinence)이 발생한다. 특히 기침이나 재채기를 할 때 주로 일어나며, 출산 등으로 요도의 근육이 저하된 여성에게 많이 발생한다. 이는 기침 등에 의한 배압상승에 대해 반사적으로 일어나는 요도압 상승이 불충분하기 때문이다. 또 방광염 등으로 감각과민이 된 방광이 불수의수축을 일으키기 때문에 요실금이 발생하기도 한다.

방광에 소변이 고였다고 하는 정보는 배뇨중추뿐만 아니라 대뇌에도 보내져 요의(micturition desire)를 느끼게 된다. 요의를 느껴도 배뇨 준비가 되어 있지 않은 단계에서는 대뇌에서 배뇨중추로 억제명령을 보내어 배뇨가 억제된다. 이러한 배뇨조절기전이 완성되는 것은 2~3세 무렵이며 유아는 수면 중에 배뇨가 억제되지 않는 경우도 있다(야뇨증).

5. 요도

방광에 고인 소변을 배출하기 위한 관 모양 부분을 **요도**(urethra)라고 한다(그림 11-6). 남성의 요도는 길이 약 20cm이며 전립샘부분, 막부분, 해면체부분의 세 부위로 구별된다. 이 가운데 전립샘부분은 전립샘을 관통하는 길이 3cm 정도의 부분으로, 도중에 1쌍의 사정관(ejaculatory duct)과 전립샘구멍이 약 20개 관찰된다. 전립샘부분에서 이어지는 막부분은 비뇨생식가로막(urogenital diaphragm)을 관통하는 1cm 정도의 부분으로, 요도조임근이 그 주위를 둘러싼다. 또 해면체부분은 음경을 구성하는 요도해면체(corpus spongiosum penis) 안에 있는 길이 10~15cm 되는 부분으로, 두덩결합 아래와 그 앞쪽에서 구부러져 전체적으로 Z자 모양을 나타낸다. 특히 요도는 귀두(glans) 끝에서 약간 확대되어 배오목(주상와, scaphoid fossa)을 형성한 후 바깥요도구멍이 되어 열린다.

이에 비해 여성의 요도는 속요도구멍에서 시작되어 바로 비뇨생식가로막을 관통하여 질 앞쪽을 내려간 후 음핵(clitoris) 뒤에서 질어귀로 열린다. 남성과 마찬가지로 비뇨생식가로막을 관통하는 부위에 요도조임근이 있지만, 여성의 요도는 거의 직선인 데다가 길이도 약 4cm로 짧기 때문에 바깥요도구멍에서 침투한 세균에 감염되어 방광염(cystitis) 등에 걸리기 쉽다(역행성 요로감염).

즉, 방광에서 소변을 외부로 보내는 요도는 외음부의 형성과 관계가 있어 남녀 차이가 두드러진다. 남성의 경우 길이가 16~18cm에 이르지만, 여성의 경우는 짧아서 2.5~4cm이다. 남성 요도는 전립샘을 관통하고 음경 속을 주행하여 귀두 앞쪽의 바깥요도구멍으로 열리고, 여성 요도는 질의 앞쪽 아래로 주행하여 질어귀(질전정)의 바깥요도구멍으로 열린다.

Clinical Information

▶ 요로결석증(urolithiasis)

요로(신배, 신우, 요관, 방광, 요도)의 어딘가에 결석이 생긴 것을 요로결석증이라고 한다. 보통 각 부위의 명칭을 붙여서 부르는데(예 : 요관결석), 신배와 신우에 생긴 것을 통틀어서 신장결석이라고 한다.

요로결석의 대부분은 신배에 생긴 작은 결석에서 유래한다. 즉, 신배에 생긴 결석이 커져서 신우로 이동한 것이 신우결석이며, 신우결석의 일부가 요관이나 방광으로 내려간 것이 요관결석 및 방광결석이다.

요점정리

- 비뇨계통은 소변을 생성하는 신장과 그 소변을 체외로 배설하는 요관, 방광, 요도 등으로 구성된다.
- 신장(콩팥, kidney)은 소변을 생성하는 기관으로 신장 사구체에서는 혈액을 여과하여 원뇨를 만들고, 사구체에서 이어지는 요세관에서는 원뇨 중의 유용한 성분이나 물을 재흡수하여 소변을 만든다.
- 1개의 콩팥소체와 여기에서 이어지는 요세관을 합쳐서 신장단위(콩팥단위, nephron)라고 한다. 사구체에서 대충 여과한 대량의 원뇨와 요세관에서 필요한 물질(물, 포도당, 전해질, 비타민, 호르몬 등)을 재흡수하고, 불필요한 물질(요소, 요산, 크레아티닌, 요산염 등)은 배설하는 기능을 한다.
- 콩팥소체(renal corpuscle)는 액을 여과하여 원뇨(소변의 바탕)를 만드는 곳으로, 모세혈관이 실타래 모양으로 형성된 사구체(토리, glomerulus)와 이를 둘러싼 사구체주머니(토리주머니, glomerular capsule)로 구성된다.
- 요관(ureter)은 신우(콩팥깔때기)에서 시작하여 신장문을 나와 방광으로 들어가는 가늘고 긴 관으로 신장에 모인 소변을 방광으로 운반하는 역할을 한다.
- 방광(urinary bladder)은 신장에서 생성된 소변을 일시적으로 저장하는 주머니 모양의 근육성 기관으로 직장, 자궁과 함께 골반안 내에 위치한다. 방광에 축적된 소변은 의지에 따라 요도를 통해 배설된다.
- 요도(urethra)는 방광에 고인 소변을 배출하기 위한 관 모양 부분으로 남녀 차이가 현저하다. 여성의 요도는 3~4cm로 짧고, 남성의 요도는 10~15cm로 길며 정액의 통로가 되므로 생식계통의 일부로 다루어지기도 한다.

CHAPTER 12

생식계통

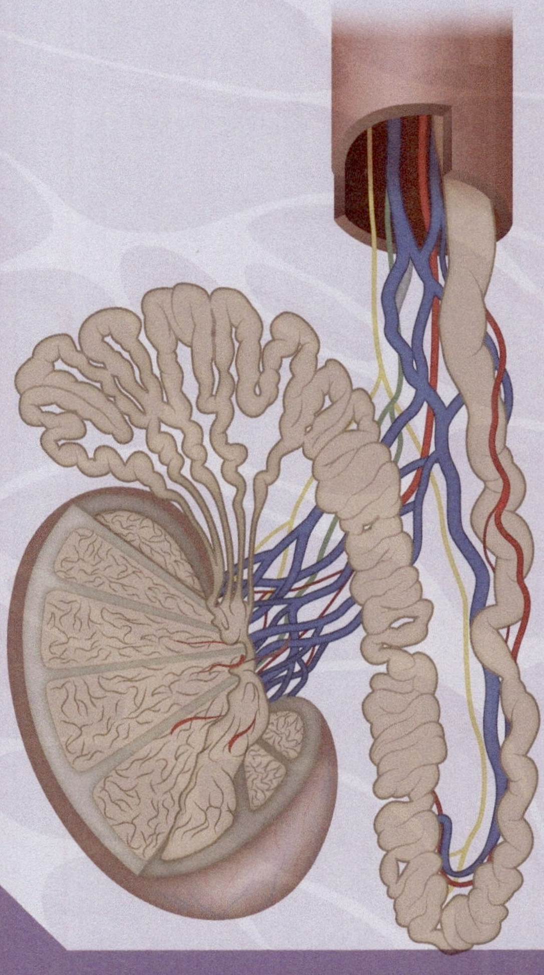

1. 남성의 생식기관
2. 여성의 생식기관
3. 임신과 출산

다음 세대의 개체를 출산하고 종을 유지하는 기능을 **생식**(reproduction)이라고 한다. 남성과 여성의 생식세포인 정자와 난자가 수정되면 각 세포의 유전정보는 새롭게 만들어낸 개체로 계승된다. 이러한 생식기능을 담당하는 기관계통이 **생식계통**(reproductive system)이다.

생식기관의 성숙과 발달, 수정 후의 임신과 분만 과정의 대부분은 성호르몬에 의해 조절되며 성호르몬의 분비는 시상하부-뇌하수체전엽호르몬의 조절을 받는다.

1. 남성의 생식기관

남성의 생식기관은 정자를 생산하는 생식샘인 **고환**(testis)과 정자를 수송하는 관인 **부고환**(epididymis), **정관**(vas deferens) 및 부속샘인 **정낭**(seminal vesicle), **전립샘**(prostate), **망울요도샘**(구요도샘, bulbourethral gland), 이른바 교접기관인 **음경**(penis)과 **음낭**(scrotum)으로 구성된다(그림 12-1).

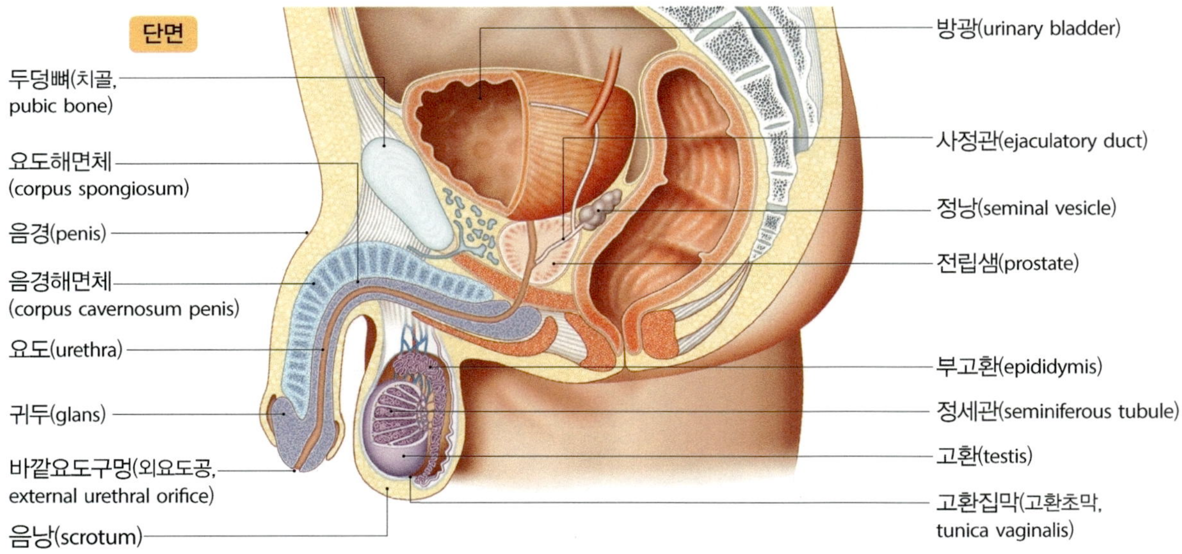

그림 12-1 남성의 생식기관

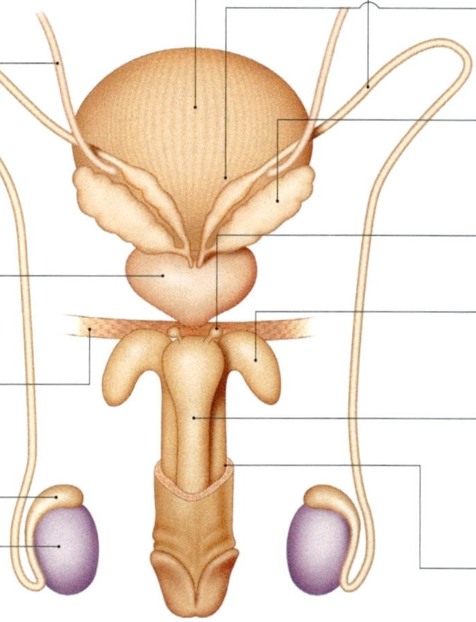

그림 12-1 **남성의 생식기관 (계속)**

1) 고환(testis)

고환은 정자를 형성하는 남성의 생식샘이면서 **안드로젠**(androgen; 남성호르몬)을 분비하는 내분비기관이기도 하다. 남성 성인의 고환은 길이 약 4~5cm, 지름 2.5cm, 무게 약 10~15g의 계란 모양 실질기관으로, 뒤쪽 윗면에 위치한 부고환(epididymis)과 함께 좌우 1쌍이 음낭 안에 들어 있다(그림 12-1).

고환은 본래 복부 장기이기 때문에 복부대동맥의 가지인 고환동맥으로부터 혈류를 받아 제10~11가슴척수에서 유래하는 교감신경과 엉치척수에서 유래하는 부교감신경섬유의 지배를 받는다.

고환은 표면이 강력한 **백(색)막**(tunica albuginea)으로 덮여 있으며 내부는 이 백(색)막에서 이어지는 **고환중격**(고환사이벽, septa testis)에 의해 200개 정도로 나뉘어 있다. 고환중격으로 구분된 부분을 소엽이라고 하는데, 여기에 정자의 형성 장소인 **정세관**(seminiferous tubule; 지름 약 200μm, 길이 약 70cm)이 구부러진 상태로 들어 있다(그림 12-2). 1개의 고환에는 약 800개의 정세관이 있다.

정세관 내에는 다양한 성숙단계에 있는 정세포(정조세포, 정모세포, 정낭세포, 정자세포)가 배열되어 있으며 관강 내에는 길이 약 60μm의 정자(sperm)가 관벽 쪽으로 머리를 향해 있다(그림 12-3). 각각의 정세관은 고환그물로 모인 후 **고환날세관**(efferent ductule of testis)을 지나 부고환으로 이어진다.

정세관과 정세관 사이는 사이질(결합조직)로 채워져 있으며 이곳에는 안드로젠을 분비하는 **라이디히세포**(Leydig cell; 사이질세포)가 있다. 라이디히세포는 뇌하수체 전엽에서 분비되는 황체형성호르몬(LH)의 자극에 의해 콜레스테롤로 테스토스테론을 생산한다.

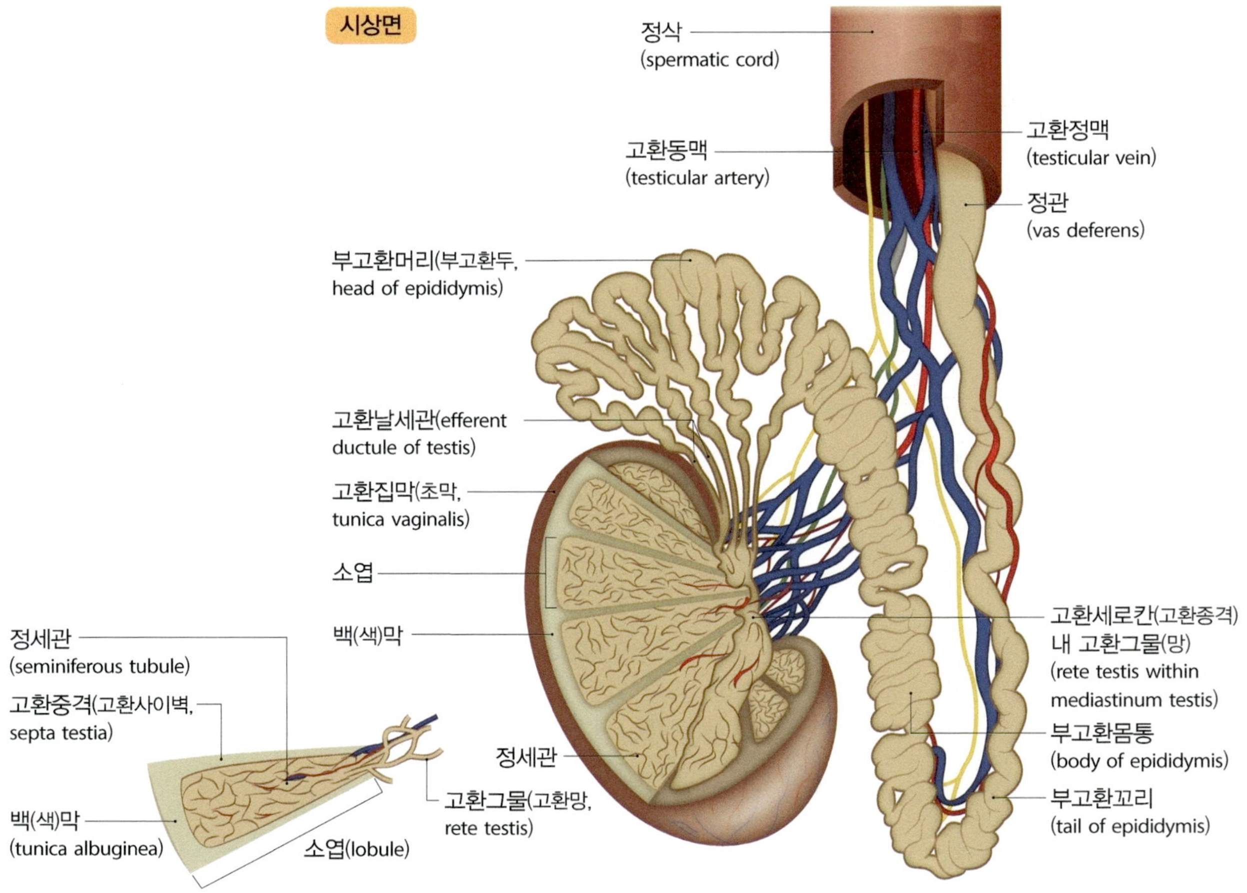

그림 12-2 고환 · 부고환과 정관

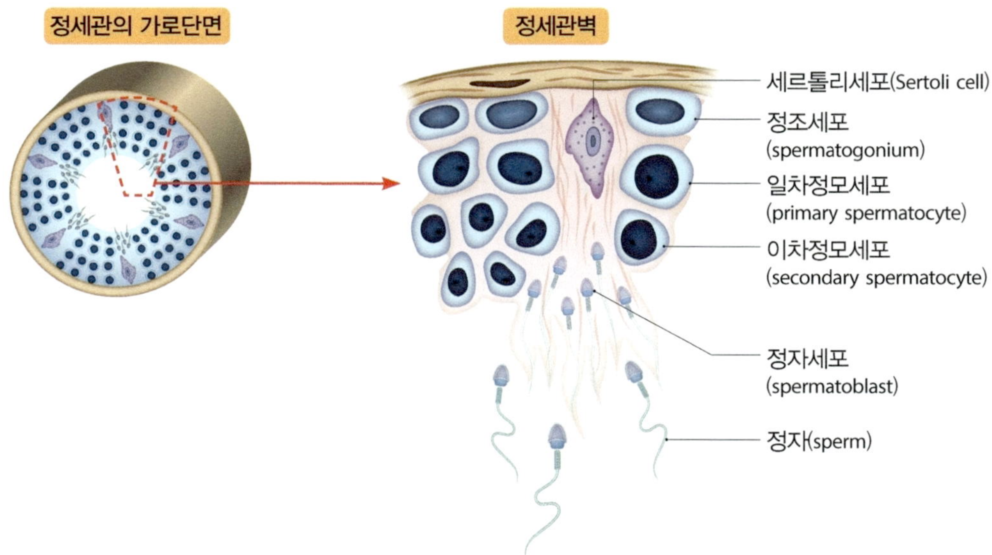

그림 12-3 정세관

2) 부고환(epididymis)

고환 위쪽 뒤모서리에 인접한 실질기관이다. 부고환의 머리(head)는 고환 윗면, 몸통(body)과 꼬리(tail)는 고환 뒷면에 위치하며 위쪽에서 아래쪽으로 가늘어져 정관으로 이어진다. 고환날세관에서 이어지는 세관계통이 결합조직과 함께 덩어리가 된 것으로 관은 심하게 구불거려 잡아당기면 전체 길이가 5~6m가 된다(그림 12-2 참조).

정자는 이 부고환의 구불거리는 관 안에서 성숙하면서 앞으로 나아가며, 이 사이를 통과하는 과정에서 수정 능력을 획득한다. 그리고 성숙한 정자는 부고환의 꼬리부위에 저장된다(사정 시 이 부위에서 나온다).

3) 정관(vas deferens)과 정삭(spermatic cord)

정관(vas deferens)은 부고환관에서 연속되는 정자의 운반통로이다. 부고환관에 이어서 고샅굴을 통과하여 복강 내로 들어가 방광 뒤쪽에서 정관팽대부를 만든 다음 전립샘을 관통하여 정낭의 (도)관과 합쳐져 사정관이 되어 좌우 각 요도로 열린다. 길이 40~50cm의 비교적 굵은 관으로 민무늬근육(평활근)으로 이루어져 있다.

부고환관에서 시작하여 고샅굴 속을 통과하는 부분은 혈관이나 신경과 공통의 끈 모양 구조물이 되며 이를 **정삭**(spermatic cord)이라고 한다(그림 12-4). 정관팽대부의 말단은 정낭의 도관과 연결되어 사정관이 된다.

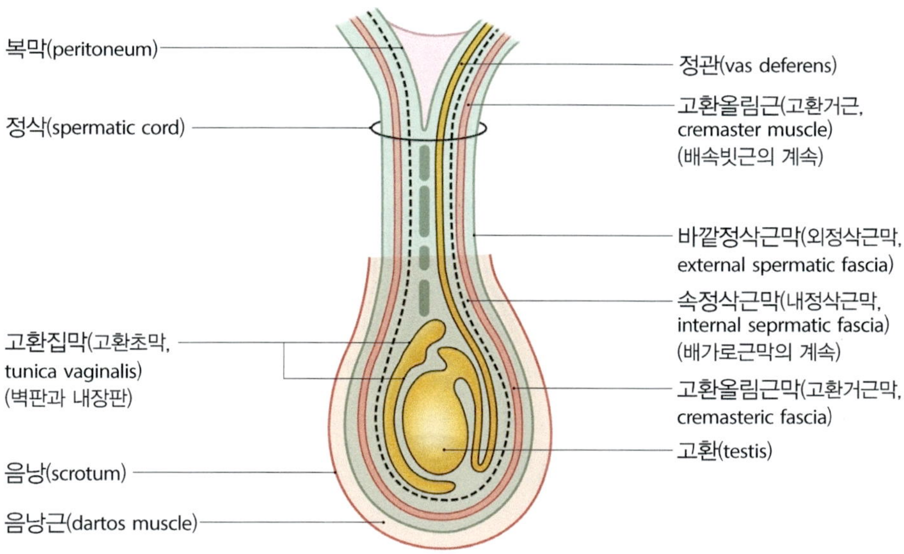

그림 12-4 고환과 정삭

4) 정낭(seminal vesicle)

방광 뒤쪽에서 정관팽대 가쪽에 있는 3~5cm 길이의 가늘고 긴 주머니로 좌우 1쌍이 있다(그림 12-1 참조). 정관의 부속부위이며, 아래 끝은 정관 끝과 함께 사정관으로 연결된다. 정액의 한 요소가 되는 담황색의 알칼리성 물질을 분비하고 그 안에 함유된 과당(fructose)은 정자에 운동성을 부여한다.

5) 전립샘(prostate)

방광 아래의 두덩결합(치골결합)과 직장 사이에 있으며, 사정관과 요도 기시부를 둘러싼 샘이다(그림 12-1 참조). 남성 생식기관에서 가장 큰 부속샘으로 무게는 약 20g, 크기는 대략 2cm×3cm×4cm이다. 다수의 민무늬근육과 그 안에 흩어져 있는 샘으로 이루어진다.

유백색의 알칼리성 액체를 분비하는데, 분비물은 정액에 독특한 냄새를 나게 하며, 정자에 운동성을 주어 보호한다. 고령자에게서 종종 양성비대를 일으켜 요도를 좁혀서 소변 배출을 어렵게 한다(전립샘비대, prostatomegaly).

6) 망울요도샘(구요도샘, bulbourethral gland)

전립샘 아래쪽, 비뇨생식가로막(urogenital diaphragm) 속에 있는 완두콩 크기의 샘으로 좌우 1쌍이 있다(그림 12-1 참조). (도)관이 요도로 열리며 투명하고 점조성 있는 점액을 분비한다. 쿠퍼샘(Cowper gland)이라고도 한다.

7) 음경(penis)

요도를 포함하는 교접기관으로 **음경뿌리**(root of penis), **음경몸통**(body of penis), **귀두**(glans)로 구성된다. 표피는 멜라닌색소가 풍부하며 음경 끝부분에서 **음경꺼풀**(preputium)이 되어 귀두의 일부를 덮는다. 음낭과 마찬가지로 피부 밑에는 민무늬근육을 포함하는 음낭근(dartos muscle)이 있어 표피는 전체적으로 가동성이 풍부하다(그림 12-1 참조, 그림 12-5).

음경 내부는 요도를 둘러싼 1개의 **요도해면체**(corpus spongiosum penis)와 그 등쪽에 위치한 1쌍의 **음경해면체**(corpus cavernosum penis)로 구성된다. 요도해면체 끝은 부풀어서 귀두를 형성하고 그 끝에 **바깥요도구멍**(외요도공, external urethral orifice)이 열린다. 또한 음경해면체의 시작부분은 궁둥뼈가지를 따라 음경다리(음경각, crus of penis)를 이루고 표면은 궁둥해면체근(좌골해면체근, ischiocavernous muscle)으로 덮인다.

음경을 구성하는 3개의 해면체는 각각 아교질원섬유막인 백(색)막으로 둘러싸이는데, 특히 음경해면체를 싸는 백(색)막은 두껍고(1~2mm), 정중앙에서 좌우를 나누는 음경중격(음경사이벽)을 형성한다. 이들 3개의 해면체는 모두 깊은음경근막(deep fascia of penis) 및 얕은음경근막(superficial fascia of penis)에 둘러싸이며, 다시 그 표면을 음낭근육층과 피부가 덮는다. 깊은음경근막과 그 표면의 음낭근육층은 심층에 있는 깊은음경근막과의 결합이 느슨하기 때문에 음경의 피부는 높은 가동성과 신축성을 가진다.

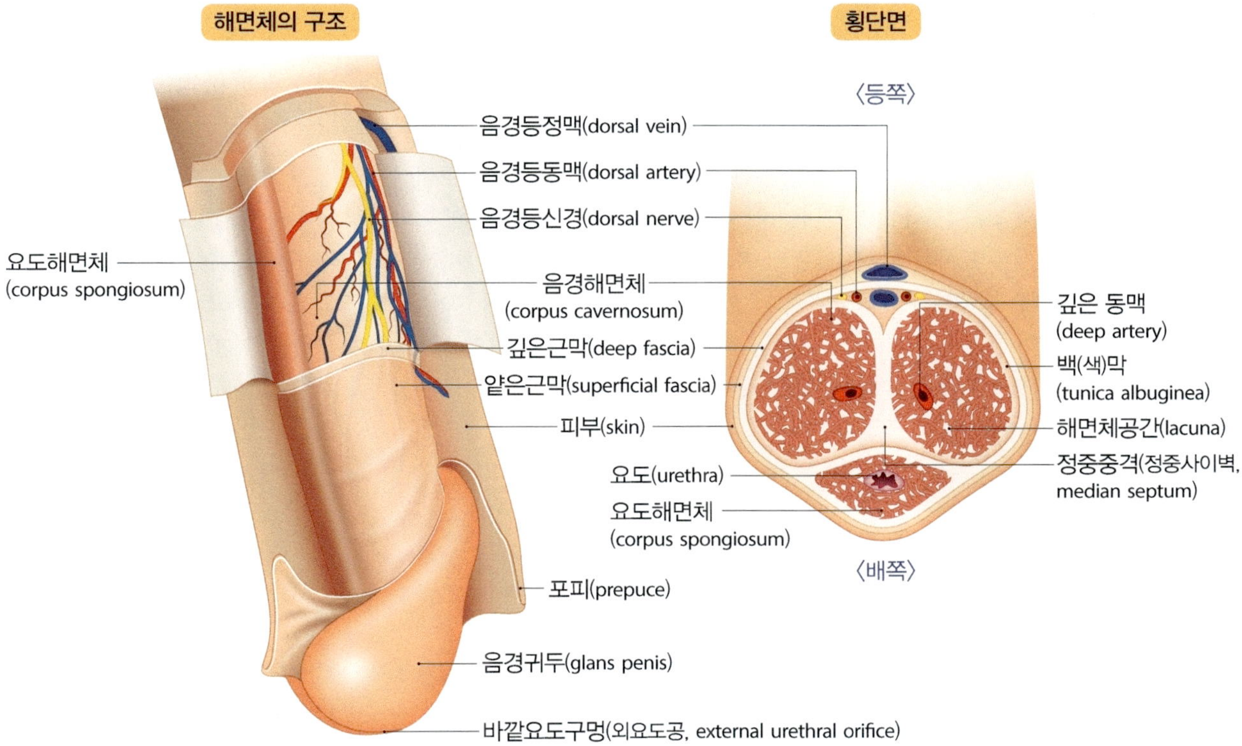

그림 12-5 음경의 구조

해면체 내부는 해면체잔기둥에 의한 입체적 그물구조와 그 사이의 공간인 해면체굴로 구성되며, 스폰지 모양을 하고 있다. 해면체잔기둥은 성긴결합조직과 민무늬근육으로 이루어지며, 그 탄력성에 의해 해면체동굴은 다량의 혈류를 수용할 수 있다.

해면체굴은 나선동맥을 통해 깊은음경동맥(←속음부동맥)과 연결되며 이 동맥에 의해 혈액이 해면체에 가득 채워지면 **발기**가 일어난다. 발기에 사용된 혈액은 깊은음경등정맥을 통해 해면체에서 배출되는데, 이것은 발기 시 해면체잔기둥 안을 통과하는 유출로가 압박되기 때문이다. 또한 발기가 진정되는 데는 어느 정도 시간이 필요하다. 발기 시 혈액을 해면체로 흘려보내는 기전은 엉치척수(S_2~S_4)에서 나오는 부교감성 골반내장신경(발기신경)의 지배를 받는다.

8) 음낭(scrotum)

음낭은 복벽 피부에서 이어져 고환, 부고환과 정삭의 일부를 감싸고 주머니 모양을 이루며, 수축 시에는 표면에 주름이 생긴다(그림 12-1 참조). 정중앙선의 피부 표면은 약간 높아 **음낭솔기**(scrotal raphe)라고 하며, 그 내부는 중격(사이벽)에 의해 좌우로 나뉘어 있다. 피부 밑에는 지방조직은 없지만 음낭근(dartos muscle)이라는 민무늬근육층이 발달하였으며, 이 근육의 수축으로 오글쪼글하고 가는 주름이 피부에 생긴다.

Clinical Information

▶ **전립샘비대**(prostatomegaly)

전립샘은 요도 주위의 속샘 또는 요도주위샘(이행영역이라고 함)과 그 주위에서 중심을 이루는 바깥샘(중심영역과 변연영역으로 이루어짐)으로 나뉜다. 전립샘비대는 주로 속샘영역의 과다형성에 의해 발생하는 양성 종양으로, 샘성분과 사이질성분(민무늬근육세포나 아교질원섬유)이 다양한 비율로 혼합되어 있다.

전립샘의 형태나 기능은 일생에 걸쳐 남성호르몬의 조절을 받는다. 그래서 전립샘은 남성호르몬의 농도가 증가하는 사춘기에 커지고 그 후에는 거의 일정하게 유지된다. 그런데 50세 무렵이 되면 요도주위샘(속샘)을 중심으로 성호르몬의 영향에 따른 것으로 판단되는 과다형성이 일어나 요도압박에 의해 이른바 전립샘비대를 일으킨다.

2. 여성의 생식기관

여성 생식기관은 난자를 만들어 내는 **난소**(ovary), 난자를 운반하는 **자궁관**(uterine tube), 수정란을 받아들여 발육시키는 **자궁**(uterus), 교접기관과 산도를 겸하는 **질**(vagina)과 **음부**(pudendum)로 구성된다(그림 12-6).

1) 난소(ovary)

난자의 성숙에 관여하는 생식샘으로 자궁 양쪽의 골반안 가쪽벽에 근접하여 위치한다. **난소**는 길이 3~4cm, 폭 1~2cm, 두께 1cm, 무게 5~6g의 아몬드 모양 기관이며, 성주기(월경주기)에 동반하여 난자 성숙이나 황체 형성이 일어난다.

난소 실질은 바깥층의 피질과 중앙부위의 수질로 나뉘는데, 피질은 비교적 치밀한 결합조직 안에 각 발달 단계의 난포, 황체, 백(색)체 등이 산재하며, 수질은 혈관, 림프관, 신경이 풍부한 결합조직으로 이루어진다.

난소는 난소인대(ovarian ligament)에 의해 자궁과 연결되고, 난소간막(mesovarium)에 의해 자궁관과 연결되며, 걸이인대(지지인대, suspensory ligament)에 의해 골반벽과 연결되어 지지되는데 그 가동성은 매우 높다.

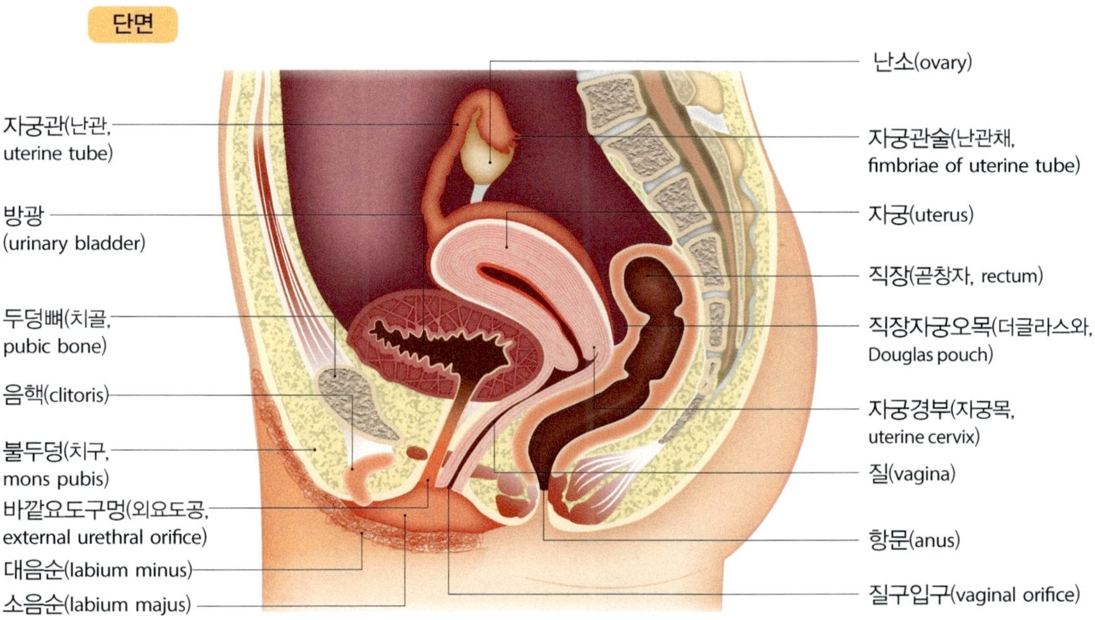

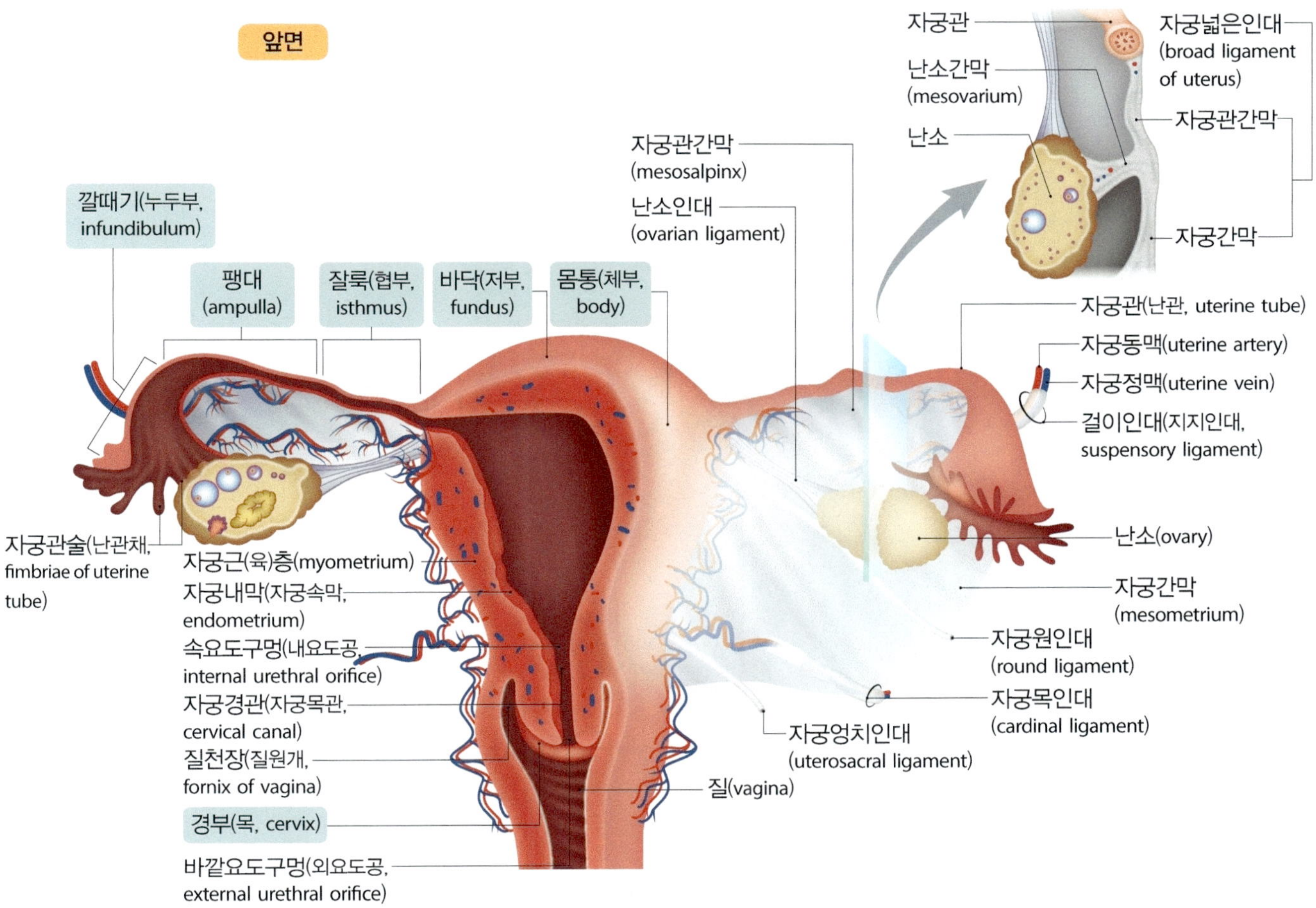

그림 12-6 여성의 생식기관

(1) 난소주기(ovarian cycle)

난소에서는 1개의 난포가 성숙하여 배란, 황체형성, 백(색)체가 되는 변화가 약 28일의 주기로 일어나며 이 변화가 끝나면 계속해서 다른 난포에도 동일한 변화가 일어난다. 이처럼 난포가 변화하는 약 28일의 주기를 **난소주기**라고 한다(그림 12-7).

원시난포 → 성숙난포(삼차난포) → 배란 → 황체 → 백(색)체
(수정 : 임신황체,
미수정 : 월경황체)

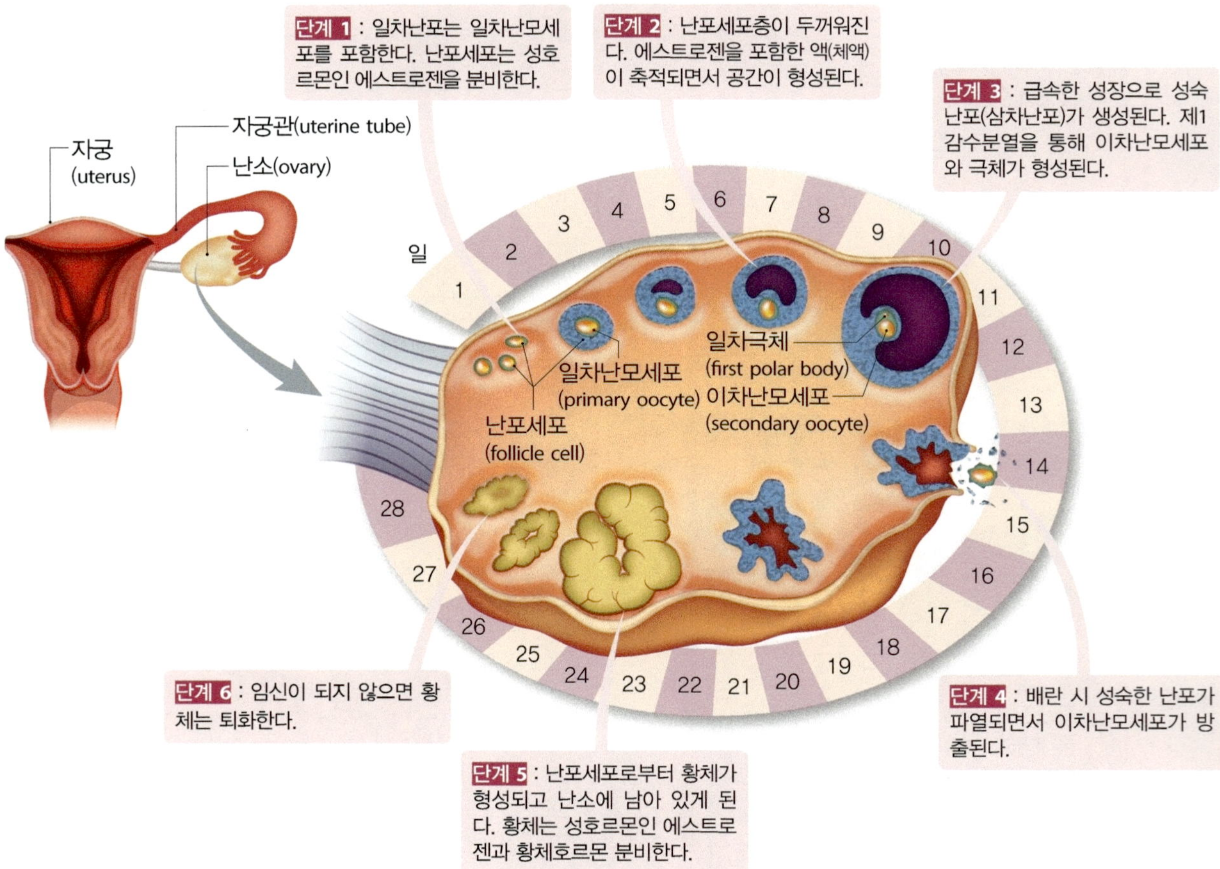

그림 12-7 난소의 가로단면과 대략적인 난소주기

2) 자궁관(uterine tube)

자궁바닥 양쪽에서 뻗은 관 모양의 구조로, 내부는 자궁관구멍을 통해 자궁안(자궁강)과 연결된다. **자궁관**은 길이 10cm 정도로, 바깥쪽 끝은 나팔 모양의 **자궁관술**(fimbriae of uterine tube)을 형성하여 난소를 향해 열려 있다.

전체 길이의 약 2/3는 자궁관이 좁지만(잘록, isthmus), 가쪽 약 1/3은 넓어서 자궁관팽대(ampulla of uterine tube)라고 하며, 난자와 정자의 수정은 보통 이곳에서 일어난다(그림 12-6 참조).

3) 자궁(uterus)

직장과 방광 사이에 기울듯이 위치한 가지 모양의 기관으로 길이는 약 7~8cm, 폭은 약 4~5cm, 두께는 약 2.5cm, 무게는 30~40g 정도이다. 상부의 **자궁몸통**(자궁체, uterine body)과 하부의 **자궁경부**(자궁목, uterine cervix)로 구성되며 특히 상단부는 **자궁바닥**(자궁저, uterine fundus)을 이룬다. 내부 공간은 자궁몸통과 자궁경부에 대응하여 각각 **자궁안**(자궁강, uterine cavity) 및 **자궁경관**(자궁목관, cervical canal)이라고 한다. 자궁안은 상단 양쪽에서 자궁관과 연결되고, 자궁경관은 아래쪽의 자궁관구멍에서 질로 열린다.

자궁벽은 민무늬근육으로 되어 있으며, **자궁내막**(자궁속막, endometrium), **자궁근(육)층**(myometrium), **자궁외막**(자궁바깥막, perimetrium)의 3층으로 이루어진다. 자궁내막은 성주기와 함께 변화하여 수정란이 자궁내막에 착상하는 시기와 일치해서 두께가 증가되는데 임신하지 않은 경우에는 떨어져 나간다(이를 월경이라고 함). 자궁경부의 점막 또한 성주기에 동반하여 변화하는데 월경 시 박리되지 않고 알칼리성 점액을 분비해서 질에 세균 등의 감염원이 침입하는 것을 막는다. 자궁근(육)층은 상당히 두꺼운 민무늬근육층으로, 일정한 구조를 가지지만 근육의 주행 방향은 일정하지 않고 혈관이 풍부하다. 자궁외막은 자궁 주위를 둘러싸는 장막으로, 복막의 일부이다(그림 12-8).

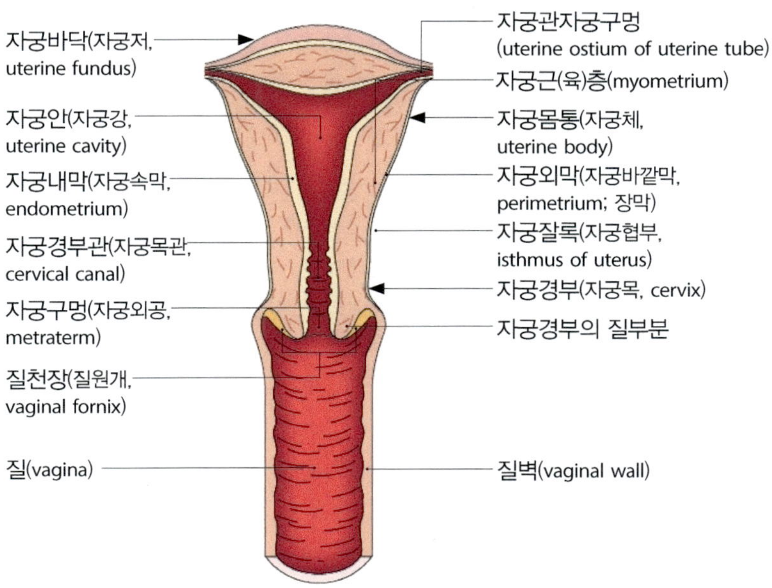

그림 12-8 자궁과 질의 가로단면

(1) 월경주기(menstrual cycle)

자궁내막은 주기적인 변화를 반복하며 수정란의 착상에 대비한다. 수정되지 않을 경우 자궁내막이 떨어져나가 출혈을 일으키는데 이것을 **월경**(menstruation)이라고 한다. 배란은 외관적으로는 시기를 알 수 없지만, 자궁의 변화는 출혈을 기준으로 일어나기 때문에 시기가 분명하다. 이를 일반적으로 **월경주기**라고 하며, 약 4주(28일)를 한 주기로 하여 일어난다(표 12-1, 그림 12-9).

표 12-1 **월경주기**

시기	일수	난소주기	자궁주기	호르몬
월경(월경기)	1~3일		박리기	
월경 후기	4~6일	난포기	재생기	← 뇌하수체 LH, FSH
월경 사이기	14일	배란 (다음 월경의 13, 14일 전)	증식기(에스트로겐기)	← 난소 에스트로겐
월경 전기	6~7일	황체기	분비기(황체기)	황체호르몬

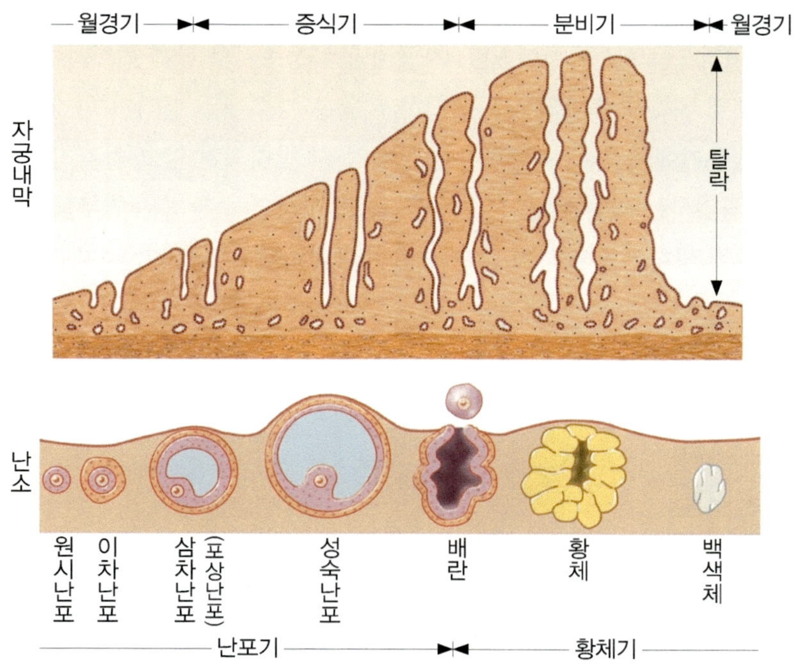

그림 12-9 **자궁내막의 변화**

4) 질(vagina)

자궁경부와 음부를 연결하는 길이 7~8cm의 관 모양 기관으로, 앞쪽의 요도와 뒤쪽의 직장 사이에 위치한다. 질은 방광 및 요도 뒤쪽, 직장 앞에 위치하며, 질의 윗부분은 자궁경부의 아래 끝 돌출부분(질부분)을 감싼다. 이로 인해 앞뒤에 질천장(질원개, vaginal fornix)이라는 파인 곳이 생기는데 뒤의 질천장이 깊다. 질입구에서는 처녀막 또는 처녀막 자국이 관찰된다(그림 12-8).

벽은 **속돌림층**과 **바깥세로층**으로 구성되며, 속면은 중층편평상피로 된 점막으로 덮여 있다. 점막세포에는 당원(glycogen)이 함유되어 있으며, 그 양은 에스트로젠 분비와 함께 증가한다. 당원은 질 내의 막대균 작용으로 젖산이 되기 때문에 성 성숙기 여성에서는 질 안이 **산성**(pH 4~5)으로 유지됨으로써 외부의 세균 침입을 막는다. 반대로 에스트로젠 분비가 낮은 소아나 폐경 후 여성에서는 질 안이 거의 중성(pH≒7)이다.

5) 음부(pudendum)

두덩뼈 아래에서 좌우의 넓적다리 사이에 있는 비뇨생식관 출구를 감싸는 부분으로, 바깥생식기관을 통틀어서 음부라고 하며 **음핵**(clitoris), **질어귀**(vestibule), **소음순**(labium minus), **대음순**(labium majus) 등이 포함된다(그림 12-10). 음핵은 음경에 상당하는 기관으로, 이곳에서 뒤쪽을 향해 소음순이라는 주름이 위치하고 그 바깥쪽에서 대음순이 소음순을 덮는다. 소음순은 남성의 음경 피부, 대음순은 음낭 피부에 해당한다.

소음순에 둘러싸인 마름모꼴 영역을 질어귀라고 하고 이곳에는 바깥요도구멍(외요도공) 및 질입구가 있으며 그 바깥쪽 부근에는 각각 작은질어귀샘(소전정샘, lesser vestibular gland) 및 큰질어귀샘(대전정샘, greater vestibular gland; 바르톨리샘)이 열린다. 또한 질과 질어귀와의 경계에는 결합조직성 주름(처녀막)이 있다.

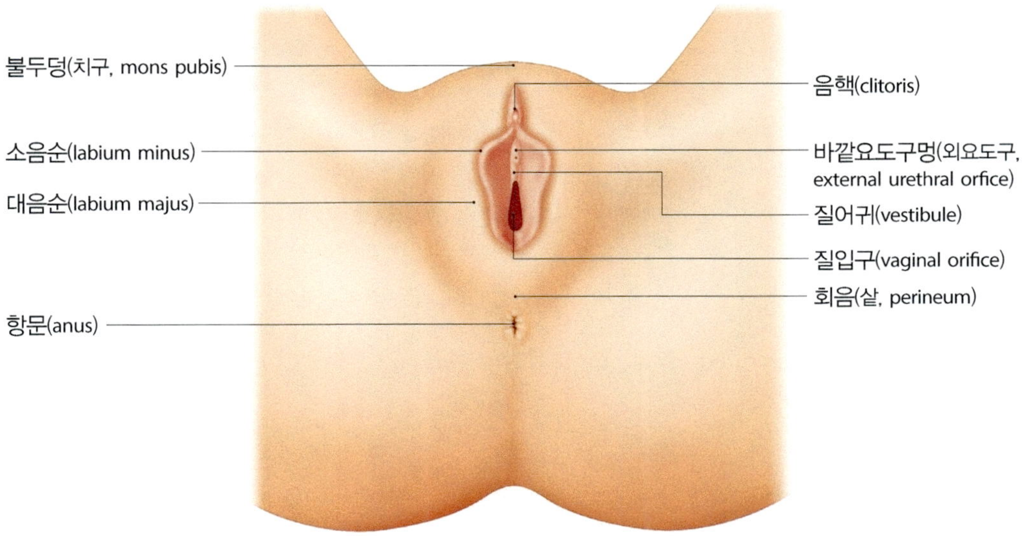

그림 12-10 여성의 바깥생식기관

6) 유선(젖샘, mammary gland)

유방은 포유동물에 특징적인 피부의 부속기관으로, 앞가슴벽의 제2~제6갈비사이에 위치해 있으며 안쪽 위 2/3가 큰가슴근(대흉근), 바깥쪽 아래 1/3이 앞톱니근(전거근)의 윗면에 위치한다. 그 내부에는 출산 후의 신생아에게 영양을 제공하여 성장을 촉진하기 위한 젖샘(유선, mammary gland)이 있다. 그래서 유방은 남성보다 여성이 더 크며, 특히 사춘기 이후에는 에스트로젠 증가에 동반하며 발달하며 내부의 유선이나 지방조직이 증가하기 때문에 유방 자체도 크기가 커진다.

유방 표면의 중앙부에는 유륜(젖꽃판, mammary areola)이 있고 그 중심에는 융기한 유두(mammary papilla)가 있다. 유두와 유륜의 피부는 멜라닌색소가 풍부하며, 그 바로 아래에는 민무늬근육이 있다.

유선은 유방의 지방조직에 둘러싸인 아포크린샘(부분분비샘)의 일종으로 10~15개의 유선엽(젖샘엽, lobe of mammary gland)으로 구성된다. 하나하나의 유선엽은 걸이인대(지지인대, suspensory ligament)에 의해 나뉘어 있으며 유두를 중심으로 방사상으로 배열해 있다. 각 유선엽은 다수의 유선소엽으로 구성되며 각각의 (도)관이 합류하여 1개의 젖샘관(유관, lactiferous duct)이 된 후 젖꼭지에 이른다. 또한 젖샘관은 유두 바로 앞에서 방추상으로 확대된 젖샘관팽대(유관동, lactiferous sinus)를 형성한다(그림 12-11).

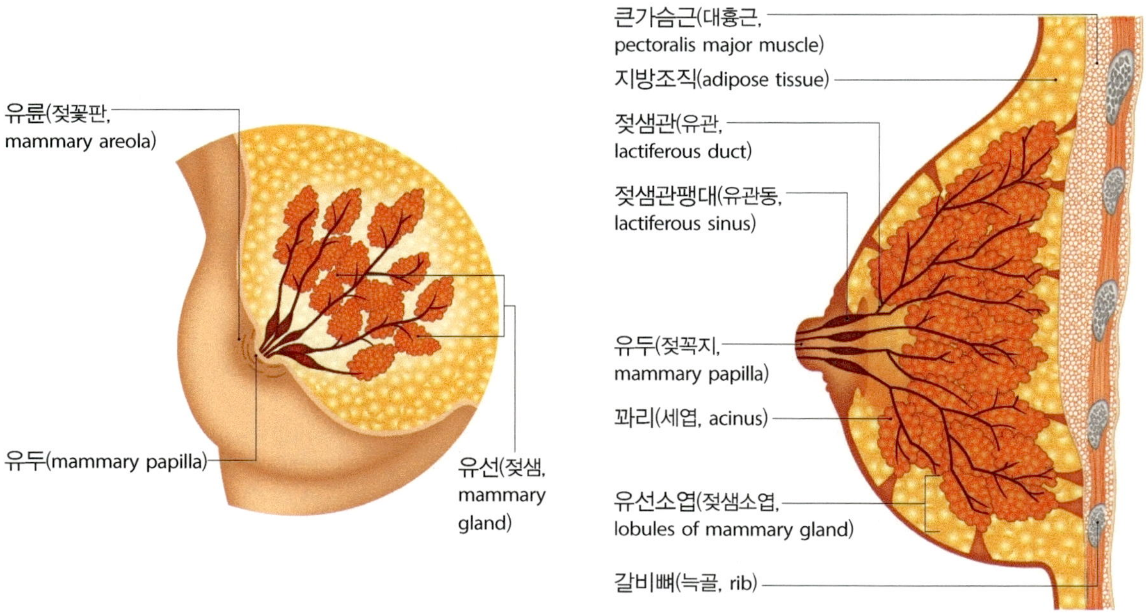

그림 12-11 유방의 유선

(1) 젖분비

젖의 분비과정은 젖의 생성과 사출로 구분된다. 유선은 임신 중 에스트로젠(estrogen)에 의해 발육되어 출산과 함께 프로락틴(젖분비호르몬, prolactin)이 작용함으로써 젖분비를 일으킨다. 모체의 유두를 영아가 빨면 이 흡인자극이 척수에서 시상하부(사이뇌)로 보내진다. 그러면 뇌하수체 전엽에서는 프로락틴이 분비되고 후엽에서는 옥시토신(oxytocin)이 분비된다. 옥시토신은 자궁수축호르몬으로 알려져 있지만 유선을 둘러싼 근육조직의 수축에도 작용하여 젖의 생성에 관여한다. 이렇게 생성된 젖은 젖샘관에서 유두로 보내져 사출된다.

(2) 임신 중의 젖샘

평소의 유선소엽은 젖샘관으로 이어지는 (도)관 부분으로만 구성되며 이른바 유선의 샘꽈리(분비부분)는 관찰되지 않는다. 분비부분이 발달하는 것은 임신 후이며 에스트로젠의 작용으로 (도)관 주위의 상피세포가 증식 및 발달하고 유선의 샘꽈리가 형성되어 젖 생성이 시작된다. 분비부분은 샘세포와 이를 둘러싼 근육상피세포로 구성되며 샘세포에서 생산된 젖은 근육상피세포에 의해 젖샘관으로 보내진다.

젖에는 당, 단백질, 지방이 모두 함유되어 있다. 즉, 유선세포는 당, 단백질과 지방을 동시에 생산 및 분비하며, 지방방울은 아포크린분비에 의해, 당이나 단백질은 세포외배출에 의해 관강으로 방출된다.

Clinical Information

▶ 자궁근종(uterine myoma)

자궁근종은 자궁벽의 근육층에 생긴 양성종양(평활근종)으로, 생식 연령(20~30세)의 여성 약 20%, 40세 이상 여성의 약 50%에게서 관찰된다. 발생원인은 밝혀지지 않았지만 18세 이하의 어린 여자에게서는 관찰되지 않고 생식 연령에 이르러 발생하는 점이나 임신, 여성호르몬 투여에 의해 증가되어 폐경 후에는 줄어드는 점 등에서 호르몬 의존성이 시사된다.
자궁벽 내 발생부위에 따라 장막밑근종, 유경성 장막밑근종, 근육층내근종(벽내근종), 점막밑근종, 유경성 점막밑근종(근종분만), 경부근종 등으로 분류된다.

자궁근종 대부분은 무증상이지만 부정자궁출혈이나 월경과다 이외에 출혈에 동반하는 빈혈, 주위 장기와의 유착이나 근종 목부위의 염전에 의한 통증, 불임 등이 나타난다.

Clinical Information

▶ 자궁내막암(endometrial cancer)

자궁암 가운데 자궁몸통의 내막에 발생하는 악성상피종양(암종)을 가리키며, 조직학적으로는 약 90%가 샘암종에 속한다. 전체의 약 80%가 폐경 후에 발생하는 등 대부분이 호르몬 의존성을 나타내며, 유전자 변이나 에스트로젠의 과잉자극에 의한 자궁내막의 비정상적인 증식이 발생 원인이다.

증상으로는 폐경 후 부정성기출혈이나 월경이상이 중요하다. 암의 조직형, 확장 정도, 림프절전이 유무에 따라 수술 후 화학요법이나 호르몬요법, 방사선치료 등이 필요한 경우도 있다.

▶ 자궁경부암(cervical cancer)

자궁경부에서 관찰되는 상피성 악성종양으로 매년 10만 명에 15명의 비율로 발생한다. 세포진에 의한 자궁암검진이 확대되면서 이형성부터 상피내암(이형세포가 상피 내에 있는 것) 단계에서 발견되는 경우가 절반 이상을 차지하게 되었지만, 환자 수는 여전히 위암, 유방암에 이어서 많은 편이다.

자궁경부암의 90%는 편평상피암으로 성행위에 따른 유두종바이러스(16형, 18형) 감염이 발생기전에 관여한다. 감염된 편평상피는 전암병변인 이형성(이형세포의 출현)을 나타내고 그 일부가 상피내암을 거쳐 침윤암으로 진행된다.

▶ 유방암(breast cancer)

유선의 젖샘관상피나 샘꽈리세포에서 발생하는 상피성 악성종양(암종)으로 40~60세에서 가장 많이 발병한다. 초발증상의 80%는 덩어리(종괴)이며, 일반적으로 유방의 위바깥쪽부분(겨드랑이에 가까운 쪽)에 발생하는 경우가 많다(통증은 10% 정도에서 관찰).

유방암 대부분은 유선소엽에서 발생한 후 주위 사이질로 침윤된다. 이 침윤 여부에 따라 침윤암과 비침윤암으로 구분되는데, 침윤암 중에는 사이질 내에서 증식하는 유형(경성암)이 가장 많아 전체의 50%를 차지한다.

3. 임신과 출산

1. 임신

1) 수정(fertilization)

사람의 신체는 200종류 60조 개에 이르는 세포로 구성되는데, 그 기원은 수정란(fertilized egg)이라는 1개의 세포이다. 수정란은 정자와 난자(그림 12-12)가 합쳐져서 형성되는 세포, 이 수정란이 분열되면서 신체를 형성해가는 과정을 발생(genesis)이라고 한다.

정자와 난자가 만나 양쪽의 핵염색체가 서로 섞이는 과정을 **수정**(fertilization)이라고 하며, 사람의 경우 약 **24시간**이 걸린다. 난자를 둘러싼 부챗살관(방사관, corona radiata)을 지나 투명층에 도달한 정자는 끝에 있는 첨단체(acrosome)를 변화시켜서 핵을 난자 안으로 흘려보내고 이에 따라 쌍방의 염색체가 서로 섞임으로써 새로운 세포핵이 형성된다. 또한 이 시점에 수정란의 투명층에 변화가 일어나 다음 정자의 침입은 저지된다.

수정은 자궁관팽대(ampulla of uterine tube)에서 일어난다. 수정란은 즉시 분열(난할)을 시작하여 다음 날에는 2세포, 수정 3일째는 8세포가 되며, 4일째는 오디배(16세포)까지 진행된다. 5일째에는 난포세포더미 안에 공간(주머니배공간)이 형성되어 주머니배(blastocyst)가 된 후 자궁안(자궁강) 내에 도달한다(그림 12-13).

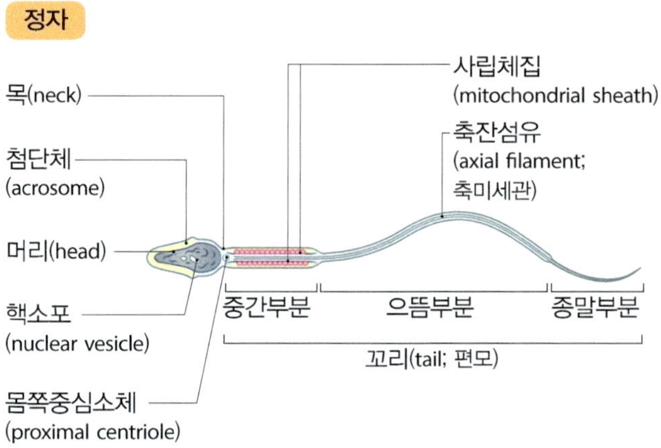

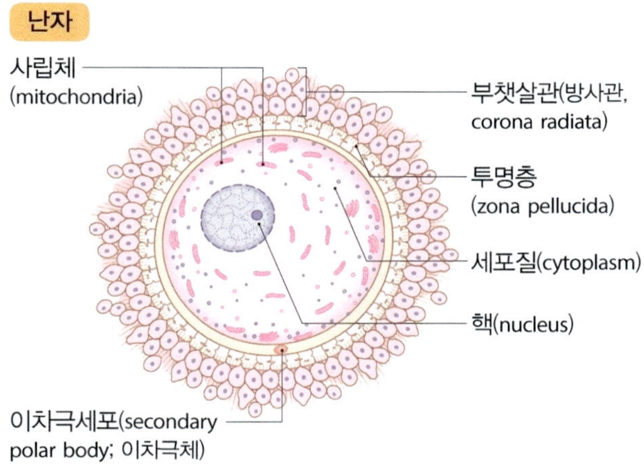

그림 12-12 정자와 난자

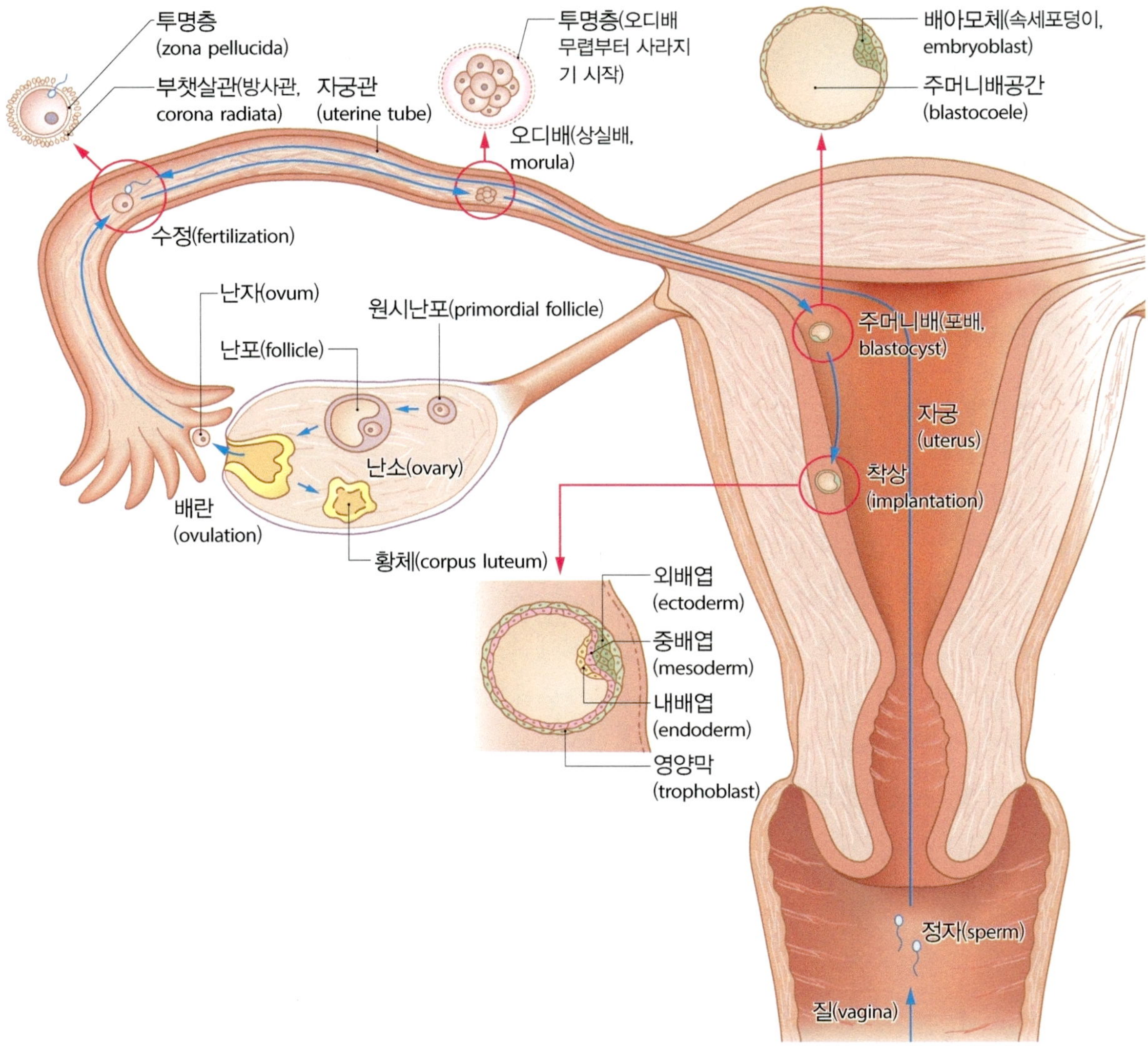

그림 12-13 **수정 및 착상과정**

2) 착상(implantation)

수정 후 6일 무렵 주머니배는 자궁내막에 접촉하기 시작한다. 이 시기의 주머니배는 배아가 되는 배아모체(속세포덩이, embryoblast)와 태반을 형성하는 영양막(trophoblast)으로 분화되며, 착상은 배아모체 부근의 영양막이 자궁내막과 접촉하여 일어난다. 자궁내막은 월경주기의 중간기 이후 황체호르몬 등의 영향에 의해 두껍게 변화되어 수정란이 착상되기 쉬운 상태로 유지된다. 영양막은 들쭉날쭉한 모양으로 변형되어 융모막(chorion)을 형성하며 결국 이것이 태반(placenta)이 된다. 배아모체는 내배엽(endoderm), 중배엽(mesoderm), 외배엽(ectoderm)의 3개 층을 형성하면서 차츰 배아(embryo)가 된다.

영양막과 배아모체를 연결하는 부분을 연결줄기(connecting stalk)라고 하며, 이것이 탯줄(제대, umbilical cord)이 된다(그림 12-14).

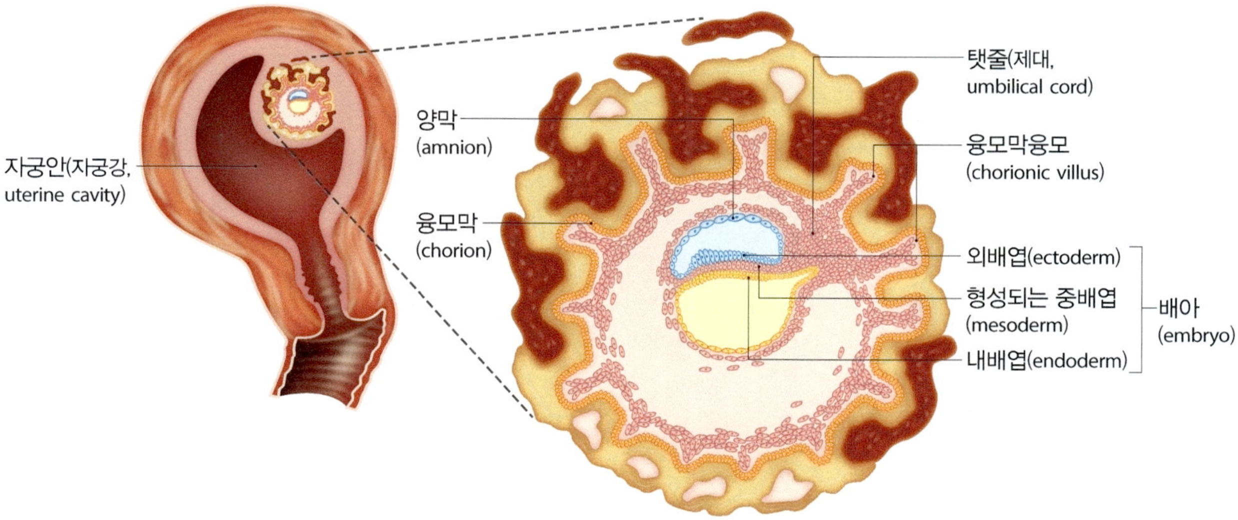

그림 12-14 **착상 후 약 18일차 배아(태아막이 보임)**

3) 배아의 성장과 태아의 발달

수정에서부터 출산까지의 기간을 태생기(모체에서 말하는 임신기간)라고 한다. 태생기는 수정 후 2주(배아전기), 수정 후 3~8주(배아기), 수정 후 9주부터 출생까지(태아기)로 구분된다(그림 12-15). 따라서 수정 후 8주까지의 아기를 배아(embryo), 9주 이후의 아기를 태아(fetus)라고 한다. 그러나 착상 후의 주머니배를 배아라고도 하기 때문에 수정 후 1주를 수정란기, 수정 후 2~8주를 배아기로 나누기도 한다.

배아는 급격한 발달과 성장을 나타내며 수정 3주 초기에 몸길이 0.2mm 정도이던 것이 배아기가 끝날 무렵에는 약 30mm까지 발육한다. 또 이 시기에는 주요 기관의 대략적인 형태가 만들어지기 때문에 약물이나 방사선과 같은 외부에서 가해진 자극이 세포의 분화나 기관형성에 큰 영향을 미친다. 따라서 흡연과 음주는 물론 임신 초기의 부주의한 약물복용 등은 아기의 정상적인 발생을 위협하는 인자가 된다.

배아는 수정 후 8주 동안 일정한 수준까지 분화되며 그 이후는 성장이 본격화되는 시기이다. 그래서 수정 후 9주 이후의 아기를 태아라고 하며, 수정 후 9주에서 출생까지의 기간을 태아기라고 한다. 배아와 비교하여 태아가 약물이나 방사선 등의 피폭에 강한 이유는 세포가 분화를 통해 기능을 획득하는 단계는 지났기 때문이다. 태아의 성장은 개체 차이가 심해 크기나 체중이 일정하지 않지만, 대략적으로 임신 말기가 되면 크기 50cm, 무게 3,300g가 된다.

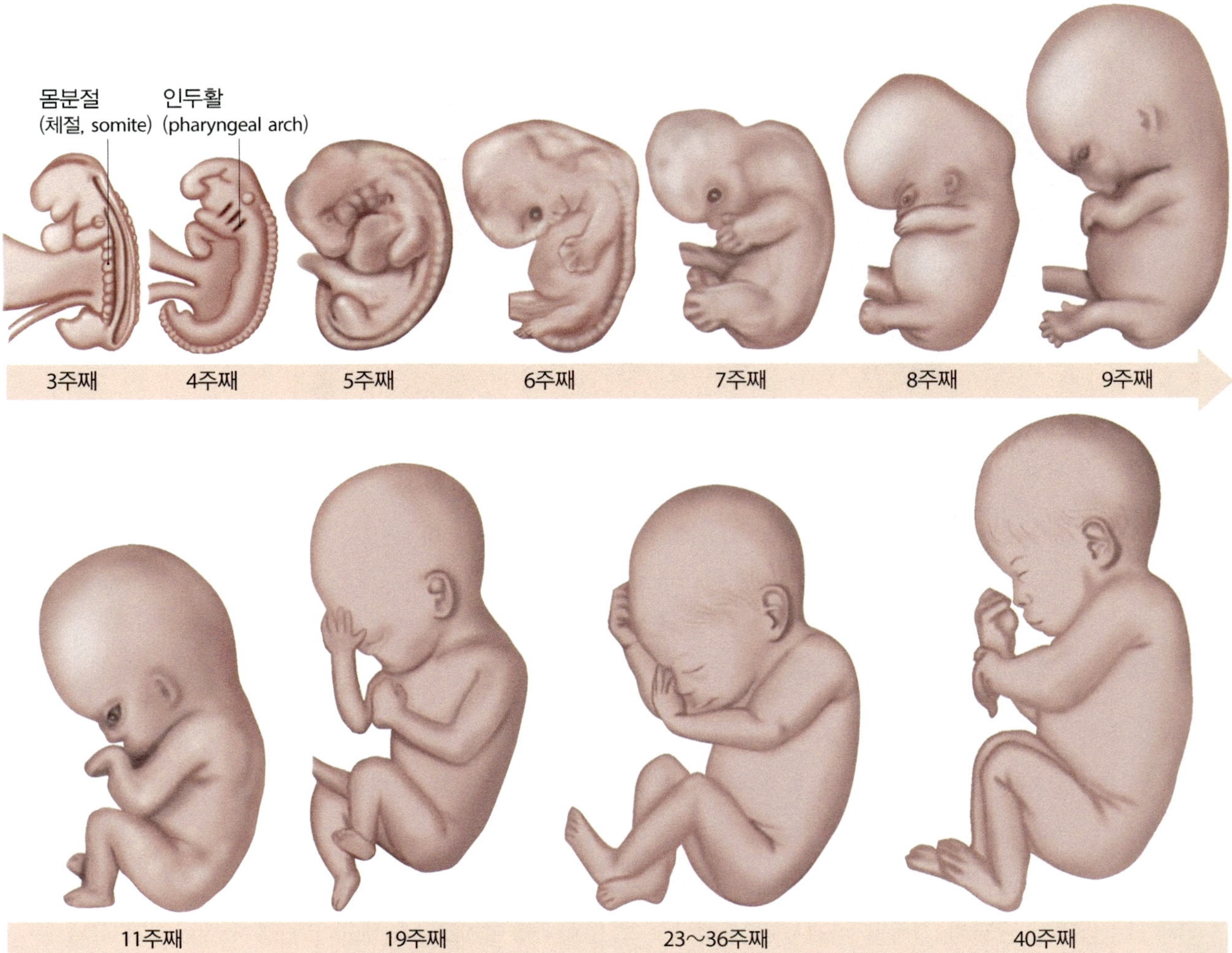

그림 12-15 **배아의 성장과 태아의 발달**

4) 임신기간

임신기간을 계산하는 경우 임상에서는 최종 월경 첫날을 임신 0주 0일로 하고 1주를 0~6일까지로 계산한다. 즉, 최종 월경 첫날이 1월 1일이라면 1월 10일은 임신 1주 3일이 되며, **분만 예정일**은 **임신 280일(40주 0일)**인 10월 8일이 된다.

분만 예정일의 간이계산법으로는 다음의 식이 이용된다(**네겔의 법칙**).

분만 예정일 = (A + 9)월 (B + 7)일
[최종 월경 첫날 = A월 B일인 경우]

또한 분만 예정일 가까이(임신 37주~42주 미만) 출산이 이루어진 것을 만기출생(full term birth)이라고 한다. 그리고 태아가 자궁 밖에서 생존이 가능해지기 전에 출산이 이루어진 것을 유산(miscarriage)이라고 하는데, 임신 22주 미만의 분만을 가리킨다. 또 임신 22~37주 미만의 분만은 조산(조기분만, preterm birth)이라고 하며, 이때 태어난 신생아의 체중은 2,500g이 되지 않는 경우가 많기 때문에 저체중출생아(low birth weight infant)라고 한다. 임신 8개월(28주)~생후 7일 사이를 주산기라고 하는데, 이 시기는 신생아기(생후 4주간)와 함께 아기의 생존에 중요한 시기이다.

5) 임신 중의 자궁 변화

자궁은 임신이 진행됨에 따라 발육하여 임신 3개월 말에는 골반안(골반강)의 거의 전체를 차지하게 된다. 그 후 태아발육과 함께 자궁은 더욱 커져 임신 말기에는 복강 대부분을 차지하게 된다. 이에 따라 모체의 소화관이나 간 등은 밀려 올라가고 복강의 천장을 이루는 가로막(횡격막)도 압박되어 위쪽으로 위치가 바뀐다. 이 때문에 임신부는 위의 압박에 의한 가슴쓰림이 생기거나 가로막 압박에 의한 가슴호흡이 나타나게 된다(그림 12-16).

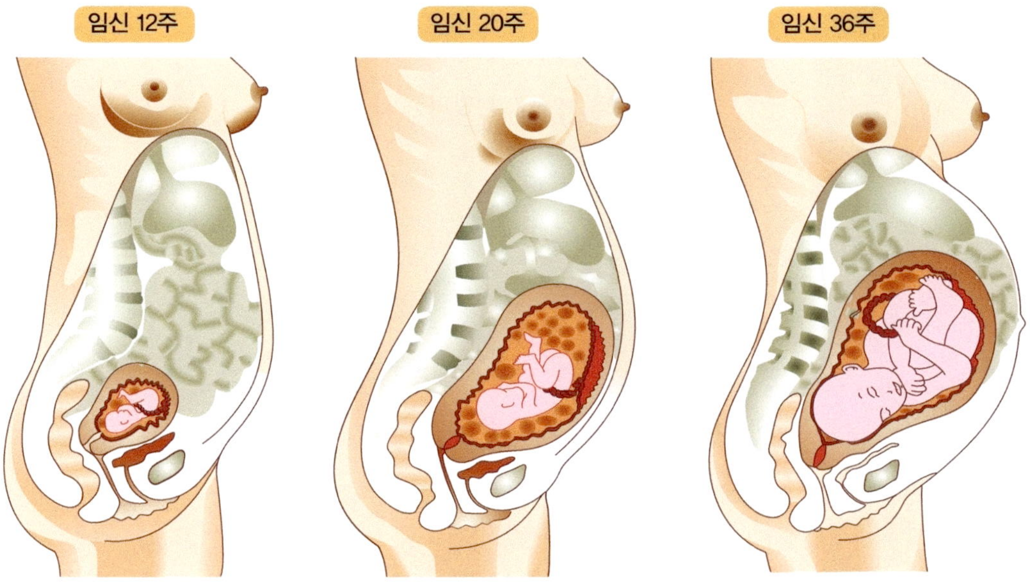

그림 12-16 임신 중의 자궁 변화

2. 출산

수정란이 착상한 지 40주가 경과하면 태아가 질을 경유하여 자궁 밖으로 나오는 분만(parturition)이 일어난다. 아기가 나오는 과정 자체를 출산이라고 하며, 임신 말기에 자궁경부가 열리며 자궁바닥에서 자궁경부 쪽으로 자궁의 규칙적인 수축이 일어나 진통(labor pain)이 발생하면서 출산이 시작된다. 수축이 더 강해지고 점점 잦아지다가 자궁경부가 열리고 태아를 자궁에서 질 밖으로 밀어서 내보낸다. 태아가 모체 밖으로 나온 후 태반도 자궁수축에 의해 자궁벽에서 떨어져 나와 많은 양의 출혈과 함께 배출된다(그림 12-17). 분만 동안에는 뇌하수체에서 옥시토신(oxytocin)이 분비되어 자궁수축을 자극한다.

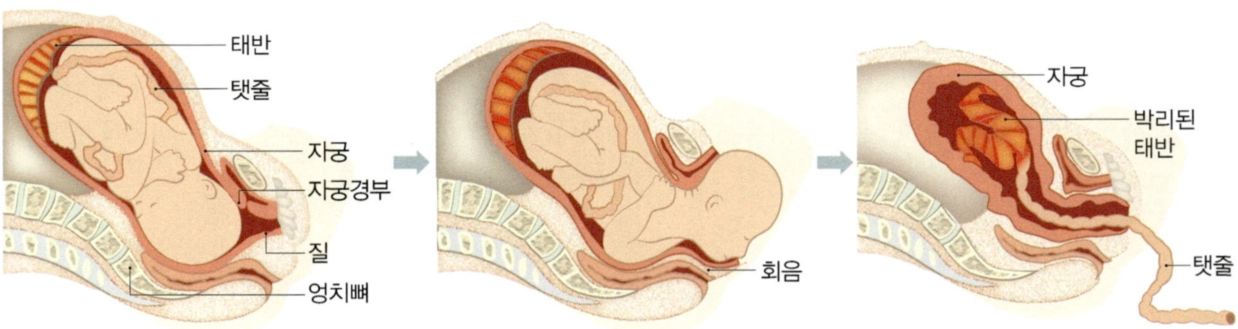

그림 12-17 **분만과정**

요점정리

- 남성과 여성의 생식세포인 정자와 난자가 수정되면 각 세포의 유전정보는 새롭게 만들어낸 개체로 계승되는데 이러한 생식기능을 담당하는 기관계통이 생식계통(reproductive system)이다.
- 남성의 생식기관은 정자를 생산하는 생식샘인 고환(testis)과 정자를 수송하는 관인 부고환(epididymis), 정관(vas deferens) 및 부속샘인 정낭(seminal vesicle), 전립샘(prostate), 망울요도샘(구요도샘, bulbourethral gland), 교접기관인 음경(penis)과 음낭(scrotum)으로 구성된다.
- 여성 생식기관은 난자를 만들어 내는 난소(ovary), 난자를 운반하는 자궁관(uterine tube), 수정란을 받아들여 발육시키는 자궁(uterus), 교접기관과 산도를 겸하는 질(vagina)과 음부(pudendum)로 구성된다.
- 난소에서는 1개의 난포가 성숙하여 배란, 황체형성, 백(색)체가 되는 변화가 약 28일의 주기로 일어나며 이 변화가 끝나면 계속해서 다른 난포에도 동일한 변화가 일어난다. 이처럼 난포가 변화하는 약 28일의 주기를 난소주기(ovarian cycle)라고 한다.
- 자궁내막은 주기적인 변화를 반복하며 수정란의 착상에 대비한다. 수정되지 않을 경우 자궁내막이 떨어져나가 월경(menstruation)이 일어난다. 이를 월경주기(menstrual cycle)라고 하며, 약 4주(28일)를 한 주기로 하여 일어난다.
- 수정란은 정자와 난자가 합쳐져서 형성되는 세포, 이 수정란이 분열되면서 신체를 형성해가는 과정을 발생(genesis)이라고 한다.
- 수정 후 6일 무렵 주머니배는 자궁내막에 접촉하기 시작한다. 이 시기의 주머니배는 배아가 되는 배아모체(속세포덩이, embryoblast)와 태반을 형성하는 영양막(trophoblast)으로 분화되며, 착상(implantation)은 배아모체 부근의 영양막이 자궁내막과 접촉하여 일어난다.

CHAPTER 13

내분비계통

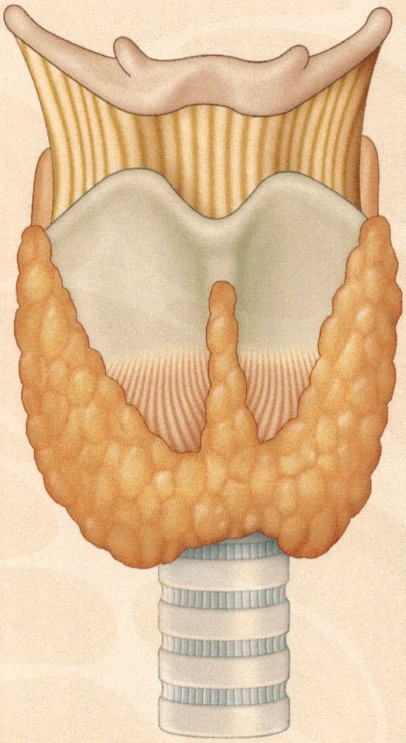

1. 내분비계통의 개요
2. 내분비기관

1. 내분비계통의 개요

우리의 몸은 약 60조 개의 세포로 구성되며 각 세포들은 서로 협조적으로 기능하며 개체로서 생존에 기여한다. 이 세포끼리의 정보전달에는 신경계통과 내분비계통이 중요한 역할을 담당한다. 신경계통(nervous system)의 경우 전기신호와 화학신호를 이용하여 세포 사이의 소통이 매우 빠르게 일어나는 반면, **내분비계통**(endocrine system)은 호르몬이라는 액성 전달물질을 통해 체내의 항상성 유지, 에너지대사, 성장 및 생식 등의 중요한 생체기능을 조절한다. 따라서 세포 간의 소통은 비교적 느리지만 지속시간이 길다. 이러한 생체기능의 조절을 통해 내부환경을 유지하고 외부환경의 변화에 신체를 적응시키는 작용을 한다.

1. 호르몬

신체의 기능을 유지하는 기전으로 자율신경에 의한 신경조절과 호르몬에 의한 체액조절이 있다. **호르몬**(hormone)은 몸속의 특정 기관에서 미량으로 분비되는 특수한 화학물질로, 체내의 상황에 맞추어 각 기관의 기능을 적절하게 조절하기 위한 정보전달 역할을 하는 물질이다. 이러한 면에서는 신경연접의 신경전달물질과도 같은 종류라고 할 수 있다.

1) 호르몬의 작용

호르몬이 작용하는 기관을 **표적장기**(target organ)라고 한다. 표적장기의 세포에는 해당 호르몬에 특이적인 **수용체**(receptor)라는 분자를 가지며, 호르몬은 이 수용체와 결합하여야 비로소 효과를 나타낼 수 있다(그림 13-1).

호르몬의 분비는 **내분비**(endocrine)와 **외분비**(exocrine)로 나뉘는데, 호르몬이 혈액 속으로 직접 방출되어 혈액의 흐름에 따라 멀리 떨어진 기관에 작용하는 기전을 내분비라고 하고, 땀이나 눈물, 소화액과 같이 (도)관을 통해 분비기관 밖으로 나가는 것을 외분비라고 한다(그림 13-2).

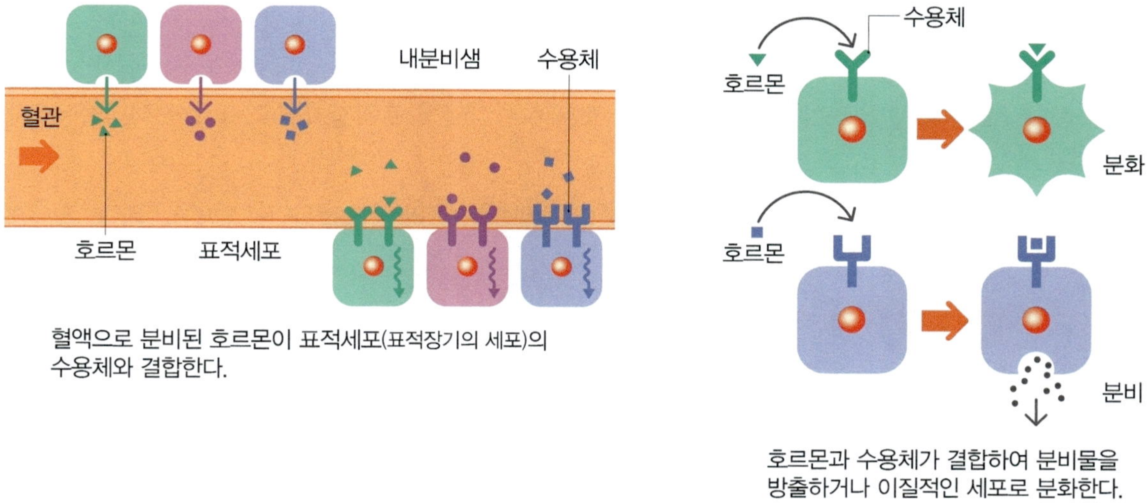

그림 13–1 **호르몬과 표적기관**

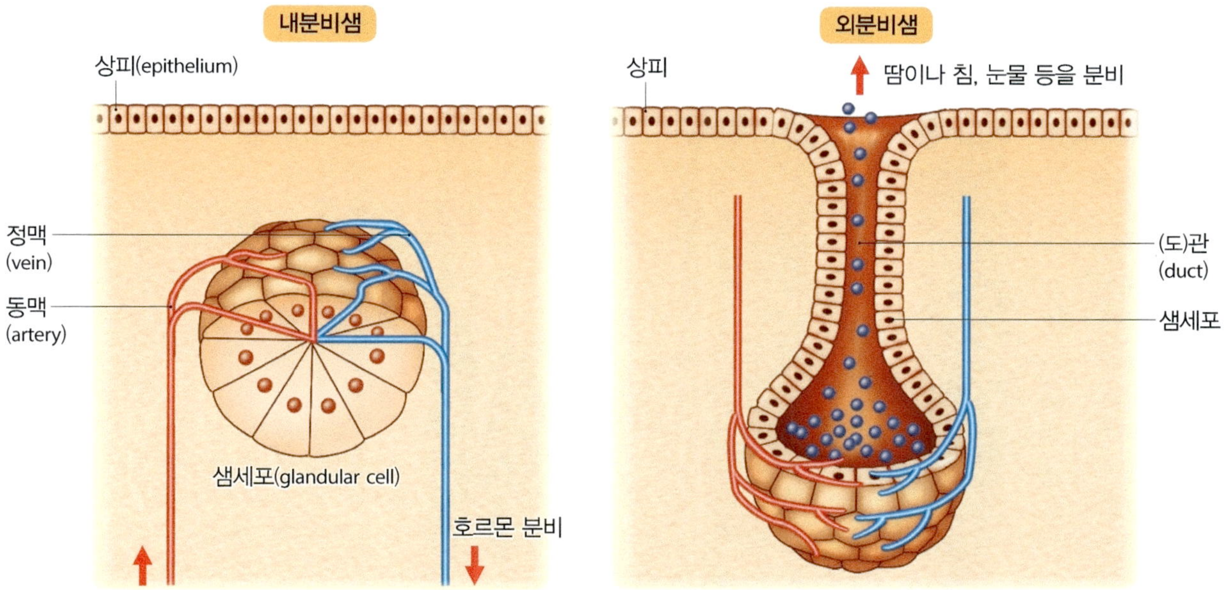

그림 13–2 **내분비와 외분비**

2) 호르몬의 분비조절

시시각각 변하는 생체 내 · 외부의 환경에 적응하여 개체의 항상성을 유지하려면 내분비기관 또한 그에 맞게 호르몬의 분비상황을 변화시킬 필요가 있다. 이러한 호르몬의 분비는 기본적으로 신경계통에 의한 조절과 되먹임기전에 의한 조절을 받으며 이 상호작용을 통해 안정된 내부환경을 유지할 수 있다.

내분비의 중추는 **시상하부**(hypothalamus)에 있다. 시상하부에서 분비되는 시상하부호르몬(방출호르몬)은 뇌하수체 전엽에 작용하여 뇌하수체전엽호르몬(자극호르몬)을 분비하고, 이 자극호르몬은 각 내분비기관에 작용하여 각각의 호르몬을 분비한다. 이렇게 분비된 호르몬은 각각의 표적장기에 작용하여 생리작용을 발휘한다(그림 13-3).

호르몬의 혈중농도가 잘 유지될 때는 호르몬 자체의 작용으로 분비가 조절된다. 그러나 어떤 호르몬이 과도해지면 그 호르몬이 시상하부 혹은 뇌하수체 전엽에 작용하여 분비호르몬 혹은 자극호르몬의 분비가 억제된다. 이처럼 분비억제에 작용하는 경우를 **음성되먹임**(negative feedback)이라고 한다. 반면, 호르몬 자신이 호르몬 분비를 촉진하는 경우도 있는데 이를 **양성되먹임**(positive feedback)이라고 한다. 내분비 조절에서는 일반적으로 음성되먹임이 작용하지만, 예외적으로 에스트로젠(estrogen)에 의한 황체형성호르몬의 대량분비(LH surge)는 양성되먹임에 의한 조절 예이다.

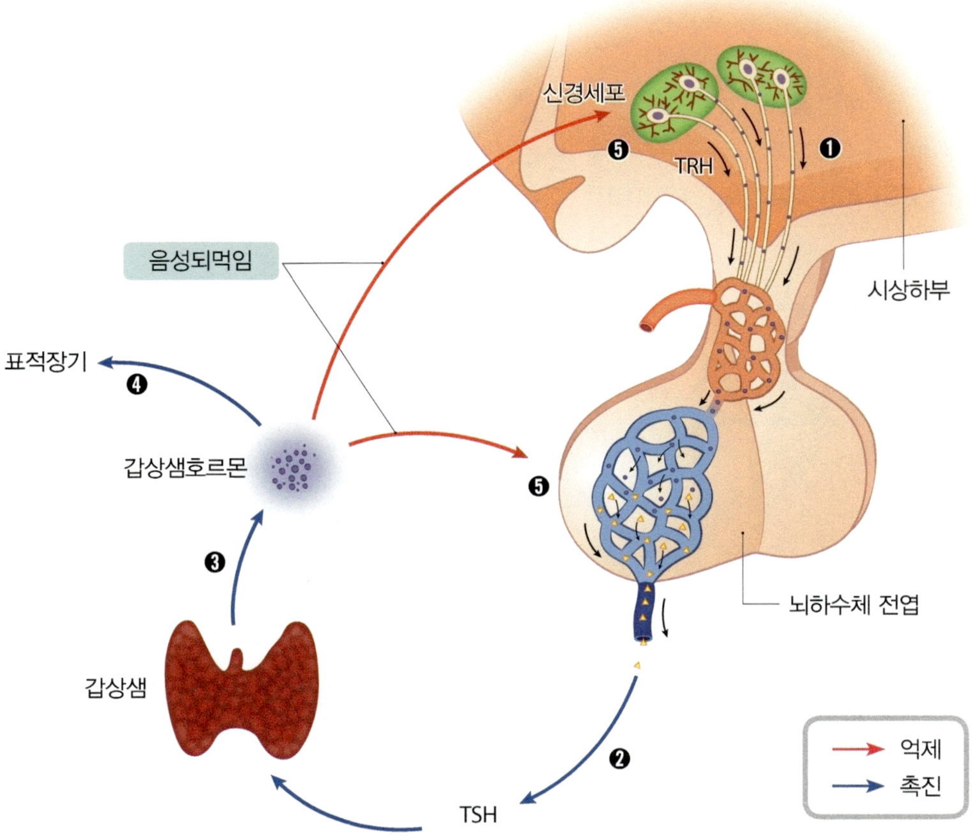

그림 13-3 호르몬의 분비조절(갑상샘호르몬의 예)

2. 내분비계통의 구성

내분비기관에는 **시상하부, 뇌하수체, 솔방울샘**(송과체), **갑상샘, 부갑상샘, 부신, 췌장, 생식샘** 등이 있다(그림 13-4).

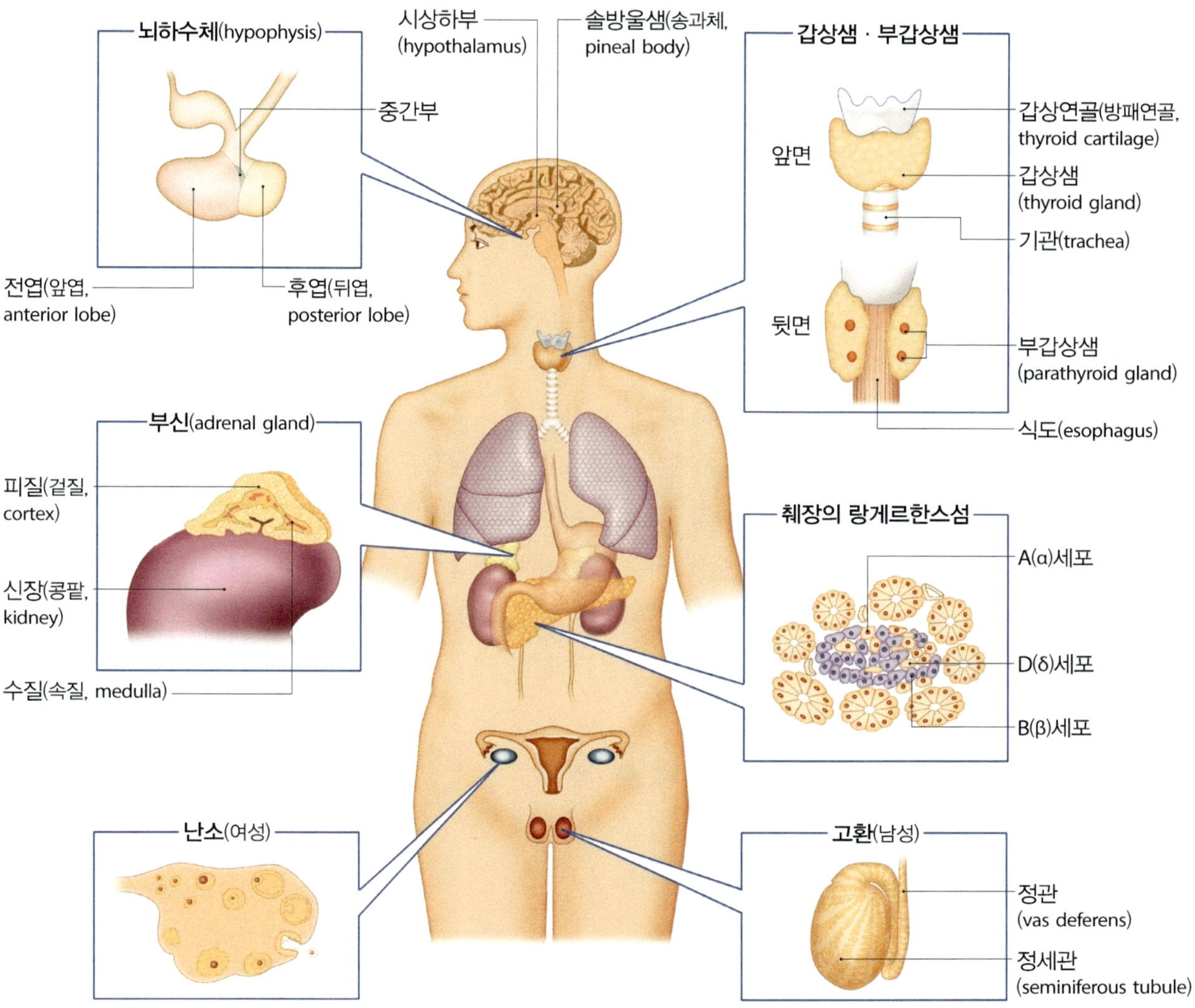

그림 13-4 내분비기관의 종류

2. 내분비기관

호르몬을 생산하고 분비하는 내분비기관을 **내분비샘**(endocrine gland)이라고도 한다. 호르몬은 내분비기관으로부터 신체 내부(혈액이나 세포사이질 등)로 직접 분비된다. 분비된 호르몬의 대부분은 혈액순환을 통해 온몸으로 보내져 특정 기관(표적장기)에서 그 작용을 발휘한다(그림 13-4 참조).

1. 시상하부

시상하부(hypothalamus)는 시상(thalamus)의 아래쪽에 위치하여 셋째뇌실의 바닥을 이룬다. 시상하부에는 신경세포와 내분비세포의 형태와 기능을 모두 갖춘 신경분비세포(neurosecretory cell)라는 세포무리가 있으며 이것이 신경계통(중추신경계통)과 내분비계통(뇌하수체)을 형태적, 기능적으로 연결한다. 이들 세포는 안팎의 환경에 대해 신경성 정보뿐만 아니라 내분비성 정보도 수용해서 호르몬을 분비함으로써 반응한다.

특히 시상하부와 뇌하수체 전엽은 **뇌하수체문맥계통**(hypophyseal portal system)이라는 특수한 혈관계통으로 연결되며, 세포체에서 합성된 호르몬이 축삭을 통해 혈관 안으로 방출되어 뇌하수체 전엽으로 유입되면 뇌하수체전엽호르몬의 분비를 촉진하거나 억제하는데 이러한 호르몬을 시상하부호르몬이라고 한다(그림 13-5).

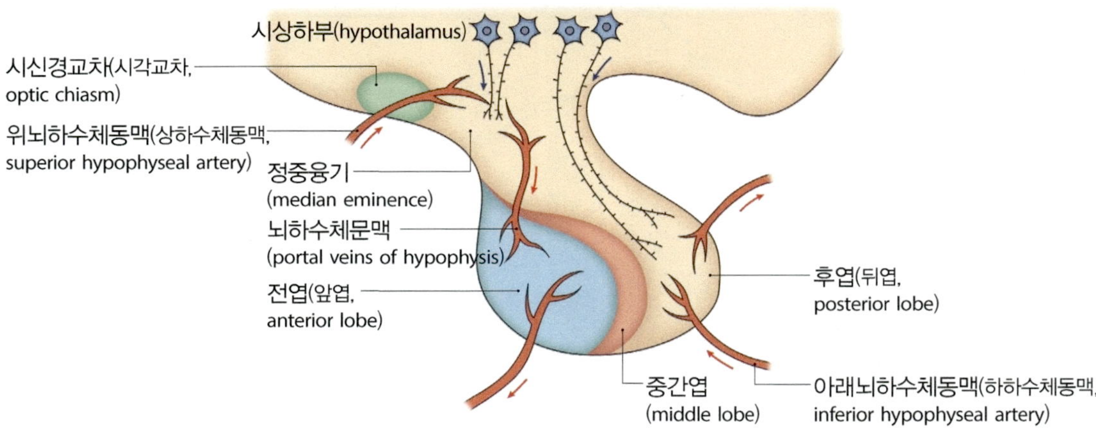

그림 13-5 뇌하수체문맥계통

시상하부호르몬

종류		표적장기	생리작용
방출호르몬	갑상샘자극호르몬방출호르몬 (thyroid–stimulating hormone–releasing hormone, TRH)	뇌하수체 전엽	TSH의 분비를 자극한다.
	부신피질자극호르몬방출호르몬 (corticotropin–releasing hormone, CRH)		ACTH의 분비를 자극한다.
	생식샘자극호르몬방출호르몬 (gonadotropin–releasing hormone, GnRH)		FSH 및 LH의 분비를 자극한다.
	성장호르몬방출호르몬 (growth hormone–releasing hormone, GHRH)		GH의 분비를 자극한다.
	프로락틴방출호르몬(prolactin–releasing hormone, PRH)		PRL의 분비를 자극한다.
억제호르몬	프로락틴억제호르몬 (prolactin release–inhibiting hormone, dopamine)		PRL의 분비를 억제한다.
	성장호르몬억제호르몬 (growth hormone–inhibiting hormone, somatostatin)		GH의 분비를 억제한다.

2. 뇌하수체

뇌하수체(pituitary gland)는 뇌바닥에 매달린 지름 약 1cm, 무게 약 0.6g의 기관으로 머리뼈바닥(두개저) 중앙의 안장(뇌하수체오목)에 위치한다(그림 13–4 참조, 그림 13–6).

뇌하수체는 **전엽**, **후엽**으로 구성되며 전엽에서 중간부분(**샘뇌하수체**, adenohypophysis)까지는 인두상피에서 유래하고, 후엽(**신경뇌하수체**, neurohypophysis)은 시상하부의 신경조직에서 유래한다.

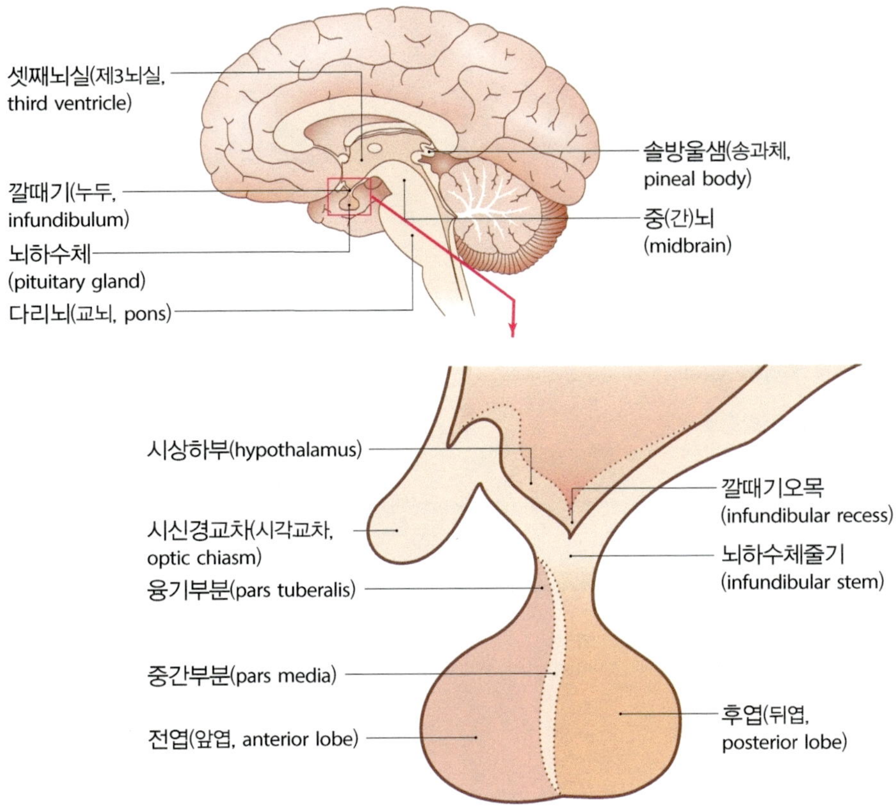

그림 13-6 **뇌하수체**

1) 샘뇌하수체(adenohypophysis; 넓은 의미의 전엽)

뇌하수체의 전엽(앞엽, anterior lobe)에서 중간부분(pars media)까지를 가리키는데, 사람의 경우는 중간부분이 발달해 있지 않기 때문에 단순히 전엽이라고 부른다.

전엽의 80%를 차지하는 주요 부분은 인두상피에서 유래한 내분비세포가 있는데, 호산성의 α세포와 ε세포, 호염기성의 β세포와 δ세포, 혐색소성 세포 등으로 구성된다. 또 전엽에는 대뇌동맥고리(cerebral arterial circle)의 가지가 분포한다. 전엽에 분포하는 혈관은 깔때기(누두, infundibulum) 부분에서 모세혈관그물을 형성한 후 작은 정맥이 되어 내려가 전엽에서 다시 모세혈관그물을 만든다. 이 혈관계통을 **뇌하수체문맥계통**(hypophyseal portal system)이라고 하며, 시상하부에서 생산된 호르몬을 운반하여 전엽에서 분비하기 위한 경로를 형성한다(그림 13-5 참조). 즉, 시상하부에서 만들어진 호르몬은 깔때기부분의 모세혈관에서 분비되어 전엽의 모세혈관으로 나와 각각의 샘세포에 작용한다.

2) 신경뇌하수체(neurohypophysis; 후엽)

뇌하수체의 후엽(뒤엽, posterior lobe)에 상당하는 부분으로, 깔때기 부분과 신경엽(neural lobe)으로 구성된다. 셋째뇌실벽에서 유래하는 신경조직으로 이루어지며 샘세포는 없다. 뇌하수체후엽호르몬에는 옥시토신(oxytocin; 자궁수축호르몬)과 바소프레신(vasopressin; 항이뇨호르몬)이 있는데, 모두 시상하부의 신경세포체에서 생산된다. 이들 호르몬은 시상하부 신경세포의 축삭을 통과해 후엽에 도달하여 축삭 말단에서 분비된다. 이러한 분비양식을 **신경분비**(neurosecretion)라고 한다.

뇌하수체호르몬

뇌하수체호르몬(pituitary hormone)의 대부분은 온몸에 있는 내분비샘의 분비 조절에 관여한다. 일반적으로 뇌하수체호르몬은 전엽호르몬과 후엽호르몬으로 나뉜다.

종류		표적장기	작용
전엽 호르몬	**성장호르몬** (growth hormone, GH)	전신	α세포에서 분비되며 뼈나 연조직의 성장을 촉진한다. 성장호르몬(GH)이 과도하게 생산되면 거인증이나 말단비대증을 일으킨다.
	갑상샘자극호르몬 (thyroid stimulating hormone, TSH)	갑상샘	β세포에서 생산되며 갑상샘호르몬의 생성과 분비를 촉진한다.
	부신피질자극호르몬 (adrenocorticotropic hormone, ACTH)	부신피질	α세포에서 생산되며 부신피질의 당질부신피질호르몬(글루코코티코이드, glucocorticoid) 분비를 촉진한다. 멜라닌세포를 자극하는 작용이 있기 때문에 과도하게 분비되면 피부에 색소침착을 일으킨다.
	생식샘자극호르몬 (gonadotrophin)	난소, 고환	난포의 에스트로젠 분비나 정자 형성에 작용하는 난포자극호르몬(follicle stimulating hormone, FSH)과 황체의 황체호르몬 분비나 정자의 테스토스테론 분비를 촉진하는 황체형성호르몬(luteinizing hormone, LH)이 있는데, 모두 델타세포(δ세포)에서 생산된다. 여성의 경우 FSH와 LH의 주기적 증가(배란 surge)가 관찰되며 이에 따라 배란이 일어난다.
	프로락틴(prolactin, PRL)	유선	ε세포(엡실론세포)에서 생산되며 젖분비를 촉진하기 때문에 젖샘자극호르몬이라고도 불린다. 황체에서 황체호르몬 분비를 촉진하며, 임신 중 배란억제에도 작용한다.
후엽 호르몬	**옥시토신**(oxytocin, OT)	자궁, 유선	시상하부의 뇌실곁핵에서 생산되며 임신 말기의 자궁수축이나 진통 및 분만 후의 젖 분비에 작용한다.
	바소프레신(vasopressin, Vp)	신장	시각로위핵에서 생산된다. 요세관에서의 수분 재흡수를 촉진하기 때문에 항이뇨호르몬(antidiuretic hormone, ADH)이라고도 한다. 혈압이 저하하거나 혈액삼투압이 상승하면 바소프레신 분비가 증가하여 말초혈관을 수축함으로써 혈압을 유지시키는데, 반대로 바소프레신 분비가 감소하면 소변량이 증가한다(요붕증).

3. 솔방울샘

솔방울샘(송과체, pineal body)은 사이뇌(간뇌, diencephalon)의 시상상부(epithalamus)에 위치하는 작은 기관으로, 무게는 160mg이다(그림 13-4 참조). 이곳에서 멜라토닌이라는 호르몬이 분비되어 생식샘에 대한 억제와 생체리듬 조절에 관여한다.

솔방울샘호르몬

종류	표적장기	작용
멜라토닌(melatonin)	뇌하수체 전엽	세로토닌(serotonin) 유도체로 생식샘자극호르몬(성선자극호르몬, gonadotropin)의 분비를 억제하여 간접적으로 생식계통에 작용한다.

4. 갑상샘

갑상샘(thyroid gland)은 기관(trachea) 위끝의 앞면에 위치하는 나비 모양 기관으로(그림 13-4 참조, 그림 13-7), 내분비기관 중에서 가장 크다(무게 약 20g). 실질은 내부에 교질물질을 함유한 **소포**(follicle)로 구성되며, 소포 주위에는 그물 모양의 모세혈관이 주행한다. 소포벽은 단층의 상피세포이며, 이 세포에서 갑상샘호르몬(thyroid hormone)이 생산된다. 또 소포 주위의 사이질에는 **소포곁세포**(parafollicular cell; C세포)가 있는데 이곳에서 골형성을 촉진하는 칼시토닌(calcitonin)을 생산하고 분비한다.

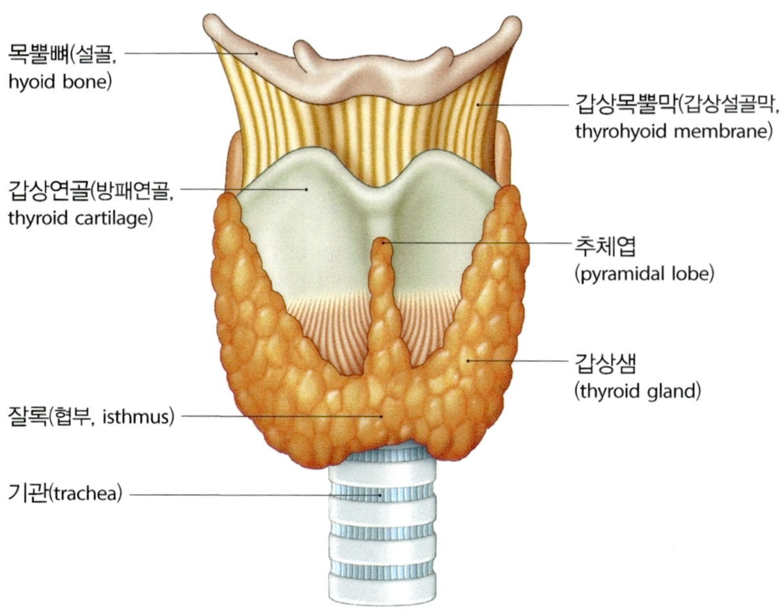

그림 13-7 갑상샘

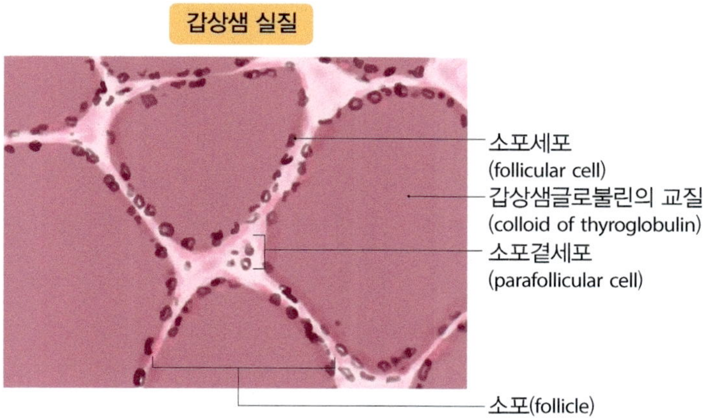

그림 13-7 **갑상샘** (계속)

갑상샘호르몬

갑상샘호르몬(thyroid hormone)에는 갑상샘의 소포상피세포에서 분비되는 호르몬으로 요오드를 3개 가진 트라이아이오도타이로닌(T_3)과 요오드를 4개 가진 타이록신(T_4)이 있다. 또 사이질의 소포곁세포에서는 칼시토닌이 분비된다.

종류	표적장기	작용
타이록신 (thyroxin, T_4)	전신	전신 세포의 효소활성을 높이고 체내의 물질대사를 항진시켜 기초대사량을 높이고, 체온을 상승시키며, 맥박수를 빠르게 한다. 소화관에서 당의 흡수속도를 상승시키기 때문에 혈당을 상승시키는 작용을 하며, 동시에 조직에서의 산소소비를 증가시켜 열생산을 촉진하는 역할을 한다.
트라이아이오도타이로닌 (triiodothyronine, T_3)		가장 강력한 갑상샘호르몬으로 체온이나 심장박동수, 성장 등 체내의 모든 과정에 관여한다. 혈중에서는 대부분 단백질과 결합하고, 나머지는 유리형(FT_3)으로 존재하며, 갑상샘 기능의 지표가 된다.
칼시토닌 (calcitonin)	뼈, 신장, 부갑상샘	칼슘 조절 호르몬으로, 골형성을 촉진함과 동시에 신장에서의 Ca^{2+} 등의 배출을 촉진하여 체액의 삼투압을 조절한다. 즉, 칼시토닌은 부갑상샘에서 분비되는 부갑상샘호르몬에 대항적으로 작용하는 호르몬으로 혈중 Ca^{2+} 농도를 저하시키는 작용을 한다.

5. 부갑상샘

부갑상샘(부갑상선, parathyroid gland)은 갑상샘 좌우 양엽의 뒷면에 붙어 있는 쌀알 크기(무게 100mg)의 내분비기관으로, 보통은 위아래 2쌍, 즉 4개가 있다(그림 13-4 참조, 그림 13-8). **으뜸세포**(주세포)와 **호산세포**로 구성되는데 호르몬 생산에 작용하는 것은 으뜸세포이며, 주위 굴모세혈관 내에 부갑상샘호르몬(parathormone; 골흡수 촉진 호르몬)을 분비한다. 특히 활발한 호르몬 생산을 나타내는 으뜸세포는 세포소기관이나 분비과립이 풍부하여 어두운 색을 띠기 때문에 어두운세포(dark cell)라고 한다.

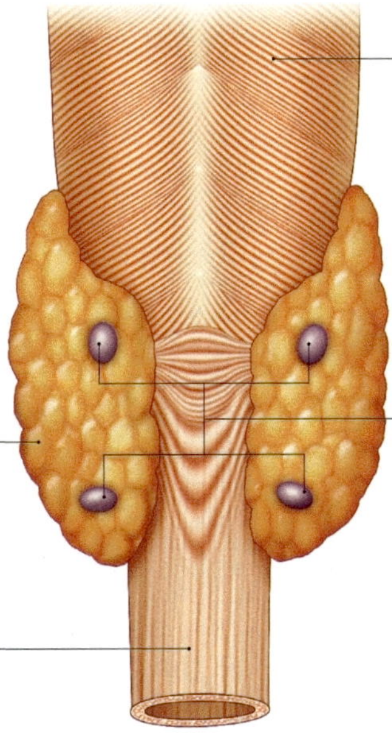

그림 13-8 **부갑상샘(갑상샘 뒷면)**

➲ 부갑상샘호르몬

부갑상샘호르몬(parathormone)은 뼈에서의 칼슘이온(Ca^{2+}) 흡수, 신장에서의 Ca^{2+} 재흡수, 장의 Ca^{2+} 흡수를 촉진하여 혈중 Ca^{2+} 농도 증가에 작용한다. 따라서 부갑상샘호르몬이 부족하여 혈중 Ca^{2+}이 저하되면 신장과 근육의 흥분성이 높아진다. 이것은 신경이나 근육은 세포막에서의 소듐이온(Na^{+})이나 포타슘이온(K^{+}) 출입에 의해 흥분을 일으키는데, Ca^{2+}은 이를 억제하는 작용(막 안정화작용)을 하기 때문이다. 저칼슘혈증에서 근육경직이 일어나는 것은 신경이나 근육이 과민상태에 있기 때문이다.

6. 부신

부신(adrenal gland)은 좌우 신장 위에 위치하는 1쌍의 편평한 기관으로, **피질**(겉질, cortex)과 **수질**(속질, medulla)로 구성된다(그림 13-4 참조, 그림 13-9). 뇌하수체의 전엽 · 후엽과 마찬가지로 부신의 피질과 수질은 다른 내분비기관이며 피질은 샘조직, 수질은 신경조직으로 구성된다.

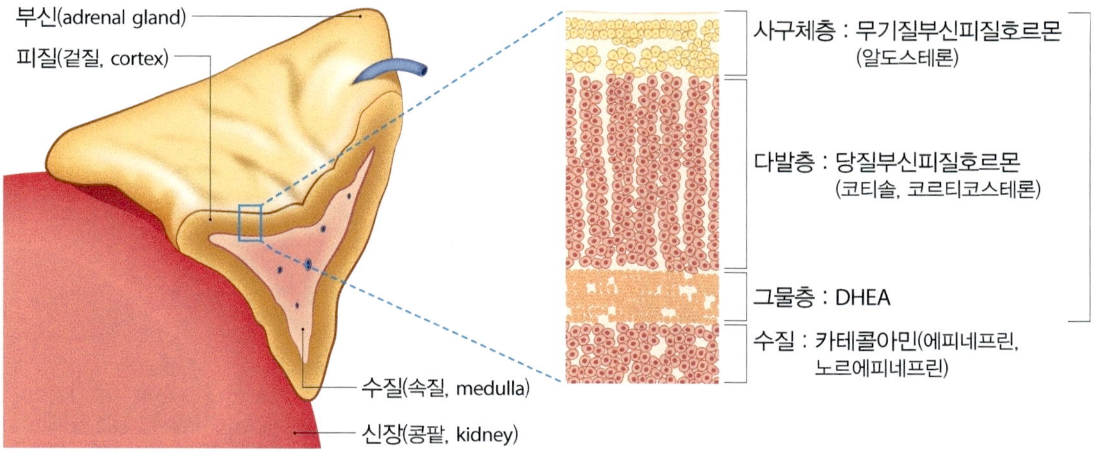

그림 13-9 부신

1) 부신피질(부신겉질, adrenal cortex)

부신의 약 90%를 차지하며 표층부분을 이룬다. 사구체층, 다발층, 그물층의 3층으로 나뉜다.

(1) 사구체층(토리층, zona glomerulosa)

부신피질의 가장 표층에 있으며 작은 지방방울을 함유한 호염기세포로 구성되어 있다. 신장에서의 소듐이온(Na^+) 재흡수와 포타슘이온(K^+) 배설 촉진작용을 하는 **알도스테론**(aldosterone; 무기질부신피질호르몬)을 분비한다.

(2) 다발층(zona fasciculata)

사구체층의 심층에 위치한다. 다각형세포에 의해 세로로 긴 세포줄이 형성되며 이곳에서 당신생 촉진이나 항염증작용을 하는 **코티솔**(cortisol)이나 **코티손**(cortisone; 당질부신피질호르몬)이 분비된다.

(3) 그물층(zona reticularis)

가장 깊은 층에 위치하며 지방방울이 없는 호산세포로 구성되어 있다. **데하이드로에피안드로스테론**(dehydroepiandrosterone, DHEA)이라는 남성호르몬을 분비한다.

2) 부신수질(부신속질, adrenal medulla)

부신의 약 10%를 차지하며 부신피질의 심부에 위치한다. 뇌하수체 후엽과 같은 신경조직으로 이루어지며, 교감신경자극에 의해 **카테콜아민**(catecholamine; 에피네프린, 노르에피네프린)을 분비한다. 세포는 중크롬산칼륨에 염색되는 크롬친화세포로, 세포질에는 카테콜아민 분비 과립이 관찰된다.

부신호르몬

종류		표적장기	작용
부신피질 호르몬	알도스테론 (aldosterone)	신장	사구체층에서 분비되는 부신피질호르몬(미네랄코티코이드, mineralocorticoid)이다. 신장에서의 Na^+ 재흡수와 K^+ 배설을 촉진하며 체액량 감소를 막는다. 레닌 · 안지오텐신계통의 조절로 혈압저하 → 혈중 안지오텐신 활성화 → 알도스테론 분비 → 신장의 Na^+ 재흡수 항진으로 체액이 유지된다.
	당질부신피질호르몬 (glucocorticoid)	전신	다발층에서 분비되는 호르몬이다. 코티손(cortisone), 코티솔(cortisol), 코르티코스테론(corticosterone) 등이 있으며 당신생 촉진(혈당치 상승), 항염증작용, 이뇨작용 등을 한다.
	성호르몬 (sex hormone)	전신	그물층에서는 데하이드로에피안드로스테론(DHEA) 등의 남성호르몬과 미량의 여성호르몬이 분비된다. DHEA는 여성의 부신에서도 생산되며 과잉 분비되면 남성화 징후가 나타난다.
부신수질 호르몬	노르에피네프린 (norepinephrine)	뼈대근육, 심장근육, 혈관, 지방세포 등	혈압상승 작용이 강하기 때문에 과잉 분비되면 고혈압, 두통, 발한, 고혈압 외에 두근거림, 기립저혈압 등의 증상이 나타난다.
	에피네프린 (epinephrine)	뼈대근육, 심장근육, 혈관, 지방세포 등	강심작용, 혈당치상승, 대사항진 작용이 강하다.

7. 췌장(랑게르한스섬)

췌장(이자, pancreas)은 위의 등쪽 아래에서 뒤복벽에 접하여 위치하는 무게 200g 정도의 실질장기로, 소화액인 췌장액을 분비하는 외분비부분과 **랑게르한스섬**(췌도, island of Langerhans)이라는 내분비부분으로 구성된다(그림 13-4 참조, 그림 13-10).

랑게르한스섬은 췌장 내분비세포의 집합체로 외분비부분 안에 섬처럼 흩어져 있어서 이러한 이름이 붙여졌다. 1개의 지름은 0.1mm 정도 되는데 췌장 전체에는 100만 개가 있으며, 췌장 체적의 약 2%를 차지한다. 또한 랑게르한스섬에는 외분비부분과 비교하여 현저하게 굵은 창(문)모세혈관(fenestrated capillary)이 관찰된다.

랑게르한스섬의 주요 구성세포는 글루카곤(glucagon)을 분비하는 **A(α)세포**, 인슐린(insulin)을 분비하는 **B(β)세포**, 소마토스타틴(somatostatin)을 분비하는 **D(δ)세포**가 있으며, 그 비율은 A세포 15~20%, B세포 75~80%, D세포 5% 정도이다. 즉, 랑게르한스섬에는 인슐린을 분비하는 B세포가 가장 많아 혈당치를 낮추는 중요한 구조임을 알 수 있다.

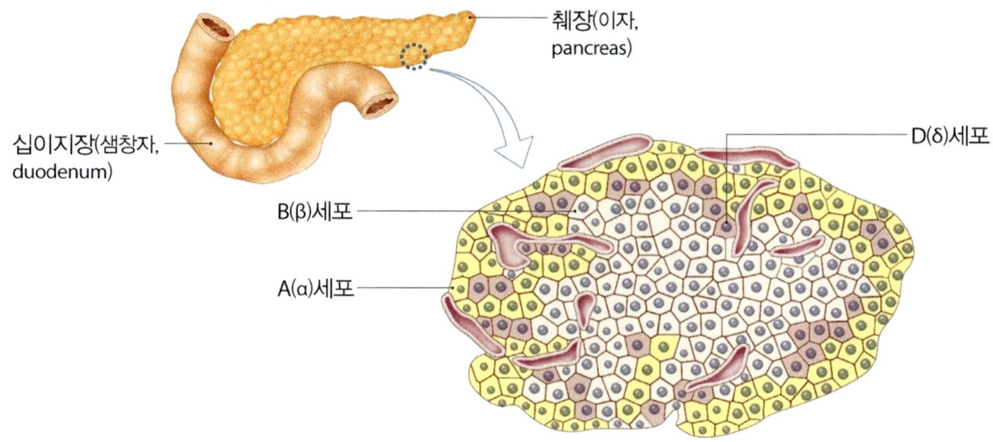

그림 13-10 **췌장 랑게르한스섬**

췌장호르몬

종류	표적장기	작용
인슐린 (insulin)	간, 근육, 지방세포	랑게르한스섬세포의 65~70%를 차지하는 B세포에서 분비된다. 혈중 포도당의 흡수를 돕고 세포에너지 확보에 작용함으로써 혈당치를 낮춘다. 영양분을 흡수하여 혈당치가 상승하면 인슐린의 방출 자극이 된다.
글루카곤 (glucagon)	간, 지방세포	랑게르한스섬세포의 약 20%를 차지하는 A세포에서 생산된다. 간의 당원(glycogen)을 포도당으로 만들어 혈중으로 방출함으로써 당신생 작용을 하여 혈당치를 높인다. 방출된 포도당은 인슐린 존재하에 각 조직에서 이용된다.
소마토스타틴 (somatostatin)	랑게르한스섬	랑게르한스섬의 D세포에서 분비된다. 일반적으로 분비억제작용을 하여 인슐린이나 글루카곤의 분비 등을 억제한다.

8. 난소

난소(ovary)는 골반안의 위가쪽벽 가까이에 위치하는 1쌍의 기관으로, 길이 약 3cm, 폭 약 1.5cm, 무게 약 6g의 아몬드 모양이다. 자궁 바깥쪽에 펼쳐 있는 자궁넓은인대(자궁광인대, broad ligament of uterus) 뒷면에 부착하며, 내부에 있는 난포를 성숙시켜 난자를 생성하는 외에 에스트로젠이나 황체호르몬(프로제스테론)을 분비하는 내분비기관이기도 하다(그림 13-4 참조, 자세한 내용은 Chapter 12 생식계통을 참조).

여성호르몬

종류	표적장기	작용
에스트로젠 (estrogen)	생식기관	에스트라다이올, 에스트론, 에스트리올이 있으며 생식기관의 발육촉진, 이차성징(뼈대, 피하지방, 발모 등 여성다운 체형)의 발현, 생식기능 유지(자궁근육 비대, 자궁점막 증식, 자궁경관의 분비증가, 유선 발육 등) 작용을 한다.
황체호르몬(프로제스테론, progestrone)	생식기관	수정란의 착상 성립과 임신 유지 작용이 있다. 프로제스테론의 작용은 에스트로젠과 공존할 때 발휘된다. 자궁의 수축성을 저하시켜 배란 억제작용을 한다.

9. 고환

고환(testis)은 무게 약 10g의 타원형 실질장기로, 뒤쪽 윗면에 밀착된 부고환(epididymis)과 함께 음낭 안에 위치한다(그림 13-4 참조, 자세한 내용은 Chapter 12 생식계통을 참조). 정자를 형성하는 생식기관이면서 남성호르몬(테스토스테론) 분비에 작용하는 내분비기관이기도 하다. 본래는 복부 장기 중 하나이기 때문에 복부 자율신경계통의 지배를 받는다. 고환 내부의 정세관 사이를 채우는 사이질세포(라이디히세포, Leydig cell)에서 테스토스테론을 분비한다.

남성호르몬

종류	표적장기	작용
테스토스테론 (testosterone)	생식기관	고환의 사이질세포(라이디히세포)에서 분비되며 정자 형성, 이차성징(바깥생식기관 발육, 남자다운 체형, 발모, 목소리 변화 등)의 발현촉진, 단백동화작용(뼈대와 근육 성장)을 한다.

Clinical Information

▶ 당뇨병(diabetes mellitus)

당뇨병은 인슐린의 작용 부족으로 인한 포도당의 이용 장애와 혈당치(혈중 포도당 농도)의 상승을 일으키는 질환이다. 당이 소변 중으로 배설되기 때문에 당뇨병이라는 이름이 붙었으나 신장장애에 의한 요당의 출현은 포함하지 않는다. 검사에서 공복혈당 수치 126mg/dL 이상, 식후혈당 수치 200mg/dL 이상 중 하나를 충족시키는 경우를 당뇨병형이라고 하며, 여기에 증상이 나타나면 당뇨병이라고 진단한다.
당뇨병 자체의 전형적인 증상은 다식, 다음, 다뇨, 체중감소(3다, 1소)인데, 고혈당 등의 대사이상이 계속되면 온몸에 동맥경화 등을 일으키기 때문에 시력장애, 저린감, 현기증 등의 증상이 나타난다.
당뇨병은 당대사나 지질대사에 관여하는 인슐린의 작용 부족으로 인해 발생하는 질환으로 보통 1형 당뇨병과 2형 당뇨병으로 나뉘는데 한국인은 대부분이 2형 당뇨병이다. 또한, 임신이나 다른 질환으로 고혈당을 일으키는 예도 있다.
1형 당뇨병(diabetes mellitus type I)은 췌장 랑게르한스섬의 B세포가 파괴됨으로써 인슐린이 결핍되어 발생하는 당뇨병이고, 2형 당뇨병(diabetes mellitus type II)은 유전소인에 비만이나 운동부족 등의 환경인자가 더해져 발생하는 당뇨병이다. 유전소인으로 B세포의 인슐린 분비기능이 저하되어 있거나 또는 인슐린 분비는 되고 있지만 혈당 저하 효과가 낮은(인슐린 저항성) 것 등을 들 수 있다.

요점정리

- 호르몬이라는 액성 전달물질을 통해 체내의 항상성 유지, 에너지대사, 성장 및 생식 등의 중요한 생체기능을 조절하는 기관계통이 내분비계통(endocrine system)이다.
- 호르몬을 생산하고 분비하는 내분비기관을 내분비샘이라고도 하며, 내분비기관에는 시상하부, 뇌하수체, 솔방울샘(송과체), 갑상샘, 부갑상샘, 부신, 췌장, 생식샘 등이 있다.
- 호르몬(hormone)은 몸속의 특정 기관에서 미량으로 분비되는 특수한 화학물질로, 체내의 상황에 맞추어 각 기관의 기능을 적절하게 조절하기 위한 정보전달 역할을 하는 물질이다.
- 호르몬이 작용하는 기관을 표적장기(target organ)라고 한다. 표적장기의 세포에는 해당 호르몬에 특이적인 수용체(receptor)라는 분자를 가지며, 호르몬은 이 수용체와 결합하여야 비로소 효과를 나타낼 수 있다.
- 뇌하수체호르몬(pituitary hormone)의 대부분은 온몸에 있는 내분비샘의 분비 조절에 관여한다. 일반적으로 뇌하수체호르몬은 전엽호르몬(성장호르몬, 갑상샘자극호르몬, 부신피질자극호르몬, 생식샘자극호르몬, 프로락틴)과 후엽호르몬(옥시토신, 바소프레신)으로 나뉜다.
- 갑상샘호르몬(thyroid hormone)에는 갑상샘의 소포상피세포에서 분비되는 호르몬으로 요오드를 3개 가진 트라이아이오도타이로닌(T3)과 요오드를 4개 가진 티록신(T4)이 있다. 또 사이질의 소포곁세포에서는 칼시토닌이 분비된다.
- 부갑상샘호르몬(parathormone)은 뼈에서의 칼슘이온(Ca^{2+}) 흡수, 신장에서의 Ca^{2+} 재흡수, 장의 Ca^{2+} 흡수를 촉진하여 혈중 Ca^{2+} 농도 증가에 작용한다.
- 부신에서는 부신피질호르몬(알도스테론, 당질부신피질호르몬, 성호르몬)과 부신수질호르몬(노르에피네프린, 에피네프린)이 분비된다.
- 췌장호르몬에는 인슐린, 글루카곤, 소마토스타틴이 있는데 혈당치와 관련하여 분비가 조절된다.
- 난소에서는 여성호르몬(에스트로젠, 황체호르몬)이, 고환에서는 남성호르몬인 테스토스테론이 분비된다.

CHAPTER 14

감각계통

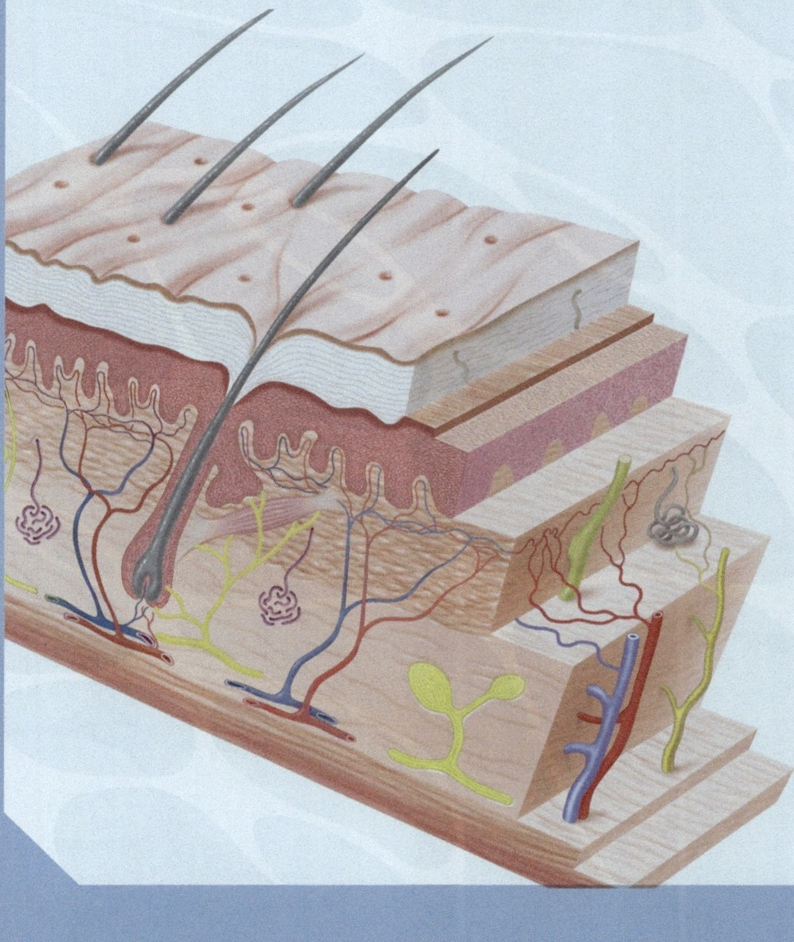

1. 감각계통의 개요
2. 눈과 시각
3. 귀와 청각 · 평형각
4. 코와 후각
5. 혀와 미각
6. 피부와 피부감각

1. 감각계통의 개요

인체는 자극을 받으면 그 자극을 받아들여 적절한 반응을 나타낸다. 외부나 체내에서 가해지는 자극을 감지하여 중추신경계통에 전달하는 말초신경계통의 수용체를 **감각기(관)**(sensory organ)라고 한다. 사람의 감각기관에는 눈, 귀, 코, 혀, 피부 등이 있으며 그 밖에 근육이나 관절의 심부감각에 관여하는 것도 있다.

눈은 시각을 담당하고 귀는 평형각과 청각을 담당한다. 또 코는 후각, 혀는 미각, 피부는 촉각, 압각, 온각, 냉각, 통각을 담당하고 근육은 심부감각을 주로 담당한다(표 14-1).

표 14-1 **감각의 종류**

구분		종류	감각수용기	특징
특수감각		시각	눈(망막의 시각신경)	수용기가 특정 부위에 국한되어 있다.
		청각	귀(털세포)	
		평형각	반고리관(내이)	
		후각	코(후각세포)	
		미각	혀(맛봉오리)	
몸감각	피부감각	통각	자유신경종말	수용기가 몸 전체에 분포해 있다.
		촉각	마이스너소체	
		압각	파치니소체	
		온도각	망울소체	
	심부감각	관절의 위치와 운동	관절주머니의 루피니소체	
		근육의 뻗침	근(육)방추	
		힘줄의 장력	골지힘줄기관	
내장감각	내장통각		자유신경종말	수용기가 내장에 분포해 있다.
	장기감각	혈압	대동맥활 · 목동맥팽대	
		혈중 O_2 · CO_2농도	대동맥소체 · 목동맥소체	
		삼투압 · pH	시상하부 · 숨뇌	
		혈당치	시상하부	

2. 눈과 시각

눈(eye)은 **안구**(eyeball)와 그 **부속기관**을 합친 명칭이다. 안구는 지름 약 2.4cm, 무게 7~8g의 공 모양 기관으로, **안와**(눈확, orbit) 속에 들어 있다. 안구는 안와 속에서 지방조직과 근막으로 둘러싸여 있어 외부의 충격으로부터 보호를 받는다. 한편, 눈의 부속기관은 안구를 둘러싸고 이를 보호 및 조절하는 기관을 말하며 눈물기관, 눈꺼풀, 눈바깥근육 등으로 구성된다(그림 14-1).

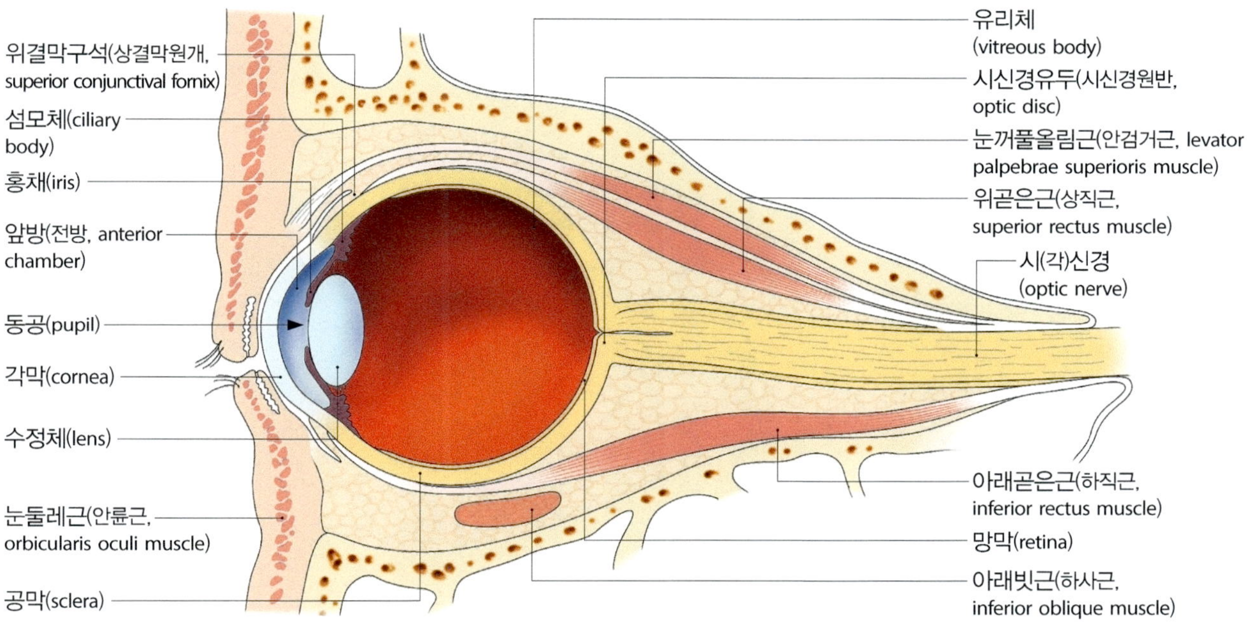

그림 14-1 눈의 구성

1. 안구의 구조

안구의 벽은 바깥쪽부터 **바깥층**(outer tunic), **가운데층**(middle tunic), **속층**(inner tunic)의 3층으로 구성된다. 바깥층은 **공막**(sclera)과 **각막**(cornea)으로 이루어지고, 가운데층은 **포도막**(uvea)에 해당하는데, 포도막에는 맥락막(choroid), 섬모체(ciliary body), 홍채(iris)가 포함된다. 속층은 **망막**(retina)이다. 안구 속에는 3개의 방(chamber)인 앞방(전방, anterior chamber), 뒤방(후방, posterior chamber), 유리체(vitreous body)가 있다(그림 14-2).

눈은 카메라의 구조와 비교되는 경우가 많다. 눈꺼풀은 렌즈의 덮개 겸 셔터, 각막은 필터, 홍채는 조리개, 수정체는 렌즈, 그리고 망막은 필름에 해당하는 구조이다. 안구의 굴절매질(refractory media)에는 각막, 방수, 수정체, 유리체가 포함된다.

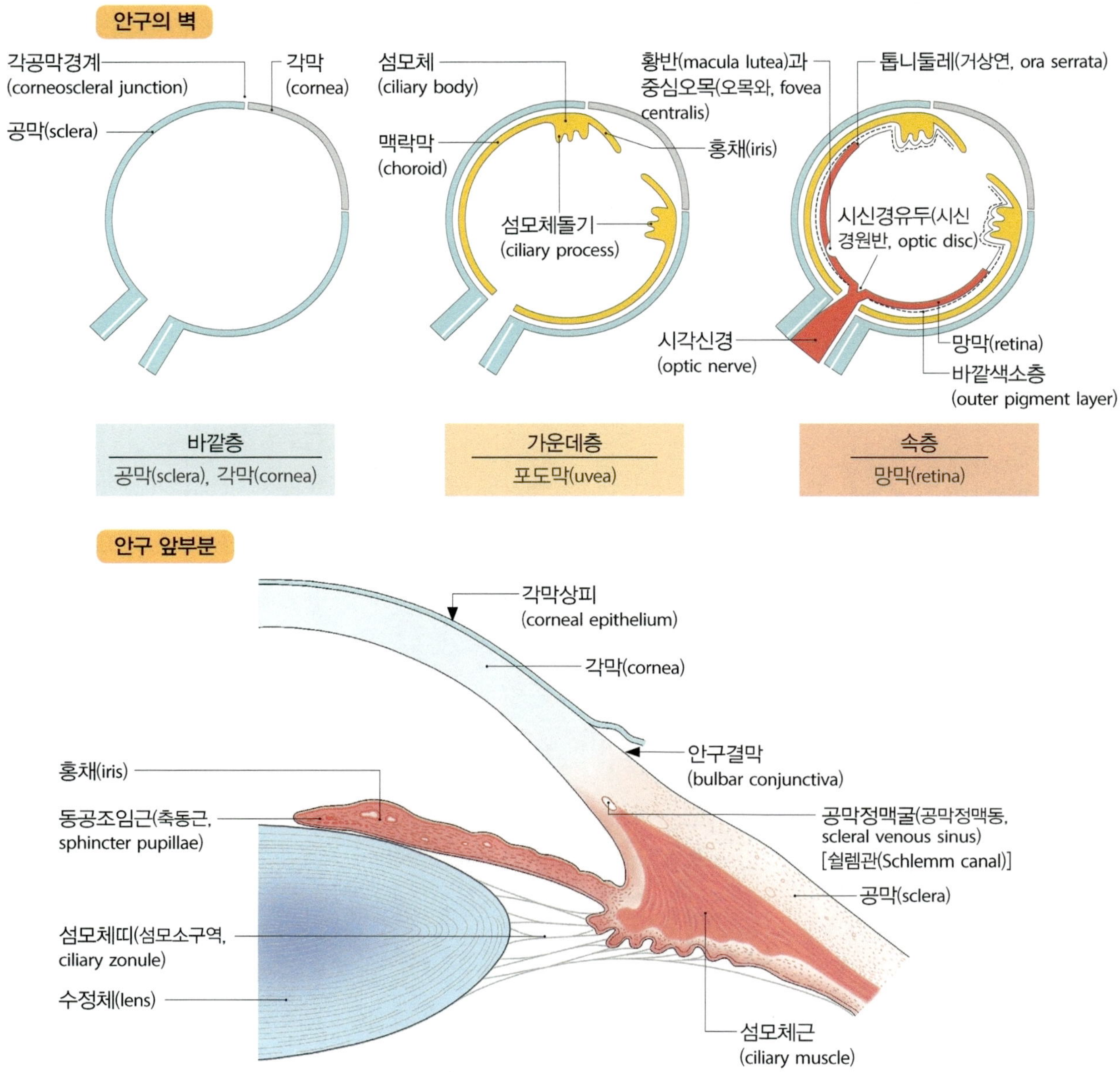

그림 14-2 안구의 구조

1) 공막(sclera)

불투명한 섬유결합조직으로 안구의 뒤쪽 5/6을 차지한다. 두께는 0.4~1.0mm 정도이며 바깥에 6개의 눈바깥근육이 붙어 있다(표 14-2 참조). 공막은 안구 앞쪽에서 **각막**(cornea)과 만나는데, 이 부위를 각공막경계(corneoscleral junction) 또는 각막가장자리(corneal limbus)라고 한다. 이 경계부위 안쪽에 방수가 흐르는 잔기둥그물(trabecular meshwork)과 공막정맥굴[공막정맥동, scleral venous sinus; 쉴렘관(Schlemm canal)]이 있다.

2) 각막(cornea)

투명하고 혈관이 없으며 자유신경종말(free nerve ending)이 많이 분포하는 조직으로 안구의 앞쪽 1/6을 차지한다. 두께는 0.8~1.0mm 정도이다. 각막은 자외선을 흡수해서 망막을 보호함과 동시에 수정체 이상에서 굴절률 높은 오목렌즈로서 초점 조절에 작용한다. 각막은 빛의 굴절에 중요한 역할을 하기 때문에 각막의 표면이 균일하지 못하면 난시(astigmatism)가 발생한다.

3) 맥락막(choroid)

혈관이 매우 많은 색소층으로 안구의 뒤 2/3를 차지한다. 이 층에는 멜라닌세포(melanocyte)가 있어서 검은 멜라닌색소를 만든다. 많은 혈관이 망막에 영양을 공급한다.

4) 섬모체(ciliary body)

맥락막과 망막의 앞쪽 끝인 톱니둘레(거상연, ora serrata)에서부터 각공막경계 뒷부분까지 뻗어 있는 고리 모양의 부분으로, 안구의 혈관층에서 가장 두껍다. 섬모체돌기(ciliary process)에서 **방수**(aqueous humor)를 만들며, 여기에는 **섬모체띠**(섬모소구역, ciliary zonule)가 붙어 있다. 섬모체띠는 수정체에 붙어서 원근 조절에 관여한다.

5) 홍채(iris)

각막과 수정체 사이에 위치해서 안구방을 앞방(전방, anterior chamber)과 뒤방(후방, posterior chamber)으로 나누고 가장자리는 섬모체에 붙어 있는 원형의 얇은 막이다. 홍채 가운데에 있는 구멍을 **동공**(pupil)이라고 하며, 이곳을 통해 앞방과 뒤방이 연결된다. 홍채에는 많은 멜라닌세포가 있어 빛의 투과를 차단한다. 홍채의 동공쪽 가장자리에는 **동공조임근**(축동근, sphincter pupillae muscle)이 있고, 홍채상피의 앞쪽에는 **동공확대근**(산동근, dilator pupillae muscle)이 있다. 이 근육을 통해 동공이 커지고 작아지게 된다. 즉, 홍채는 망막에서 감지되는 빛의 양에 따라 동공을 축소하거나 확대하여 입사 광선의 반사적 조절에 작용하는데, 망막에 강한 빛이 비치지 않도록 보호하는 역할을 한다(그림 14-3).

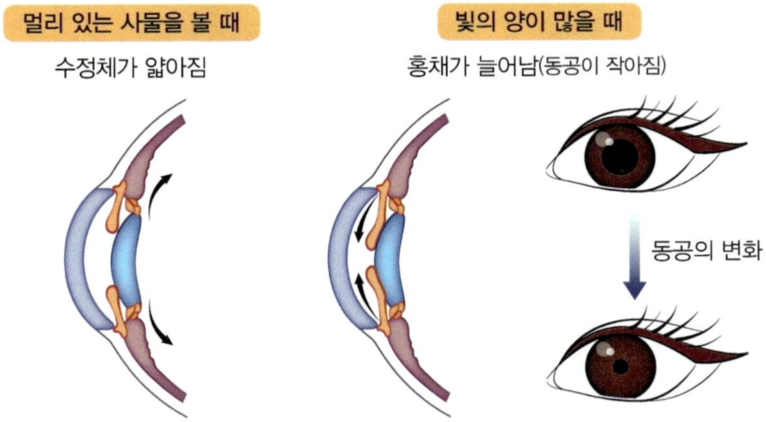

그림 14-3 빛의 반사적 조절

6) 망막(retina)

명암을 감지하는 **막대세포**(간상세포, rod cell)와 색을 감지하는 **원뿔세포**(cone cell)를 갖춘 시각 수용장치이다(그림 14-4). 망막의 뒷부분 가운데에서 둥글게 오목한 부분을 **황반**(macula lutea)이라고 하고, 황반 가운데에 가장 오목하게 들어간 부분을 **중심오목**(중심와, fovea centralis)이라고 한다. 중심오목은 매우 많은 원뿔세포가 있어서 시력을 유지하는 데 가장 중요한 부분이다. 중심오목을 둘러싼 황반부위는 노란색소가 있어서 짧은 빛의 파장으로부터 중심오목의 원뿔세포를 보호하는 역할을 한다. 황반에서부터 주변으로 멀리 떨어진 부위까지는 막대세포가 많이 분포한다. 망막의 신경절세포 축삭들이 나가는 자리인 시신경유두(시신경원반, optic disc)은 빛수용기(photoreceptor)가 없는 부위로 시력이 없으며 맹점(blind spot)이라고 한다.

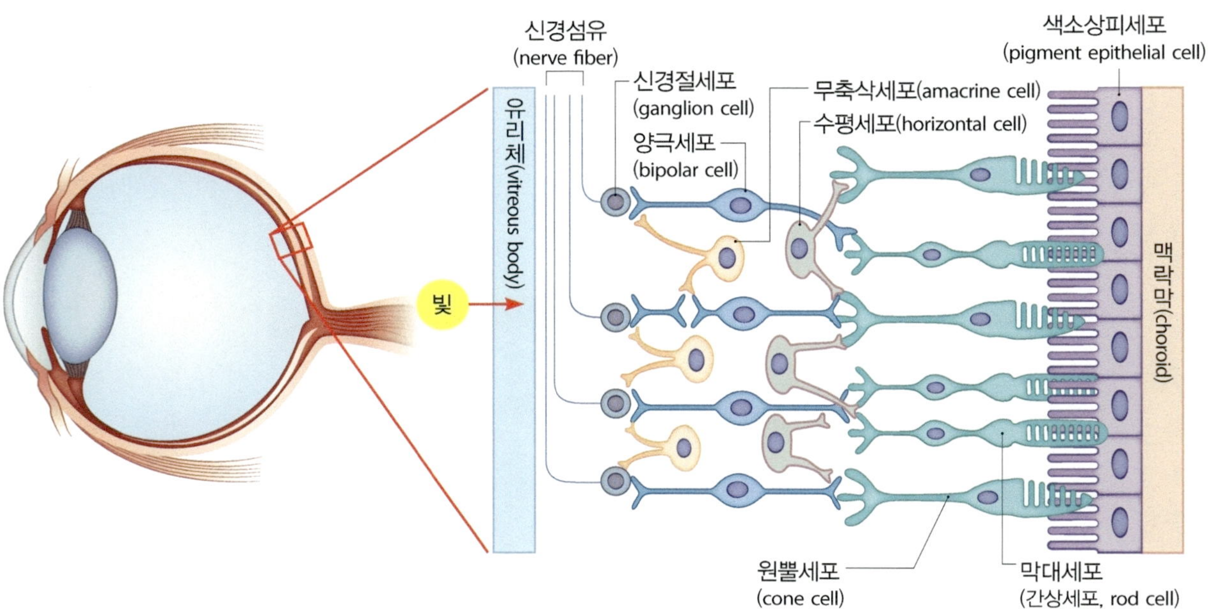

그림 14-4 망막의 구조

7) 수정체(lens)

탄력성이 있는 볼록렌즈 모양의 구조물로 유리체 앞과 동공 뒤에 위치한다. 수정체 가장자리에는 **섬모체띠**(섬모소구역, ciliary zonule)가 붙어 있다. 이 섬모체띠는 섬모체근(ciliary muscle)의 수축과 이완에 따라 띠의 긴장(tension)이 달라지고, 결과적으로 수정체의 두께가 변화해서 눈의 초점거리를 변화시킨다(그림 14-3 참조). 수정체는 중심부와 주변부의 굴절률이 다른데 광학렌즈에서 일어나는 왜곡(구면수차)은 이 굴절률에 따라 보정된다.

8) 유리체(vitreous body)

안구에서 수정체와 망막 사이의 공간인 **유리체방**(vitreous chamber)을 채우는 젤(gel) 상태의 물질이다. 입사광선이 망막 위에 올바르게 상을 맺을 수 있도록 안구지름을 일정하게 유지하는 역할을 한다.

9) 앞방(전방, anterior chamber)과 뒤방(후방, posterior chamber)

안구방은 각막, 홍채, 수정체, 섬모체 및 유리체 사이에 둘러싸여 방수(aqueous humor)로 채워져 있다. 홍채를 경계로 앞방과 뒤방으로 구분한다. 방수는 섬모체돌기에서 생성되어 뒤방에서 동공을 거쳐 앞방으로 이동하고, 앞방 가쪽구석의 공막정맥굴(공막정맥동, scleral venous sinus)로 유입된다. 방수가 다량으로 고이면 안압이 높아져 녹내장(glaucoma)을 일으킨다.

Clinical Information

▶ 백색증(albinism) 환자의 홍채색

눈의 색은 홍채 버팀질(stroma)에 있는 멜라닌세포(melanocyte)의 수와 아교질(collagen)의 양에 따라 초록색, 파란색, 회색, 갈색 등 다양한 색상을 나타낸다. 백색증(albinism) 환자는 멜라닌색소가 없어서 홍채가 분홍색으로 보이는데, 이는 홍채를 비추는 빛이 버팀질에 있는 혈관에서 반사되어 보이기 때문이다.

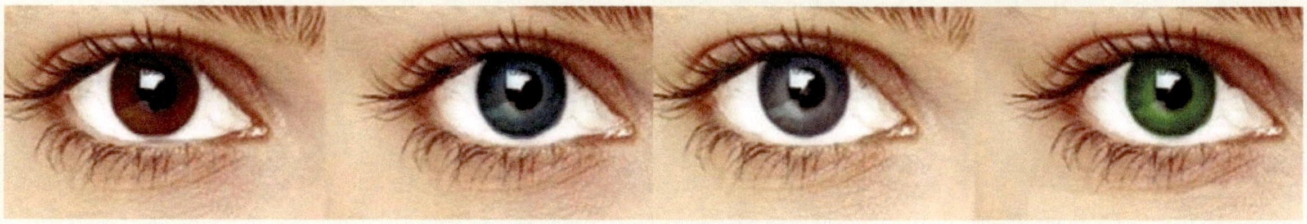

Clinical Information

▶ **백내장**(cataract)

백내장은 수정체가 불투명해지는 현상을 말하며, 원인으로 당뇨병, 유전질환, 노화, 고혈압, 과도한 자외선 노출 등이 있다. 수정체 섬유 사이에 틈이 벌어지고 이 부위에 퇴화된 물질이 들어가서 불투명해진다. 나이든 사람에게 생기는 백내장은 노년백내장(senile cataract)이라고 한다.

▶ **녹내장**(glaucoma)

방수가 제대로 배출되지 못해서 앞방과 뒤방에 많아지게 되면 안압(intraocular pressure)이 올라가게 된다. 높아진 안압은 시(각)신경을 손상시켜 시야가 점점 좁아지다가 시각상실(blindness)이 된다.

2. 눈의 부속기관

1) 눈물기관(lacrimal apparatus)

눈물을 생성하여 안구 표면의 보습과 보호에 작용하는 기관으로, **눈물샘**(lacrimal gland), 위아래 **눈물소관**(누소관, lacrimal canaliculus), **눈물주머니**(누낭, lacrimal sac), **코눈물관**(비루관, nasolacrimal duct)으로 구성된다(그림 14-5).

눈물샘은 안구 위가쪽에 위치하는 1.0×2.0cm 정도의 샘으로, 위눈꺼풀의 결막구석(결막원개)으로 열리는 10~12개의 (도)관을 통해 눈물을 내보낸다. 눈물샘에서 분비된 눈물은 안구 앞면을 촉촉하게 한 후 안쪽눈구석(내안각, medial canthus)에 이르고 눈물점(누점, lacrimal point) → 눈물소관(누소관, lacrimal canaliculus) → 눈물주머니(누낭, lacrimal sac) → 코눈물관(비루관, nasolacrimal duct)을 거쳐 코안(아래콧길)에 이른다. 이 경로를 **눈물길**이라고 한다. 대부분의 눈물은 배출되지만 보통은 코안에 도달하기 전에 증발한다.

눈물은 약알칼리성의 무색투명한 수성액으로 하루에 1mL 정도 생산된다. 눈물에는 용해소체나 IgA(면역글로불린 A)가 함유되어 있어 세정 및 살균작용을 하여 미생물의 감염을 막는 역할을 한다.

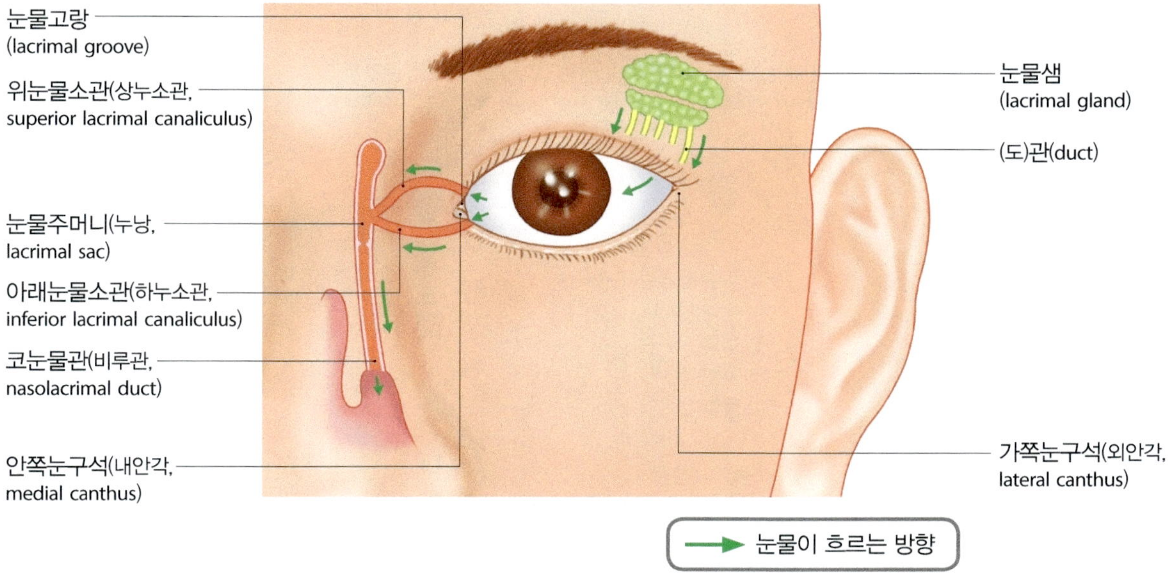

그림 14-5 눈물기관

2) 눈꺼풀(안검, eyelid)

눈꺼풀 바깥면은 피부이고, 안쪽면은 결막(conjunctiva)인 점막으로 덮여 있다. 그 사이에 **눈꺼풀판**(tarsal plate)이 있다. 눈꺼풀은 먼지나 외부 자극으로부터 안구를 보호하는 덮개로 작용하며, 눈 깜빡임에 의해 눈물을 안구 표면으로 퍼지게 해서 각막이나 결막의 건조를 방지한다.

눈꺼풀은 **눈꺼풀틈새**(안검열, lid fissure)를 사이에 두고 위눈꺼풀(상안검, upper eyelid)과 아래눈꺼풀(하안검, lower eyelid)로 구분된다. 눈꺼풀틈새의 코쪽 끝을 안쪽눈구석(내안각, medial canthus), 귀쪽 끝을 가쪽눈구석(외안각, lateral canthus)이라고 하는데 각각 눈머리와 눈꼬리에 해당한다(그림 14-6). 눈꺼풀 가장자리에는 50~100개의 속눈썹과 눈꺼풀샘, 기름샘이 있다.

눈꺼풀 심부에는 눈을 감는 눈둘레근(안륜근)과 함께 아교질원섬유로 이루어진 눈꺼풀판이 있는데 눈꺼풀판근(검판근, tarsal muscle)이라는 민무늬근육을 포함한다. 눈꺼풀판근은 위눈꺼풀에서는 눈꺼풀올림근(안검거근), 아래눈꺼풀에서는 아래곧은근(하직근)의 근막과 연결되어 눈을 위아래로 움직일 때 눈꺼풀을 벌리는 작용을 한다. 또한 눈꺼풀판에는 **눈꺼풀판샘**[tarsal gland; 마이봄샘(meibomian gland)]이라는 기름샘이 있는데, 그 분비물은 결막 표면에 막을 형성하여 눈물이 증발되는 것을 막는다.

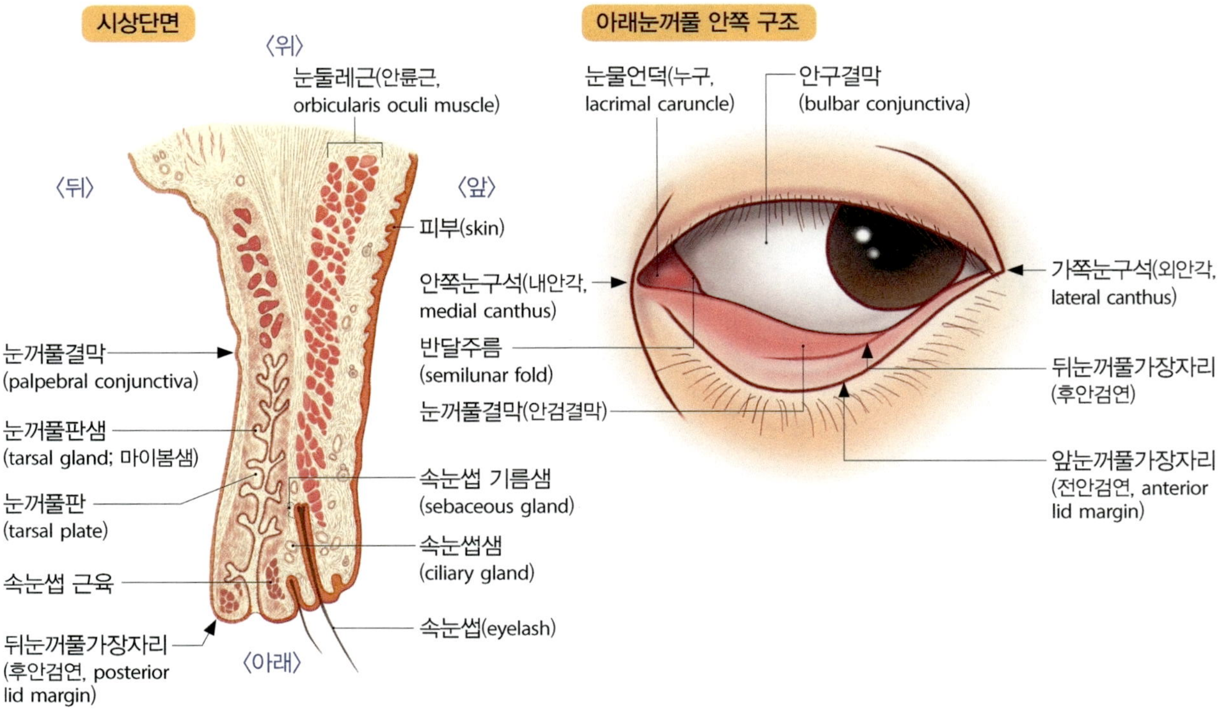

그림 14-6 눈꺼풀

3) 안구근육(안근, ocular muscle)

안구를 움직이며 안와 안의 지방조직에 묻혀 있다. 4개의 **곧은근**(위곧은근, 아래곧은근, 가쪽곧은근, 안쪽곧은근)과 2개의 **빗근**(위빗근, 아래빗근)으로 이루어지는데 **눈바깥근육**(외안근, extraocular muscle)이라고도 한다(그림 14-7, 표 14-2). 이들 근육은 서로 협조하여 두 눈의 운동에 관여하는데, 각 근육이 따로따로 수축하는 것은 아니다.

또한 가쪽곧은근(갓돌림신경)과 위빗근(도르래신경)을 제외하고 다른 안구근육은 모두 눈돌림신경의 지배를 받는다.

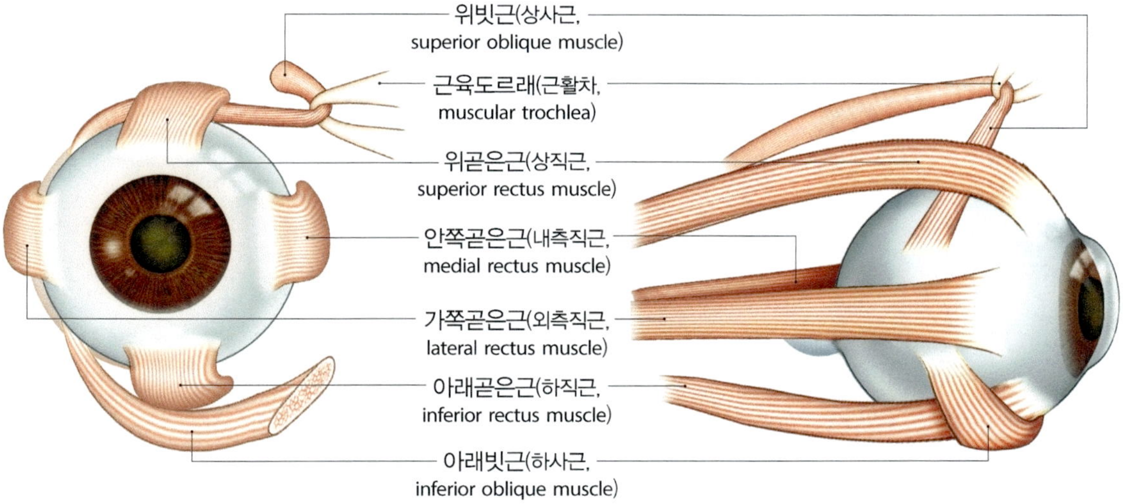

그림 14-7 눈바깥근육

표 14-2 바깥눈근육의 종류

종류	작용
가쪽곧은근(외측직근, lateral rectus muscle)	안구를 바깥쪽(귀쪽)으로 향하게 한다(벌림).
안쪽곧은근(내측직근, medial rectus muscle)	안구를 안쪽(코쪽)으로 향하게 한다(모음).
위곧은근(상직근, superior rectus muscle)	안구를 위쪽으로 향하게 한다. 안구가 가쪽으로 돌아간 상태에서 강하게 작용한다.
아래곧은근(하직근, inferior rectus muscle)	안구를 아래쪽으로 향하게 한다. 위곧은근과 마찬가지로 안구가 가쪽으로 돌아간 상태에서 강하게 작용한다.
위빗근(상사근, superior oblique muscle)	안구를 안쪽으로 모은 상태(안쪽곧은근이 작용한 상태)에서 안구를 아래쪽으로 향하게 하고, 안구를 가쪽으로 벌린 상태에서 안쪽돌림(내회전)을 일으킨다.
아래빗근(하사근, inferior oblique muscle)	안구를 안쪽으로 모은 상태에서 안구를 위쪽으로 향하게 하고, 안구를 가쪽으로 벌린 상태에서 가쪽돌림(외회전)을 일으킨다.

3. 시각

시각(visual sense)은 적합자극인 빛에 의해 일어나는 감각이다. 눈으로 들어온 빛은 내부의 유리체(vitreous body)를 통과하여 시각세포가 모여 있는 망막(retina)에 도달하여 상을 맺는다. 빛의 양이 적을 때는 홍채(iris)가 줄어들어 동공(pupil)이 열리고, 빛의 양이 많을 때는 홍채가 늘어나 동공이 닫힌다.

눈에 보이는 빛의 파장은 동물에 따라 다른데 사람의 경우 400~700nm 범위(보라~빨강)의 가시광선이며, 그보다 긴 적외선이나 짧은 자외선은 특수한 장치를 이용하지 않으면 보이지 않는다. 시각을 통해 사물의 형태나 색, 존재하는 위치, 운동상태 등의 정보를 얻을 수 있다. 또 안구운동, 홍채, 수정체(섬모체에 의한 원근조절), 자세의 제어 등에 관여하지만 의식단계에는 이르지 않는 시각정보도 있다.

3. 귀와 청각 · 평형각

1. 귀의 구조

귀(ear)는 **청각**(소리를 알아듣는 감각)과 **평형각**(몸의 균형을 잡는 감각)의 두 감각기능을 갖춘 기관으로 보통 **외이**(바깥귀, external ear), **중이**(가운데귀, middle ear), **내이**(속귀, inner ear)의 세 부분으로 구성된다(그림 14-8).

귀의 각 부위 명칭

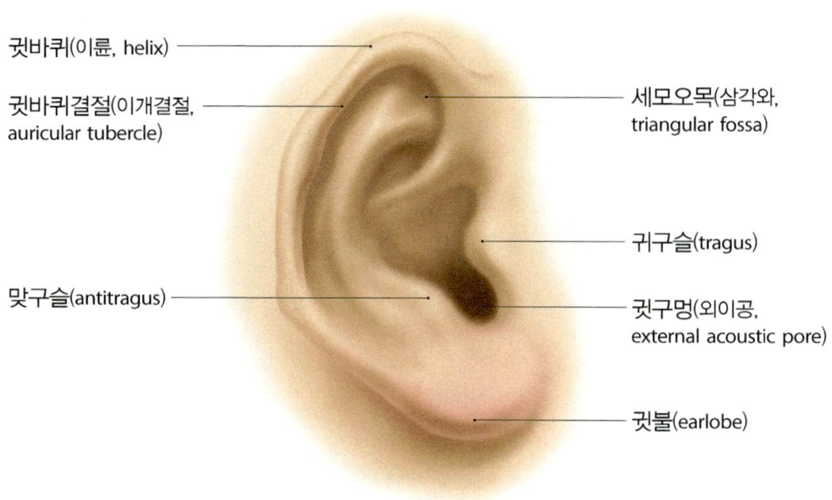

그림 14-8 귀의 구조

귀의 구조

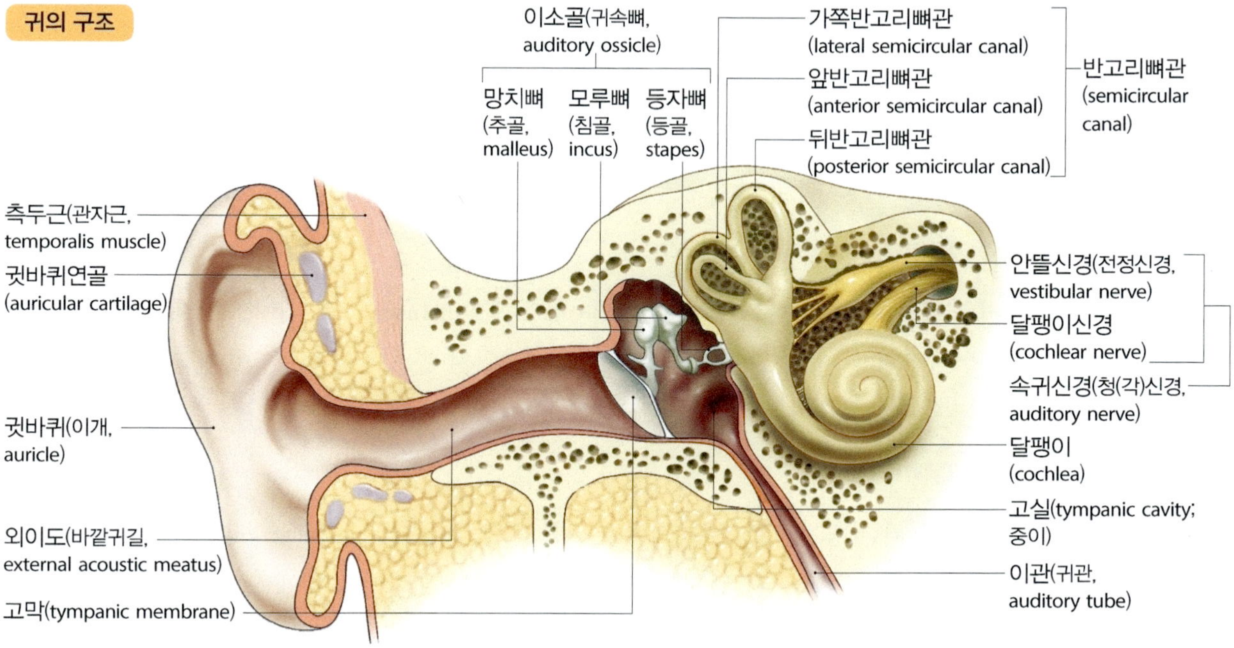

그림 14-8 **귀의 구조 (계속)**

1) 외이(바깥귀, external ear)

귓바퀴(이개)와 **외이도**(바깥귀길)로 구성되며 소리를 모아 고막(tympanic membrane)으로 보내는 역할을 한다.

(1) 귓바퀴(이개, auricle)

탄력연골과 이를 덮는 얇은 피부로 이루어진다. 동물의 경우 귓바퀴를 자유롭게 움직여 소리를 모으거나 열발산에 이용하지만, 사람의 경우 귓바퀴를 거의 움직일 수 없고 소리를 모으는 기능 또한 동물보다 약하다.

(2) 외이도(바깥귀길, external acoustic meatus)

지름 약 7mm, 길이 약 2.5cm의 외이도는 공명관으로서 작용한다. 사람이 가장 잘 알아듣는 3,400Hz 전후의 소리에 공명한다. 일반적으로 연골성 외이도(바깥 1/3)와 골성 외이도(안 2/3)로 구성되며 연골성 외이도에는 귀지샘(ceruminous gland)이나 귀털이 관찰된다. 연골성 및 골성 외이도의 경계 부근은 가장 좁아 이부분에 이물(질)이 많이 정체한다.

2) 중이(가운데귀, middle ear)

고막, **고실**, **이관**(귀관)으로 구성되며 외이에서 전달된 음파(공기의 진동)를 고막에서 받아들이고 이소골(귀속뼈, auditory ossicle)을 통해 내이에 압력(음압)으로 전달한다.

(1) 고막(tympanic membrane)

외이도와 고실의 경계를 이루는 섬유성 막(지름 약 1cm, 두께 약 0.1mm)으로, 외이도에 대해 약 45° 기울어서 위치한다. 고막 바깥면은 피부, 고실면은 점막으로 이루어져 있으며 감각신경이 풍부하다.

(2) 고실(tympanic cavity)

고막과 내이 사이에 위치한 공간으로, 내부에는 이소골인 망치뼈(추골, malleus), 모루뼈(침골, incus), 등자뼈(등골, stapes)가 순서대로 관찰된다. 망치뼈는 고막, 등자뼈는 내이(안뜰창)에 인접해 있어 고막의 진동을 지렛대의 원리를 이용하여 내이로 보내는 역할(골전도)을 한다. 또 이소골에는 근육이 부착되어 있어 강한 진동이 오면 반사적으로 수축해서 이소골이나 골막의 불필요한 운동을 억제하여 과도한 소리자극이 속귀로 들어가는 것을 막아준다.

(3) 이관(귀관, auditory tube)

고실과 인두를 연결하는 약 33mm의 관으로, 공기의 통로가 되며 고실 내의 압력을 조절한다. 정상적인인 경우 이관을 통해 압력차가 해소되지만, 인두에 염증이 있어 귀관이 닫혀버리면 통기에 장애가 생겨 귀통증의 원인이 된다.

3) 내이(속귀, inner ear)

측두골(관자뼈) 내의 달팽이(cochlea) 및 반고리뼈관(semicircular canal)이 만드는 **관구조**인 뼈미로(bony labyrinth)와 그 내부에 있는 같은 형태의 **막구조**인 막미로(membranous labyrinth)로 구성된다. 뼈미로와 막미로 사이에는 바깥림프, 막미로 안에는 속림프라는 림프액이 채워져 있다.

(1) 달팽이(cochlea)

달팽이처럼 생긴 관 구조물로, 길이 3cm 정도의 관이 약 2회 반 회전해 있다. 달팽이는 중심의 **달팽이관**(cochlear duct; 막미로)을 사이에 끼고 위끝의 **안뜰계단**(전정계단, scala vestibuli)과 아래끝의 **고실계단**(scala tympani)으로 나뉜다. 달팽이관은 속림프, 안뜰계단과 고실계단은 바깥림프로 채워진다. 달팽이관 아래벽에는 **코르티기관**(organ of Corti; 나선기관)이라는 장치가 있으며, 이곳에는 감각세포인 속 · 바깥털세포(inner · outer hair cell)가 약 15,000~16,000개(속털세포가 약 3,500개, 바깥털세포가 약 12,000개) 배열되어 있다(그림 14-9). 속 · 바깥털세포는 달팽이관으로 전달된 소리를 속림프의 파동으로 감지하여 이것을 달팽이신경에 전달한다.

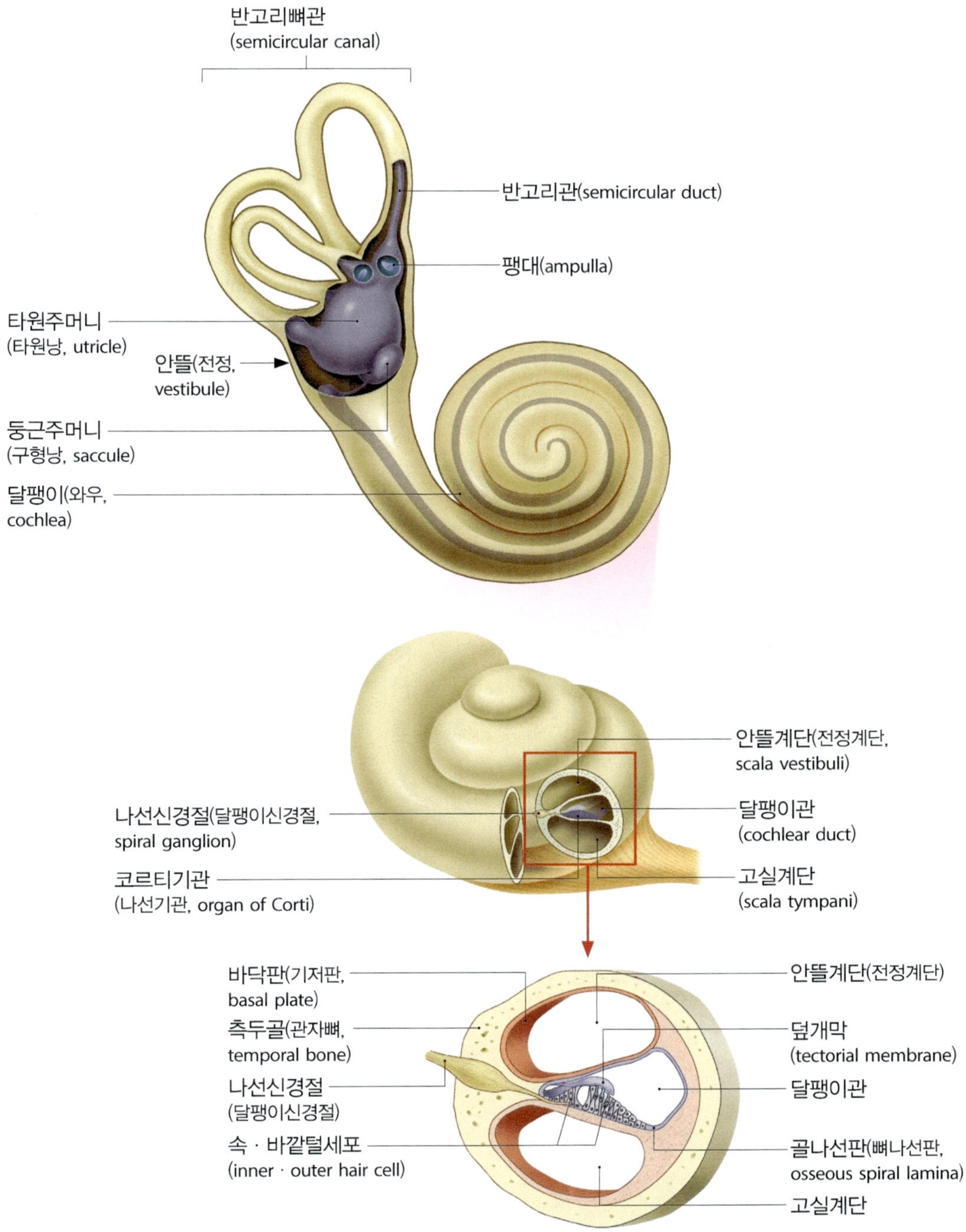

그림 14-9 달팽이의 구조

(2) 반고리뼈관(semicircular canal)

지름 약 1.5mm인 3개의 반고리뼈관(가쪽반고리뼈관, 앞반고리뼈관, 뒤반고리뼈관)은 안뜰 뒤에 위치하며 서로 입체적으로 직각을 이루고 있다. 반고리뼈관의 확장된 끝을 팽대(ampulla)라고 하며 각각 안뜰과 연결되어 있다(그림 14-9). 반고리뼈관 내부에 있는 반고리관도 서로 직각으로 배치되어 어떤 평면에서도 머리의 회전운동을 감지할 수 있다.

(3) 안뜰기관(전정기관, vestibular organ)

안뜰기관은 몸의 기울기를 감지하는 **안뜰**[타원주머니(타원낭, utricle), 둥근주머니(구형낭, saccule)]과 주로 회전을 감지하는 3개의 **반고리관**[앞 · 뒤 · 가쪽반고리관(anterior · posterior · lateral semicircular duct)]으로 구성된다(그림 14-9).

타원주머니나 둥근주머니에 있는 **평형반**(macula)은 감각털을 가진 수용세포가 있어 **이석**(otolith)의 움직임을 감지해서 신경섬유(안뜰신경)를 통해 중추신경계통으로 보낸다.

3개 반고리관의 시작부분은 둥글게 부풀어서 **팽대**라고 하며, 이곳에도 몸의 움직임을 감지하는 수용체관인 **팽대능선**(ampullary crest)이 있다. 팽대능선의 감각털은 반고리관을 채운 속림프의 흐름을 감지하여 이를 안뜰신경으로 보낸다(그림 14-10).

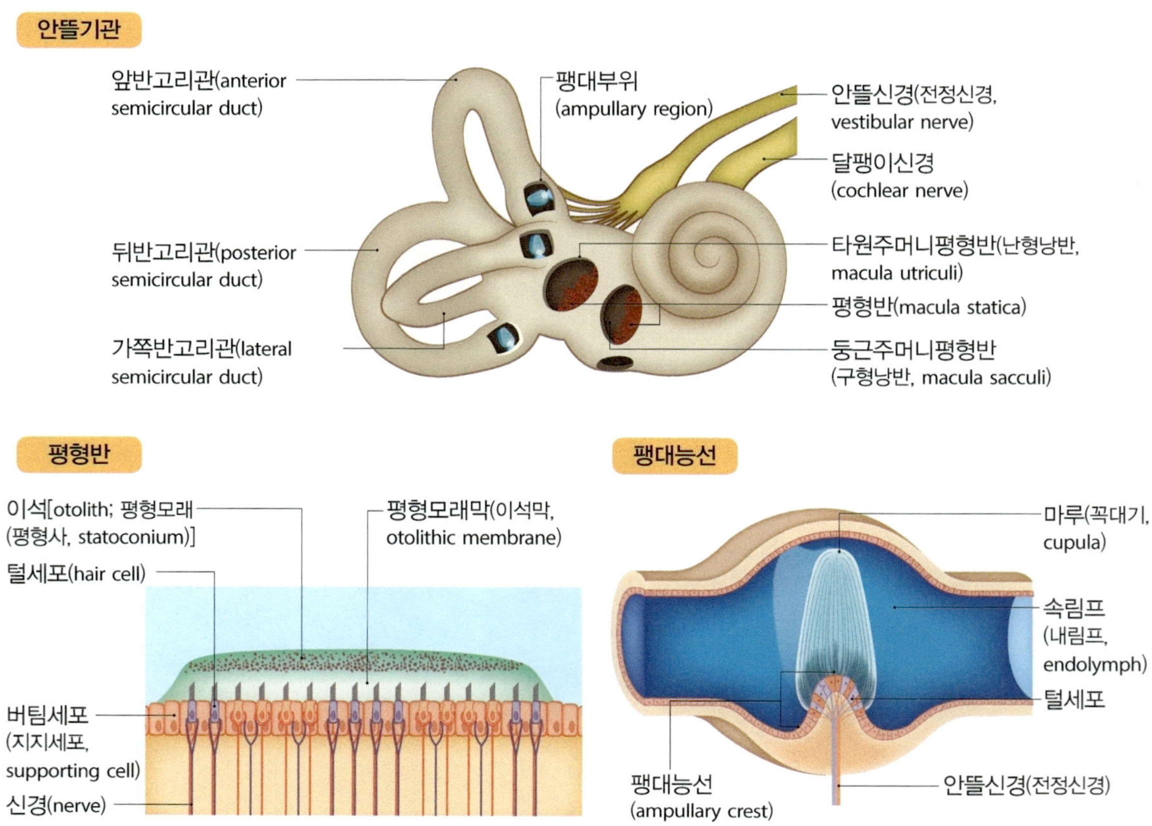

그림 14-10 안뜰기관의 평형반과 팽대능선

2. 청각과 평형각

1) 소리를 감지하는 기전

공기의 진동으로 귀에 도달한 소리는 외이도에서 공명하여 고막을 진동시킨다. 고막의 진동은 이소골(귀속뼈)의 움직임으로 형태를 바꾼 후 지렛대의 원리를 이용하여 등자뼈에서 안뜰창으로 전달된다. 등자뼈의 움직임은 이곳에서 내이(달팽이)의 림프에 음압의 파동을 일으키고 그 파동이 달팽이관 바닥판을 통해 코르티기관(나선기관)의 털세포를 자극함으로써 소리가 받아들여진다.

달팽이관 안의 털세포는 그 장소에 따라 반응하는 소리의 높이(진동수)가 다른데 달팽이관이 시작되는 바닥부분[안뜰창(oval window) 가까운 부분]은 고음을 감지하고, 달팽이 꼭대기부분[계단끝통로(helicotrema) 가까운 부분]은 저음을 감지한다. 털세포가 받아들인 소리는 달팽이신경(청(각)신경)을 통해 전기신호로서 중추로 보내지는데, 청각영역(측두엽의 횡측두이랑)에 도달하면 소리로서 감지된다(그림 14-11).

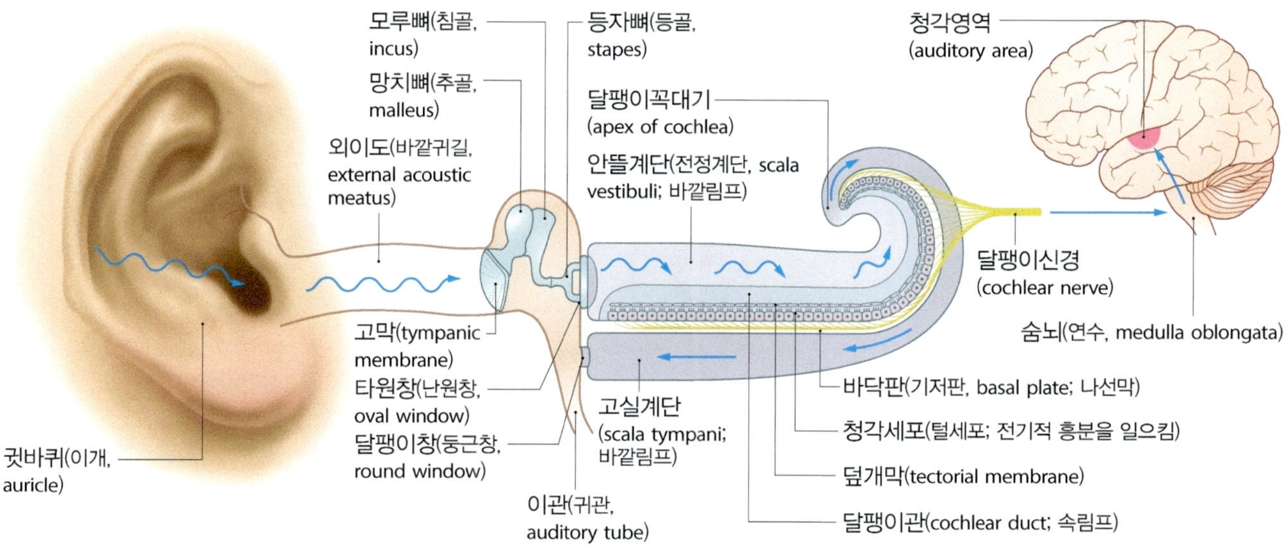

그림 14-11 **소리를 감지하는 기전**

2) 평형을 감지하는 기전

평형감각을 감지하는 것은 안뜰(타원주머니, 둥근주머니)과 반고리관에 있는 수용체이다. 안뜰은 주로 체위의 변화(몸의 기울기)를 느끼는 장치이며, **감각세포**(sensory cell)와 그 위에 배열된 **이석**(otolith; 평형모래)으로 구성된다. 몸이 기울면 중력의 영향으로 표면의 평형모래가 움직여 아래에 있는 감각세포를 자극함으로써 체위변화의 정보가 중추로 보내진다.

한편, 반고리관의 시작부위(팽대부위)에는 몸의 회전에 대한 수용체(팽대능선)가 있다. 팽대능선에도 털세포가 있다. 몸(특히 머리)이 움직이면 반고리관 안에 속림프의 흐름이 생기고 이에 따라 털세포가 자극받음으로써 운동 상황이 중추로 전달된다. 안뜰기관과 반고리관의 정보는 모두 안뜰신경에 의해 전달되는데, 안뜰신경핵을 경유하여 소뇌 등으로 보내짐으로써 반사적으로 체위나 안구의 위치 균형을 유지한다(그림 14-12).

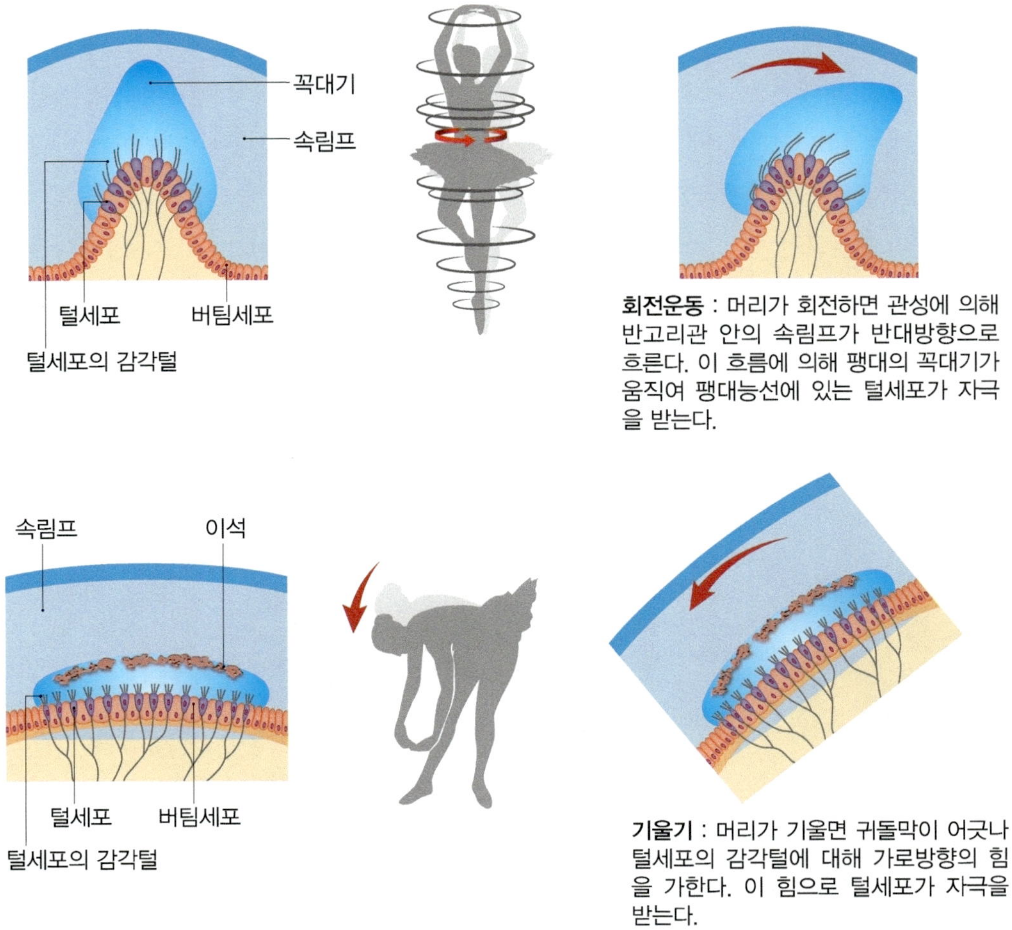

그림 14-12 **회전운동과 기울기의 감지**

Clinical Information

▶ 중이염(otitis media)

중이(고막, 고실, 귀관)에 염증이 생긴 것을 말한다. 중이염에는 세균감염에 의한 화농성 중이염 외에도 바이러스성 중이염, 삼출성 중이염 등이 있다. 삼출성 중이염은 이관 아랫부분이 잘 열리지 않아 삼출액이 고실 안에 고인 것으로 소아에서는 상기도염이나 아데노이드(인두편도나 귀인두관편도 비대)에 속발하여 발생하는 경우가 많다. 특히 인두염이 발생했을 때 코를 세게 풀면 인두에서 중이로 감염이 파급될 위험이 있으므로 주의가 필요하다.

Clinical Information

▶ **난청**(hearing loss)

소리를 듣는 기전에는 전음계통(외이, 중이)과 감음계통(내이와 청각로)이 있다. 따라서 난청도 그 장애부위에 따라 전음난청과 감음난청으로 나뉜다.

전음난청(conductive deafness)은 외이나 중이 중 하나 또는 둘 다 장애를 입었을 때 발생하는 난청을 말한다. 귀지색전, 외이도폐색, 중이염, 이관협착, 중이종양 등에 의해 발생한다.

감음난청(perceptive deafness)은 내이나 달팽이신경 등의 청각로가 장애를 입었을 때 발생하는 난청이다. 털세포장애, 내이기형, 음향외상, 감염이나 약물, 당뇨병, 뇌종양, 혈관장애 등이 그 원인이다.

▶ **현기증(현훈**, vertigo)

현기증이란 '몸의 위치나 균형의 비정상적인 감각'을 주로 하는 자각적 증상을 가리키는데 대부분의 환자는 회전감, 경사감, 부동감(눈을 감으면 몸이 공중에 떠다니는 느낌) 등의 비정상적인 감각을 호소한다.

현기증은 평형감각기관인 안뜰기관 · 반고리관 자체의 기능장애 외에 평형감각을 중추로 보내는 신경로의 기능장애나 중추인 소뇌 및 뇌줄기 등의 기질적 병변에 의해 발생하는 경우도 있다.

▶ **메니에르병**(Meniere disease)

반복되는 현기증 발작과 난청, 이명을 주요 증상으로 하는 병태로 비슷한 증상을 일으키는 중추신경계통 질환 등이 제외될 때 확정된다. 메니에르병의 현기증은 회전성인 경우가 많고, 돌발적으로 일어나며, 구역질과 함께 수분에서 수시간 동안 계속된다. 발작은 반복적으로 일어나며 발작이 반복됨에 따라 청력의 저하를 일으킨다.

4. 코와 후각

1. 코의 구조

코는 **바깥코**(외비), **코안**(비강), **부비동**(코곁굴)으로 구성된다.

바깥코(외비, external nose) 는 얼굴 중앙에 튀어나와 있는 부분으로, 코안(비강)의 앞부분을 이루며 **코뿌리**(root of nose), **콧등**(dorsum nasi), **콧방울**(비익, ala nasi), **코끝**(비첨, nasal tip)으로 구성된다. 뼈대는 코뼈와 코연골로 이루어지며 1쌍의 콧구멍이 코안 입구를 형성한다.

코안(비강, nasal cavity)은 콧구멍에서 시작되어 뒤쪽의 뒤콧구멍(후비공)을 통해 인두로 이어지는 공간이다. **비중격**(코사이벽, nasal septum)에 의해 좌우로 나뉘며 가쪽벽에는 **위 · 중간 · 아래코선반**(상 · 중 · 하비갑개, superior · middle · inferior nasal concha)이라는 돌출된 부분이 있다(그림 9-2 참조). 콧방울로 둘러싸인 콧구멍 부근을 코안뜰(비전정, nasal vestibule)이라고 하는데, 코털이나 기름샘이 있는 중층편평상피가 속면을 덮는다.

코안뜰의 가쪽벽 뒤모서리에는 코문턱(비역, limen nasi)이라는 융기가 있으며 이것을 경계로 코안뜰은 뒤쪽의 고유코안(고유비강)으로 넘어간다. 고유코안의 대부분은 풍부한 혈관이나 샘이 있는 거짓중층섬모원주상피(pseudostratified ciliated columnar epithelium)로 덮이지만(호흡부분), 코안 천정부분에는 냄새를 수용하는 후각상피로 된 영역(후각부분)이 있어 양극신경세포인 후각세포가 존재한다.

코안을 둘러싼 뼈(전두골, 나비뼈, 벌집뼈, 위턱뼈) 내부에는 **부비동**(코곁굴, paranasal sinuses)이라는 공간이 있는데, 이는 작은 구멍을 통해 코안과 연결된다(그림 9-3 참조). 부비동의 속면은 코안에서 연속되는 점막으로 덮여 있다. 부비동은 머리뼈의 무게를 최소화하고 코점막의 표면적을 넓혀 공기를 촉촉하고 깨끗하게 하며, 소리를 더 크게, 길게 늘이는 공명기관의 역할도 한다(자세한 내용은 Chapter 09 호흡계통을 참조).

2. 후각

사람의 후각은 동물에 비해 떨어지지만 그래도 40만 종 이상의 냄새를 구분할 수 있다. 냄새는 코안 천장부분에 있는 우표 1장 크기의 **후각상피**(후각점막상피)에서 감지되며 그 정보는 직접 뇌로 보내진다.

사람의 후각상피에는 약 500만 개의 후각세포가 있는데 이것이 냄새를 수용하는 세포이다. 후각세포는 끝에 **섬모**(후각섬모, olfactory hair)가 있으며, 섬모는 점막 표면을 덮는 점액층 속으로 나 있다. 섬모에는 다양한 냄새에 대한 수용체가 있으며 점막으로 진입해 온 냄새물질은 이곳에서 받아들인다. 냄새물질을 포착한 섬모는 전기적 흥분이 일어나고 이 흥분은 후각세포의 세포체로 전달된다. 그리고 세포체로 전달된 전기적 흥분은 전체적으로 큰 전기신호가 되며 이것이 후각정보로 중추로 보내진다.

후각정보를 중추로 전달하는 신경로는 후각상피 안에 있는 후각세포에서 시작하는데, 후각세포의 중추돌기(central process)가 **후각신경**을 형성한다. 후각신경은 다발을 형성하며, 코안 천정부분을 이루는 벌집뼈(사골)를 관통하여 머리뼈안(두개강, cranial cavity)으로 들어간 후 바로 위에 있는 후각망울에 있는 승모세포(mitral cell)에 연접한다. 승모세포의 축삭이 **후각로**(후삭, olfactory tract)를 이루어 뇌안으로 들어가 측두엽 앞쪽 끝의 안쪽 부근에 있는 일차후각중추에서 끝난다(그림 14-13).

후각정보는 일차후각중추에서 대뇌피질, 둘레계통, 시상하부 등으로 보내져 냄새의 식별이 이루어지며, 동시에 기억이나 정동과 관련된 인지나 반응에도 관여한다. 후각은 가장 원시적인 감각 중 하나로, 동물에서는 먹이를 찾거나 생식행동을 할 때 중요한 역할을 한다.

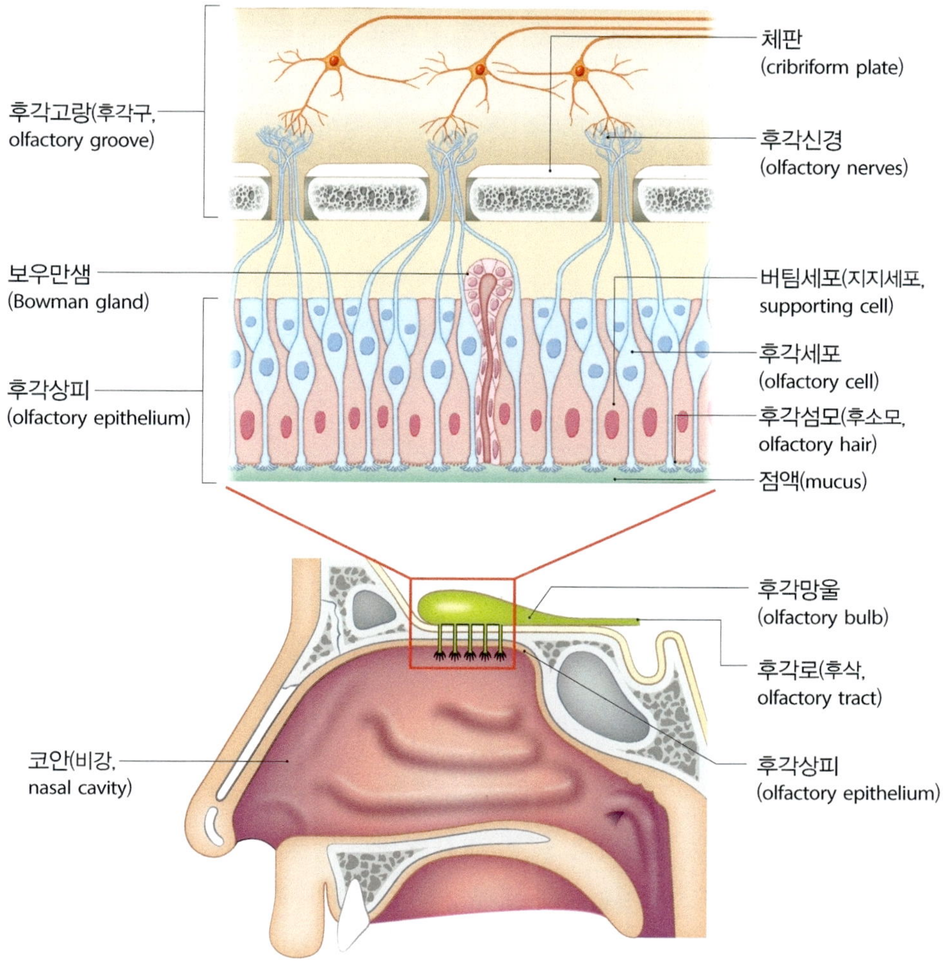

그림 14-13 **후각기관의 구조**

5. 혀와 미각

혀는 입안(구강) 바닥의 대부분을 이루는 근육성 구조로, 씹기, 삼킴, 발성운동에 중요한 역할을 하며, 동시에 맛봉오리를 통해 미각 수용기관으로서도 작용한다.

1. 혀의 구조

혀(tongue)는 입안에 있는 길쭉한 모양의 가로무늬근육(횡문근) 덩어리로, 소화기관인 동시에 미각기관이며 발음에도 관여한다. 앞에서부터 혀끝(설첨, apex of tongue), 혀몸통(설체, body of tongue), 혀뿌리(설근, lingual root)로 구분된다(그림 10-7 참조).

혀의 표면은 중층편평상피로 된 점막으로 덮여 있으며, **혀유두**(lingual papilla)라는 수많은 돌기를 가진다. 이 가운데 실모양유두(filiform papilla)가 가장 많은데 각질화로 인해 육안으로도 하얗게 보인다. 버섯유두(fungiform papilla)는 실모양유두보다 약간 크며 육안으로는 혀에 흩어져 있는 빨간 점으로 관찰된다. 그리고 성곽유두(circumvallate papilla)는 혀몸통과 혀뿌리를 나누는 분계고랑을 따라 배열된 큰 유두이며, 잎새유두(foliate papilla)는 혀의 가쪽면 뒤에 있는 주름 모양의 구조이다.

혀를 덮는 점막에는 미각수용기인 **맛봉오리**(taste bud)가 있는데, 특히 버섯유두나 성곽유두에서 많이 관찰된다.

2. 미각

미각이란 단맛, 짠만, 신맛, 쓴맛, 감칠맛의 5종류 감각을 말한다. 과거에는 혀에 각각의 맛에 대한 민감한 부위가 정해져 있다(미각지도)고 보았지만 현재는 부정적인 견해가 많다. 그러나 혀에는 맛봉오리가 많이 존재하는 영역이 있어 어떠한 맛에 대해서든 감수성이 높다고 할 수 있다(그림 14-14).

미각을 수용하는 기관인 **맛봉오리**(taste bud)는 혀에 약 5,000개, 입안점막에 약 2,500개가 있다. 맛봉오리는 이름 그대로 꽃봉오리 모양을 하고 있으며, 그 안에 있는 **미각세포**에 의해 맛이 감지된다. 미각세포 끝에는 손가락 모양의 돌기가 있으며 표면의 맛구멍에 노출된다(그림 14-15). 맛물질은 맛구멍(미공) 안의 돌기에서 감지되며, 그 정보는 미각세포와 연접으로 연결되어 있는 미각신경세포(일차신경세포)로 보내진다.

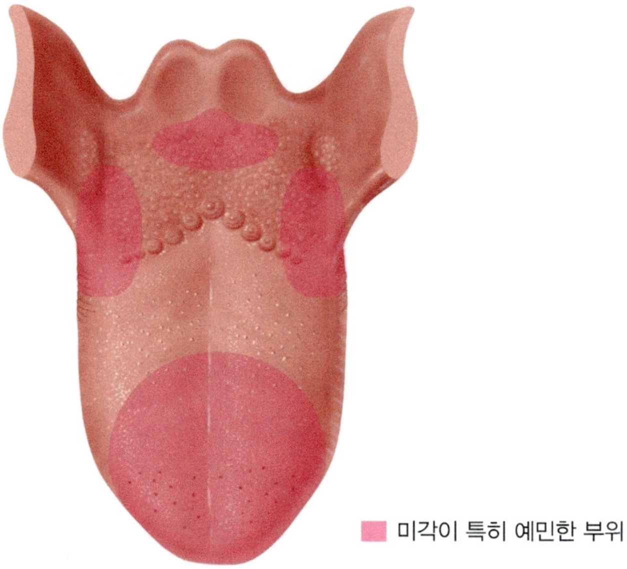

그림 14-14 부위에 따른 미각의 차이

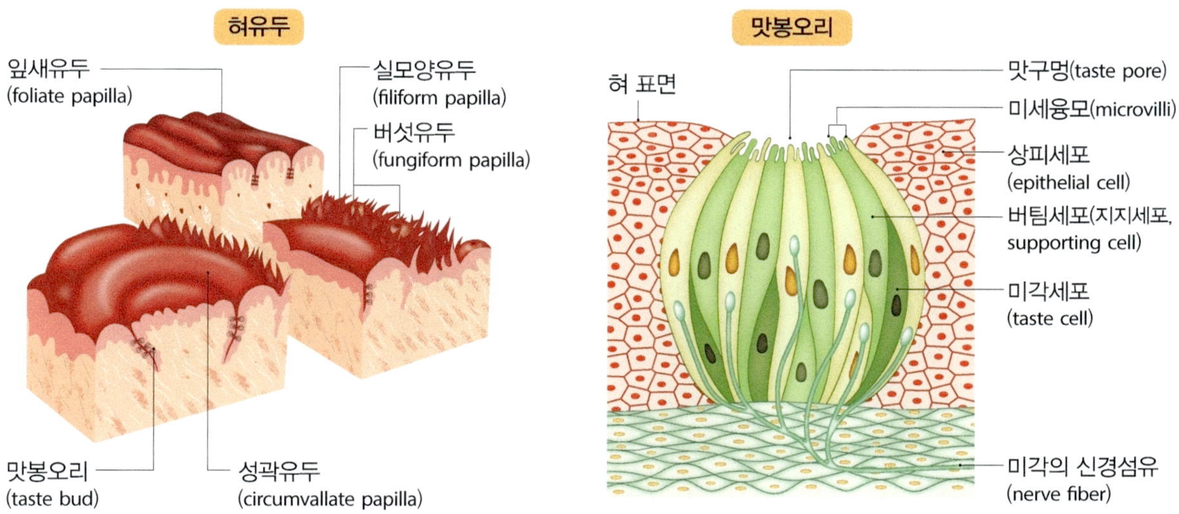

그림 14-15 혀유두와 맛봉오리

6. 피부와 피부감각

1. 피부의 구조

피부(skin)는 체표면을 덮는 막 모양의 기관으로, 외부자극에 대해 신체 내부를 보호하고 체온조절에 관여한다. 또한 피부에는 다수의 **신경종말**(nerve ending)이 존재하여 통각, 온각, 냉각, 일반 촉각 등을 감지한다.

피부의 두께는 약 1~4mm로, 얇은 곳은 눈꺼풀, 귓바퀴, 귀두, 음낭 등이고, 두꺼운 곳은 손바닥과 발바닥의 발꿈치이다. 남성보다 여성, 성인보다 소아가 일반적으로 피부가 얇다. 피부의 총면적은 약 1.6m^{2}이고, 무게는 피부밑조직을 포함해서 약 9kg으로 체중의 약 15%를 차지한다.

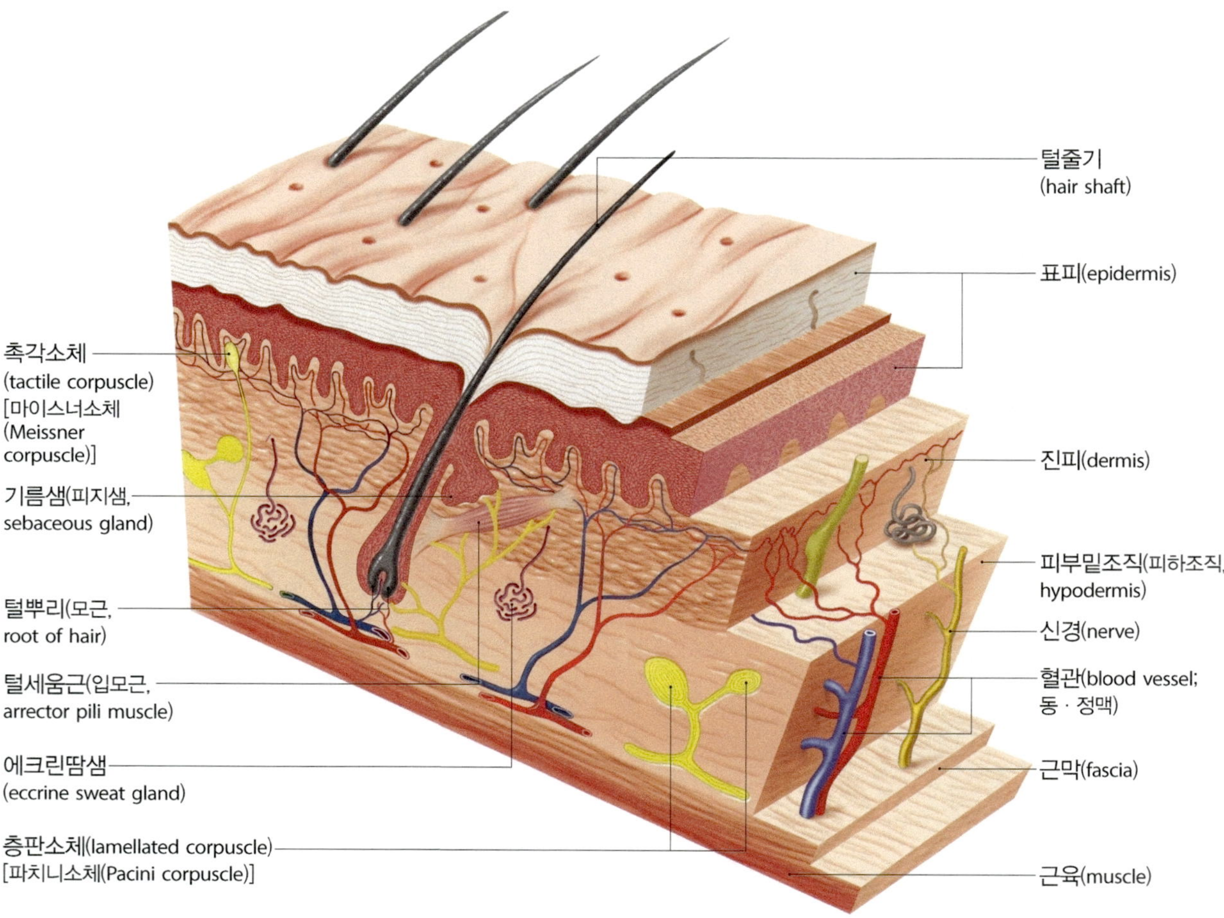

그림 14-16 피부의 구조

피부는 표면에서부터 **표피**(epidermis), **진피**(dermis), **피부밑조직**(피하조직, hypodermis)의 3층으로 이루어진다. 표피에는 다양한 부속기가 있는데, 털이 대표적이며 아포크린땀샘(부분분비땀샘, apocrine sweat gland), 기름샘(피지샘, sebaceous gland)도 있다. 다만, 아포크린땀샘은 특수 부위에만 존재하고, 에크린땀샘(eccrine sweat gland)은 온몸에 존재한다. 또한 손발톱도 표피에서 유래한다(그림 14-16).

피부의 색은 피부에 존재하는 색소세포인 멜라닌세포(melanocyte)가 생산하는 멜라닌(melanin) 양에 따라 달라지는데, 멜라닌을 생산하는 세포의 양이 너무 많으면 피부가 착색되어 모반(점, nevus)이 생긴다. 모반은 표면 가까이에 있으면 검게 보이고, 깊은 곳에 있으면 파랗게 보인다. 동양인에게서는 출생 시 볼기부위에서 등에 걸쳐 푸른 반점이 보이는데 이것을 몽고반점(mongolian spot)이라고 한다.

1) 표피(epidermis)

피부의 표층부분을 이루는 표피는 0.1~1mm의 두께를 가진 각질중층편평상피(keratinized stratified squamous epithelium)로 이루어진다. **각(질)화**(cornification; 각질을 세포 안에 축적하여 경화하는 현상)를 통해 외부에서 가해지는 침습에 대해 신체를 보호한다. 가장 심부에 있는 바닥층에서는 분열을 일으켜 새로운 표피세포가 만들어지고, 그 세포가 각질을 생성하면서 표층으로 이동하여 결국 때로 벗겨진다.

표피의 조직은 심층에서부터 **바닥층**(기저층, basal layer), **가시층**(spinous layer), **과립층**(granular layer), **투명층**(clear layer), **각질층**(horny layer)으로 구분할 수 있다. 표피의 모세포 외에 바닥층에는 멜라닌색소를 생성하는 멜라닌세포(melanocyte)가 관찰된다. 표피에는 혈관이 분포하지 않는다(그림 14-17).

2) 진피(dermis)

표피의 심층에 위치한 결합조직층이다. 풍부한 아교질원섬유의 작용으로 피부의 탄력성을 유지하며, 혈관도 풍부하여 혈관이 없는 표피의 영양 보충이나 온도조절에 관여한다.

표피와의 경계부분에는 손가락 모양의 돌출(유두)이 있는데 이곳에는 혈관이나 피부감각 등에 관여하는 신경종말이 분포해 있다. 특히 진피의 세포성분에는 섬유모세포 외에 면역세포도 포함되어 있어 생체방어 기전에도 관여한다(그림 14-17).

3) 피부밑조직(피하조직, hypodermis)

진피보다 더 심층에 위치하는 결합조직층으로, 대부분 지방세포로 구성된다. 이 지방이 열 상실에 따른 체온저하를 방지함과 동시에 외부로부터 받은 충격에 대한 쿠션 역할도 한다. 또 피부밑조직에는 근육과 피부를 느슨하게 연결하는 작용이 있어 근육과 피부의 운동이 서로 방해되지 않도록 돕는다(그림 14-17).

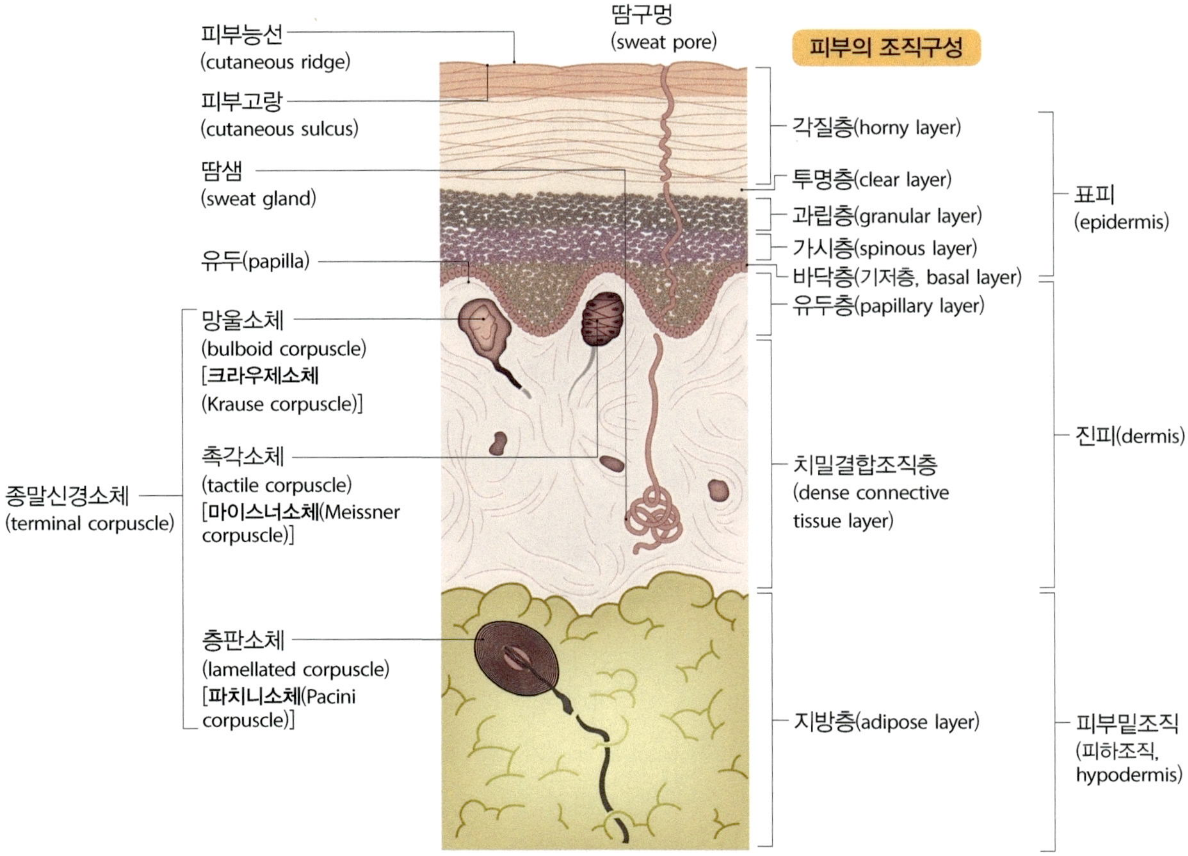

그림 14-17 피부의 미세구조

2. 피부 부속기(관)

피부샘, 털, 손발톱은 표피의 상피에서 유래한 것이다. 이들 구조를 피부 부속기(관)(skin appendage)라고 하는데, 배아 발달기에 표피의 일부로서 진피에서 발달한다. 피부샘은 살아 있는 상피세포로 이루어지지만, 털이나 손발톱은 각질화해서 죽은 상피세포로 이루어진다.

1) 피부샘(cutaneous gland)

피부에는 **땀샘**, **기름샘**, **유선** 등의 샘(gland)이 있다.

(1) 땀샘(sudoriferous gland)

피부밑조직에 위치한 단순대롱샘(단순관상선, simple tubular gland)으로, 분비부분은 실타래 모양을 한다(그림 14-16 참조). 땀샘에는 **에크린땀샘**(eccrine sweat gland)과 **아포크린땀샘**(부분분비땀샘, apocrine sweat gland)이 있으며, 보통 땀샘이라고 하면 에크린땀샘을 가리키는데 손 · 발바닥을 중심으로 온몸에 400만 개가 넘는다. 한편, 아포크린땀샘에는 겨드랑샘과 귀지샘 등이 있는데 호르몬의 영향을 받아 체취(body odor)를 만들어 발산시킨다.

(2) 기름샘(피지샘, sebaceous gland)

기름샘은 피부기름(피지)을 분비하는 꽈리샘(포상선, alveolar gland)으로, 피부나 털의 부드러움을 유지하는 역할을 한다(그림 14-16 참조). 모낭(털집, hair follicle)에 부속된 모낭샘(털샘, pilous gland)과 머리카락과 관계가 없는 독립기름샘(입술샘 등)이 있다.

(3) 유선(젖샘, mammary gland)

아포크린샘에 포함되는 대롱꽈리샘(관상포상선, tubuloalveolar gland)으로, 사춘기 이후 여성에게서 발달한다. 여성호르몬이나 프로락틴, 옥시토신의 작용으로 젖의 생성과 분비를 담당한다(자세한 내용은 Chapter 12 생식계통을 참조).

2) 털(hair)

털은 손바닥, 발바닥, 입술 등을 제외한 온몸의 체표에 나 있는 실 모양의 각질조직으로 피부보호, 보온, 촉각 등에 관여한다. 털은 표피의 일부가 피부밑조직까지 들어가 생긴 것으로, 표면은 각(질)화된 상피(털껍질)로 덮이고 내부는 멜라닌과립을 포함한 피질(겉질)과 공기를 포함한 수질(속질)로 이루어진다. 백발은 노화 등으로 피질의 멜라닌이 상실되어 속질의 공기가 하얗게 빛나 보이는 것이다.

머리카락은 피부 표면으로 노출되어 있는 부분을 **털줄기**(hair shaft), 피부에 묻혀 있는 부분을 **털뿌리**(root of hair)라고 하는데, 털뿌리는 표피와 진피로 이루어진 집 모양의 구조인 **모낭**(hair follicle)으로 둘러싸여 있다. 털뿌리 아래끝은 표면에서 5mm 정도의 깊이에서 둥근 **털망울**(hair bulb)을 형성하는데, 아래에서 이곳으로 결합조직이 진입하여 **털유두**(hair papilla)를 만든다. 특히 털유두의 윗면은 상피성 모낭으로 덮이며 털은 이곳에서 자란다(그림 14-18).

모낭은 수년간의 활동기와 3개월 정도의 휴지기를 반복하면서 성장하는데 이것을 털주기라고 한다. 모낭은 활동기에는 하루 약 0.5mm씩 자라지만, 휴지기에 들어가면 성장을 멈추고 탈락된다. 사람의 머리카락이 길게 자라는 것은 활동기가 길고 휴지기가 짧기 때문이다.

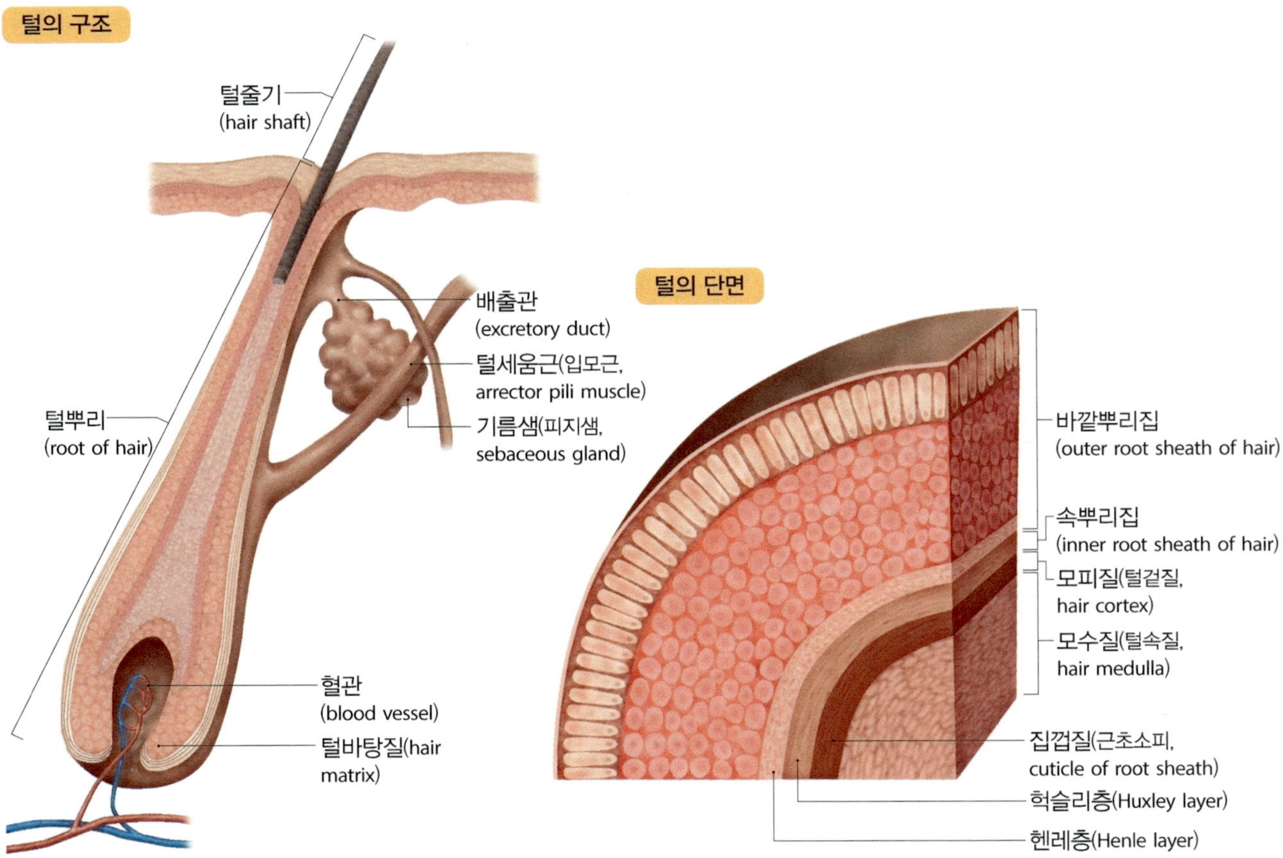

그림 14-18 털의 구조와 단면

3) 손발톱(nail)

손발톱은 피부의 일부가 고도로 각(질)화한 것으로, 손발가락 끝(끝마디)의 등면에서 관찰되는데 손발가락을 보호하여 촉각에도 관여한다. 따라서 손발톱이 없으면 손발가락의 감각은 현저하게 저하된다.

손발톱은 각질층에 해당하는 **손발톱판**(nail plate)과 심부의 표피층인 **손발톱바탕질**(nail matrix)로 구성된다. 또한 손발톱판은 표면에서 보이는 손발톱몸통(nail body)과 피부에 가려진 손발톱뿌리(nail root)로 구분된다(그림 14-19).

손발톱바탕질은 표피의 배아층(바닥층, 가시층)에 해당하며 특히 손발톱뿌리 부분에서 두껍게 발달한다. 손발톱은 이곳에서 하루 약 0.1mm씩 새로 만들어지고 성장한다. 그러므로 손발톱바탕질이 파괴되면 손발톱은 다시 자라지 않는다. 손발톱의 신생 부분을 반달(lunula)이라고 하며, 각(질)화가 불충분하기 때문에 표면에서는 하얗게 보이는 것이다.

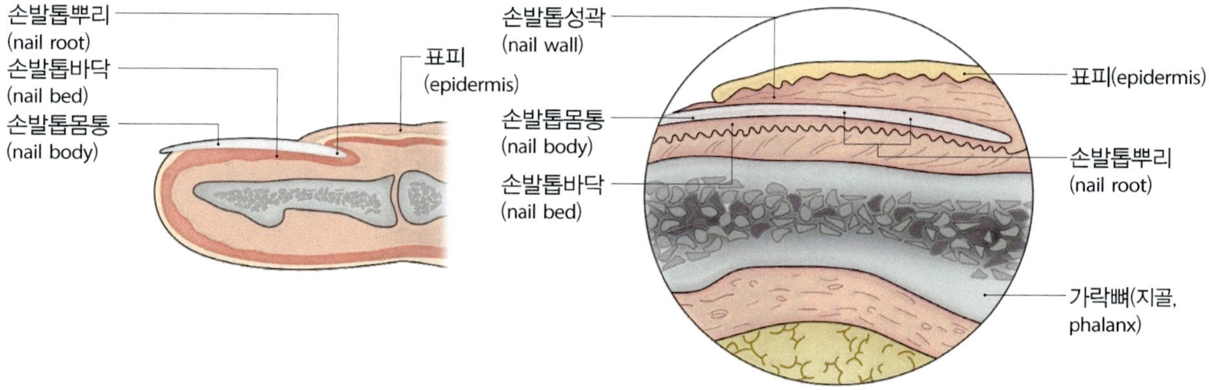

그림 14-19 손발톱의 구조

3. 피부감각

피부에는 기계수용기, 온도수용기, 화학수용기, 통각수용기 등의 다양한 수용체가 있으며(그림 14-20) 각각 촉각, 압각, 진동감각, 온도감각, 통각 등의 감각을 받아들인다.

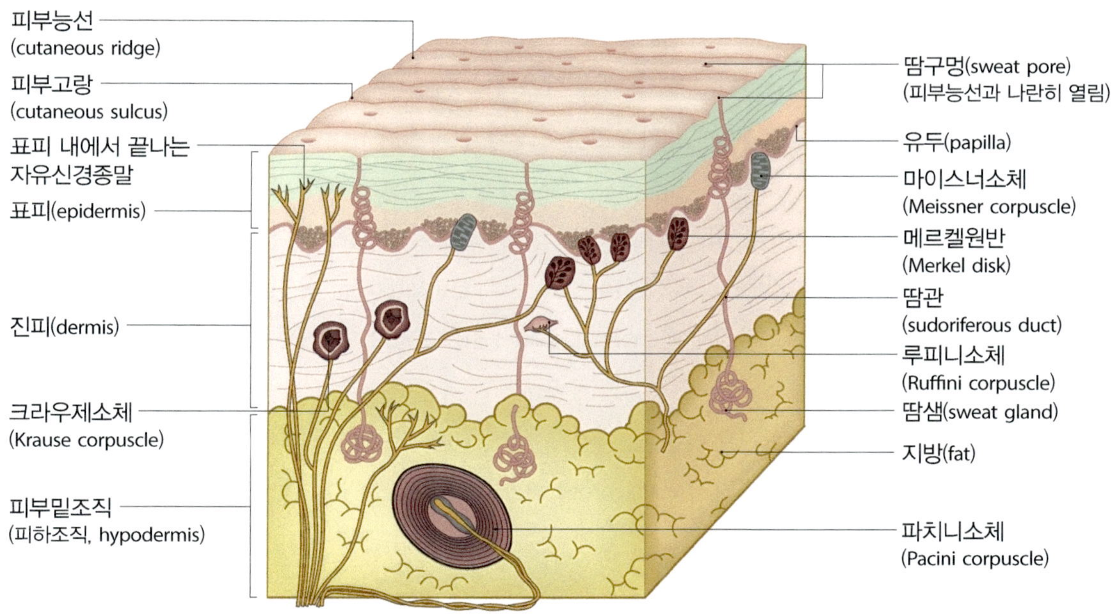

그림 14-20 피부의 감각신경종말

1) 촉각(tactile sense), 압각(baresthesia), 진동감각(pallesthesia)

피부에 살짝 닿으면 **촉각**이 발생하고 세게 누르면 **압각**으로 바뀐다. 10~20Hz 이상 반복되면 **진동감각**이 발생하고, 가볍게 움직이는 자극에 간지러움을 느낀다. 이들이 조합되어 대상의 크기, 무게, 단단함, 표면의 성질 등을 알 수 있다.

기계수용기로서 **자유신경종말**(free nerve ending) 이외에 **마이스너소체**(Meissner corpuscle)나 **파치니소체**(Pacini corpuscle), **메르켈원반**(Merkel disk) 등이 있다. 마이스너소체는 손발가락의 촉각융기(tactile elevation)나 입술, 눈꺼풀 가장자리, 외음부의 피부에서 많이 관찰된다.

2) 온도감각(temperature sensation)

온도감각에는 **온각**과 **냉각**이 구별된다. 온도수용기는 온도 상승에 반응하고, 냉각수용기는 온도 하강에 반응한다. 온도수용기로서 **자유신경종말** 이외에 **루피니소체**(Ruffini corpuscle), **크라우제소체**(Krause corpuscle)가 있다. 온도를 높이면 온도수용기에서의 방전이 증가하여 45~47℃에서 최고가 된다. 피부온도가 30℃ 이하에서는 온도수용기에서의 자극은 확인되지 않는다. 43~45℃에서는 온도수용기의 활동과 함께 냉각수용기나 통각수용기의 활동도 나타난다. 이때 뜨겁다고 하는 감각이 생기는 것으로 판단된다.

3) 통각(nociception)

자극이 조직장애를 일으킬 정도로 심해졌을 때만 반응하는 수용체를 **통각수용기**(nociceptor), 그 자극을 **통각**이라고 한다. 통증이 대표적인 예이다.

혈류의 차단으로 촉각과 압각이 소실되었을 때도 통각은 남는다(예를 들어 정좌 시의 발저림). 반대로 국소마취에서는 우선 민말이집신경섬유와 가는 말이집신경섬유의 전도가 차단되어 통각만 없어지고 촉각과 압각이 없어지는 것은 그 이후이다.

강한 기계적 자극이나 온도자극 이외에도 화학적 자극으로도 통각이 발생한다. 염증이나 화상 시에는 어떤 종류의 화학물질이 유리되어 통각을 일으키는데, 브라디키닌(bradykinin) 유사 폴리펩타이드나 세로토닌(serotonin), 히스타민(histamine), 프로스타글랜딘(prostaglandin) 등이 있으며 이들을 내인성 통각 유발 물질이라고 한다.

통증이 있는 부분을 찌르면 통증이 가벼워짐을 경험한 적이 있을 것이다. 지속적으로 아픈 부분을 기계적으로 자극해서 통각을 줄이는 것을 반대자극(counterirritation)이라고 한다.

4. 피부의 온도조절기전

사람의 체온은 체내 열생산과 열발산의 균형에 의해 일정하게 유지된다. 열생산에는 주로 간이나 뼈대근육에 서의 대사가 관여하고, 열발산에는 체표에서의 복사, 전도, 증발, 대류 등이 관여하며, 그 사이의 체열 이동은 순환혈류에 의해 이루어진다. 피부는 이들 열생산이나 열발산 과정에 밀접하게 관여하고 있어 체온 조절에서 가장 중요한 역할을 하는 기관 중 하나이기도 하다(그림 14-21).

1) 열생산 조절

추운 환경에 노출되면 그 정보는 피부에 분포하는 감각신경에 의해 시상하부의 체온조절중추로 보내진다. 그 결과 체온조절중추에서는 열생산 항진 명령이 내려져 떨림이나 털세움근 수축에 의한 열생산 증가, 갑상샘호르몬 분비 증가에 의한 기초대사 항진, 간의 당원 동원(혈당치 상승)에 의한 에너지 생산 촉진에 의해 열생산이 일어난다. 또한 한랭자극에 의해 피부혈관이 수축하기 때문에 혈장성분은 혈관에서 조직 안으로 이동하여 피부의 수분함유량이 감소하므로 단열성이 높아져 체열이 유지된다.

2) 발열 조절

따뜻한 환경에서는 체온조절중추에 의해 피부의 혈류량과 발한을 주체로 한 발열 조절이 이루어진다.

피부혈관이 확장되면 피부온도가 상승하고 피부에서의 발열이 촉진되며, 피부의 수분 함유량이 증가하기 때문에 열전도성이 높아져서 피부에서의 체열 발산이 항진된다. 또한 피부의 혈류증가는 발한 촉진에도 작용하여 수분증발에 의한 열발산이 증가한다. 한편 더운 환경에서 사람은 무의식적으로 자세를 바꾸거나 입호흡을 하는데, 이것은 열발산 면적을 증가시키거나 대류에 의한 열발산을 높이기 위함이다.

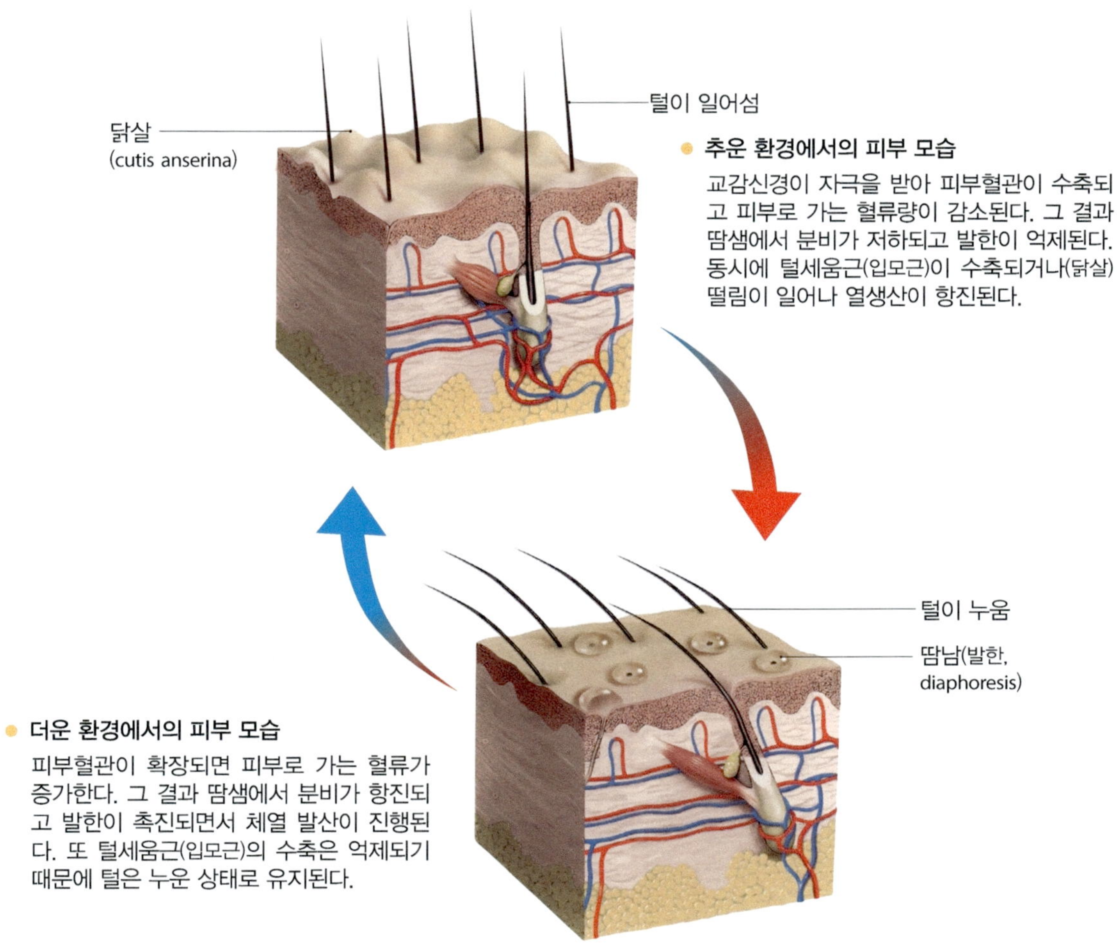

그림 14-21 피부의 변화

Clinical Information

▶ 발진(rash)

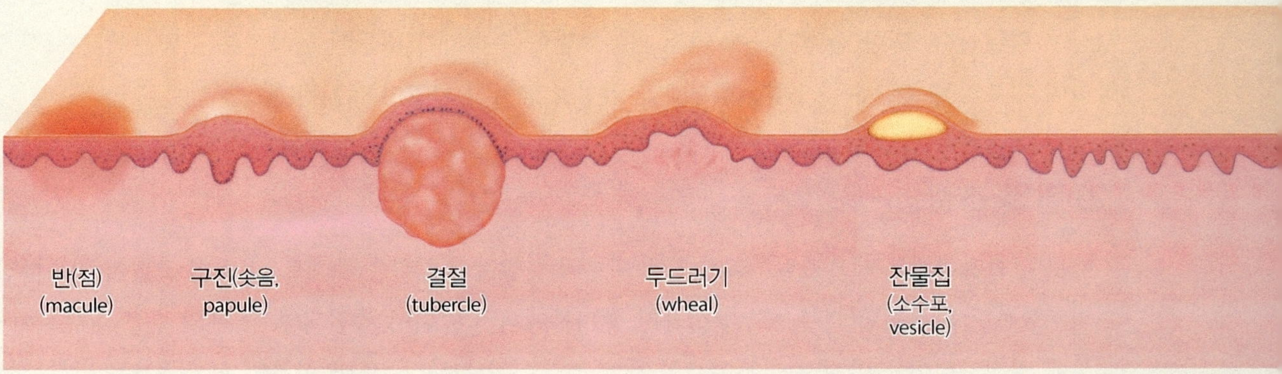

❶ 반(점)(macule)

입체적 변화를 동반하지 않는 국한성의 병적 피부변화로 정의된다. 색조변화가 특징인 병터로, 원인에 따라 홍반, 자색반, 백반, 색소모반 등으로 구분한다.

홍반(erythema)은 진피유두의 혈관확장과 충혈에 의해 피부가 홍조를 띠는 것으로, 유리판으로 압박하면 색이 사라진다. 자색반(purpura)은 피내출혈에 의해 일어나는 자홍색의 반점이다. 홍반과 달리 유리판으로 압박해도 색이 사라지지 않는다. 백반(alum)은 국한성 빈혈이나 색소 탈락에 의해 일어난다. 다른 발진 주위에 일어나는 것을 백훈이라고 하며, 색소 탈락의 경우 서튼현상(Sutton phenomenon)이라고 한다. 색소모반(pigmented nevus)은 피부의 색조가 변하여 갈색, 흑색, 청색, 황색 등을 띠는 것이다. 대부분은 멜라닌에 의해 발생하지만, 혈철소나 담즙색소와 같은 체내성이나 염료나 먹과 같은 체외성으로도 발생한다. 그리고 피부의 선천성 형태이상에 따른 색조변화를 모반(nevus)이라고 하며, 타박상 등에 의한 색소침착을 '멍'이라고 한다.

❷ 구진(솟음, papule)

피부면에서 일어나는 국한성 융기를 가리키며 크기는 쌀알에서 완두콩 정도이다. 발생부위에 따라 표피성 구진, 표피진피성 구진, 진피성 구진으로 구분된다. 표피성 구진은 표피, 특히 각질층의 비후에 따른 것으로 사마귀 등이 여기에 포함된다. 표피진피성 구진은 표피의 비후나 진피의 염증에 의해 일어나는데, 습진에서는 홍반이나 낙설(각질층의 비정상적인 비후에 따른 탈락)이 모두 관찰된다. 또한 진피성 구진은 진피에서의 세포침윤, 육아종 등에서 발생한다. 그리고 구진보다 큰 국한성 융기병변을 결절이라고 하며 그중 소형인 것을 소결절, 크고 증식 경향이 강한 것을 종괴(mass)라고 한다.

❸ 두드러기(wheal)

히스타민 유리 등에 의해 진피에 발생하는 국한성 부종을 말한다. 진피 내에서 발생한 혈관확장이나 투과성 항진 때문에 국한성 부종이 일어나 피부융기나 홍반이 야기된다. 대부분은 가려움이 동반되는데 비교적 단시간에 이동되거나 사라지며 또는 반대로 확대되기도 한다.

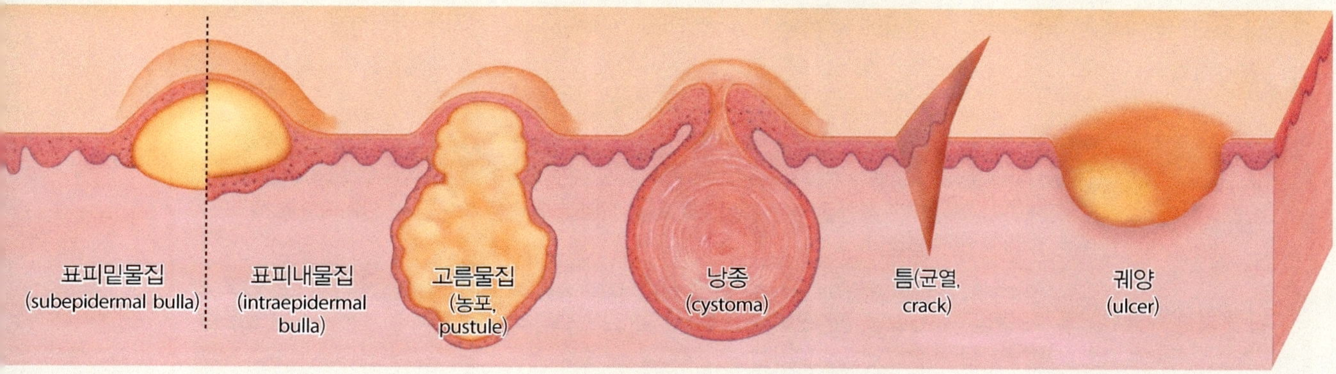

❹ 잔물집(소수포, vesicle)

투명한 물 같은 내용물이 고여 발생하는 피부융기로 지름 5mm(쌀알 크기) 이하를 잔물집, 그 이상을 물집이라고 한다. 물집이 형성되는 부위에 따라 각질밑물집(각질층 아래에 발생), 표피내물집(가시층과 바닥층 사이에 발생), 표피밑물집 등으로 구분된다. 물집 형성은 화상이나 구내염에서 빈번하게 관찰되는데, 구내염에서는 막이 쉽게 터지기 때문에 미란(erosion)이 형성되는 경우가 많다. 이들 물집 또는 고름물집이 집합적으로 발생한 것을 포진(herpes)이라고 한다.

❺ 고름물집(농포, pustule)

고름성 내용물을 포함하여 불투명한 황색조를 띠는 물집으로, 표피 안 또는 표피 아래에 형성된다. 진피나 피부 밑에 고름이 고인 것은 고름집(abscess)이라고 하여 고름물집과 구별한다.

❻ 낭종(cystoma)

액체, 세포, 지방 등이 고인 진피 내의 빈 공간을 말한다. 결합조직 혹은 상피조직으로 된 벽이 있다.

❼ 틈(균열, crack)

표피 심층부터 진피에 걸쳐 형성된 선 모양의 틈새를 가리킨다.

❽ 궤양(ulcer)

표피에서 진피에 이르는 결손으로 바닥면에는 출혈, 장액삼출, 고름이 관찰되며 종종 괴사딱지(가피)나 고름딱지(건조한 고름으로 생긴 딱지)가 관찰되기도 한다. 표피바닥층까지 형성된 박리와 결손을 미란이라고 하며, 결손이 표피에 제한되어 있는 것을 표피박리라고 한다.

Clinical Information

화상

고열의 물질이나 화염에 의해 피부나 점막에 생긴 손상을 화상(burn)이라고 하며 깊이에 따라 1도에서 3도까지 분류한다.

분류	설명
제1도(표피화상)	표피의 화상이다. 홍반을 주된 증상으로 하며 작열감, 통증을 동반한다. 일시적으로 색소침착 등이 남는다.
제2도(진피화상)	진피까지 도달한 화상이다. 부종, 물집, 미란, 통증 등을 증상으로 하는 얕은 층의 화상과 물집, 괴사, 궤양, 통각둔마 등을 일으키는 깊은 층의 화상이 있다.
제3도(피부밑화상)	피부밑조직까지 도달한 중증 화상이다. 국소의 창백, 괴사, 궤양, 딱지, 감각소실 등을 동반한다. 화상의 손상면적이 전체 표면적의 1/3(유소아에서는 10%)을 넘으면 세포바깥액이 상실되어 생명이 위험해진다. 신체 각 부위의 피부 표면적 비율은 거의 정해져 있으며 성인에서는 '9의 법칙', 소아에서는 '5의 법칙'이 이용된다.

▶ 9의 법칙

성인의 신체 체표면적을 9를 단위로 해서 분할한 것이다. 머리(9%), 팔(각 9%), 몸통 앞면(18%), 몸통 뒷면(18%), 다리(각 18%), 음부(1%)로 계산한다.

Clinical Information

▶ 5의 법칙

유소아의 신체 체표면적을 5를 단위로 해서 분할한 것이다. 머리(유아 20%, 소아 15%), 팔(각 5%), 몸통 앞면(20%), 몸통 뒷면(20%), 두 다리(유아 10%, 소아 15%)로 계산한다.

- 9의 법칙(성인)

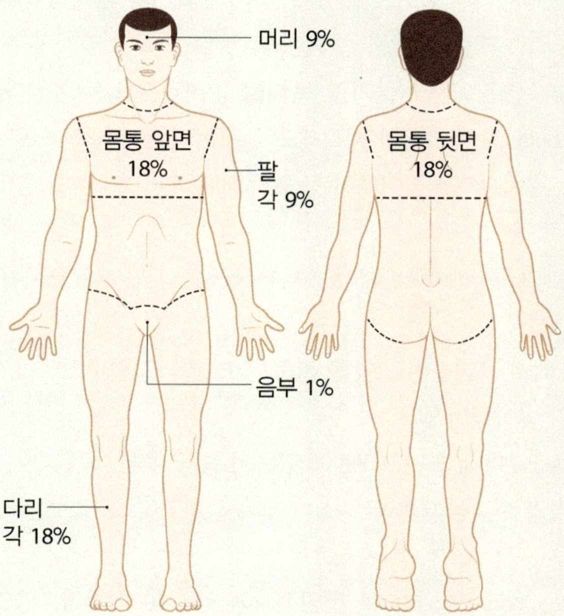

- 5의 법칙(유소아)

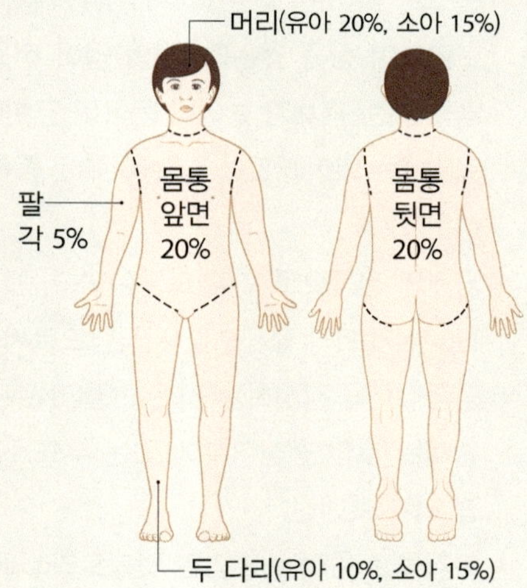

요점정리

- 외부나 체내에서 가해지는 자극을 감지하여 중추신경계통에 전달하는 말초신경계통의 수용체를 감각기(관)(sensory organ)라고 하며, 눈, 귀, 코, 혀, 피부 등이 있으며 그 밖에 근육이나 관절의 심부감각에 관여하는 것도 있다.
- 눈은 안구와 그 부속기관을 합친 명칭이며, 부속기관에는 눈물기관, 눈꺼풀, 눈바깥근육 등이 있다.
- 눈으로 들어온 빛은 내부의 유리체(vitreous body)를 통과하여 시각세포가 모여 있는 망막(retina)에 도달하여 상을 맺는다. 빛의 양이 적을 때는 홍채(iris)가 줄어들어 동공(pupil)이 열리고, 빛의 양이 많을 때는 홍채가 늘어나 동공이 닫힌다.
- 귀(ear)는 외이(바깥귀, external ear), 중이(가운데귀, middle ear), 내이(속귀, inner ear)의 세 부분으로 구성된다.
- 공기의 진동으로 귀에 도달한 소리는 외이도에서 공명하여 고막을 진동시키고 이 진동이 코르티기관(나선기관)의 털세포를 자극함으로써 소리가 받아들여진다.
- 평형감각을 감지하는 것은 안뜰(타원주머니, 둥근주머니)과 반고리관에 있는 수용체이다.
- 냄새는 코안 천장부분에 있는 우표 1장 크기의 후각상피(후각점막상피)에서 감지되며 그 정보는 직접 뇌로 보내진다.
- 미각을 수용하는 기관인 맛봉오리(taste bud)는 혀에 약 5,000개, 입안점막에 약 2,500개가 있다. 맛봉오리는 이름 그대로 꽃봉오리 모양을 하고 있으며, 그 안에 있는 미각세포에 의해 맛이 감지된다.
- 피부(skin)는 체표면을 덮는 막 모양의 기관으로, 외부자극에 대해 신체 내부를 보호하고 체온조절에 관여한다. 또한 피부에는 다수의 신경종말(nerve ending)이 존재하여 통각, 온각, 냉각, 일반 촉각 등을 감지한다.

참고문헌

- 강영희, 김동욱, 김선화, 나현주, 박충선 공저, 〈인체해부학〉, 정문각, 2012
- 강태우 등저, 〈보건인을 위한 인체해부학〉, 의학교육, 2020
- 고선근 등저, 〈보건인을 위한 인체생리학〉, 의학교육, 2021
- 대한해부학회 저, 〈알기쉬운 사람해부학〉, 현문사, 2019
- 도널드 뉴만 저, 채윤원 등역, 〈뉴만 kinesiology 근육뼈대계통의 기능해부학 및 운동학〉, 범문에듀케이션, 2018
- 안희경 등저, 〈인체해부학 제6판〉, 고문사, 2019
- 윤범철 등저, 〈에센스 인체해부학〉, 메디시언, 2018
- 정현철, 전미양 공저, 〈새용어 인체해부학〉, 현문사, 2020
- 한국해부생리학교수협의회 저, 〈인체해부학 5판〉, 현문사, 2021
- 한종만 등저, 〈알기쉬운 인체해부학〉, 학지사메디컬, 2018
- Anne M. Gilroy 등저, 윤호 등역, 〈핵심 인체해부학 개정판〉, 서울메드-메디아, 2017
- Cinnamon Vanputte, Jennifer Regan, Andrew F. Russo 공저, 문용석 역, 〈인체해부학〉, JMK, 2020
- Frederic H. Martini 등저, 김범회 등역, 〈인체해부학 구조와 기능 제8판〉, 한미의학, 2017
- Thompson, Jon C., 〈Netter's Concise Orthopaedic Anatomy〉, Elsevier, 2016
- Anne M Gilroy, Brian R MacPherson, Jamie Wikenheiser, Michael Schuenke, Erik Schulte, Udo Schumacher, 〈Atlas of Anatomy〉, Thieme Medical Publishers, 2020
- Frank H. Netter, 〈Atlas of Human Anatomy 7th edition〉, Elsevier, 2018

찾아보기

한글

ㄱ

가로돌기 61
가로돌기가시근 142
가로막면 343
가로무늬근육 112
가로사이인대 97
가성늑골 59
가슴근육 132
가슴림프관 278
가슴림프관팽대 278
가슴막안 13
가슴부위 5
가슴샘 286
가슴신경 209
가슴안 10
가슴우리 58
가시구멍 51
가시끝인대 97
가시돌기 61
가시사이인대 97
가시아래근 144
가시위근 143
가운데귀 422
가운데층 413
가쪽기둥 199
가쪽날개근 128
가쪽뿔 199
각막 413
간경화증 349
간니 320
간상체시세포 416
간세동이 345
간세포 345
간세포줄 345
간암 349
갈비뼈 59
갈비사이근 134
감각성 언어중추 182
감각세포 427
갑상샘 402
개재원반 116
거골하관절 106
거미막 194
거종주관절 107
거짓갈비뼈 59
건 110
검상돌기 59
겉질숨뇌로 203
겉질척수로 203
겨드랑동맥 258
견갑거근 141
견갑골 69
견갑하근 144
결장띠 338
경골동맥 262
경구개 321
경동맥관 51
경막 194
경막정맥굴 256
경막정맥동 256
경신경 209
경유돌공 51
경첩관절 89
경추 59, 61
결순환 244
계통해부학 2
고리뼈 62
고막 424
고실 424
고환 408
고환사이막 371
고환중격 371
곧창자팽대 339
골간근 155
골간막 87
골격 43
골다공증 42
골반 64, 76
골반강 76
골반안 76
골세포 37
골수공간 38
골연화증 42
골원 39
골유합 86
골지기관 28
골화 39
공기뼈 37
공막 413
과립세포질그물 27
과민반응 293
관골 73
관상동맥 236
관상면 14
관상봉합 92
관상정맥판 237
관자근 128
관자뼈 48
관절 86
관절강 88
관절낭 88
관절돌기 61

관절두 88
관절머리 88
관절반달 105
관절안 88
관절오목 88
관절와 88
관절주머니 88
광경근 131
광대뼈 49
광배근 141
교감신경간 222
교감신경줄기 222
교근 128
구각거근 125
구각하체근 125
구강 317
구개 320
구개골 49
구륜근 125
구순 318
구심로 225
구아닌 31
구역질 332
구토 332
국소해부학 2
굴근 144
굴모세혈관 345
굴심방결절 238
굽이 59
굽힘근 144
굽힘근지지띠 119
귀관 424
귀밑샘 323
귓바퀴 423
그물층 406
극간인대 97
극돌기 61
극상근 143
극상인대 97
극하근 144
근내막 113, 117
근상막 113
근위곡요세관 360
근육다발막 113, 117
근육동맥 242
근육바깥막 113, 117
근육속막 113, 117
근(육)원섬유 114
근(육)잔섬유 114
근육층 329
급성 간염 348
기관갈림 302
기관분기부 302
기관지염 306
기도 297
기체교환 305
긴노쪽손목폄근 152
긴모음근 163
긴발가락굽힘근 167
긴발가락폄근 165
긴뼈 36
긴손바닥근 149
긴엄지굽힘근 167
긴엄지손가락굽힘근 150
긴엄지손가락벌림근 152
긴엄지손가락폄근 152
긴엄지폄근 165
긴종아리근 169
깊은고샅림프절 285
깊은등근육 141
깊은목림프절 283
깊은손가락굽힘근 150
깨물근 128
꼬리뼈 59
꼬리신경 209

ㄴ

나비뼈 48
난소 408
난청 429
날문샘 330
납작뼈 37
내경동맥 255
내경정맥 255
내늑간근 134
내복사근 137
내분비 394
내분비샘 398
내이 422
내장면 343
내측익돌근 128
내호흡 308
널판근 142
넓은등근 141
넓은목근 131
넓적다리굽힘근 161
넓적다리근막긴장근 158
넓적다리네갈래근 160
넓적다리동맥 260
넓적다리두갈래근 161
넓적다리빗근 160
넓적다리폄근 159
네모엎침근 150
노동맥 259
노쪽손목굽힘근 149
녹내장 418
뇌두개골 46
뇌머리뼈 46
뇌바닥동맥 255, 190
뇌신경 204
뇌저동맥 255
뇌척수막 194
뇌하수체 399
뇌하수체문맥계통 400
누낭 418
누소관 418
눈꺼풀틈새 419
눈꺼풀판 419
눈꺼풀판샘 419
눈둘레근 125
눈물길 418
눈물샘 418
눈물소관 418
눈물주머니 418
눈썹주름근 125
눈확 53, 413
뉴클레오타이드 31
늑간근 134
늑골 59
능형근 140

ㄷ

다리부위 9
다리이음뼈 73
다발층 405
다축관절 90
단내전근 163
단단입천장 321
단비골근 169
단수무지신근 153
단요측수근신근 152
단핵구 247
달팽이 424
담관 349
담낭 349
담도 349
당뇨병 409

닿는곳 110, 118
대공 51
대관골근 125
대내전근 164
대뇌겉질 181
대뇌피질 181
대능형근 140
대동맥궁 254
대동맥판막 236, 237
대동맥활 254
대둔근 158
대만 327
대복재정맥 262
대요근 138
대원근 144
대장 337
대장암 342
대천문 55
대퇴근막장근 158
대퇴동맥 260
대퇴사두근 160
대퇴이두근 161
대흉근 133
데옥시리보핵산 31
도약전도 179
도움T세포 292
돌림근 158
돌림주름 333, 335
동공 415
동공조임근 415
동공확대근 415
동맥 241
동맥꽈리 244
동맥류 244
동맥판막 235
동반정맥 260
동심방결절 238
동정맥연결 244
두개관 54
두덩근 163
두덩정강근 164
두융기관절 90
두정골 48
둘레계통 181
뒤가지 211
뒤귓바퀴근 125
뒤기둥 199
뒤배근육 138
뒤뿔 198
뒤숫구멍 55
뒤정강근 167
뒤침근 152
뒤통수뼈 48
뒤통수이마근 이마힘살 125
뒤통수힘살 125
들문 328
들문샘 330
등근육 139
등부위 6
등뼈 59, 63
등세모근 140
땀샘 436
뜬갈비뼈 59

ㄹ

라이디히세포 371
랑게르한스섬 351, 406
랑비에결절 179
루피니소체 440
리보소체 27
림프구 247
림프모세관 278
림프절 280

ㅁ

마루뼈 48
마름근 140
마이스너소체 440
마이오신 114
막대세포 416
막뼈 42
막전위 178
막창자꼬리 337
만곡 59
만성 간염 348
말이집 179
말초신경계통 174
맘대로근육 112
맛봉오리 321, 432
망막 413
맨속갈비사이근 135
머리덮개뼈 54
머리부위 4
먼쪽곱슬세관 360
먼쪽손가락뼈사이관절 102
메니에르병 429
메르켈원반 440
면역 289
면역결핍증 293
면역글로불린 292
모세혈관 243
목근육 129
목동맥관 51
목말밑관절 106
목말발꿈치발배관절 107
목부위 4
목빗근 131
목뼈 59, 61
목뿔뼈 50
목뿔아래근육 131
목뿔위근육 131
목신경 209
몸쪽노자관절 99
몸쪽손가락뼈사이관절 102
몸통뼈대 43
못박이관절 87
무과립세포질그물 27
무릎십자인대 105
무지구근 153
무지외반증 82
문맥 267, 346
문맥계통 266
문맥순환 230
문합 244
물렁입천장 321
미각세포 432
미골 59
미골신경 209
미끄럼설 115
민무늬근 112

ㅂ

바깥갈비사이근 134
바깥귀 422
바깥귀길 423
바깥목동맥 255
바깥세로근육 317
바깥층 413
박근 164
반건형근 162
반달판막 236
반막근 162
반사 199
반힘줄근 162
발근육 169, 170
발꿈치입방관절 107

발목뼈 81
발생학 2
발진 442
발허리근 171
발허리뼈 81
방광 363
방광꼭대기 363
방광바닥 363
방광저 363
방광첨 363
방사구체장치 359
방실결절 238
방실다발 239
방실판막 235
방형회내근 150
배가로근 137
배곧은근 136
배근육 136
배막안 14
배바깥빗근 137
배속빗근 137
백내장 418
백색막 371
백색증 417
백질 176, 183
백혈병 250
버섯유두 322
벌레근 155
벌집뼈 48
법랑질 319
베르니케영역 182
벨-마장디의 법칙 209
변연계 181
보통염색체 30
복강 10
복강동맥 264
복막강 14
복막주렁 338
복부 6
복부대동맥 263
복장뼈 58
복장뼈각 59
복장뼈몸통 59
복장뼈자루 59
복직근 136
복횡근 137
볼근 125
볼기근육 157
볼기뼈 73
봉공근 160
봉합 54, 87
부갑상샘 404
부갑상선 404
부동관절 86
부리위팔근 146
부신 405
부유늑골 59
분문 328
분문선 330
불규칙뼈 37
불수의근 112
붓꼭지구멍 51
브로카영역 182
비골동맥 262
비루관 418
비익 429
비장 287
비장수질 287
비장잔기둥 287
비장정맥 268
비중격 430
비첨 429
비특이생체방어기전 289
빗장밑근 133
빗장밑동맥 257
빗장뼈 67
뼈단위 39
뼈대 43
뼈붙음 86
뼈사이근 155
뼈사이막 87
뼈세포 37
뼈형성 39

ㅅ

사골 48
사구체여과 359
사구체층 405
사기질 319
사립체 27
사이원반 116
사지골격 43
살해T세포 292
삼각근 143
상기도 297
상순비익거근 125
상아질 319
상악골 49
상염색체 30
상완근 146
상완동맥 259
상완삼두근 147
상완요골근 151
상완이두근 146
상요척관절 99
상이개근 125
상장간막동맥 265
상장간막정맥 268
상 · 중 · 하비갑개 430
상지골 67
새끼두덩근 171
새끼두덩근육 153
새끼폄근 152
샘뇌하수체 399
생리적 협착부위 326
설골 50
설골상근 131
설골하근 131
설근 321
설배 321
설첨 321
설체 321
설하선 323
섬모 430
섬모체띠 417
섬유관절 86
섬유소 245
섬유연골결합 87
성곽유두 322
성염색체 30
세기관지 302
세동맥 243
세정맥 243
세포 25
세포면역 291
세포질그물 27
셋째종아리근 166
소근 125
소능형근 140
소둔근 158
소복재정맥 262
소원근 144
소장 332
소지구근 153
소지신근 152
소포체 27
소화 314

소화계통 314
소화궤양 332
소흉근 133
속갈비사이근 134
속귀 422
속돌림근육 317
속목동맥 255
속목정맥 255
속쓰림 332
속층 413
손가락뼈 71
손가락폄근 152
손목굴 71, 119
손목뼈 71
손발톱바탕질 438
손발톱판 438
손허리뼈 71
솔방울샘 402
솟을뼈 63
송과체 402
쇄골 67
쇄골하근 133
쇄골하동맥 257
수근골 71
수근관 71, 119
수용체 394
수의근 112
수초 179
수평면 14
숫구멍 55
슬와근 168
슬와동맥 261
승모근 140
시각 422
시멘트질 319
시상면 14
시상봉합 92
시상하부 222
시옷봉합 92
시지신근 153
시토신 31
식도 326
신경근육이음부 116
신경뇌하수체 399
신경로 200
신경분비 401
신경전달물질 178, 180
신경절 176
신근 144
신문 357
신배 357
신우 357
신장 357
신장동 357
실모양유두 322
심경부림프절 283
심근병증 241
심낭 12, 234
심부전 241
심수지굴근 150
심장 231
심장끝 231
심장끝박동 231
심장동맥 236
심장막 234
심장막안 12, 234
심장바닥 231
심장저부 231
심장정맥굴판막 237
심첨 231
심첨박동 231
쓸개 349
쓸개관 349
쓸개길 349
씹기근육 127

ㅇ

아데닌 31
아래입술내림근 125
아래창자간막동맥 265
아래창자간막정맥 269
아래턱뼈 50
아포크린땀샘 436
악성림프종 288
악하선 323
안검열 419
안구 413
안드로겐 371
안뜰기관 426
안륜근 125
안면두개골 46
안와 53, 413
안장관절 90
안쪽날개근 128
앞가지 211
앞귓바퀴근 125
앞기둥 199
앞 · 뒤가쪽숫구멍 55
앞머리뼈오목 52
앞배벽근육 137
앞뿔 198
앞숫구멍 55
앞정강근 165
앞톱니근 134
액틴 114
양성되먹임 396
얕은고샅림프절 285
얕은등근육 140
얕은목림프절 282
얕은손가락굽힘근 150
어깨관절탈구 99
어깨근육 142
어깨밑근 144
어깨뼈 69
어깨세모근 143
어깨올림근 141
어깨이음구조 67
억제T세포 292
얼굴근육 124
얼굴머리뼈 46
엄지두덩근 170
엄지두덩근육 153
엄지발가락가쪽휨증 82
엉덩허리근 138
엉치뼈 59
엉치신경 209
에크린땀샘 436
연결 244
연골결합 87, 92
연골관절 86
연관통증 225
연구개 321
연막 194
연접소포 180
연합영역 182
염색질 27
염색체 29
엽기관지 302
영구치 320
옆구리근육 137
오금근 168
오금동맥 261
오른다발갈래 239
오른방실판막 235
오훼상완근 146
온목동맥 254
온몸순환 228, 251

외경동맥 255
외늑간근 134
외복사근 137
외분비 394
외안근 420
외이 422
외이도 423
외측익돌근 128
외호흡 308
왼다발갈래 239
왼방실판막 235
왼위정맥 269
요골동맥 259
요관 363
요도 366
요도해면체 374
요로결석증 366
요방형근 138
요세관 357
요신경 209
요추 59, 64
요측수근굴근 149
용해소체 28
우림프관 278
운동성 언어중추 182
운동종말판 116
원뿔세포 416
원심로 225
원엎침근 149
원위곡세관 360
원회내근 149
위귓바퀴근 125
위바닥 328
위바닥샘 330
위샘 329
위오목 330
위입술콧방울올림근 125
위저 328
위 · 중간 · 아래코선반 430
위창자간막동맥 265
위창자간막정맥 268
위턱뼈 49
위팔근 146
위팔노관절 99
위팔노근 151
위팔동맥 259
위팔두갈래근 146
위팔뼈 관절융기위골절 100
위팔세갈래근 147
위팔자관절 99
유리체방 417
유방암 384
유선 437
유전자 31
유치 320
육안해부학 2
윤활막 88
융추 63
음경해면체 374
음성되먹임 396
이 319
이개 423
이관 424
이근 125
이는곳 110, 118
이마뼈 48
이머리 319
이목 319
이뿌리 319
이자 351, 406
이자꼬리 351
이자머리 351
이자몸통 351
이하선 323
인대결합 87
인두 324
인체해부학 2
입꼬리내림근 125
입꼬리당김근 125
입꼬리올림근 125
입둘레근 125
입술 318
입안 317
입천장 320
입천장뼈 49
잎새유두 322

ㅈ

자가면역질환 293
자궁경부암 384
자궁근종 383
자궁내막암 384
자극전도계통 238
자동능 117
자동맥 259
자연살해세포 292
자유신경종말 440
자율신경계통 222
자쪽손목굽힘근 149
자쪽손목폄근 152
작은가슴근 133
작은골반 76
작은광대근 125
작은두렁정맥 262
작은마름근 140
작은볼기근 158
작은원근 144
작은창자 332
잘록창자띠 338
잘록창자팽대 338
장내전근 163
장딴지빗근 167
장막 330
장무지굴근 167
장무지신근 165
장비골근 169
장수무지굴근 150
장수무지신근 152
장수무지외전근 152
장요근 138
장요측수근신근 152
장융모 335
장장근 149
장지굴근 167
장지신근 165
저작근 127
전거근 134
전경골근 165
전기적 흥분 178
전도로 200
전두개와 52
전두골 48
전립샘비대 376
전신순환 228, 251
전이개근 125
전정기관 426
전지 211
전 · 후측두천문 55
절구관절 89
점막 329
점막고유층 317
점막근육판 317
점막밑층 317
점막상피 317
접형골 48
정강동맥 262
정관 373

정맥 242
정맥각 278
정삭 373
정세관 371
정식 87
정중면 14
젖니 320
젖샘 437
제3비골근 166
제대로근 112
조혈 248
조혈줄기세포 248
족근골 81
족척근 167
종말세기관지 302
종아리굽힘근 166
종아리동맥 262
종아리세갈래근 166
종아리폄근 164
종입방관절 107
좌위정맥 269
주근 147
중간머리뼈오목 52
중간볼기근 158
중두개와 52
중둔근 158
중성구 247
중쇠관절 90
중쇠뼈 62
중수골 71
중심가설이론 32
중심소체 28
중심오목 416
중이 422
중이염 428
중족골 81
중추신경계통 174
즐상근 163
지골 71
지라 287
지라속질 287
지라정맥 268
지신근 152
지주막 194
직장팽대 339
진성늑골 59
진피 435
집게폄근 153
집합관 357
짧은노쪽손목폄근 152
짧은모음근 163
짧은뼈 37
짧은엄지손가락폄근 153
짧은종아리근 169

ㅊ

차축관절 90
참갈비뼈 59
척골동맥 259
척수 195
척수반사 199
척수신경 209
척수신경얼기 213
척수신경총 213
척주 59
척주관 61
척주기립근 142
척주세움근 142
척추골 59
척추궁 61
척추동맥 255
척추뼈 59
척추뼈고리 61
척추뼈몸통 60
척추체 60
척측수근굴근 149
척측수근신근 152
천골 59
천골신경 209
천문 55
첨판 236
체강 10
체액면역 292
총경동맥 254
최내늑간근 135
추미근 125
축골격 43
축추 62
충수 337
충수염 342
충양근 155
췌도 406
췌장 351, 406
측두골 48
측두근 128
치경 319
치관 319
치근 319
치밀골 38
치밀뼈 38
치주인대 319
치핵 342
침샘 322

ㅋ

칼돌기 59
코끝 429
코눈물관 418
코뿌리 429
코사이막 430
콧등 429
콧방울 429
콩팥 357
콩팥굴 357
콩팥깔때기 357
콩팥문 357
콩팥세관고리 360
콩팥소체 357
콩팥잔 357
콩팥피라밋 357
크라우제소체 440
큰가슴근 133
큰골반 76
큰광대근 125
큰구멍 51
큰굽이 327
큰두렁정맥 262
큰마름근 140
큰모음근 164
큰볼기근 158
큰원근 144
큰창자 337
큰허리근 138

ㅌ

타액선 322
타원공 51
타원관절 90
타원구멍 51
탄력동맥 241
태아순환 229, 230
턱끝근 125
턱밑샘 323
털망울 437
털뿌리 437
털유두 437

털줄기 437
털집 437
토리곁장치 359
토리쪽곱슬세관 360
토리층 405
통각수용체 440
특이생체방어기전 289
티민 31

ㅍ

파치니소체 440
판막 242
판상근 142
팔꿈치근 147
팔꿈치탈구 100
팔다리뼈대 43
팔로네징후 272
팔부위 8
팔뼈 67
팔이음뼈 67
편평발 82
편평족 82
폄근 144
폄근지지띠 119
평면관절 90
평활근 112
폐동맥 306
폐동맥판 236
폐순환 228
포도막 413
표재경부림프절 282
표재지굴근 150
표적기관 394
표피 435
푸르키네섬유 239
피부밑조직 435
피부분절 211
피부정맥 259
피지선 437
피질연수로 203
피질척수로 203
피하조직 435

ㅎ

하기도 297
하순하체근 125
하악골 50
하장간막동맥 265
하장간막정맥 269
하퇴삼두근 166
항문관 339
항문샛길 342
해면골 38
해면뼈 38
해부학 2
해부학자세 2
핵소체 27
허리네모근 138
허리뼈 59, 64
허리신경 209
허파동맥판막 236
허파순환 228
헨레고리 360
혀 321
혀끝 321
혀등 321
혀몸통 321
혀밑샘 323
혀뿌리 321
혀유두 321
현기증 429
현미경해부학 2
현훈 429
혈구 245
혈구형성 248
혈소판 248
혈액뇌장벽 192
혈장 245
혈전증 244
혈청 245
협근 125
호르몬 394
호산구 247
호염기구 247
호흡 308
호흡근육 309
화상 444
화학연접 180
환추 62
활동전위 178
황반 416
황색인대 97
회색질 176, 183, 197
회외근 152
회전근 158
횡격면 343
횡돌간인대 97
횡돌기 61
횡돌기극근 142
횡문근 112
후각로 430
후각섬모 430
후경골근 167
후두골 48
후두근 125
후두전두근 전두근 125
후삭 430
후이개근 125
후지 211
후천문 55
흉강 10
흉골 58
흉골각 59
흉골병 59
흉골체 59
흉곽 58
흉관 278
흉막강 13
흉선 286
흉쇄유돌근 131
흉신경 209
흉추 59, 63
흡인 326
히스톤 31
힘줄 110

영어

A

abdominal aorta 263
abdominal cavity 10
abductor pollicis longus muscle 152
accompanying vein 260
actin 114
acute hepatitis 348
adductor brevis muscle 163
adductor longus muscle 163
adductor magnus muscle 164
adenine 31
adenohypophysis 399
adrenal gland 405
agranular endoplasmic reticulum 27
albinism 417
anal canal 339
anal fissure 342
anal fistula 342
anastomosis 244
anatomical position 2
anatomy 2
anconeus muscle 147
androgen 371
aneurysm 244
anterior auricular muscle 125
anterior column 199
anterior cranial fossa 52
anterior fontanelle 55
anterior horn 198
anterior ramus 211
aortic arch 254
aortic valve 236, 237
apex of bladder 363
apex of heart 231
apex of tongue 321
apical impulse 231
apocrine sweat gland 436
appendicitis 342
appendicular skeleton 43
arachnoid 194
arteriole 243
arteriovenous anastomosis 244
artery 241
articular capsule 88
articular cavity 88
articular fovea 88
articular head 88
aspiration 326
association area 182
atlas 62
atrioventricular bundle 239
atrioventricular node 238
auditory tube 424
auricle 423
autoimmune disorder 293
automaticity 117
autonomic nervous system 222
autosomal chromosome 30
AV node 238
axial skeleton 43
axillary artery 258
axis 62

B

base of heart 231
basilar artery 255
basophil 247
BBB 192
Bell–Magendie law 209
biceps brachii muscle 146
biceps femoris muscle 161
bicondylar joint 90
bifurcation of trachea 302
bile duct 349
biliary tract 349
blood–brain barrier 192
body cavity 10
body of pancreas 351
body of tongue 321
bone of free lower limb 73
bone of free upper limb 69
bones of upper limb 67
brachial artery 259
brachialis muscle 146
brachioradialis muscle 151
breast cancer 384
Broca area 182
bronchiole 302
bronchitis 306
buccinator muscle 125
burn 444

C

calcaneocuboid joint 107
calvaria 54
cancellous bone 38
capillary 243
cardia 328
cardiac gland 330
cardiomyopathy 241
carotid canal 51
carpal bone 71
carpal canal 119
carpal tunnel 71
cartilaginous joint 86
cataract 418
celiac artery 264
cell 25
cellular immunity 291
cementum 319
central dogma 32
central nervous system 174
centriole 28
cerebral cortex 181
cerebral cranium 46
cervical cancer 384
cervical nerve 209
cervical vertebra 59, 61
chemical synapse 180
chromatin 27
chromosome 29
chronic hepatitis 348
ciliary zonule 417
circular fold 333, 335
circumvallate papilla 322
cisterna chyli 278

clavicle 67
CNS 174
coccygeal nerve 209
coccyx 59
cochlea 424
collateral circulation 244
collecting duct 357
colorectal cancer 342
common carotid artery 254
compact bone 38
condyar process 61
cone cell 416
coracobrachialis muscle 146
cornea 413
coronal plane 14
coronal suture 92
coronary artery 236
corpus cavernosum penis 374
corpus spongiosum penis 374
corrugator supercilii muscle 125
corticobulbar tract 203
corticospinal tract 203
costa 59
cotyloid joint 89
cranial nerve 204
curvature 59
cusp 236
cutaneous vein 259
cytosine 31

D

deciduous tooth 320
deep cervical lymph node 283
deep inguinal lymph node 285
deltoid muscle 143
dental cervix 319
dental crown 319
dental root 319
dentin 319
deoxyribonucleic acid 31
depressor anguli oris muscle 125
depressor labii inferioris muscle 125
dermatome 211
dermis 435
diabetes mellitus 409
diaphragmatic surface 343
digestion 314
digestive system 314
dilator pupillae muscle 415
DIP 102
distal convoluted tubule 360
distal interphalangeal joint 102
DNA 31
dorsum of nose 429
dorsum of tongue 321
dural venous sinus 256
dura mater 194

E

eccrine sweat gland 436
elastic artery 241
ellipsoidal joint 90
embryology 2
emesis 332
enamel 319
endocrine 394
endocrine gland 398
endometrial cancer 384
endomysium 113
endoplasmic reticulum 27
eosinophil 247
epidermis 435
epimysium 113
erector spinae muscle 142
esophagus 326
ethmoid bone 48
exocrine 394
extensor carpi radialis brevis muscle 152
extensor carpi radialis longus muscle 152
extensor carpi ulnaris muscle 152
extensor digiti minimi muscle 152
extensor digitorum longus muscle 165
extensor digitorum muscle 152
extensor hallucis longus muscle 165
extensor indicis muscle 153
extensor muscle 144
extensor pollicis brevis muscle 153
extensor pollicis longus muscle 152
extensor retinaculum 119
external acoustic meatus 423
external carotid artery 255
external ear 422
external intercostal muscle 134
external longitudinal muscle 317
external oblique muscle of abdomen 137
external respiration 308
extraocular muscle 420
eyeball 413
eye socket 53

F

facial cranium 46
facial muscle 124
Fallot tetralogy 272
false rib 59
femoral artery 260
fetal circulation 229
fibrin 245
fibrous joint 86
fibular artery 262
fiexor carpi radialis muscle 149
filiform papilla 322
flat bone 37
flexor carpi ulnaris muscle 149
flexor digitorum longus muscle 167
flexor digitorum profundus muscle 150
flexor digitorum superficialis muscle 150
flexor hallucis longus muscle 167
flexor muscle 144
flexor pollicis longus muscle 150
flexor retinaculum 119
floating rib 59
foliate papilla 322
fontanel 55
fonticulus minor 55
foramen magnum 51
foramen ovale 51
foramen spinosum 51
fovea centralis 416
free nerve ending 440
frontal belly of occipitofrontalis muscle 125
frontal bone 48
fundic gland 330
fundus of bladder 363
fundus of stomach 328
fungiform papilla 322

G

gallbladder 349
ganglion 176
gas exchange 305
gastric gland 329
gastric pit 330
gene 31

glaucoma 418
gluteus maximus muscle 158
gluteus medius muscle 158
gluteus minimus muscle 158
Golgi apparatus 28
gomphosis 87
gracilis muscle 164
granular endoplasmic reticulum 27
gray matter 176, 183, 197
greater curvature 327
greater duodenal papilla 333
greater pelvis 76
great saphenous vein 262
guanine 31

H

hair follicle 437
hair papilla 437
hair shaft 437
hallux valgus 82
hard palate 321
haustrum 338
head of pancreas 351
hearing loss 429
heart 231
heartburn 332
heart failure 241
helper T cell 292
hemopoiesis 248
hemorrhoid 342
Henle's loop 360
hepatic cord 345
hepatic triad 345
hepatocyte 345
hepatoma 349
hinge joint 89
hip bone 73
His bundle 239
histone 31
horizontal plane 14
hormone 394
human anatomy 2
humeroradial joint 99
humeroulnar joint 99
humoral immunity 292
hyoid bone 50
hypersensitivity 293
hypodermis 435
hypophyseal portal system 400
hypothalamus 222
hypothenar muscle 153

I

Ig 292
iliopsoas muscle 138
immunity 289
immunodeficiency disorders 293
immunoglobulin 292
inferior mesenteric artery 265
inferior mesenteric vein 269
infrahyoid muscle 131
infraspinatus muscle 144
inner circular muscle 317
inner ear 422
innermost intercostal muscle 135
inner tunic 413
insertion 110, 118
intercalated disc 116
intercostal muscle 134
internal carotid artery 255
internal intercostal muscle 134
internal jugular vein 255
internal oblique muscle of abdomen 137
internal respiration 308
interosseous membrane 87
interosseous muscle 155
interspinous ligament 97
intestinal villi 335
involuntary muscle 112
irregular bone 37
island of Langerhans 351, 406

J

juxtaglomerular apparatus 359

K

kidney 357
killer T cell 292
Krause corpuscle 440

L

lacrimal canaliculus 418
lacrimal gland 418
lacrimal sac 418
lambdoid suture 92
lamina muscularis mucosae 317
lamina propria mucosae 317
large intestine 337
lateral column 199
lateral horn 199
lateral pterygoid muscle 128
latissimus dorsi muscle 141
left atrioventricular valve 235
left bundle branch 239
left gastric vein 269
lesser duodenal papilla 333
lesser pelvis 76
lesser saphenous vein 262
levator anguli oris muscle 125
levator labii superioris alaque nasi muscle 125
levator scapulae muscle 141
Leydig cell 371
lid fissure 419
ligamenta flava 97
limbic system 181
lingual papilla 321
lingual root 321
lip 318
liver cirrhosis 349
lobar bronchus 302
long bone 36
lower airway 297
lumbar nerve 209
lumbar vertebra 59, 64
lumbrical muscle 155
lymphatic capillary 278
lymph node 280
lymphocyte 247
lysosome 28

M

macroscopic anatomy 2
macula lutea 416
malignant lymphoma 288
mammary gland 437
mandible 50
manubrium sterni 59
marrow cavity 38
masseter muscle 128
masticatory muscle 127
maxilla 49
medial pterygoid muscle 128
median plane 14
Meissner corpuscle 440
membrane bone 42

membrane potential 178
Meniere disease 429
meninges 194
meniscus, articular 105
mentalis muscle 125
Merkel disk 440
mesosternum 59
metacarpal bone 71
metatarsal bone 81
middle cranial fossa 52
middle ear 422
middle tunic 413
mitochondria 27
monocyte 247
motor endplate 116
mucosa 329
mucous epithelium 317
multiaxial joint 90
muscular artery 242
myelin 179
myofibril 114
myofilament 114
myosin 114

N

nail matrix 438
nail plate 438
nasal septum 430
nasolacrimal duct 418
natural killer cell 292
negative feedback 396
neurohypophysis 399
neuromuscular junction 116
neurosecretion 401
neurotransmitter 180
neutrophil 247
nociceptor 440
nonspecific defense mechanism 289
nucleolus 27
nucleotide 31

O

occipital belly 125
occipital bone 48
olfactory hair 430
olfactory tract 430
oral cavity 317
orbicularis oculi muscle 125
orbit 413
origin 110, 118
ossification 39
osteocyte 37
osteomalacia halisteresis 42
osteon 39
osteoporosis 42
otitis media 428
outer tunic 413
ovary 408

P

Pacini corpuscle 440
palate 320
palatine bone 49
palmaris longus muscle 149
pancreas 351, 406
parathyroid gland 404
parietal bone 48
parotid gland 323
pectineus muscle 163
pectoralis major muscle 133
pectoralis minor muscle 133
pelvic cavity 76
pelvic girdle 73
pelvis 64
peptic ulcer 332
pericardial cavity 12, 234
pericardium 234
perimysium 113
periodontal ligament 319
peripheral nervous system 174
peritoneal cavity 14
permanent tooth 320
peroneus brevis muscle 169
peroneus longus muscle 169
peroneus tertius muscle 166
phalanges 71
pharynx 324
physiological constriction 326
pia mater 194
pineal gland 402
PIP 102
pituitary gland 399
pivot joint 90
plane joint 90
plantaris muscle 167
plasma 245
platelet 248
platysma muscle 131
pleural cavity 13
plexus of spinal nerves 213
pneumatic bone 37
PNS 174
polyposis coli 342
popliteal artery 261
popliteus muscle 168
portal circulation 230
portal system 266
portal vein 267, 346
positive feedback 396
posterior auricular muscle 125
posterior column 199
posterior horn 198
posterior ramus 211
pronator quadratus muscle 150
pronator teres muscle 149
prostatomegaly 376
proximal convoluted tubule 360
proximal interphalangeal joint 102
proximal radioulnar joint 99
psoas major muscle 138
pulmonary artery 306
pulmonary circulation 228
pulmonary valve 236
pulmonary vein 306
pupil 415
Purkinje fiber 239
pyloric gland 330

Q

quadratus lumborum muscle 138
quadriceps femoris muscle 160

R

radial artery 259
rash 442
receptor 394
rectal ampulla 339
rectus abdominis muscle 136
referred pain 225
reflex 199
regional anatomy 2
renal calyx 357
renal corpuscle 357
renal hilum 357
renal pelvis 357

renal pyramid 357
renal sinus 357
respiration 308
respiratory tract 297
retching 332
retina 413
rhomboid major muscle 140
rhomboid minor muscle 140
rhomboid muscle 140
rib 59
ribosome 27
right atrioventricular valve 235
right bundle branch 239
right lymphatic trunk 278
risorius muscle 125
rod cell 416
root of hair 437
root of nose 429
rotator muscle 158
Ruffini corpuscle 440

S

sacral nerve 209
sacrum 59
saddle joint 90
sagittal section 14
sagittal suture 92
salivary gland 322
saltatory conduction 179
SA node 238
sartorius muscle 160
scapula 69
sclera 413
sebaceous gland 437
semilunar valve 236
semimembranous muscle 162
seminiferous tubule 371
semitendinosus muscle 162
sensory cell 427
septum testis 371
serosa 330
serratus anterior muscle 134
serum 245
sex chromosome 30
short bone 37
shoulder girdle 67
sinoatrial node 238
sinusoid 345
skeleton 43
small intestine 332
smooth muscle 112
soft palate 321
specific defense mechanism 289
spermatic cord 373
sphenoidal · mastoid fontanelle 55
sphenoid bone 48
sphincter pupillae muscle 415
spinal cord 195
spinal nerve 209
spinal reflex 199
spinous process 61
spleen 287
splenic pulp 287
splenic vein 268
splenius 142
sternal angle 59
sternocleidomastoid muscle 131
sternum 58
striated muscle 112
stylomastoid foramen 51
subclavian artery 257
subclavius muscle 133
sublingual gland 323
submandibular gland 323
submucous layer 317
subscapularis muscle 144
subtalar joint 106
sudoriferous gland 436
superficial cervical lymph node 282
superficial inguinal lymph node 285
superior auricular muscle 125
superior mesenteric artery 265
superior mesenteric vein 268
superior · middle · inferior nasal concha 430
supinator muscle 152
suppressor T cell 292
suprahyoid muscle 131
supraspinatus muscle 143
supraspinous ligament 97
suture 54, 87, 92
sympathetic trunk 222
symphysis 87
synaptic vesicles 180
synarthrosis 86
synchondrosis 87, 92
syndesmosis 87
synostosis 86
synovial membrane 88
systematic anatomy 2
systemic circulation 228, 251

T

taenia coli 338
tail of pancreas 351
talipes planus 82
talocalcanonavicular joint 107
target organ 394
tarsal bone 81
tarsal glands 419
tarsal plate 419
taste bud 321, 432
teeth 319
temporal bone 48
temporalis muscle 128
tendon 110
tensor fasciae latae muscle 158
teres major muscle 144
teres minor muscle 144
terminal bronchiole 302
testis 408
thenar muscle 153
thoracic cage 58
thoracic cavity 10
thoracic duct 278
thoracic nerve 209
thoracic vertebra 59, 63
thrombosis 244
thymine 31
thymus 286
thyroid gland 402
tibial artery 262
tibialis anterior muscle 165
tibialis posterior muscle 167
tongue 321
trabecula of spleen 287
transverse process 61
transversospinalis muscles 142
transversus abdominis muscle 137
trapezius muscle 140
triceps brachii muscle 147
triceps surae muscle 166
true rib 59
tunica albuginea 371
tympanic cavity 424
tympanic membrane 424

U

ulnar artery 259
upper airway 297
ureter 363
urethra 366
urinary bladder 363
uriniferous tubule 357
urolithiasis 366
uterine myoma 383
uvea 413

V

valve 242
valve of coronary sinus 237
vas deferens 373
vein 242
venous angle 278
venule 243
vermiform appendix 337
vertebra 59
vertebral arch 61
vertebral artery 255
vertebral body 60
vertebral canal 61
vertebral column 59
vertebra prominens 63
vertigo 429
vestibular organ 426
viceral surface 343
visual sense 422
vitreous chamber 417
voluntary muscle 112
vomiting 332

W

Wernicke area 182
white matter 176, 183, 197

X

xiphisternum 59

Z

zona fasciculata 405
zona glomerulosa 405
zona reticularis 406
zygomatic bone 49
zygomaticus major muscle 125

감수

- **허영범** 경희대학교 의과대학 해부학교실

저자진

- **김문옥** 송원대학교
- **김영화** 경일대학교
- **김윤정** 배재대학교
- **김은우** 서영대학교
- **김은혜** 한서대학교
- **김현주** 원광보건대학교
- **나미옥** 기독간호대학교
- **박우권** 경복대학교
- **박희수** 경동대학교
- **방미란** 경동대학교
- **성필석** 경동대학교
- **용미현** 경운대학교
- **윤태형** 동서대학교
- **이재기** 남서울대학교
- **조경인** 동남보건대학교
- **조광호** 백석문화대학교
- **조지연** 유한대학교
- **최창준** 우석대학교

제3판

아틀라스

핵심 인체해부학

2022년 1월 25일 초판 발행
2023년 3월 3일 2판 발행
2024년 3월 7일 3판 발행
2025년 8월 20일 3판 2쇄 발행

감 수 허영범
저 자 김은우 · 조광호 · 윤태영 외
발 행 인 배영환 외
발 행 처 도서출판 의학교육
등록번호 제2013-114호
주 소 서울시 영등포구 영중로 138-1(영등포동 8가 80-2) 드림프라자 B 901호
Tel 02) 2637-4806, 4863 Fax 02) 2637-4807
홈페이지 www.medipub.co.kr
E - mail okpress1208@naver.com
정 가 45,000 원
I S B N 979-11-6127-190-3 93510